U0309139

实用皮肤疾病诊疗新进展

主编 王 玮 刘宪国 汤洪山
刘 影 刘 丹 杜红阳

黑龙江科学技术出版社
HEILONGJIANG SCIENCE AND TECHNOLOGY PRESS

图书在版编目（CIP）数据

实用皮肤疾病诊疗新进展 / 王玮等主编. -- 哈尔滨：
黑龙江科学技术出版社，2023.2
　　ISBN 978-7-5719-1760-9

　　Ⅰ．①实… Ⅱ．①王… Ⅲ．①皮肤病－诊疗 Ⅳ.
①R751

　　中国国家版本馆CIP数据核字（2023）第025629号

实用皮肤疾病诊疗新进展
SHIYONG PIFU JIBING ZHENLIAO XINJINZHAN

主　　编	王　玮　刘宪国　汤洪山　刘　影　刘　丹　杜红阳	
责任编辑	陈兆红	
封面设计	宗　宁	
出　　版	黑龙江科学技术出版社	

地址：哈尔滨市南岗区公安街70-2号　邮编：150007
电话：（0451）53642106　传真：（0451）53642143
网址：www.lkcbs.cn

发　　行	全国新华书店
印　　刷	黑龙江龙江传媒有限责任公司
开　　本	787 mm×1092 mm　1/16
印　　张	29
字　　数	733千字
版　　次	2023年2月第1版
印　　次	2023年2月第1次印刷
书　　号	ISBN 978-7-5719-1760-9
定　　价	198.00元

编委会

Foreword 前言

皮肤是人体最大的器官，被覆在体表，不断受到来自外界的各种刺激，而体内的变化也容易在皮肤上反映出来；加之皮肤看得见、摸得着，发生在皮肤上的异常很容易被发现，因此，皮肤病常见、多发。又因为皮肤位于人体最外面，首先映入他人眼帘，所以人们普遍十分关注皮肤的健康与形象。但皮肤病大多缠绵难愈、极易复发，常给患者带来严重的心理和精神负担，影响生活质量。

近年来，在人们生活节奏不断加快，以及不健康的生活习惯和饮食习惯等因素影响下，我国皮肤病的患病率呈现逐年上升的趋势。所以，如何有效地预防和治疗皮肤病，不仅是广大患者的迫切希望，也是皮肤科医师需要着力解决和攻克的难题。为了帮助广大医师提高皮肤病诊治水平，掌握切实有效的治疗方法，我们特组织了一批长期工作在临床一线的医护人员，在查阅大量的专科文献资料的基础上，结合自己的实践经验，编写了这本《实用皮肤疾病诊疗新进展》。

本书以基础理论为出发点，首先简单概述了皮肤的结构与功能、皮肤美容技术，然后以皮肤科临床常见的疾病为重点，从病因、病理、临床表现、实验室检查、诊断与鉴别诊断、治疗措施等方面对其进行了详细阐述，内容贴近临床实际，并着重突出了临床诊疗方法。本书突出了新理论、新技术和新方法在临床诊疗上的应用，对临床医师的工作有一定的指导作用，条理清晰，内容丰富，适合皮肤性病科临床医师及医学院校相关专业学生阅读使用。

现代医学发展迅速，各种新的诊疗方法层出不穷，且本书由多人执笔，编者们编撰经验不足、风格不一，加之时间仓促、篇幅有限，难免存在疏漏之处，敬请广大读者批评指正。

《实用皮肤疾病诊疗新进展》编委会

2022 年 6 月

Contents 目录

第一章 皮肤的结构与功能

第一节 皮 肤 表 面

皮肤被覆于体表,与外界环境直接接触。皮肤与口腔、鼻、尿道口、阴道口、肛门等体内管腔表面的黏膜移行连接,构成闭合系统,维持人体内环境稳定。皮肤表面并不完全平滑,其上纵横着大量的沟纹网络。这些深浅不一的沟纹被称为皮沟,皮沟之间的细长隆起称为皮嵴。较深的皮沟将皮肤表面划分成菱形或多角形微小区域,称为皮野。外泌汗腺开口于皮嵴上,表现为小的凹点。皮沟走向依体表部位而异,称为皮纹图案。指(趾)末节屈侧的皮沟、皮嵴平行排列并构成特殊的涡纹状图样,称为指(趾)纹,其图案由遗传因素决定,个体间存在差异。有些皮肤病的皮疹具有特征性的线条分布倾向,典型的如表皮痣,这些虚拟的按一定规律排布的线条被称为斑氏线(图 1-1),斑氏线被认为与胚胎发育过程中细胞克隆分化的伸展方向有关。

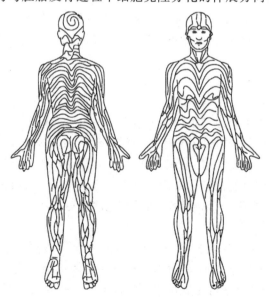

图 1-1 斑氏线

皮肤是人体最大的器官,其重量约占人体体重的 16%;成人皮肤平均总面积约为 1.5 m^2,新生儿约为 0.21 m^2。由外及内,皮肤由表皮、真皮和皮下组织(也称皮下脂肪层)3 层构成。如不

1

包括皮下组织,皮肤的厚度为 0.5~4.0 mm。皮肤厚度在不同个体、年龄和部位可有一定差异。眼睑、外阴、乳房的皮肤最薄,厚度约为 0.5 mm;掌跖部位皮肤最厚,可达 3~4 mm。表皮厚度平均约为 0.1 mm,但掌跖部位的表皮可达 0.8~1.4 mm。真皮的厚度一般在 1~2 mm,不同部位差异也很大,眼睑处较薄,约为 0.6 mm;背部和掌跖部位较厚,可达 3 mm 以上。皮下脂肪组织在腹部和臀部较厚;在鼻部和胸骨外皮肤处很薄。此外,皮肤含有丰富的血管、淋巴管、神经、肌肉以及各种皮肤附属器如毛发、皮脂腺、汗腺和甲等。

掌跖、指趾屈面及其末节伸面、唇红、乳头、龟头、包皮内侧、小阴唇、大阴唇内侧、阴蒂等部位皮肤没有毛发,称为无毛皮肤;其他部位皮肤均有长短不一的毛发,称为有毛皮肤。除口唇、外阴、肛门等皮肤-黏膜交界处皮肤,还可将皮肤大致分为有毛的薄皮肤和无毛的厚皮肤两种类型。前者被覆身体大部分区域;后者分布于掌跖和指(趾)屈侧面,具有较厚的摩擦嵴,能耐受较强的机械性摩擦。

人体皮肤的颜色从黑褐色至粉白色不等。有 4 种生物色素影响皮肤颜色,即褐色的黑素、红色的氧合血红蛋白、蓝色的还原血红蛋白和黄色的胡萝卜素及胆色素。皮肤颜色也受皮肤粗糙程度、水合程度等因素的影响,但决定皮肤颜色的主要因素是由黑素细胞合成的黑素。

(朱蓓蓓)

第二节 表 皮

表皮属于复层鳞状上皮,主要由两大类细胞构成,即角质形成细胞和树突状细胞,后者包括黑素细胞、朗格汉斯细胞和梅克尔细胞。角质形成细胞具有细胞间桥及丰富的胞质,用苏木精-伊红染色(简称 HE 染色)即可着色;树突状细胞需要特殊染色或组织化学方法,甚至电镜下才能被识别。此外,表皮内还有极少数的淋巴细胞,表皮借基底膜带与真皮相连接。

一、角质形成细胞

角质形成细胞由外胚层分化而来,是表皮的主要细胞成分,占表皮细胞总数的 80% 以上。角质形成细胞在分化过程中可产生角蛋白。角蛋白是一组中间丝蛋白,分布于所有上皮细胞(包括角质形成细胞),作为细胞骨架维系着细胞的结构。角蛋白分为 Ⅰ 型(酸性)和 Ⅱ 型(中性或碱性),两型角蛋白配对结合。细胞类型、组织类型、发育和分化阶段及疾病状态等因素决定哪种角蛋白被表达。根据角质形成细胞的分化阶段和特点可将表皮分为 4 层,由深至浅分别为基底层、棘层、颗粒层和角质层。在掌跖处,颗粒层与角质层之间还可见透明层。

(一)基底层

基底层位于表皮底层,由一层圆柱状细胞构成,其中包括表皮干细胞。基底层细胞排列整齐,呈栅栏状,细胞长轴与表皮-真皮交界线垂直。基底层的细胞胞质呈嗜碱性,胞核卵圆形,核仁明显,核分裂象较常见。电镜下可见胞质内有许多走向规则的张力细丝,直径约 5 nm,常与表皮垂直。基底层角质形成细胞表达角蛋白 K5/K14。基底层细胞底部借半桥粒与基底膜带相附着,借助桥粒形成细胞-细胞间的连接,借助缝隙连接形成细胞间的信息联系。

基底细胞内含有黑素,其含量与皮肤的颜色一致。白皮肤的人基底细胞内仅含少量黑素颗粒;而晒黑或黑皮肤的人,其基底细胞内有大量黑素颗粒。通常黑素颗粒主要位于基底细胞核的上方,聚集或呈帽状排列;当数量较多时,可散布于胞质中。

角质形成细胞从基底层细胞开始分裂、分化成熟并最终从角质层脱落是一个精密调控的过程。正常情况下约30%的基底层细胞处于核分裂期,新生的角质形成细胞有序地逐渐向上移动,由基底层移行至颗粒层约需14天,再移行至角质层表面并脱落又需14天,共约28天,称为表皮通过时间或更替时间。

(二)棘层

棘层位于基底层上方,由4～8层多角形的角质形成细胞构成,因在组织切片中细胞呈棘刺样形态而命名。光镜下的"棘刺"富含桥粒结构,构成细胞间连接并可抵御机械损伤。由下至上,细胞轮廓由多角形渐趋向扁平状。棘层上部细胞胞质中散在分布直径为100～300 nm的包膜颗粒,称角质小体或Odland小体。角质小体是分泌型细胞器,能将脂质前体输送到角质细胞间隙。电镜下可见胞质内有许多张力细丝聚集成束,并附着于桥粒上。棘层角质形成细胞表达角蛋白K1/K10。

(三)颗粒层

颗粒层因富含深嗜碱性的透明角质颗粒而命名,可产生许多皮肤屏障相关蛋白。在角质层薄的部位颗粒层由1～3层梭形或扁平细胞构成,而在掌跖等部位颗粒层细胞可多达10余层,细胞长轴与皮面平行。透明角质颗粒中的主要成分包括前丝聚蛋白、角蛋白和兜甲蛋白。颗粒层细胞最后通过程序性的自毁过程分化为无生命的角质细胞。在该过程中,几乎所有细胞结构均被破坏。

(四)角质层

角质层位于表皮最上层,由5～20层已经死亡的扁平细胞构成,在掌跖部位可厚达40～50层。该层主要是由富含蛋白成分的角化细胞和将其包绕的细胞外脂质构成。角质层是皮肤抵御机械损伤、防止机体水分丢失和环境中可溶性物质透过皮肤的主要功能层。该层细胞无正常结构,细胞内不再有细胞核,胞质内结构(黑素、线粒体、内质网、高尔基复合体)通常已消失。角质层上部细胞间桥粒消失或形成残体,故易于脱落。

在掌跖部位,颗粒层与角质层之间还可见一透明带,也称透明层,因在光镜下细胞界限不清,HE染色阳性,胞质呈均质状并有强折光性而命名,由2～3层较扁平的细胞构成。

二、树突状细胞

(一)黑素细胞

黑素细胞起源于外胚层的神经嵴,位于表皮基底细胞层和毛囊。黑素细胞约占基底层细胞总数的10%,每平方厘米皮肤内有1 000～1 500个黑素细胞。人体日光暴露部位(如面部)、生理性色素较深的部位(如外生殖器)黑素细胞相对较多。HE染色切片中黑素细胞胞质透明、胞核较小,也称透明细胞;银染色及多巴染色显示细胞有较多树枝状突起。黑素细胞高尔基体内含有不同阶段的黑素体。黑素体内含酪氨酸酶,以酪氨酸为原料合成黑素。成熟的黑素体被组装并运输到周围的基底层和基底层上方角质形成细胞内。一个黑素细胞可通过其树枝状突起向周围10～36个角质形成细胞提供黑素,形成1个表皮黑素单元。在基底细胞,黑素体集聚在胞质中细胞核的上方,形成一个黑素帽,保护细胞DNA免受紫外线损伤。人体肤色的种族差异是由黑素体的数量和大小决定的,不同种族人群黑素细胞数量和分布无明显差异。

(二)朗格汉斯细胞

皮肤朗格汉斯细胞是起源于骨髓的树突状细胞,位于表皮层,主要分布在基底层上方和表皮中部。表皮内的朗格汉斯细胞无桥粒,可以游走,数量占表皮细胞总数的 3%~5%;密度因部位、年龄和性别而异,一般面颈部较多而掌跖部较少。朗格汉斯细胞可以识别、摄取、加工并提呈抗原给 T 淋巴细胞。

HE 染色切片下的朗格汉斯细胞也像黑素细胞一样胞质透明,胞核较小并呈分叶状。朗格汉斯细胞多巴染色阴性,氯化金染色及 ATP 酶染色阳性。电镜下细胞核呈扭曲状,胞质着色淡,线粒体、高尔基复合体、内质网丰富,并有溶酶体,无张力细丝、桥粒和黑素体,内有特征性的 Birbeck 颗粒,后者多位于胞核凹陷附近,长为 150~300 nm,宽约 40 nm,其上有约 6 nm 的周期性横纹,有时可见颗粒一端出现球形泡而呈现网球拍样外观。目前认为 Birbeck 颗粒来源于高尔基复合体或细胞膜结构,能携带抗原。

朗格汉斯细胞有多种表面标记,包括 IgG 和 IgE 的 FcR、C3b 受体、MHC Ⅱ类抗原(HLA-DR、HLA-DP、HLA-DQ)及 CD4、CD45、S-100 等抗原。人类朗格汉斯细胞是正常皮肤内唯一的 CD1a 阳性细胞。

(三)梅克尔细胞

梅克尔细胞是位于表皮基底层内的触觉感觉细胞,多见于掌跖、口腔与生殖器黏膜、甲床及毛囊漏斗部,细胞有短指状突起,借助桥粒与周围的角质形成细胞连接,常固定于基底膜,不随角质形成细胞向上迁移。该细胞特异表达角蛋白 K20,胞质中含许多直径为 80~100 nm 的神经内分泌颗粒,胞核呈圆形,常有深凹陷或呈分叶状。梅克尔细胞在感觉敏锐部位(如指尖和鼻尖)密度较大,这些部位的神经纤维在临近表皮时失去髓鞘,扁盘状的轴突末端与梅克尔细胞基底面形成接触,构成梅克尔细胞-轴突复合体,可能具有非神经末梢介导的感觉作用。

三、角质形成细胞间、基底细胞与真皮间的连接

(一)桥粒

表皮角质形成细胞之间主要通过桥粒连接,其他连接方式还有黏附连接、空隙连接和紧密连接。桥粒是角质形成细胞间连接的主要结构,由相邻细胞的局部细胞膜呈卵圆形致密增厚而形成。电镜下桥粒呈盘状,为成对的纽扣样结构,直径为 0.2~0.5 μm,厚为 30~60 nm,其中央有 20~30 nm 宽的电子透明间隙,内含低密度张力细丝;间隙中央电子密度较高的致密层称中央层;中央层的中间还可见一条更深染的间线,为高度嗜锇层。构成桥粒的相邻细胞膜内侧各有一增厚的盘状附着板,长为 0.2~0.3 μm,厚约 30 nm。许多直径 10 nm 左右的张力细丝呈襻状附于附着板上,又折回到胞质内。另外,还有较细的丝(跨膜细丝)起于附着板的内部,伸到细胞间隙,与中央致密层的细丝交错相连。

构成桥粒的主要蛋白:①跨膜蛋白主要由桥粒芯糖蛋白和桥粒芯胶蛋白构成,它们形成桥粒的电子透明细胞间隙和细胞间接触层;②胞质内的桥粒斑蛋白是盘状附着板的组成部分,主要由桥粒斑蛋白和桥粒斑珠蛋白构成。

桥粒本身具有很强的抗牵张力,而相邻细胞间由张力细丝构成的连续结构网更加固了细胞间的连接。分化过程中,角质形成细胞间的桥粒可以分离,也可重新形成。桥粒结构的破坏可引起角质形成细胞相互分离,形成表皮内的水疱或大疱。

(二)半桥粒

半桥粒是基底层细胞与下方基底膜带之间的主要连接结构,系由基底层角质形成细胞真皮侧胞膜的不规则突起与基底膜带相互嵌合,形成类似于半个桥粒的结构,但其构成蛋白与桥粒有很大不同。电镜下半桥粒内侧部分为高密度附着斑,基底层细胞的角蛋白张力细丝附着于其上;胞膜外侧部分为亚基底致密斑。两侧致密斑与中央胞膜构成夹心饼样结构。致密斑中含大疱性类天疱疮抗原1(BPAG1)、大疱性类天疱疮抗原2(BPAG2)、整合素等蛋白。

(三)基底膜带

基底膜带位于表皮与真皮之间。光镜下,过碘酸希夫(PAS)染色为一条 0.5～1.0 μm 的紫红色均质带,银浸染法可染成黑色。皮肤附属器与真皮之间、血管周围也存在基底膜带。电镜下基底膜带由胞膜层、透明层、致密层和致密下层4层结构组成。

1.胞膜层

胞膜层主要由基底层角质形成细胞真皮侧的胞质膜所构成,厚约 8 nm,半桥粒横跨其间:半桥粒细胞侧借助附着斑与胞质内张力细丝相连接,另一侧借助多种跨膜蛋白(如 BPAG2、整合素 α6β4 等)与透明层黏附,在基底膜带中形成"铆钉"样的连接。

2.透明层

透明层位于半桥粒及基底层细胞底部细胞膜之下,厚为 35～40 nm,因电子密度低而显得透明。主要成分是板层素及其异构体组成的细胞外基质和锚丝,锚丝可穿过透明层达致密层,具有连接和固定作用。

3.致密层

致密层为带状结构,厚为 35～45 nm,主要成分为Ⅳ型胶原和少量板层素。Ⅳ型胶原分子间交联形成高度稳定的连续三维网格,是基底膜带的重要支撑结构。

4.致密下层

致密下层也称网板,与真皮之间互相移行,无明显界限,主要成分为Ⅶ型胶原。致密下层中有锚原纤维穿行,与锚斑结合,将致密层和下方真皮连接起来,维持表皮与下方结缔组织之间的连接。

基底膜带的 4 层结构除保证真皮与表皮紧密连接外,还具有渗透和屏障作用。表皮内没有血管,血液中的营养物质通过基底膜带渗透进入表皮;而表皮的细胞产物又可通过基底膜带进入真皮。基底膜带可看成是一个多孔的半渗透性滤器,一般情况下,基底膜带限制分子量>40 000 的大分子通过,但当其发生损伤时,炎症细胞及其他大分子物质也可通过基底膜带进入表皮。基底膜带结构的异常可导致真皮与表皮分离,形成表皮下水疱或大疱。如营养不良型大疱性表皮松解症就是由于Ⅶ型胶原蛋白基因突变而造成表皮下大疱形成。

(刘　影)

第三节　真　皮

真皮由中胚层发育而来,主要由结缔组织构成,含有神经、血管、淋巴管、肌肉以及皮肤附属器。真皮的厚度是表皮的 15～40 倍。真皮结缔组织由胶原纤维与弹性纤维、基质以及众多细胞成分组成。胶原纤维和弹性纤维互相交织埋于基质内。胶原纤维、弹性纤维和基质都由成纤维细胞产生。网状纤维仅是幼稚的胶原纤维,并非独立的成分。

真皮由浅至深可分为乳头层和网织层。乳头层为凸向表皮底部的隆起,它与表皮突犬牙交错、呈波纹状彼此相连,含有丰富的血管和感觉神经末梢,胶原纤维较为纤细。网织层胶原纤维粗大、数量多,有较大的血管、淋巴管、神经穿行。

一、胶原纤维

成纤维细胞的粗面内质网合成胶原原纤维,经糖蛋白集聚后形成胶原纤维,占真皮干重的70%。胶原纤维肉眼下是白色的,HE 染色呈浅红色,其直径为 $2\sim15~\mu m$。Ⅰ型胶原占真皮胶原纤维的 80% 左右。真皮乳头层、表皮附属器和血管附近的胶原纤维细小且无一定走向,其他部位的胶原纤维均结合成束;真皮中的胶原束随由上至下逐渐增粗,中下部胶原束的方向几乎与皮面平行,并互相交织在一起,在一个水平面上向各种方向延伸。因此,在组织切片中,可以同时看到胶原束的纵切面和横切面。胶原纤维的伸展性较差,但很坚韧,对平行拉力抵抗力很强。

二、网状纤维

网状纤维在胚胎时期出现最早,是新生的纤细的胶原纤维。HE 染色难以显示,但因其具有嗜银性,可用硝酸银溶液浸染加以显示呈黑色,故又称嗜银纤维。其直径仅为 $0.2\sim1.0~\mu m$,主要成分为Ⅲ型胶原。在正常成人皮肤中含量较稀少,主要分布在表皮下、汗腺、皮脂腺、毛囊和毛细血管周围。在创伤愈合、成纤维细胞增生活跃或有新胶原形成的病变中,网状纤维大量增生。

三、弹力纤维

弹力纤维与胶原纤维一样坚韧,但非常富有弹性,主要分布在头皮区、面部的真皮层和类如血管与肌腱等伸展性好的组织。HE 染色不易辨认,醛品红染色呈紫色。其直径为 $1\sim3~\mu m$,呈波浪状。弹性纤维在真皮下部最粗,缠绕在胶原纤维束之间,其排列方向和胶原束相同,与表皮平行。在表皮下的乳头体中,细小的弹性纤维几乎呈垂直方向上升至表皮下,终止于表真皮交界处的下方。

四、基质

基质为无定形物质,主要成分为蛋白多糖、糖蛋白和葡萄糖胺聚糖,充满于真皮胶原纤维和细胞之间。蛋白多糖和葡萄糖胺聚糖复合物具有很强的吸水性,能结合相当于自身体积数百倍至一千倍的水分子,在调节结合水、真皮可塑性方面发挥重要作用。基质参与细胞成分和纤维成分的连接,影响细胞的增殖分化、组织修复和结构重建。

五、细胞

真皮中的常驻细胞主要有 3 种:成纤维细胞、巨噬细胞和肥大细胞。它们主要分布在真皮乳头层、乳头层下的血管周围和胶原纤维束之间。成纤维细胞来源于中胚层,能合成、降解纤维和基质蛋白,以及合成多种其他蛋白成分,在真皮网络构建和表真皮的联系中发挥重要作用。巨噬细胞来源于骨髓,分化为循环中的单核细胞,然后移行到真皮分化为巨噬细胞,有吞噬、呈递抗原、杀菌、杀伤肿瘤细胞等作用。肥大细胞能合成和释放炎症介质,如组胺、肝素、胰蛋白酶等,参与Ⅰ型变态反应。此外,真皮中还含有少量真皮树突状细胞、朗格汉斯细胞、淋巴细胞等。

(王　玮)

第四节　皮下组织与皮肤附属器

一、皮下组织

皮下组织又称皮下脂肪层,位于真皮下方,向下与肌膜相连。皮下组织由疏松结缔组织及脂肪小叶构成,结缔组织包裹脂肪小叶,形成小叶间隔。皮下组织中含有血管、淋巴管、神经、外泌汗腺和顶泌汗腺等。其厚度随部位、性别、营养状况而异,在臀部和腹部较厚,而鼻部及胸骨部较薄。皮下组织具有提供皮肤弹力,参与脂肪代谢、糖代谢、贮存能量及内分泌等功能。皮下组织是激素转换的重要部位,如雄烯二酮在皮下组织中通过芳香化酶转化为雌酮;具有广泛生物学效应的瘦素在脂肪细胞中生成,作用于下丘脑代谢调节中枢,增加能量消耗、抑制食欲及脂肪合成,从而发挥调节体重的作用。

二、皮肤附属器

皮肤附属器包括汗腺、皮脂腺、毛发和甲,均由外胚层分化而来。

(一)汗腺

根据结构和功能不同,人体汗腺通常被分为外泌汗腺和顶泌汗腺。

1.外泌汗腺

外泌小汗腺也称小汗腺,为单曲管状腺(图1-2),由分泌部和导管构成。分泌部位于真皮深层和皮下组织,由单层细胞构成,呈管状排列并盘绕呈球形;导管由两层小立方形细胞构成,穿过真皮,直接开口于汗孔。外泌汗腺的分泌细胞有明细胞和暗细胞两种,前者可以启动汗液生成,后者可以主动吸收钠离子,使等渗的汗液在到达皮肤表面时变成低渗液体。汗腺周围有一层肌上皮细胞,其收缩有助于汗腺将汗液排入汗管,肌上皮细胞周围有基底膜围绕。汗液和血浆具有相似的电解质成分,只不过电解质浓度较低。在炎热环境下外泌汗腺会产生大量低渗性汗液,这种适应性反应使人体在最大限度降温的同时能保留钠。

人体外泌汗腺数量有160万～400万个,几乎分布于整个人体表面,在手掌、前额、足底和腋窝尤为丰富,但唇红、甲床、包皮内侧、龟头、小阴唇及阴蒂等处无汗腺。外泌汗腺主要功能是调节体温,手掌、足底部位的汗腺还有提高触觉敏感度以及增加黏附性的作用。

发汗由胆碱能神经支配,受多种因素影响,其中热是主要的刺激因素,精神压力也可以引起出汗增加。

2.顶泌汗腺

顶泌汗腺也称大汗腺,由分泌部和导管组成(图1-2),主要分布在腋窝、乳晕、脐周、会阴部,偶见于面部、头皮和躯干。外耳道的耵聍腺、眼睑的睫腺和乳晕的乳轮腺也属于顶泌汗腺。分泌部位于皮下脂肪层,腺体为一层扁平、立方或柱状分泌细胞,其外有肌上皮细胞和基底膜带;导管的结构与外泌汗腺导管相似,但其直径约为外泌汗腺的 10 倍,开口于毛囊的漏斗部,偶尔直接开口于皮肤表面。顶泌汗腺的分泌主要受性激素支配,进入青春期后发育加速。顶泌汗腺也受交感神经系统支配,但神经介质为去甲肾上腺素。其分泌物无色无味,寄居于皮肤的菌群能够分解大汗腺液中的糖蛋白和脂肪,产生气味。目前人类大汗腺功能尚不明确。

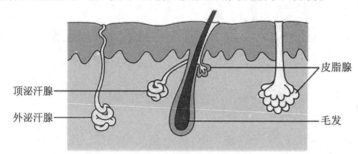

图 1-2　汗腺、皮脂腺模式图

(二)皮脂腺

皮脂腺产生皮脂,分泌到皮肤表面与水分(如顶泌汗腺分泌的汗液)混合乳化形成皮肤表面的皮脂膜。皮脂腺广泛分布于掌跖和指趾屈侧以外的全身皮肤。头面部及胸背上部等处因皮脂腺较多,称为皮脂溢出部位,腺体数量可达 $400\sim900/cm^2$。皮脂腺属于泡状腺体,由腺泡和较短的导管构成(图 1-2)。腺泡无腺腔,外层为扁平或者立方形细胞,周围有基底膜带和结缔组织包裹。皮脂腺为全浆分泌腺,即腺体细胞破裂后细胞内成分全部经导管排出。导管由复层鳞状上皮构成,开口于毛囊上部,位于立毛肌和毛囊的夹角之间,立毛肌收缩可促进皮脂排泄。在颊黏膜、唇红部、妇女乳晕、大小阴唇、眼睑、包皮内侧等无毛皮肤区域,腺导管直接开口于皮肤表面。皮脂腺分泌皮脂量在婴幼儿期较多,少儿期较少;青春期后分泌量显著增加,但到中年后又逐渐减少。

(三)毛发与毛囊

毛发是由同心圆状排列的、角化的角质形成细胞构成。在有毛皮肤,不同部位毛发的长度、直径及颜色有所不同。头发、胡须、阴毛及腋毛称为长毛;眉毛、鼻毛、睫毛、外耳道毛称为短毛;面、颈、躯干及四肢的毛发短而细软、色淡,称为毫毛或毳毛;胎儿体表白色柔软而纤细的毛发为胎毛,于出生前脱落。毛发位于体表可见的部分为毛干,位于皮肤以内的部分为毛根。毛干由内向外(纵切面)依次为髓质、皮质和毛小皮。髓质是毛发的中心部分,毛发末端通常无髓质;皮质是毛发的主要构成部分,与毛发的物理、机械特征密切相关;在有色毛发中,黑素颗粒存在于皮质层细胞内;毛小皮为一层扁平而且重叠的角化细胞,包裹毛干的表皮部分直到体外的末端,保护皮质免受外界理化伤害。

毛囊位于真皮和皮下组织中,是毛发生长所必需的结构(图 1-3)。不同部位毛囊的大小形状不同,但基本结构大致相同。皮脂腺开口于毛囊,自皮脂腺开口以上部分称为漏斗部;皮脂腺开口以下至立毛肌附着处之间部分,称为毛囊峡部;毛囊末端膨大部分呈球状,称为毛球。毛囊从内到外分 3 层,依次为内毛根鞘(IRS)、外毛根鞘(ORS)和结缔组织鞘,前两者起源于表皮,后者起源于真皮。

1.内毛根鞘

内毛根鞘包括 3 层:Henle 层、Huxley 层和鞘小皮层。其中鞘小皮层与毛干的毛小皮层直接相连,通过鞘小皮层将毛干固定于毛囊上。鞘小皮层细胞合成的角蛋白和毛透明蛋白,加强IRS对毛干的支持作用,同时影响并引导毛发向上生长。

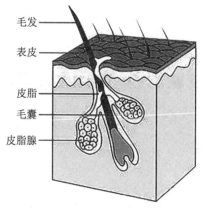

毛发
表皮
皮脂
毛囊
皮脂腺

图 1-3　毛发结构模式图

2.外毛根鞘

外毛根鞘相当于表皮基底层和棘层延续而来,包含黑素细胞、朗格汉斯细胞和梅克尔细胞。外毛根鞘在立毛肌附着点和皮脂腺导管之间形成隆突区,目前认为隆突区存在毛囊干细胞。

3.结缔组织鞘

结缔组织鞘包裹于外毛根鞘外面,分为内层、中层和外层 3 层。内层为一透明玻璃样薄膜,中层由显微组织构成,外层由疏松的胶原纤维和弹性纤维组成,与周围的结缔组织无明显界限。

毛球是毛发活跃生长的部分,其中央是真皮毛乳头。半球状包绕真皮毛乳头的角质形成细胞称为毛发基质,是毛发和内毛细胞根鞘生长和向上延伸的起点,黑素细胞也寄居于此,为毛发提供色素。毛球的最外层是外毛根鞘。

毛囊生长呈周期性,包括生长期、退行期和休止期。在生长期,毛球形成并包围毛囊真皮乳头,新的毛干形成并长出皮肤表面,此期可持续数年。毛发的长短和毛囊生长期密切相关,例如头皮的毛囊生长期为 2～8 年,80% 左右处于生长期;而眉毛的毛囊生长期仅 2～3 个月,因此眉毛相对于头发来说短很多。生长期结束后毛囊就进入退行期,退行期大部分毛囊角质形成细胞进入凋亡状态,部分黑素细胞也发生凋亡,黑素合成停止。毛囊真皮乳头收缩,向上移动至隆突区。如果毛囊真皮乳头不能在退行期到达隆突区,毛囊将停止周期性生长,头发也将脱落。进入休止期后,毛干形成杆状发并最终从毛囊脱落,毛囊真皮乳头处于静息状态。大多数人每天可脱落 50～150 根头发。头皮毛囊进入休止期 2～3 个月后会再次进入生长期。

毛发生长受雄激素、雌激素、甲状腺素、糖皮质激素等因素影响,其中效果最明显的是雄激素。睾酮以及其活性代谢物二氢睾酮通过作用于毛囊真皮乳头的雄激素受体发挥调节毛发生长的作用。

(四)甲

甲是人体最大的皮肤附属器,覆盖在指、趾末端伸侧面。甲的主要功能包括保护指(趾)尖,提高感觉辨别能力,辅助手指完成精细动作,搔抓以及美学功能。

甲主要由甲母质、甲床、甲板和甲廓等部分构成。甲的外露部分称为甲板,呈外凸的长方形,厚度为 0.50～0.75 mm,甲近端的新月状淡色区称为甲半月;甲板周围皮肤称为甲廓;深入近端皮肤中的甲板部分称为甲根;甲板下方的皮肤称为甲床;其中位于甲根下方者称之为甲母质,是甲板的生发结构。甲下真皮富含血管。指甲生长速度约为每3个月1cm,趾甲生长速度为每9个月1cm。疾病、营养状况、环境和生活习惯的改变均可影响甲的性状和生长速度。

(刘 丹)

第五节 皮肤的血管、淋巴管、神经和肌肉

一、皮肤的血管及淋巴管

(一)皮肤的血管

皮肤血管分布于真皮及皮下。皮肤的小动脉及真皮深部的较大微动脉具有内膜、中膜及外膜结构。真皮的微动脉及微静脉构成乳头下血管丛(浅丛)及真皮下血管丛(深丛),大致呈层状分布,与皮肤表面平行;两层血管丛之间由垂直走向的血管相连,构成吻合支。皮肤的毛细血管大多为连续型,相邻内皮细胞间有细胞连接。皮肤中静脉系统总体上与对应的动脉系统相平行。真皮血管系统在附属器部位尤其丰富。皮肤的血管对于维持皮肤正常结构与功能具有重要作用,如营养代谢及调节体温等作用。

(二)皮肤的淋巴管

皮肤毛细淋巴管起始于真皮乳头层,逐渐汇合成具有瓣膜的淋巴管,形成乳头下浅淋巴管网及真皮淋巴管网,与主要的血管丛平行,并进一步汇合至皮肤深部及皮下组织中更大的淋巴管。毛细淋巴管壁由一层内皮细胞及稀疏的纤维组织构成,内皮细胞之间的通透性较大,皮肤中的组织液、游走细胞、细菌等均易通过淋巴管网引流至淋巴结,最后被吞噬处理或引发免疫反应,肿瘤细胞也可以通过淋巴管转移。

二、皮肤的神经

皮肤中有丰富的神经纤维,是周围神经的分支,分布于表皮、真皮及皮下组织中。皮肤的神经支配具有节段性,但相邻的节段间具有部分重叠。皮肤中的神经包括感觉神经纤维及运动神经纤维,通过与中枢神经系统联系感受各类刺激,支配各类靶器官生理活动,完成各类神经反射。

(一)感觉神经

皮肤的感觉神经极其复杂,丰富的感觉神经末梢主要分布于表皮下及毛囊周围。感觉神经末梢分为神经小体及游离神经末梢。游离神经末梢呈细小树枝状分布。神经小体分囊状小体及非囊状小体(如梅克尔细胞-轴突复合体)。

囊状小体由有结缔组织包裹的神经末梢构成,包括以下几种。

1.环层小体

环层小体是体积最大的神经小体,直径可达2mm以上,切面呈环层同心圆结构,位于真皮较深部及皮下组织,能感受压力。

2.触觉小体

触觉小体呈椭圆形,分布于真皮乳头内,指趾及掌跖处皮肤最多见,感受触觉和压力。

3.鲁菲尼小体

鲁菲尼小体外周有薄层结缔组织包膜,感觉神经纤维末梢进入小体后分成很多更小的分支,盘绕成球状,位于真皮深部,能感受高温。

4.克劳泽氏小体

克劳泽氏小体外周有薄层结缔组织包膜,感觉神经纤维末梢进入小体后分成很多更小的分支盘绕成球状,位于真皮浅层,能感受低温。

感觉神经单独或与囊状小体一起作为受体,可以感受触、痛、痒、温度和机械刺激。

(二)运动神经

皮肤中运动神经末梢呈细小树枝状分布,来源于交感神经节后纤维。肾上腺素能神经纤维支配立毛肌、血管、血管球、顶泌汗腺、小汗腺及皮脂腺基底膜的肌上皮细胞,发挥血管收缩、顶泌汗腺分泌、竖毛肌收缩或肌上皮收缩等作用。胆碱能神经纤维支配血管和小汗腺分泌细胞,作用是使血管扩张、外泌汗腺分泌。

三、皮肤的肌肉

皮肤中有平滑肌和横纹肌。平滑肌最常见的结构是立毛肌,其一端起于真皮乳头层,另一端插入毛囊中部的结缔组织鞘内。当精神紧张或寒冷时,立毛肌收缩引起毛囊上提,形成"鸡皮疙瘩"。此外尚有阴囊肌膜、乳晕平滑肌、血管壁平滑肌等。汗腺周围的肌上皮细胞具有某些平滑肌功能。面部表情肌及颈部的颈阔肌属横纹肌。

（王　玮）

第二章 皮肤美容技术

第一节 注射美容技术

一、肉毒素注射技术

(一)概述

肉毒杆菌毒素(botulinum toxin,BT,简称肉毒素)是由革兰阳性厌氧肉毒梭形芽孢杆菌 (Clostridium toxin,简称肉毒梭菌)产生的,是一种细菌外毒素,它与微生物分解肉类物质产生的肉毒素完全是两个不同的概念。根据肉毒杆菌毒素抗原性的不同可将其分为 A、B、C、D、E、F、G 7 个亚型,A、B、E、F 4 种可引起中毒,其中又以 A 型的毒力最强。A 型肉毒杆菌毒素 (BTXA)分子量为 90 万道尔顿,属于高分子蛋白质。该毒素会被红细胞的血凝素结合而分离为两部分,即神经毒素和血凝素。

(二)肉毒素的发展史

人类临床应用 A 型肉毒杆菌毒素已经有 50 余年的历史。早在 1895 年发生在比利时葬礼聚餐会的一次致命中毒,造成吃生腌火腿的 34 人得病,其中 3 人因进行性麻痹而死亡。事后 Emile Pierre Marie van Ermengem 教授分离出病原,定名为腊肠杆菌,也就是后来被重新分类的厌氧性肉毒梭形芽孢杆菌。1920 年,Dr.Herman Sommer 开始对肉毒素进行提纯。1946 年 Edward Shantz 在马里兰分离出神经毒素,它是一种强的神经肌肉麻痹药。Botox 在 20 世纪 70 年代由美国眼科医师 Dr.Alan Scott 为治疗斜视研发而成。最初,Dr.Scott 是从一位研发生化武器的化学家处得到分离纯化的肉毒素样品,并将该新药命名为 Oculinum。1979 年Dr.Schantz 制备出一批肉毒杆菌毒素通过了美国 FDA 的审批用于眼科疾病的治疗,也就是此后"Botox"的来源。1989 年,美国艾尔建(Allergan)公司收购 Oculinum,并重新命名为 Botox,并获美国 FDA 批准用于治疗斜视及眼睑颤动。Botox 为冻干粉,每瓶含肉毒杆菌毒素 100 U,它用来治疗眼科、耳鼻喉科和神经科疾病。1994 年美国神经科学会发表了用 BT 治疗神经性疾病的实施指南,它们治疗睑痉挛、睁眼失能、半面痉挛、口下颏痉挛、书写痉挛、上下肢肌张力障碍,残毁性震颤,强直、残毁性面部抽搐、口吃、高活动性表情纹、肌肉高活动性面颌关节综合征、磨牙症和节段性或全身性痉挛。加拿大 Carruthers 等于 1987 年偶然的机会观察到患者因睑痉挛用 BT 治疗睑痉挛消退的同时眉间纹也随之消退,从而对 BT 应用于神经肌肉正常的美容皮肤科除皱进行研究,于 1992 年正式报道肉毒素治疗眉间纹有效。经 7 年多深入的临床应用证明 BT 治疗皱纹有效,而且安全,它将成为 21 世纪除皱的主要治疗手段。1997 年12 月美国 FDA 批准 A 型肉毒素由 Allergan 公司生产,商品名为 Botox(保妥适)。2002 年,美国 FDA 批准 Botox 对中重度眉间皱纹治疗的新适应证。

我国对肉毒杆菌毒素的研究开始得很早,成为世界上少数能自行生产医用肉毒杆菌毒素的国家,但是对于肉毒杆菌毒素在美容领域的应用却迟迟没有纳入正轨,直至 2008 年才完成了 Botox 面部除皱适应证的临床试验,2009 年 9 月才获得 SFDA 批准用于美容治疗。与此同时,国产品牌衡力的相关临床研究也在进行,但美容适应证尚未获批。

虽然一些特殊适应证尚未得到批准,如 Botox 获美国 FDA 批准的适应证尽管只有四类:眼肌异常症、颈肌异常症、多汗症、眉间皱纹,但并不妨碍 A 型肉毒素的扩大应用,以满足各种美容需求。

(三)作用机制

肉毒杆菌毒素是从肉毒杆菌中分离出来的一种神经毒素。7 个抗原型均能作用于纹状肌纤维处神经肌肉接点,阻断从突触前释放乙酰胆碱到神经肌肉连接,中断了神经对肌肉的传导而使肌肉麻痹。在已知亚型中,A 型肉毒素临床效果最好。该毒素在自然状态下是一种非毒性蛋白结合复合体,分子量为900 ku,而毒素本身的分子量仅为 150 ku。结构中的其他部分是一种很大的保护性蛋白,即血凝素,通过非共价键与毒素结合,保持后者在酸性环境中的稳定。这种巧妙的结构能使摄入的毒素在肠道酸性环境中得到保护,当毒素离开肠道进入血流并回升 pH 后,该复合体解离,释放出游离的神经毒素,使之在纹状肌上施展功能。

在正常情况下肌肉收缩过程是:神经冲动—乙酰胆碱—终板电位—肌肉动作电位—肌肉收缩。

注射 A 型肉毒素阻断神经肌肉传导使肌肉麻痹,有以下三个步骤。

1.结合

注入后的肉毒素迅速结合在胆碱能神经末梢的受体部位。肉毒素的毒素肽链的重链结合在神经末梢的无髓鞘区域。

2.内转化(或称胞饮,也称定位)

肉毒素本身进入神经膜,此为胞饮,进入内转化为胞饮现象。

3.麻痹

乙酰胆碱被轻链阻断在胞质内,不能通过神经肌肉接点(NMJ),神经不再传递介质,肌肉就发生麻痹。

将肉毒素注入人体后,在红细胞作用下分离为神经毒素及血凝素,神经毒素在蛋白水解酶作用下,被切割为相对分子量约 100 ku 的重链(H 链)和 50 ku 的轻链(L 链),H 链和 L 链由二硫键联结成为双链分子,形成三个主要功能区,即受体结合位点(H 链羧基端)、通道形成区域(H 链氨基端)和内在毒性部位(L 链),L 链具有代表锌肽内切酶特点的组氨酸基调。A 型肉毒素特异作用于胆碱能运动神经元的突触前神经膜,在神经肌肉接头处,抑制钙离子介导的刺激性及自发性乙酰胆碱的释放,在胞饮作用之前分别对参与乙酰胆碱囊泡与神经细胞膜融合的三种蛋白裂解。A、E 型肉毒素作用于突触相关膜蛋白(SNAP25),C 型肉毒素作用于突触融合蛋白,而 B、D、F、G 型肉毒素则作用于囊泡相关膜蛋白(VAMP),从而降低肌张力,缓解肌痉挛。A 型肉毒素不阻断神经兴奋的传播,神经和肌肉都没有兴奋性和传导性的损伤,这种作用叫作化学去神经作用。

机体对抗化学去神经作用的主要方式为神经轴突芽生。在乙酰胆碱酶的作用下,运动神经轴突的末端旁生、芽出、分支,形成圆葱头形膨大。最后形成神经肌肉连接新的终板,在该处释放乙酰胆碱,令肌肉重新收缩。这种再生行为可以解释肉毒素作用时间的有限性,临床作用一般维持 3～6 个月。

(四)肉毒素的安全性和免疫性

作为毒素,A 型肉毒杆菌毒素的半数致死剂量为 2 500～3 000 U,而 Botox 每瓶仅含100 U,而且需要低温保存和注射使用,所以肉毒杆菌毒素应用于临床具有很好的社会安全性。另外 A 型肉毒杆菌毒素的作用机制决定了它的生物安全性。肌肉收缩需要神经终末的突触前膜释放神经传递物质乙酰胆碱,而 BTXA 是一种神经毒素,将其注射到神经处能抑制神经终末突触前膜释放 Ach,从而造成肌肉麻痹,这种作用称为化学去神经术。注射 BTXA 后经 3～6 个月(平均 4 个月)新的突触可以重新生成,又能释放 Ach 了,这时除皱效果消失。从理论上讲,A 型肉毒杆菌毒素的生物学作用是可逆的,即使发生不良反应,也是暂时可以恢复的。当然暂时的不良反应有时也会给患者造成巨大的痛苦,有病例报道颈部注射时误伤食管,结果数月后食管才恢复蠕动功能,功能恢复前患者只能靠鼻饲维持生命。

市面上供应的肉毒素为 A 型肉毒素。从理论上讲当患者对 BTA 产生抗体而无效的情况下可以改用 BTB 或 BTF,因为它们没有交叉血清型的免疫性。但是实际上发生这种情况的概率很小。例如为治疗颈肌张力障碍每次注射肉毒素剂量达 100～1 200 U,其体内产生抗体的概率也只有 3%～5%。而用于美容除皱每次注射肉毒素的量平均为 25 U,所以现在尚无为美容除皱目的注射肉毒素产生抗体病例的报道。产生抗体有以下两种情况:①每次注射剂量大于 100 U 者;②开始在一个月内即增加数次注射者。

(五)市场上的 A 型肉毒素产品

目前全世界只有 5 个国家能正式生产肉毒杆菌毒素医用制剂,即美国 Allergan 公司生产的 Botox,美国 Medicis 公司生产的 Dysport,我国兰州生物技术开发有限公司研制的衡力,Merz 制药生产的 Xeomin 和 Solstice Neurosciences 公司的 B 型肉毒杆菌毒素(Myobloc)。

由美国 Allergan 公司生产的 A 型肉毒素(商品名:Botox,保妥适),首先在 1989 年通过了 FDA 的认证,2002 年 FDA 批准其新增治疗眉间纹的美容适应证。我国 SFDA 于 2003 年 12 月作为进口药品批准保妥适(Botox)应用于治疗偏侧面肌痉挛和眼睑痉挛,2009 年 7 月批准其应用于注射眉间纹的暂时性治疗。Botox 每瓶含 BTXA 100 U,是目前应用最广泛的药剂,用于治疗眉间纹这个美容除皱适应证,已经在 9 个国家被批准使用(加拿大、澳大利亚、美国、日本、法国、意大利、英国、德国、中国),其中加拿大还批准其使用在治疗抬头纹和鱼尾纹上。

美国 Medicis 公司生产的 Dysport 在 2009 年 5 月获得 FDA 批准用于颈部肌张力障碍和眉间皱纹(中至中度,暂时改善,65 岁以下)的治疗。每瓶含 BTXA 500 U,是 Botox 中 BTXA 含量 5 倍。它终结了 Allergan 公司垄断肉毒素市场的历史,但目前尚未进入中国。

我国研制的 A 型肉毒素(商品名:衡力)已在 1993 年上市,被我国食品药品监督管理局批准用于肌张力障碍及肌肉痉挛性疾病的治疗。有每瓶 100 U 和 50 U 两种规格。相比前两者,具有非常突出的特点,即效价比很高,而且其保护剂是明胶-右旋糖酐-蔗糖,较之 Botox 的人血清蛋白,可以减少变态反应的发生率。而其目前正在国内多家医院进行临床研究,从而增加该产品在改善眉间纹方面的适应证。

Merz 制药生产的 Xeomin 用于颈部肌张力障碍和睑痉挛,于 2010 年 8 月获得 FDA 上市许可。Solstice Neurosciences 公司的 B 型肉毒杆菌毒素 Myobloc 也已获得 FDA 批准治疗颈肌张力障碍。但两者均尚未获得美容治疗许可证。

(六)适应证

(1)肉毒素治疗面部上 1/3 皱纹效果最佳,如额纹、眉间纹、鱼尾纹、鼻背部皱纹,适用于不愿意接受手术者、对手术有顾虑者、不适合做手术者,还可配合面部除皱术后仍有细小皱纹者。

(2)眉的整形,眉不对称的矫正。

(3)抚平口周纹,口角整形。

(4)瘦脸、瘦腿针对面部咬肌肥大、小腿肌肉发达者,可达到使脸庞变瘦,小腿变细的效果。

(5)局部多汗症,腋下、手掌、脚底的多汗症。

(6)腋下臭汗症即腋臭或狐臭。

(七)禁忌证

(1)重症肌无力者。

(2)患有神经肌肉疾病者。

(3)对人血清蛋白或肉毒素过敏者。

(4)妊娠及哺乳期。

(5)在一周内有饮酒史者(包括啤酒)。

(6)两周内服用过阿司匹林或其他解热镇痛药者。

(7)使用氨基糖苷类抗生素(如庆大霉素、链霉素等)者。

(8)精神不正常,自控能力差者。

(9)严重心肝肾肺等疾病或结缔组织病患者。

(八)注射方法

产品准备:一瓶 Botox 含有 100 U,为放置在安瓿内的冻干粉,应在 -5 ℃ 的冰箱内保存。使用时从冰箱中取出,用生理盐水稀释立即应用。对 100 U 有许多稀释方法,在用于面部治疗时,大多数医师以 1~3 mL 生理盐水稀释肉毒素(100~33.33 U/mL)。相比较而言,小剂量稀释法更好,它可以避免注射后蔓延到其他部位肌肉中。通常我们稀释为 2.5 mL,1 mL = 40 U。Botox 生产商建议,肉毒素一旦再配剂,则应冷藏(2~8 ℃),并在 4 小时内用完。

在注射前患者应清洗面部,不要用化妆品。消毒面部后对注射点要做严密的设计和标记。

患者应取半坐位,直接入针将药物注射到皱纹间的肌肉,因为治疗操作很快,注射量又很小,故不必用麻药。注射深度为进入皮肤数毫米,碰到肌膜处,切记不可注射入血管内。按原定设计方案在每个点上分别进行注射,双侧注射部位一定要对称,注射剂量要精确。

注射之后轻轻压迫,但不要按摩,2~3 分钟后停止,可预防水肿和出血。此操作在门诊情况下即可操作完成。

根据注射剂量的不同,一般在注射后 3~36 小时肌肉开始变软弱无力。为美容目的注射剂量在注射后 24 小时开始见到肌肉软弱无力。肌肉完全麻痹最明显的效果是在注射后 7~14 天。

(九)并发症与不良反应

注射用肉毒素虽然是一种神经毒素,只要掌握好剂量它是很安全的,肉毒素对人的半致死量(ID50)为 2 500~3 000 U。例如对于体重 70 kg 的人半致死量为 40 U/kg,而用于美容除皱的每次注射总量仅仅 25~50 U,因之与 ID50 相差甚远,非常安全。可能发生的并发症有以下几种。

(1)睑下垂,注射额纹在眉上 1.0~1.5 cm。

(2)不对称的结果:两侧鱼尾纹注射剂量不对称可发生复视。因之要求注射部位准确,注射剂量准确,注射深浅也要准确。

(3)不充分的效果:主要问题还是注射剂量不准确,有的注射太深,有的注射太浅。

(4)面部缺乏表情,犹如歌舞伎样或呈扑克面孔,皮肤知觉也稍差。

(5)注射局部瘀斑、血肿、水肿、疼痛等,于注射后局部做些冷敷可减少发生。

(6)注射肉毒素可能会发生过敏、皮疹。有报道患者注射 Dysport 4 周后在鼻尖部发生固定性药疹(FDE)。

(十)注意事项

1.术前

(1)注射前两周应禁止使用阿司匹林,以免注射部位产生淤血。

(2)不可与氨基糖苷类抗生素合用,将增加其毒性。

2.术中

(1)注射者应全面了解面部解剖及肌肉互动。充分了解肉毒素仅对动态皱纹有效,对光损伤或慢性衰老导致的静态皱纹无效。

(2)肉毒素是一种不稳定的毒素,因此应在再配剂时予以特别注意。盐水注入安瓿时应轻柔,以防配液时形成泡沫;同时,应避免摇晃安瓿。泡沫气泡可能导致毒素表面变性。

(3)肉毒素一旦再配剂,则应冷藏(2~8 ℃),并在 4 小时内用完。一般认为,新鲜配制的肉毒素溶液的功效更佳。

3.术后

(1)不能在注射部位进行冰敷或热敷。

(2)注射后 4 小时内应避免按摩、睡觉及头部前倾和运动,以免肉毒素扩散至其他部位。

(3)注射后至少 3 小时内要保持直立的姿势。

(4)注射后 24 小时内避免剧烈运动。

二、填充剂注射技术

(一)填充剂的概念

填充剂,又称软组织填充剂,主要用于填平或淡化较深的皮肤皱褶,改善皮肤的缺损以及先天或后天因素造成的软组织发育不足和凹陷畸形。在临床上常用来除皱、祛疤、改善皮肤深凹洞,或丰唇、丰颊等。通俗地讲,无论是治疗目的还是美容目的,填充治疗的直接效果就是让萎缩面部的凹陷或皱纹膨隆充实。面部老化时,会出现面骨骨量的丢失、肌肉萎缩、皮下脂肪减少或异常堆积、真皮胶原含量降低等问题。从外观上看,主要表现为皱纹增多,面部表情线明显,异常凹凸、面部比例不协调且界限清晰。从美容角度说,重建面部对称和平滑的轮廓曲线,恢复面部组织容量和均衡的皮肤张力,成为填充治疗的目标。

理想的填充剂应有以下特点:安全并具有良好的生物相容性;稳定性好;能保持固定的体积和柔韧度;不会因吞噬而被清除;无游走性。

(二)填充剂的发展

填充剂的传奇始于 1830 年,德国化学家 Baron Karl Ludwig von Reichenbach 发明一种被

命名为石蜡的物质。1899 年,维也纳医师 Robert Gersuny 首先用石蜡填充阴囊修复晚期结核患者的睾丸。很快液状石蜡在医学界受到广泛欢迎,成为隆鼻的一个治疗手段。然而从 1901 年其第一例并发症被报道后,至 1911 年 Kolle 医师就总结出了注射石蜡所导致的一系列后遗症,主要有炎症、感染、栓塞、注射部位皮肤黄色斑块等。石蜡逐渐退出历史舞台。

19 世纪末自体脂肪移植开始应用于面部填充。1893 年,Neuberg 医师首次报道上臂抽脂填充面部缺损。1911 年,Brunings 报道利用注射器移植脂肪,1950 年,Peer 报道采用注射器抽吸脂肪然后再进行脂肪移植。至此脂肪移植成为相对成熟的填充治疗技术。1982 年以后脂肪移植再次流行起来,许多关于获取和转移的新技术不断被发现,但不确定性和不持久性仍待解决。

20 世纪 40 年代,日本开始使用液体硅胶注射隆胸。1953 年,Baronders 综述了利用液体硅酮进行软组织填充的技术。但其游走性导致潜在的严重并发症被日益关注。1964 年 FDA 将液体硅胶定义为药品来限制其使用,1976 年医疗器械修正案也禁止了液体硅胶作为器械使用,1979 年 FDA 和美国医师协会谴责了注射用液体硅胶,现在医用级硅胶可以用于视网膜剥离的治疗,但用于美容目的则是非法的。

1958 年牛胶原注射进入临床视野。1977—1978 年,用于改善老年性皱纹的临床试验开始。经过数年论证后,1981 年,牛胶原商品 Zyderm I 获得 FDA 批准上市。至 2001 年胶原蛋白类注射美容使用人数达到了 109 万。2003 年合成人胶原商品获得 FDA 批准。但随着肉毒素和透明质酸注射产品的上市,胶原类产品的市场出现了较快的萎缩。

1996 年,透明质酸填充剂 Hylaform 和 Restylane 的问世,标志着注射美容进入了新纪元。2003 年,瑞典 Q-Med 公司 Restylane 率先被 FDA 批准,2008 年底,Restylane 在中国注册上市。在欧美透明质酸类皮肤填充剂在微创美容除皱的应用已经相当普遍成熟。大量临床研究证实:透明质酸类填充剂是安全有效的。

此外,随着工艺技术的不断发展,近年来多种人工合成的填充剂也逐渐面市,丰富着这一发展迅猛的领域。

(三)填充剂的分类

根据填充剂的来源,可以将其分为异种生物来源产品(非人体来源)、同种生物来源产品(人体来源)、惰性物质产品。对于生物来源试剂,由于生产过程中可能涉及血液制品、病毒和细菌等微生物,故而一定要特别注意生物安全。相对来说,异种来源试剂比同种来源试剂更容易发生变态反应。对于惰性物质,其很难被代谢掉,故而引发了暂时性填充剂和永久性填充剂孰优孰劣的争论。

填充剂按持续时间的长短分为非永久性(短效性)、半永久性和永久性三种。非永久性成分通常为生物可降解物质,最终可被吸收或排出体外。这类填充剂可显著改善皮肤外观,但往往持续时间不长。而永久性填充剂通常含有生物不可降解性微粒,因此发生不良反应的概率更高些,而且部分并发症是以远期并发症的形式出现,如造成肉芽肿,即在注射部位周围出现小结节,但这种反应随着工艺技术的不断提升而逐渐减少。

另一种分类方法是根据作用的机制,分为替代性填充剂和刺激性填充剂。替代性填充剂如牛和人的胶原蛋白、透明质酸(HA),可以用来填补真皮和皮下组织的容量。刺激性填充剂通过刺激成纤维细胞来合成胶原,激发软组织的生长。

(四)常见的填充剂

1.脂肪移植

长久以来,脂肪组织一直被当作填补身体软组织凹陷的材料。30年前抽脂手术发明后,脂肪移植更受欢迎。这一技术是将身体其他部位(大部分情况下是腹部、臀部和大腿)的脂肪注射到需要的部位。大部分脂肪细胞可保存活力并在注射部位再生长。可用来治疗瘢痕、面部皱纹、丰胸等。使用自身的脂肪可以迅速填平皱纹或瘢痕,但疗效持续时间并不是很长。

脂肪移植术每次治疗持续2~3小时。术后需休息1~2天,疗效较为显著,效果可持续6个月到1年。在局麻下,可通过特制针头或吸管获取脂肪,通过过滤和清洗获得脂肪细胞,在局麻下注射这些脂肪细胞到所需要填充的部位。

在治疗时,无可避免地会出现瘀青、水肿、疼痛。由于部分脂肪细胞在移植后不能存活,30%~60%的脂肪细胞会被吸收,因此,治疗时需过量注射。而随着时间的推移,部分或全部的脂肪细胞又会移出注射填充的部位,或被身体逐渐吸收掉,故常需多次或反复治疗。

2.胶原蛋白

胶原是动物体内含量最丰富的蛋白质,约占人体蛋白质总量的30%以上,构成了正常人体真皮的主体。Ⅰ型胶原蛋白占真皮层的80%~85%,而Ⅲ型胶原蛋白只占10%~15%。胶原蛋白是原始真皮填充剂之一(仅次于脂肪),美国FDA批准接受已近30年。起初胶原蛋白来源于牛,随后竞争性产品使用患者自身皮肤或尸体。1958年,哈佛医学院的Gross和Kirk从新鲜小牛皮肤提取出胶原蛋白,证明在生理条件下,将胶原蛋白溶液缓慢加热到37℃可以形成一种坚硬的凝胶。20世纪60年代,选择性去除非螺旋氨基和羧基末端的尾肽片段,可明显减少胶原蛋白分子的抗原性。20世纪70年代早期,斯坦福大学的研究人员开始发展临床应用的胶原蛋白移植材料。1977年,斯坦福研究组报道了一个最早的人类和牛的胶原蛋白试验,其在28个患者中用于矫正凹陷性痤疮瘢痕、病毒性皮肤疾病所形成的凹陷瘢痕,以及其他轮廓缺陷,50%~80%的改善可持续3~18个月之久。从1981年Zyderm获得FDA批准上市以来,不同类型的胶原蛋白填充剂已使用了很多年,有许多的商品名。

牛胶原蛋白填充剂:最早的胶原蛋白填充剂是由牛胶原纯化的。Zyderm产品由35 mg/mL Zyderm Ⅰ和65 mg/mL Zyderm Ⅱ牛胶原蛋白组成,稀释于含0.3%利多卡因的生理盐水中。它从核心螺旋体上去除了一个末端蛋白片段(端肽),从而降低异种来源产品的抗原性而减少过敏风险,但它同时破坏了胶原蛋白的稳定性,使效果维持3个月或更少。相对于Zyderm Ⅰ和Zyderm Ⅱ,Zyplast是应用戊二醛进行交联的牛胶原蛋白。当填充更深皱纹时,Zyplast表现出更少的免疫反应和更长的持续时间。总的来说,牛胶原填充效果维持时间一般不超过6个月,在上下唇等活动度大的部位只能维持3个月。

在注射牛胶原蛋白之前一个月需行过敏皮试。在患者前臂部位注射小剂量的胶原蛋白并在2~3天和2~4周后观察炎症反应,以排除3%~10%发展为局部高度变态反应的可能。大部分接受牛胶原蛋白皮试者无不良反应,这部分人随后可在面部注射胶原蛋白。需注意的是,即使皮试阴性也不意味着患者对胶原蛋白完全不过敏,仍有1%~4%的皮试阴性者在面部注射时或注射后会出现变态反应。

猪胶原蛋白填充剂:双美Ⅰ号在2009年9月经我国药品监督管理局批准应用于临床,是目前我国唯一批准的注射用胶原蛋白。由台湾双美生物科技股份有限公司研制生产,已授权天津普瑞森医药贸易有限公司为其产品在中国内地地区总代理商。是从无特定病原(specific pathogen free,SPF)猪的皮肤中提取出的Ⅰ型胶原,主要用于治疗颜面部皱纹。猪的胶原蛋白生物兼容性与人更接近,过敏比例应会相对降低。双美胶原蛋白具有独特的酶素处理与免疫修饰技能,有效去除可能致敏的端肽,去除端肽的胶原蛋白氨基酸序列,几乎与人体胶原蛋白相同,对人体已无免疫问题的疑虑。

人胶原填充剂:又分人尸体胶原、合成人胶原和自体人胶原。

Dermalogen是人类异体胶原基质,是由美国组织库协会认可的组织银行所提供的尸体皮肤组织分化而来的。Alloderm也来源于尸体皮肤,通过冻干过程被去除全部表皮层和真皮细胞,主要组织相容性抗原也被去除,未破坏的Ⅳ和Ⅶ型胶原蛋白、层黏连蛋白、弹力蛋白保留在余下的基质中。严格执行预防措施以防止病毒传播。Alloderm有能力结合进入周围组织,支持快速的再血管化,减少感染和排斥的风险。可以采用浅层或皮下注射治疗全层皮肤烧伤、外科缺损或痤疮瘢痕。提供一个三维模板,成纤维细胞和内皮细胞重新植入,形成不用再注射的永久性移植。Alloderm类似于自体移植,能够诱导已经去除的免疫反应。但变态反应也是可能的。Cymetra是Alloderm的一种注射形式,由尸源的胶原蛋白微粒组成,在使用之前粉剂需要被适当配制。尸源性产品是禁忌在患者感染部位、庆大霉素过敏者和胶原蛋白血管性疾病者使用的。随着生物工程胶原产品的出现和应用,这些产品已逐渐丧失市场吸引力。

Cosmoderm是由皮肤成纤维细胞制造的高纯化的人胶原。Cosmoplast的成分与Comsoderm相似,但其胶原经过戊二醛交联,浓度更高,维持时间更长。使用前无须测试变态反应或仅需简单测试。这类产品属于组织工程技术制备合成的填充物,无须皮试。

Autologen是由拉皮、缩胸、缩腹等手术取得的皮肤中萃取而得到的自体胶原蛋白,并需要注射到同一供皮者身上。2英寸供体皮肤经过数周培养和处理,可得50～120 mg的胶原蛋白。由于是自体来源,一般不会产生变态反应,效果可持续超过18个月。但费用高,且只适合于同步进行前述手术的供皮者。Isolagen是由患者本人的皮肤培养而来的。在患者耳后通过环钻活检钻取少量皮肤组织后,在实验室内进行组织培养,促进成纤维细胞繁殖,合成大量胶原,然后再回输给患者。其优势在于通过患者自体培养得到的胶原,大大减少了排斥反应、变态反应的发生,也没有供体所导致的感染风险,注射后可维持更长的时间,而且成纤维细胞可以源源不断生产胶原。不良反应多与注射技术有关,注射过浅可造成表皮下形状不规则、淡色的胶原结节或粟粒疹样改变;注射过深则会减弱效果。很少有进行性急性溃疡性变态反应或形成慢性肉芽肿的报道,但有时会造成皮肤色素沉着、短暂红斑(多为轻度、无压痛或硬度改变、痤疮急性发作样改变)。Isolagen是面部绝好的回春剂:更有效,安全,相对持久。但由于处理复杂或费用高昂而难以普及。

胶原蛋白注射主要适用于纠正面部走向清晰的皱纹,也可用于丰唇,但不适用于全面部松弛的人群。胶原蛋白在体内维持时间不长,平均在6个月到1年,但许多接受注射者在4个月后效果就开始显著消退。有多种不同强度和计量的胶原蛋白注射材料可供选择。

注射胶原蛋白前可对局部进行冰敷,也可用注射或外用麻药来控制注射时的疼痛。操作时直接注射在面部皱纹、瘢痕和其他面部缺陷的下方,可根据不同的产品及其适应证来确定注射的皮肤层次。大部分接受注射者需休息一天。如出现红肿、水肿和疼痛,则需休息更长时间。在注射前一个月左右需预约做皮试。

对于有严重过敏史或自身免疫性疾病家族史者不适用胶原蛋白。对于皮试阴性的患者,也有在注射后一天或两天在注射部位出现瘙痒、炎症甚至是溃疡的报道。极少情况下,可产生囊性肉芽肿反应(即无菌性脓肿,与血液中的牛胶原抗体有关)。若发生上述情况可相应给予抗组胺药物,局部外用或在皮损内注射类固醇激素,甚至切开、引流。另外,疱疹病毒和细菌感染,局部皮肤坏死以及由胶原注射入眼动脉而引起的失明也是罕见并发症。

由于胶原蛋白填充物皮试的不便和潜在的过敏风险,近年来,无须皮试、持续更久、过敏风险更低的透明质酸已经替代胶原蛋白的流行。

(刘宪国)

第二节　强脉冲光及射频技术

一、强脉冲光技术及应用

强脉冲光(intense pulsed light,IPL)是特定光源所产生的宽光谱脉冲光,因为其强度高而称为强光,强光本质上不是激光,属于非相干光。其光源为一种高功率的光源(如氙灯等),通过滤光器的截止限制,筛选出连续波长的光用于治疗。在此波长区间内有多种波长的光,波长一般在500~1 200 nm之间。其治疗原理与激光类似,利用选择性光热作用理论,应用于血管性疾病、色素性疾病、瘢痕、痤疮、脱毛等的治疗。强脉冲光治疗技术,简称强光治疗,又称光子治疗技术。目前临床上应用较多的光子技术有光子嫩肤技术、光子脱毛技术、光子痤疮技术等。

(一)光子嫩肤技术

光子嫩肤技术是一种以非相干的强脉冲光进行非损伤性的皮肤治疗及美容的新技术,属非剥脱性光子嫩肤治疗。该技术除了能起到嫩肤的作用外,还可以治疗部分色素性疾病和微血管疾病,具有微创、安全、有效的特点。

1.作用原理

与激光相似,IPL系统通过选择性光热作用产生疗效。血红蛋白的吸收峰为418 nm、542 nm和580 nm。而黑素在整个可见光谱(400~700 nm)中都吸收能量,在红外光谱(1 200 nm)中吸收系数低。激光发射单色光只针对一种色基,与激光不同的是,IPL系统可同时治疗色素和血管性疾病。另外,多色光作用于这些色基的主要和次要吸收峰,理论上可有更好的选择性能量吸收。IPL被用于治疗皱纹,作用机制为光诱导真皮胶原热变性,从而激活一系列程序化的炎症介质释放以及随后的胶原合成。

2.光子嫩肤技术的优势

(1)非创伤性的嫩肤技术。

(2)在单个疗程中可同时改善多种皮肤问题:可有效清除或减退各种色素斑和老年斑;祛除面部毛细血管扩张和红斑期酒渣鼻;减轻细小皱纹;收缩粗大毛孔;明显改善面部皮肤粗糙状况;减轻轻度的痤疮瘢痕;有效改善肌肤的质地与弹性,使面部皮肤变得光滑细腻、有弹性;去除面部多余毛发。

(3)全脸治疗:突破过去仅做病灶治疗的局限性,使美容效果达到全脸。

(4)无须休假:治疗后仅有轻微水肿、红斑,无其他不适感,治疗结束即可投入正常的工作和生活。

3.光子嫩肤技术的适应证和禁忌证

(1)适应证:①皮肤色素性病变,如雀斑、日光性雀斑痣、表皮型黄褐斑、日光性角化及一些继发性色素沉着等。②皮肤血管性改变,如毛细血管扩张、红斑期酒渣鼻、Civatte 皮肤异色症等。③早、中期光老化和衰老所引起的皮肤质地改变,如毛孔粗大、松弛、细小皱纹等。与 BOTOX 注射疗法结合,可用来消退收缩性皱纹,改善面部轮廓。④还可用于激光去皱术和化学剥脱术后红斑的辅助治疗。

(2)禁忌证:①近一个月内晒黑的皮肤;②怀疑有皮损的部位(溃疡、炎症等)或皮肤癌患者;③孕妇、糖尿病患者、光敏感体质及近期服用光敏药物者、严重痤疮或瘢痕体质者;④上睑和男性的胡须部位;⑤不切实际的期望。

有学者认为光子嫩肤技术也可作为一种护肤美容技术,可在日常生活中不定期地应用,其保持皮肤年轻化的作用似乎大于其治疗作用。也有学者认为,其作用主要为美容治疗,5~6 次为 1 个疗程,于疗程结束后的两年内无须继续治疗。如果将光子嫩肤作为一种日常皮肤保养而应用时,建议应用较温和的参数且避免过于频繁地应用。对于 V、VI 型皮肤不推荐进行 IPL 治疗,疗效/风险比值偏低,预后往往可能不佳。

4.治疗技术

(1)术前准备:①对准备接受强光治疗的患者详细询问病史非常必要。术前仔细检查患者,判断光老化的严重程度及皮肤 Fitzpatrick 分型及主要病变。②所有医师治疗前需与患者仔细交流,医师明确患者所要解决的问题后,要告诉患者光子嫩肤术的风险,包括治疗时暂时性红斑和疼痛,以及要向患者解释开始时的变化较微弱,只有经过 1 或 2 次治疗后才能产生可见的改变。③治疗前必须签署治疗同意书、采集照片,治疗区域保持清洁。

(2)术中过程:①治疗期间无须全身麻醉或局部麻醉。②在治疗过程中一般主张使用冷却胶,因为充填在皮肤和探头之间的冷却胶有助于保护表皮,帮助强光均衡地照射到皮肤。③治疗头和皮肤应保持平行,其边缘和前一次治疗的边界要仔细排列,避免重复和不均衡的治疗,直到治疗区域完全覆盖。在过去的治疗中大多数医师将治疗探头与皮肤保持 1~2 mm 的距离而避免直接接触。但这种治疗技术已发生改变,现在的治疗是在皮肤上涂抹少量的冷却胶,而将治疗探头轻轻地放置在皮肤上进行治疗,但要避免按压。④理想的治疗参数需要个体化,不同的医师根据受试者 Fitzpatrick 分型、肤色、皮损性质、部位、密度等制订个体化治疗方案,恰当地选择波长、能量密度、脉冲数、脉宽、脉冲延迟时间、表面冷却等参数。⑤主张在正式治疗前进行耳前皮肤光斑试验性治疗,它有助于确定患者的理想治疗参数。光斑测试观察患者皮肤的即刻反应,患者有微热的感觉,照射后即刻至 1~2 分钟内皮肤出现轻微发红,色斑处轻微发黑,且 15~20 分钟后红斑基本消退至轻度潮红为度,以此能量依次进行全面治疗。

(3)术后处理:①局部外用冰块冷敷,可以减少不适感和水肿。②外用弱效的糖皮质激素可以减少水肿和红斑,如有表皮灼伤,外用抗生素软膏,每天 2 次。③对于有单纯疱疹病史的患者,应使用抗病毒药物预防复发。④嘱受试者一周内冷水柔和清洁皮肤,避免受热,禁止化妆,治疗期间注意避免日光暴晒,每天外用防晒霜(SPF≥30)及保湿霜。⑤禁服有光敏的药物如磺胺、维 A 酸等,间隔 3~4 周进行下一次治疗,每 5~6 次为 1 个疗程。

(4)并发症及其注意事项:如规范操作,很少引起并发症。光子嫩肤最常见、最主要的并发症是局部疼痛和皮肤暂时性潮红,且以有病变部位明显,多可在治疗后 1~2 小时内消失。局部结痂或水疱形成,多因治疗局部能量过高(或光斑反复重叠)所致。个性化的参数设置以及正确的操作可有效避免并发症的发生。另外,皮肤干燥常见于中、干性皮肤患者,可能与治疗后毛孔缩小、皮脂分泌减少有关,皮肤在治疗后两周内比较敏感,此期间应当减少外用产品对皮肤的刺激。

(二)脱毛技术

1.发展背景

人们对于更容易更有效地脱除毛发的方法的需求在持续提高。永久性毛发脱除的最终目标就是使毛囊基底部毛囊球周组织坏死和纤维变性。早在 1990 年就有人报道了采用小光斑(直径为 0.1 mm)氩激光通过"热剥脱作用"治疗倒睫症,而不是采用电解法。最终毛发减少了 50%,并且眼睑表面毛囊几乎没有出现瘢痕。之后有人报道说在修复尿道下裂的尿道成形术中应用波长为 1 064 nm 的激光可使毛发脱除。也有报道称用极短脉宽的 1 064 nm 激光脱除毛发的效果很好;使用长脉冲而不是 Q 开关的红宝石激光对于选择性地破坏毛囊结构很有效。近又出现了更先进的激光脱毛系统,如强脉冲光、半导体激光及长脉冲 Nd∶YAG 激光系统。

2.作用机制

基于选择性光热作用原理。在可见光到近红外光这一区域,黑素是毛囊中的自然作用靶,波长位于红色和近红外区域的强脉冲宽光谱,可被黑素选择性吸收,且可穿透至真皮深部。600～1 100 nm 波长的光完全可以选择性地加热深部的毛干、毛囊表皮和富含色素的基质,表皮中的黑素会竞争性地吸收能量。在脱毛过程中,毛干和毛囊黑素吸收了光能转化成热能,使毛发温度升高,当温度达到一定程度时,毛囊温度迅速升高直至凝固、坏死,毛发的结构发生了不可逆的损害,从而达到永久性去除毛发的效果。长效脱毛只有破坏毛囊(包括毛囊本身或供养毛球的血管)后才得以保证,而毛干的损伤不足以达到长效脱毛的目的,因为不久新的毛发生长周期会变得更活跃,新的毛发又会出现。这就是光子脱毛区别于传统脱毛如镊子拔毛或蜡脱毛之处。毛发生长周期有三个阶段——生长期、过渡期、休眠期,只有处于生长期的毛发才能被有效去除,因为只有在生长周期毛发才能作为吸收光的靶目标。因此脱毛需要进行多次治疗。

3.术中操作要点

(1)术前准备:进行医患交流,排除禁忌患者:如术前一个月内接受日光浴者或正在服用光敏剂者;两个月内采用其他方式脱毛者;妊娠者、瘢痕体质者、癌症患者、糖尿病患者、癫痫患者;皮肤开放性伤口及皮肤感染者;敏感性皮肤等。介绍术中术后的注意事项。强脉冲光脱毛者应将所需脱毛部位的毛发剪除,一般建议保留 1 mm 毛发以利于热的传导,而激光脱毛者可将治疗部位毛发完全剔除。根据患者的痛阈大小也可以进行表面麻醉。

(2)参数调整灵活,根据不同部位毛发、毛囊大小、不同类型皮肤选用不同的滤光片,并调整脉宽及脉冲数。选择正确的脉宽和脉冲输出方式很重要。光热强脉冲光的脉冲宽度一般应小于 1/2 毛囊的热弛豫时间(也称为热扩散时间)。表皮的热弛豫时间为 9～10 毫秒,而毛囊的热弛豫时间一般在 30～100 毫秒之间。应用光热强脉冲光脱毛时,脉冲宽度应在 2～40 毫秒之间。为尽可能减少因使用不当造成的热损伤,推荐选择多脉冲输出方式,即将单一脉冲所输出的能量以 2 次或 3 次的脉冲释放,每两次脉冲之间留有 10～200 毫秒的间隔时间,使表皮有足够的时间散热,而毛囊由于受热后散热时间较表皮长,来不及散热而使热量积聚,温度升高,从而破坏毛囊,达到在不损伤表皮的前提下永久性脱毛的效果。

4.术后处理

术后即刻冷敷治疗部位,以减少局部不适感及水肿。脱毛术不良反应少见,可能出现毛囊炎、水疱、色素沉着或色素减退,瘢痕现象罕见,临床发现有同行反应病例。与激光脱毛仪相比,

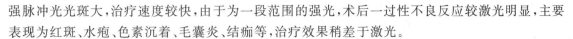

强脉冲光光斑大,治疗速度较快,由于为一段范围的强光,术后一过性不良反应较激光明显,主要表现为红斑、水疱、色素沉着、毛囊炎、结痂等,治疗效果稍差于激光。

5.脱毛的治疗效果

一般认为,激光脱毛的效果(例如使毛囊永久性破坏的百分比)应和所使用的激光能量密度成正比。除此还受多种因素的影响,其中包括接受治疗求美者的皮肤类型和毛发颜色。具有浅色皮肤和深色毛发的人治疗效果要好于深肤色人的治疗效果。肤色深的人其激光脱毛的难点是,如何既要避免由于含有色素的表皮和真皮浅层对光的吸收而出现的表皮损伤,又要形成对表皮层下含色素的毛囊的选择性破坏。对于浅色毛发的人,使用比人类毛囊组织热扩散时间更长一点的脉冲宽度时,会收到更好的脱毛效果。现代的激光祛除毛发设备,多具有 20～40 毫秒的脉冲宽度。国内临床多使用 30 毫秒脉宽的激光器。为了降低高能量密度激光照射可能对局部表皮组织产生热损伤,脱毛过程中对局部表皮的及时辅助冷却具有重要的临床意义,尤其是在有色人种当中。

(三)光子痤疮技术

痤疮常采用局部外用、口服抗生素和维 A 酸等治疗,但疗程较长,口服药物不良反应较多。近年来应用光子治疗痤疮可快速、安全地减轻痤疮炎症,使痤疮的疗程明显缩短,为痤疮治疗开辟了新途径。

1.光子痤疮技术的治疗机制

APC 技术(光子痤疮治疗技术)是通过光子准确作用目标组织——内源性卟啉,破坏皮肤表面及腺体的痤疮丙酸杆菌,从而轻松而快速地达到治疗效果。原理如下:痤疮丙酸杆菌是在皮肤和皮脂腺滤泡中及在皮脂腺分布较多的皮肤区域中最常见的微生物。痤疮丙酸杆菌可以产生内源性卟啉物质,其数量并不多。内源性卟啉的主要化合物是卟啉化合物Ⅲ。当这些细菌受到紫/蓝色光线的照射时(波长415 nm),其所产生的卟啉物质会增多,并在局部产生不稳定的单态氧。这种单态氧具有细胞毒性作用。它可以使痤疮丙酸杆菌发生不可逆的功能丧失和细菌的死亡。光子治疗的热作用使毛孔张开,可以使更多的氧进入毛孔,这也有助于杀灭各种厌氧菌。

2.光子痤疮技术的适应证、禁忌证

光子治疗痤疮的适应证:最适合于轻度至中度炎症性痤疮,无法接受口服药物治疗,或是传统疗法效果不佳的情况,可以尝试接受光子照射治疗。光子治疗可以用于各种肤色的皮肤及身体的各种部位(如面、颈、胸、背、肩等)和任何类型的皮肤。治疗期间还可以配合其他无光敏性的治疗方法,以提高疗效。

光子治疗痤疮的禁忌证:光敏性皮肤病(如日光性皮炎、红斑狼疮、卟啉症等);口服光敏性药物(如四环素类、灰黄霉素、磺胺类、萘啶酸、异丙嗪、克尿噻、氯丙嗪、雌激素等);孕妇。

3.光子痤疮技术的优点及疗效

(1)光子痤疮治疗的优点:光子治疗无痛苦,也无须休假,治疗时间短,只需传统治疗方法1/3的时间,就能达到 60%以上的清除率,有良好的患者依从性;光子治疗后 12 周或更长的时间内都会使患者有明显的改善,同时可以联合应用其他疗法来延长痤疮的缓解期。

(2)光子痤疮治疗的疗效:单纯应用光子照射治疗的反应:经 4 周治疗后 95.8%的患者有改善(病损清除率＞20%);74.3%的患者反应较佳(病损清除率＞50%);76%～81%的患者在治疗后的 1～2 个月的随访中效果非常理想。

二、射频在皮肤美容中的应用

射频(radiofrequency,RF)也称为射频电流,是一种高频交流电磁波的简称。每秒变化小于1 000次的交流电称为低频电流,大于10 000次的称为高频电流,射频就是指这种高频电流。医学上把频率在0.5～8 MHz的交流高频电流称为射频电波。自1868年Da rsonval首次将射频技术应用于活体组织后,射频技术便逐渐应用于神经学、心脏病学、肝脏肿瘤等临床领域,美国于2002年获FDA批准后,射频技术开始用于皮肤美容领域,具有祛皱、改善皮肤松弛、改善皮肤质量等效果,为皮肤年轻化技术的发展又提供了一个新的台阶。

(一)射频除皱紧肤的作用原理

1.作用原理

射频电流是受电阻的影响而转化为热能的。射频治疗是应用大功率的短波或微波作用于人体,人体组织是一个导电体,当射频电流经人体通过组织时,组织对射频电波的阻力,使组织内的水分子瞬间产生快速振荡,从而在电极之间产生一种急剧沿电力线方向的来回移动或振动。因各种离子的大小、质量、电荷和移动速度均不尽相同,在振动过程中互相摩擦或与周围的介质摩擦,产生热能选择性作用于真皮深层和深部的纤维隔,引起胶原纤维的收缩和新生胶原纤维沉积,并增加胶原纤维弹性。

2.影响因素

由于个体差异,不同的人有不同大小的电阻,根据欧姆定律,在一定的电压下,通过人体的电流因人体电阻的不同而不同。而人体电阻的大小主要受以下几种因素影响。①皮肤的条件:角质层厚薄、干湿度及粗糙程度。②电流的频率:在接触相同电流的条件下,电流频率高对人体的总阻抗小,电流频率低对人体的总阻抗大。③接触条件:接触松紧度、接触面的大小、接触面的清洁度及耦合剂的存在。④治疗部位的不同:人体内各种组织的导电能力主要取决于它们的含水量和相对密度。例如:肌肉、脑的含水量较大,阻抗就小;而肌腱和腱鞘、骨的含水量较小,肌腱和腱鞘是不良导体,脂肪和骨骼是最差的,则呈现的阻抗就大。⑤其他因素:皮肤有无破损等。

(二)射频除皱紧肤术的适应证和禁忌证

1.适应证

适用于任何光学类型的松弛皮肤、皱纹、痤疮瘢痕等,特别是轻度松弛的薄皮肤。70%～80%的患者第一次治疗后即有轻微可感受到的皮肤改善,部分患者可达到激光换肤、面部提升术的效果。

2.禁忌证

皮肤癌病史或疑有皮肤癌变倾向的患者;孕妇;治疗区域有破溃或感染的区域;装有心脏起搏器或除颤器的患者;治疗区域有金属置入的患者。

(三)射频用于皮肤科治疗特点

(1)与激光的作用原理不同,射频转化的热能产生于组织内部,发射极本身不发热,无电流通过人体,所以局部作用温度低而热效应高,减轻了对周围组织的损伤和细胞的破坏,特别是皮下脂肪液化性坏死少,有学者称之为"选择性电热作用"。

(2)用于皮肤科无创伤性治疗;治疗后立刻引起真皮胶原收缩,见效快,治疗后效果持久,真皮胶原继续增生,多数可持续3～6个月,甚至达18～24个月,可调控其真皮层受热的深度;治疗后患者无须休息、不影响工作。

（3）操作方便：由于电极种类多，且可制成各种形状，工作面可以任意控制，灵巧精确，在身体任何部位均操作方便。此外，电极可重复使用，降低了成本。

（四）射频技术在皮肤美容科的临床应用

1.换肤和面部提紧术

射频技术可以拉紧面部松弛的皮肤和皱纹。有研究表明：使用 RF 治疗后额眉部皮肤有 1～4 mm 高度的提升，眶周、前额、眉间皱纹减少，并有上睑部皮肤的提紧。射频技术对于双手、双上肢、下肢、臀部、腹部、乳房的皮肤松垂和皱纹，以及减腹部膨胀纹（包括妊娠纹）等都有一定的疗效。有研究证明 RF 治疗使胶原立刻收缩，并继续诱发新的胶原产生，全部病例无不良事件发生。

2.痤疮治疗

研究表明，射频治疗后，皮肤收紧、皮肤毛孔缩小、痤疮减少。射频是一种新型的、安全有效的治疗严重性痤疮的替代疗法。作用原理可能是由于在射频治疗期间真皮热能作用后皮脂腺萎缩及其抗菌作用。

3.瘢痕修复

射频产生的热量可使瘢痕组织重塑。双极射频用于治疗痤疮萎缩性瘢痕，取得一定疗效，其中特别对冰屑状和隆起的瘢痕效果较好。

4.其他

射频技术可用于治疗血管瘤、毛细血管扩张和静脉曲张等疾病。有报道将射频和强脉冲光技术组合成新的脱毛系统，适用于各种肤色，特别是深色皮肤、铜色和白色毛发的脱毛，而这正是激光或强脉冲光脱毛的困难之处。此外，对激光脱毛后残留毛发的祛除，射频治疗也是一个好的弥补方法。

（五）不良反应及处理

射频治疗的并发症发生率非常低，不良反应和并发症的发生是由于射频能量和波形选择不正确，使组织损伤过多、切除过深导致瘢痕形成，或因能量不足致止血效果不满意。治疗的不良反应主要是：瞬间红斑和轻微水肿，一般 1～2 天自行消退。偶会发生持续水肿（持续超过 1 周），用小量甲泼尼龙琥珀酸钠治疗。

射频技术用于改善皮肤皱纹是美容的一种全新理念，与其他除皱方法相比，它具有安全性高、不良反应极小、患者耐受性好的优点。目前射频技术在国外已有多年的临床应用，并取得显著疗效。虽然无创组织紧肤能产生满意的临床效果，但它并不等同于外科手术。作为医师，我们的目标是应用射频技术在外形修复和除皱紧肤领域为患者提供更好的医疗服务，达到更好的效果。

（汤洪山）

第三节　激光与光美容技术

一、激光美容学基础

（一）光的本质

光是电磁波的一种，电磁波谱从短波到长波排列依次为 γ 射线、X 射线、紫外线、红外线、微波、无线波。

紫外线、可见光和红外线合称为光学谱。而可见光是人眼能感受到的光谱范围,只占光学谱的0.1%。各种光在本质上是相同的,都是由光子组成,具有波粒二象性。光子在一个周期内向前传播的距离称为波长,用 λ 表示,其值等于光速 v 与振动周期 T 的乘积,单位 nm 或 μm,每一种激光器都有它特定的波长。可见光中红光波长最长,紫光的波长最短。频率用 f 表示,基本单位为"1/s",记做 Hz(赫兹)。光子能量单位 eV(电子伏特)。激光是一种特殊的光源,但与普通光源无本质差别,也为电磁波,具有波粒二象性。激光波相位一致、波长一定。

(二)激光产生的条件

激光的产生是具有一定条件的,即激光工作物质吸收外界能量,使其发生粒子数反转,越来越多的粒子在较高能级聚合,并向低能级跃迁,同时释放出光子,光子通过在谐振腔内的不断振荡放大形成激光。

1.原子能级的概念

原子是组成物质的基本单位,由带正电的原子核和带负电的电子构成,核外电子绕原子核不停地旋转运动。处于不同状态的原子具有不同的、不能连续变化的特定能量,这些特定能量值称为能级。原子的最低能级称为基态,除此以外的高能级称为激发态。根据能量最小原理,处于基态的原子最稳定;处于激发态的原子,因其能量较高而不稳定,它只能在激发态停留约 10^{-8} 秒(能级寿命)的时间。但有一些物质的能级中有些特殊的激发态,原子在其上停留时间可长达 10^{-3} 秒以上,这种特殊的激发态称为亚稳态。具备亚稳态能级结构的物质,就能用作激光器的工作物质。

2.原子的自发辐射、受激辐射、受激吸收及光放大

(1)自发辐射:在基态时,电子常处在最低能量水平,当以光子的形式吸收能量以后,电子能运动到距离原子核较远的轨道上。这就是一个激发状态,处于激发态的粒子是不稳定的,它们在激发态停留的时间一般都非常短。处于较高能级的粒子会自发地跃迁到较低能级,自动释放出1个光子的能量,恢复到静态,能量释放的这一过程称为自发辐射。

(2)受激辐射和光放大:当有电磁波(光子)从外部射于原子,入射的频率与原子的跃迁频率相同时,该入射波将驱使原子以一定的概率产生高能级向低能级的跃迁,同时能量差将以电磁波的形式释放出来,这一过程称为受激辐射。就辐射的特性而言,自发辐射属于随机过程,不受外来电磁场的影响,各个原子发射的电磁波并无确定的位相关系,而且具有各种可能的偏振方向和传播方向,各个原子自发辐射的波列彼此是不相干的;但受激辐射是受入射电磁波所"诱发",类似于"受迫"过程,因而与入射电磁波有同样的频率、位相、偏振状态和传播方向。受激辐射产生的电磁波与入射电磁波具有相同的模式,这是受激辐射最重要的特征。由于这一特性,受激辐射与入射电磁波相干叠加,产生光的放大作用。

(3)受激吸收:假定原子最初处于低能级。如果这个能级是基态,则只要原子不受到某种外来的激励,它将长期处在这个能级上。如果有外部电磁场作用于原子,则原子将按一定概率吸收外部电磁场的能量,而上升到高能级,这一过程称为受激吸收。

(三)粒子数反转、激活媒质及激光谐振腔

1.粒子数反转

(1)概念:在正常情况下,大多数的电子处在基态,受激状态的电子很少。如果要增加受激辐射的可能性,就要提高受激状态的电子比例,使处于受激状态的电子数多于处在基态的电子数,

这一过程称为粒子数反转。

（2）反转条件：①选择具有亚稳态能级或长寿命态能级结构的工作物质；②要有强有力的激励能源，将工作物质中低能级的粒子抽运到高能级上去，然后再跃迁到亚稳态上，实现亚稳态对某一低能级间的粒子数反转。

2.工作物质——激活媒质

能造成粒子反转的物质为激光器的工作物质。它具有亚稳态能级。这种物质受激励后，就有可能使亚稳态的粒子数比基态的粒子数多，形成反分布状态。激光工作物质主要包括四种：固体工作物质、气体工作物质、液体工作物质、半导体工作物质。谐振腔内的工作物质决定了激光器产生激光的波长。并非所有的物质都能实现粒子数反转。在能实现粒子数反转的物质中，也不是在该物质的任意两个能级之间都能实现粒子数反转。作为激光工作物质，必须具备两个条件：一是要有合适的能级结构，这是实现粒子数反转的基本前提；二是要具备必要的能量输入系统，以便不断地从外界供给能量，使该物质中尽可能多的粒子在吸收能量后，从低能级不断地激发到高能级上去。这一能量供应过程称为"泵浦"。

3.激光谐振腔

要实现激光振荡输出，除了能够提供光放大的激光工作物质外，还必须具备正反馈、谐振和输出系统，这些功能由谐振腔来完成。激光谐振腔的作用包括：①为激光器的振荡提供必要的光反馈；②控制并限制激光的频率和方向，提高激光的单色性和方向性。工作物质中最初由于自发辐射而产生的少量光子在两个镜面上重复反射并通过工作物质。每通过一次就会迅速产生许多相同的光子而在光学谐振腔内振荡，并在瞬息间不断增强这种作用，最后产生大量的一致性的光子流，即激光。

（四）激光的特性

激光具有高度的单色性、相干性、方向性和亮度。激光的这四条特性本质上可归结为一点，即激光具有很高的光子简并度，或者说，在任一稳定振荡模式内都包含有数目极大的光子。

1.单色性

光源的单色性是指光源发出的光强按频率（或波长）分布曲线的狭窄程度，通常用谱线宽度描述。线宽越小，光源的单色性越好。激光的单色性较普通光源要好得多。激光高度单色性的原因有两个：一是激光为受激辐射；二是激光器的谐振腔具有选频作用。由于光的生物效应依赖于光的波长，使得良好的单色性在临床治疗上获得重要应用。

2.相干性

相干光源是指频率相同、振动方向相同、位相差恒定的光源。把光的相干性分为时间相干性和空间相干性。时间相干性是空间同一点上不同时刻光场的相干程度，它与光源的单色性密切联系在一起。与普通光源相比，激光器任何一个稳定振荡模式的线宽都很窄，即有很高的单色性，因而其时间相干性也非常高。不过应当注意的是，多模激光器的不同振荡模式之间是不相干的。

3.方向性

点光源发射的光束呈圆锥形，过圆锥轴线所在平面的两条母线间的夹角称为光束的发射角，而圆锥形光束的锥面所围成的空间称为光束的立体角。由于激光的发散角相当小，尤其通过透镜准直作用可进一步缩小它的发散角，所以激光具有很强的方向性。

4.亮度

光源单位时间、单位立体角垂直照射在单位面积上的能量,叫作该被照射面上的辐射亮度。激光具有很高的亮度,原因有三:①激光在时间上的高度集中,脉冲激光的发光时间可为 10^{-15} 秒;②激光发散角极小;③激光光斑直径极小,经聚焦后可为 $0.1~\mu m$ 或更小。例如,1 mW 激光器的亮度可以达到 100 W 普通光源的 1 000 倍。

(五)激光的生物效应及影响因素

1.激光的生物效应

激光和生物组织相互作用后所引起的激光与生物组织的任何变化,被称为激光的生物效应。激光的生物效应取决于激光的性能、生物组织的性质及激光与生物组织的作用时间和方式等。激光的强弱所产生的生物效应也不相同。一般认为激光可产生 5 种主要的生物效应:热生物效应、压强效应、光化效应、电磁效应、弱激光刺激效应。

(1)热生物效应:激光的热生物效应是指激光被生物吸收后转化成热能,使组织温度升高,性质发生变化,即产生热效应。生物的激光热效应机制为生物组织吸收激光能量后而使被照射处温度升高:温度升高至 38～40 ℃,有温热感觉;43～44 ℃时,皮下微血管扩张充血,出现热致红斑;47～48 ℃时,产生热致水疱,即有炎性渗出物潴留在皮内,致使表皮与真皮分离而形成水疱;55～60 ℃时,产生热致凝固,即受照射处很快会凝固坏死;略高于 100 ℃时,产生热致沸腾,即皮肤组织中的组织液沸腾而汽化;300～400 ℃时,产生热致炭化,即皮肤迅速炭化;超过 530 ℃,产生热致燃烧,可见火光;530 ℃以上产生热致气化,及组织由固体立即变成气体,并以极高的速度从组织射出,而使该处留下凹陷。通常连续性激光如二氧化碳激光即利用激光的热效应作组织气化与切割功能。在临床应用中,二氧化碳激光能量的输出及脉冲时间(脉宽)需非常谨慎掌握,否则极易造成损伤组织过深,产生瘢痕。

(2)压强效应:可分为两部分:激光本身的辐射压力对生物组织产生的压强,即光压,称作一次压强;生物组织吸收强激光造成的热膨胀和相变以及超声波、冲击波等引起的压强,称二次压强。压强效应可改变生物细胞组织的形状,产生细胞、组织内部或之间的机械力,进而对细胞、组织产生相应影响。

(3)光化效应:一个处于基态的分子吸收了能量足够大的光子以后,受激跃迁到激发态,在它从激发态返回到基态,但又不返回其原来分子能量状态的弛豫过程中,多出来的能量消耗在它自身的化学键断裂或形成新键上,其发生的化学反应即为原初光化学反应。在原初光化学反应过程中形成的产物,大多数极不稳定,它们继续进行化学反应直至形成稳定的产物,这种光化反应称为继发光化反应,前后两种反应组成了一个完整的光化反应过程。这一过程大致可分为光致分解、光致氧化、光致聚合及光致敏化四种主要类型,光致敏化效应又包括光动力作用和一般光敏化作用。

(4)电磁效应:激光是一种电磁波,以电磁场的形式与生物组织作用。

(5)弱激光刺激效应:当低功率激光照射生物组织时,不对生物组织直接造成不可逆性的损伤,而是产生某种与超声波、针灸、艾灸等机械的和热的物理因子所获得的生物刺激相类似的效应,称为弱激光刺激效应。弱激光通过加强血液循环、调整功能、促进细胞生长、组织修复等作用达到治疗疾病的目的。氦氖激光、氩激光、二氧化碳激光等都能产生弱激光的组织刺激效应。

激光与生物组织相互作用的各种效应分类没有严格的界限,如在光化学效应中光热效应也起了很大的作用。激光热效应、光化学效应和机械效应通常是同时发生,并不是孤立存在的,对

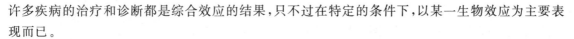

许多疾病的治疗和诊断都是综合效应的结果,只不过在特定的条件下,以某一生物效应为主要表现而已。

2.激光生物效应的影响因素

激光的生物效应取决于激光的性能、生物组织的性质及激光与生物组织的作用时间和方式。

(1)激光的性能主要包括波长、功率、激光的工作方式和模式等。

(2)生物组织的性质主要包括光学性质(反射率、透射率、吸收系数、散射系数等)、热学性质(热容量、热扩散率等)、机械性质(密度、弹性等)、电学性质(阻抗、介电常数等)等物理性质及生物性质(色素、含水量、血流量、不均匀性、层次结构等)。不同的生物组织具有不同的性质。

(六)激光剂量及治疗参数

激光医学剂量的度量最主要的目的是预测生物效应的结果,以达到正确控制激光照射人体组织的作用。

1.激光输出方式

激光有 2 种输出方式,即连续波和脉冲波,脉冲波又根据脉冲时间的不同分为长脉冲、短脉冲和超脉冲。连续激光在作用的时间内很少变动或没有变动;脉冲激光是有规律地变动;超脉冲激光能在很短的时间内产生特别高的能量,如 Q 开关激光。

2.物理剂量

物理剂量(D)等于激光束垂直照射到生物体单位面积上的功率(P/A)与照射时间(t)的乘积,即 $D=(P/A)t\cos\theta$,单位是焦厘米$^{-2}$($J\ cm^{-2}$),即激光的能量密度,又称激光流量。物理剂量四要素为激光功率、受照面积、照射时间、入射角。

3.生物剂量

生物剂量是指生物体吸收激光能量后,根据所引起的生物组织反应的强弱程度进行分级,这种分级称为生物剂量。生物剂量因不同个体、同一个体不同部位、不同波长、不同工作方式而不同。

4.激光治疗参数

(1)波长:波长决定激光与组织相互作用的性质。

(2)吸收系数:每单位长度光子被吸收的概率,$\mu a(mm^{-1})$表示,μa愈大,吸光能力愈强。

(3)穿透深度:为激光能量衰减到 1/e 时,激光穿透组织的深度,其中将原来光束强度衰减到 1/e 称为衰减距离,衰减到 1/10 称为消散距离。

(4)脉冲宽度:脉冲波峰值(P)降低至一半(P/2)时所对应的两个时刻差称为脉冲宽度。

(5)脉冲间隔:多(双)脉冲中两相邻脉冲宽度间的停顿时间称为脉冲间隔。

(七)皮肤的光学性质

1.人体皮肤组织的生色团

黑素细胞散在分布于表皮基底细胞间,含黑素颗粒。黄种人和白种人黑素细胞主要存在于基底层中,黑种人的黑素细胞密集分布于表皮各层。正常情况下,真皮中一般没有黑素细胞,无黑素颗粒沉积。色素性病变是指黑素细胞的数量、分布及黑素颗粒的密度、沉积位置出现异常。红细胞含有数百个血红蛋白分子。血管性皮肤病表现为真皮层甚至皮下组织毛细血管增生或血管扩张,导致病变处血红蛋白浓集。

2.皮肤中光的传播特性

皮肤的光学特性主要指皮肤对光的反射、散射、吸收和透射的规律。显然,若反射、散射和透射多了,则吸收就少,若吸收多了,则透射就少。研究表明:激光只有被生物组织吸收时才可能引起生物效应,而且一般只有透过皮肤一定深度时才可能对该处组织起作用。

3.皮肤对光的反射

皮肤对光的反射分表面镜式反射、表面漫反射和皮肤内的后向散射三种,其反射率为上述三者的光强与入射光强之比。

(1)表面镜式反射:当皮肤表面的粗糙度存在着小于入射光波长的区域时,入射光照射到这种皮肤表面时,该区域将发生镜式反射,其反射角等于入射角。

(2)表面漫反射:当光所照射的皮肤表面存在着粗糙度远大于入射光波长时,该区域发生漫反射。

(3)皮肤内的后向散射:当光通过皮肤表面进入内部后,由于皮肤内复杂的层次和颗粒结构,将对光产生强烈的散射,其中一部分散射光必然返回表面形成漫反射,因其方向与入射光背道而驰,故称为后向散射光。因为体表的部位、皮肤颜色、表面粗糙程度的不同,组织中脂肪含量、含水量、血液微循环、血红蛋白含量等生物学方面的差异,所以皮肤对不同波长激光的反射不同。

4.皮肤对光的吸收

光通过介质后能量被衰减的现象叫介质对光的吸收,分为一般吸收和选择吸收。除真空外,光通过任何介质都要被吸收的现象称为一般吸收。其特点是吸收很弱,并且在给定波段内几乎是不变的,只随介质的厚度增加而增加。选择性吸收在临床上具有重要意义,如血液中的氧合血红蛋白富含对 542 nm 和578 nm光波段具有选择性吸收的色素分子,所以血液能对上述波长产生强吸收而形成特征吸收峰。

5.皮肤对光的透射

皮肤对光的透射分弹道透射、蛇形折射和前向散射三种。其透射率为上述三者之和与入射光强相比。

弹道透射光:非散射、相干信息光,光程最短。它沿入射线方向直线前进,并随组织厚度增加迅速衰减,穿透最浅。

蛇形折射光:弱散射、轻微偏折光,部分相干信息光。由于皮肤组织复杂的层次结构而形成多次折射光,似蛇形前进,因而光程长,穿透较深。

前向散射光:漫透射杂散光,非相干信息光。由于光子在组织内无序散射,轨迹迂回曲折,光程最长,穿透最深。

6.皮肤对光的散射

光通过不均匀介质时,出现偏离原传播方向而沿侧向传播的光,称为光的散射。皮肤有复杂的层次和结构,对光的散射尚待研究。在皮肤,散射主要是由于真皮胶原的原因,因为胶原分子的尺寸和近红外线的可见光的波长相似。散射很重要,因为它迅速减少能量密度,使靶色基的吸收成为可能,因此在组织上产生临床效果。波长增加,散射减弱,使其成为理想的媒介指向深层的皮肤结构,如毛囊。600~1 200 nm 的波长是通向皮肤的光窗,因为它们不仅散射少,而且在这个波长范围内限制了被生物体内的色基吸收。

四种作用方式中最重要的是吸收,绝大部分光子是被色基吸收的(95%),在其余三种作用中只损失小部分光子。光子携带足够的能量穿透表皮到达色基,色基吸收光子后产生光热作用导致温度升高,随后热量向含有色基的细胞(红细胞,黑素细胞)传导,引起后者的热损伤,最后破坏的细胞残余物质被人体免疫系统吸收清除。4%~7%的光会从皮肤上反射出来,因此在进行激光治疗时,患者和医师都需要佩戴护目镜。

(八)选择性光热作用理论

1.热弛豫和热弛豫时间

当组织靶目标吸收激光能量后,温度一定会升高,也必定会向周围邻近组织发生热的传导。那么靶目标的热向周围组织发生的这种热的传导的过程就是热弛豫,而衡量热弛豫速度的快慢就是热弛豫时间,实际上就是衡量组织冷却的快慢。热弛豫时间就是显微靶目标显著地冷却(温度降低一半时)所需要的时间。物体的热弛豫时间与物质大小的平方成正比。对于一个给定的物体及形状,体积减小一半,冷却时间将减少 4 倍。如体积减小 1/10 则冷却时间会减小 100 倍。因此,在选择合适的脉冲时间或照射时间以取得血管的选择性光热作用很重要。血管的大小是不同的,毛细血管热弛豫时间为 10 微秒,静脉可能为几百微秒,而成人鲜红斑痣的较大血管,热弛豫时间可达数十个毫秒。因此,对于典型的鲜红斑痣来说,血管呈现的热弛豫时间有很大的波动范围。因此不能认为血管只有一个单一固定的热弛豫时间。

2.选择性光热作用理论

要取得选择性光热作用效应,必须具备三个基本条件:①透入到皮肤的激光波长必须为理想的靶目标优先地吸收。②激光的照射时间必须短于或等同于靶目标冷却所需要的时间。③足够引起靶目标达到损伤温度的能量密度。

当激光满足这三个条件后,便可获得对数以万计的显微靶目标的选择性损伤,而无须激光对每个细小目标进行逐一照射。在选择性光热作用中可能会有几种热介导的损害机制发生,包括热变性、机械性损害以及热分解。皮肤色基可选择性地吸收特定波长的光,如果色基的吸收光谱是已知的,那么可以选择合适波长的激光,对色基进行照射以得到理想的组织治疗作用。皮肤中主要的色基是黑素、水和血红蛋白。

(九)常用的医用激光器

激光器种类繁多,分类方法也有很多种。按产生激光的工作物质不同,可以分为气体激光器、固体激光器、半导体激光器、液体激光器、化学激光器等。

按工作方式,激光器可分为连续和脉冲两大类。按激光技术,激光器可分为静态脉冲激光器、调 Q 激光器、锁模激光器,也可分为单模(单纵模和单横模)激光器和多模激光器。

1.气体激光器

气体激光器以气体或金属蒸气为发光粒子,是目前种类最多,波长分布区域最宽,应用范围最广的一类激光器。气体激光器可以分为三大类:原子、分子、离子气体激光器。在原子气体激光器中,所采用的气体主要是氦、氖、氩、氪、氙等惰性原子气体。在分子气体激光器中,产生激光作用的是没有电离的气体分子。离子气体激光器是利用电离后的气体离子产生激光。

(1)氦氖(He-Ne)激光器:He-Ne 激光器是最早研制成功的气体激光器。这种激光器结构简单,操作方便,工作可靠,应用非常广泛。He-Ne 激光器的输出激光波长有 632.8 nm、543 nm、3.391 μm 和 1.152 μm 等,目前最常用的波长是 632.8 nm。其属于小功率激光,临床主要用于低功率照射。He-Ne 激光照射引起的生物效应较为复杂,除了引起局部反应外还通过下丘脑-垂体-肾上腺皮质系统引起全身反应,主要有:①扩张血管加快血流,改善皮肤微循环;②增加细胞膜的通透性和酶的活性,促进了组织代谢;③镇痛;④抗炎;⑤增强细胞和体液免疫、调节机体免疫功能。He-Ne 激光在皮肤科主要应用于皮肤黏膜溃疡如静脉曲张性溃疡、口腔溃疡和阿弗他溃疡等;He-Ne 激光局部照射可改善血液循环、调节免疫,对斑秃有较好的疗效;对带状疱疹减轻疼痛也有一定的帮助。

（2）铜蒸气激光器和溴化铜激光：铜蒸气激光和溴化铜激光是高频脉冲激光,有两个波长,511 nm 的绿光和 578 nm 的黄光。这两个波长都接近血红蛋白的吸收峰值 577 nm,可起到凝固血管的作用,又可使血管周边组织因有足够的冷却时间而不被损伤,因而是治疗鲜红斑痣和各型血管瘤的理想激光。临床上 578 nm 的激光主要治疗鲜红斑痣、浅表草莓状血管瘤、静脉湖、血管角皮病、化脓性肉芽肿等血管性病变;511 nm 的绿光还可用于治疗色素性病变,如黑子、雀斑、雀斑样痣等。

（3）二氧化碳（CO_2）激光器：CO_2 激光波长为 10 600 nm,属远红外线,是目前获得连续输出功率最高的一种激光器,皮肤科常用输出功率是 3～50 W。输出方式:大功率治疗机用关节臂输出,小功率治疗机则用波导输出。CO_2 激光主要是热效应。组织对 CO_2 激光的吸收无选择性,CO_2 激光的能量主要是被细胞内外的水分所吸收,穿透极为表浅,达到精确的烧灼和切割病变组织。CO_2 激光可用于各种皮肤良性赘生物的治疗,如寻常疣、尖锐湿疣、毛发上皮瘤、汗管瘤、软纤维瘤、睑黄瘤、脂溢性角化病、各种色素痣等;对于局限性毛细血管扩张、蜘蛛痣、酒渣鼻等表浅毛细血管扩张性损害也有较好疗效;还可用于治疗浅表基底细胞癌。CO_2 激光可用于皮肤重建,超脉冲 CO_2 激光以其较小的热损伤和较高的脉冲能量,精确地控制治疗层次,有效防治瘢痕增生,从而增加了皮肤重建的安全性和疗效,更适合在皮肤整形美容中应用。

（4）氩离子（Ar^+）激光器：Ar^+ 激光器输出最强的两条谱线是 488.0 nm（蓝光）和 514.5 nm（绿光）。Ar^+ 激光器连续输出功率一般为几瓦到几十瓦,高者可达一百多瓦,是目前在可见光区连续输出功率最高的激光器。其波长恰好在血红蛋白和黑素吸收光谱的曲线峰值中,即光作用的靶组织是血红蛋白和黑素,临床上因此用于治疗皮肤血管增生和色素增多的皮肤病。因其可能有永久性色素减退和瘢痕形成的不良反应,近年仅偶用于治疗管径较粗的毛细血管扩张、血管淋巴样增生、Kaposi 肉瘤和化脓性肉芽肿等,或在光敏剂配合下应用于鲜红斑痣的光动力学治疗。

（5）氮分子激光器：氮分子激光器是一种工作在紫外波段的脉冲气体激光器。其输出波长主要分布在近紫外光谱区,其中以 337.1 nm 激光谱线为最常用;输出激光脉冲的时间宽度较窄,一般为纳秒（10^{-9}）数量级;输出激光的脉冲峰值功率也较高,可达兆瓦量级以上;输出脉冲重复率可达每秒几十到几百次。氮分子激光器的主要优点是输出为近紫外激光,脉冲功率较高。临床可用于银屑病、白癜风等皮肤病的治疗,也可以用于穴位照射和荧光诊断。

（6）准分子激光器：准分子激光器是一种特殊类型并且主要工作在紫外波段的气体激光器,工作物质为准分子气体。准分子是一种不稳定的处于激发状态的复合分子,通常情况下它从产生到消失所经历的时间很短（几十纳秒量级）。可产生激光作用的准分子气体大体可分为三类:即惰性气体准分子（如 Xe_2、Ar_2 等）,惰性气体原子与卤素气体原子结合而成的准分子（如 XeF、KrF、XeCl 等）,以及金属原子与卤素原子结合而成的准分子（如 HgCl、CuF 等）。准分子激光器的主要优点是输出激光位于近紫外与真空紫外区,可获得较高功率和较大能量的脉冲激光输出,器件的能量转换效率较高。这种激光器的应用范围与氮分子激光器大致相同。临床上主要用于眼科的屈光不正等治疗,心血管疾病如冠心病、周围血管性疾病等治疗及白癜风、银屑病和过敏性皮炎等皮肤病的治疗。

2.固体激光器

固体激光器是将产生激光的粒子掺于固体基质中。工作物质的物理、化学性能主要取决于基质材料,其光谱特性则由发光粒子的能级结构决定,发光粒子的光谱特性受基质材料影响。

(1)宝石激光器:红宝石激光器工作物质是红宝石晶体。红宝石激光器中红宝石是三能级系统,阈值泵浦能量要比 Nd：YAG 高 2～3 个数量级。红宝石激光器的输出波长位于可见光范围,因而在动态全息、医学(如视网膜凝固)等方面应用较广。Q 开关红宝石激光波长为 694 nm,其有良好的光热分解效应,其光能仅为黑素吸收,而血红蛋白几乎无吸收,且对周边邻近组织几乎无损伤,是理想的治疗深在性色素性皮肤病的激光。Q 开关翠绿宝石激光波长为 755 nm,脉冲时间为 100 纳秒。它的作用靶组织主要是黑素。Q 开关翠绿宝石激光的穿透性较 Q 开关红宝石激光更深,适合治疗更深部的色素性损害。应用于太田痣的治疗时,组织真皮乳头层和中部的痣细胞消失而表皮无损伤。另外,长脉冲 755 nm 翠绿宝石激光、694 nm 红宝石激光目前还用于激光脱毛。

(2)掺钕钇铝石榴石(Nd：YAG)激光器:Nd：YAG 激光波长 1 064 nm,近红外激光。因对组织无选择性吸收,在临床应用中易产生瘢痕,受到限制。脉冲钇铝石榴石激光是利用 Q 开关将连续波调制成脉冲波。脉冲倍频钇铝石榴石激光则是通过双重水晶玻璃将掺钕钇铝石榴石激光倍频后,产生 532 nm 光波,用 Q 开关调制成脉冲激光后用于治疗的。这两种钇铝石榴石激光的靶组织均是黑素和深色染料,脉冲钇铝石榴石激光是 Q 开关调制的脉冲波,根据“光热分离”理论及该激光自身穿透组织深的特性,作用于较深在的色素性皮肤病和深色染料的文身可取得较好疗效,而脉冲倍频钇铝石榴石激光产生 532 nm 光波,作用部位较脉冲钇铝石榴石激光表浅。

临床上脉冲钇铝石榴石激光主要是治疗太田痣等深在性色素性皮肤病和深色文身、各类血管瘤和其他损害较深大的各型皮肤良性或恶性肿瘤以及病毒性疣类。脉冲倍频钇铝石榴石激光则主要用于治疗鲜红斑痣和浅表的皮肤色素性损害,如咖啡斑、Becker 痣、雀斑等。治疗以皮损变为白色、灰白色或灰褐色,凝固坏死即可。或对肿瘤基底气化切割后再对残留面扫描照射,以清除残存的肿瘤细胞。治疗过程中要特别注意掌握照射剂量和控制好深浅度。术后应保持局部清洁,可涂抗生素软膏,防止感染。治疗后1～2 天局部可有水肿,一般可自行消退。也可遗留暂时性的色素沉着或轻度萎缩性瘢痕。

(3)医用铒激光:医用铒激光设备是一种医学专用激光系统,激光介质为铒石榴石晶体材料,波长2 940 nm。与 CO_2 激光相比,铒激光可更加强烈地被水吸收,对潮湿的皮肤穿透只有几个微米,因而具有更加精确的皮肤剥蚀能力。临床可用于治疗痤疮瘢痕、色素痣、脂溢性角化病(老年斑)、黄瘤、汗管瘤、疣等皮肤病。也可用于面部除皱。铒激光对周围组织的损伤微小,其治疗精确性和安全性均优于超脉冲 CO_2 激光。手术部位为面部,主要为眶周、额部及颊部。

3.半导体激光器

半导体激光器以半导体为工作物质。常用的半导体材料有砷化镓(GaAs)、砷铝化镓(GaAlAs)、砷铟化镓(GaInAs)、碲锡铅(PbSnTe)等。半导体激光器具有体积小、效率高、造价低、结构简单等突出优点,但也存在激光谱线宽、发散角大等缺点。半导体激光器可用于脱毛,波长为 800 nm,光斑方形,脉宽有30 毫秒、100 毫秒及自动设置 3 种,频率1～2 Hz,配有 Chillip 接触式冷却系统,操作方便快捷。半导体激光器目前用于脱毛效果较理想。

4.染料激光器

染料激光器是以有机染料为激活物质,溶于甲醇或水的激光器。激光器用液体染料,而不用气体或固体染料的理由是:液体染料光学性能好,激活物质制作方便,可以像气体那样利用液体流动散热;液体染料能够自行修复,而固体染料遭受高强度的损失是永久的、不可能修复的;液体染料价格便宜,其频率特性可调,配比不同的染料可得到从紫外到近红外($0.2\sim1.0~\mu m$)的激光。染料脉冲激光器的脉冲为微秒量级,峰值功率高,达到疗效所需能量比其他激光机体积小,在医学上得到广泛应用。根据输出的方式将染料激光分为两种,有闪光灯泵脉冲染料激光和氩离子光泵可调染料激光。闪光灯泵脉冲染料激光被美国食品及药品管理局(FDA)批准用于治疗成人和儿童的鲜红斑痣和毛细血管扩张。皮肤科临床常用的是585 nm和595 nm染料激光,适用于鲜红斑痣、毛细血管扩张、蜘蛛痣、浅表的草莓状血管瘤等。510 nm色素性损害染料激光,脉冲时间为300纳秒,临床上用于治疗浅表性皮肤色素性损害,如雀斑样痣、雀斑、咖啡斑、脂溢性角化病、继发性色素沉着等,亦可治疗Becker痣。

二、激光在皮肤美容中的应用

色素性皮肤病的激光治疗

(一)激光治疗色素性皮肤病的基本原理

选择性光热作用理论即根据不同组织的生物学特性,只要选择合适的激光参数(波长、脉冲持续时间、能量),就可以在保证最有效治疗病变部位的同时,对周围正常组织的损伤最小。要实现选择性光热作用,则必须满足三个重要条件。

1.透入皮肤的激光波长能被靶组织选择性优先吸收

就色素性疾病而言,黑素吸收峰值在$280\sim1~200$ nm之间随波长增加而吸收减少。因激光在组织中的穿透深度与激光的波长成正比,所以治疗浅表色素性疾病如雀斑、黑子等,可选择波长较短的激光,如510 nm、532 nm激光等;如果治疗真皮色素性疾病如太田痣、蓝黑色文身等,则必须选用波长较长的激光,如694 nm、755 nm、1 064 nm等,只有波长较长的激光才能有效到达真皮深层。

2.激光脉冲持续时间应小于或等于靶组织的热弛豫时间

色素性病变中黑素颗粒非常微小,其热弛豫时间仅为1秒。因此治疗色素性病变通常使用脉宽为纳秒级(ns,1秒=109纳秒)的激光,即Q开关激光。调Q技术即是实现压缩激光脉宽、提高激光峰值功率的方法,这种技术又称为Q开关技术。Q开关激光脉宽短至几个纳秒至几百个纳秒(1纳秒=$10-9$秒),其激光峰值功率极高,可使一些细小颗粒如黑素、文身墨等骤然受热而发生瞬间爆破,而邻近的正常组织不被破坏。

3.激光的能量密度要足够引起靶目标达到损伤温度

实际临床应用时激光的能量密度需根据靶组织的性质、颜色深浅、大小厚薄和治疗时的反应等确定,治疗过程中应不断对激光能量进行调试和修正。如选择的激光能量过低达不到疗效,过高则有形成瘢痕的危险。

根据黑素异常沉积的部位,可大致将色素增加性皮肤病分为表皮色素增加性皮肤病和真皮色素增加性皮肤病。对于前者一般用波长较短的激光治疗,也可用波长较长的激光治疗;对后者则必须采用波长较长的激光进行治疗。

(二)表皮色素性疾病的治疗

表皮色素增加性皮肤病变中,色素异常表现形式较复杂,主要有以下三种。①色素细胞功能、形态异常而数量不增加,如雀斑;②色素细胞数量增加,如雀斑样痣、咖啡斑;③仅表现为噬黑素细胞增加,如黄褐斑、炎症后色素沉着。激光治疗对前两者疗效较好,而因全身或局部代谢异常所致如黄褐斑、炎症后色素沉着疗效不佳,甚至治疗后色素有加重可能。

1.雀斑

是一种与遗传、日晒、内分泌异常有关的色素增加性皮肤病,组织病理为表皮基底层黑素颗粒含量增多,但黑素细胞数量并不增加。激光是治疗雀斑的有效方法之一,应根据患者的发病年龄、部位、肤质、雀斑颜色的深浅,选择合适波长的激光制订个性化的治疗方案。Q 开关倍频 Nd∶YAG 激光,波长 532 nm,脉宽 5～10 纳秒,能量密度 2.2～2.6 J/cm²,光斑直径 2～3 mm,频率 2.5～5 Hz。Q 开关红宝石激光,波长 694 nm,固定脉宽 30 纳秒,光斑直径 3.5～6.0 mm,能量密度 2.5～13.0 J/cm²。Q 开关翠绿宝石激光其波长为 755 nm,脉宽 50 纳秒,能量密度 6.0～8.0 J/cm²,光斑直径 2～4 mm。应用 Q 开关激光治疗后,皮损部位即刻呈灰白色(采用 Nd∶YAG 激光治疗后,皮损局部还有出血点)。大部分经过 1～2 次的治疗即可痊愈,治疗间隔以 2～3 个月为宜。治疗后不良反应包括局部水肿、细小水疱或血疱形成,少数可出现暂时性的色素沉着和色素减退,个别能量密度过高时局部可出现永久性色素减退及点状凹陷性瘢痕。强脉冲光波长为 560 nm,脉宽 2.4～5.0 毫秒,常选择 2～3 个脉冲,脉冲间隔 15～30 毫秒,能量密度用 25～35 J/cm²,光斑大小 3.5 cm×0.8 cm。强脉冲光光斑大,效率高,治疗后大部分皮损颜色加深呈深褐色,约 1 周后皮损脱落而愈。强脉冲光最大的优点是术后不良反应小,一般不影响患者的工作和生活,但常需多次(2～5 次)治疗,治疗间隔以 3～4 周为宜。此外由于其穿透深,可以作用到真皮层,刺激胶原纤维和弹性纤维重塑,消除细小皱纹,改善皮肤光泽,在治疗的同时达到美白、紧肤的效果,是目前治疗雀斑疗效肯定且较为安全的方法。值得注意的是,无论何种方法,雀斑治疗后应严格防晒,必要时口服维生素 C、外用防晒霜及氢醌霜等,如防护得当皮损一般不会大量复发。

2.咖啡牛奶斑

边缘规则的色素沉着斑,有时和多发性神经纤维瘤合并发生。组织病理示表皮内黑素总量增加,有散在的异常大的黑素颗粒,基底层黑素细胞数目也增多。可以用 Q 开关激光或强脉冲光治疗,方法与雀斑基本相同。经 1～4 次的治疗部分患者可取得满意的疗效,但部分患者愈后很快复发,因此疗效无法预料。有些患者即使应用了各种波长的激光多次治疗也无效,原因还有待进一步研究。咖啡斑的激光治疗可小区域试验性治疗。治疗时要注意能量密度不宜大,少数患者可出现暂时性或永久性的色素减退。

3.雀斑样痣

又称黑子,表现为棕黑色的斑点。组织病理示表皮中黑素增多,表皮突延长,表皮与真皮交界处黑素细胞增多,但不成团。基于美容需要,可应用 Q 开关激光或强脉冲光治疗,方法与治疗雀斑基本相同,但治疗次数较多,一般需 2～4 次,少数雀斑样痣治疗效果不理想。此外,还应注意能量过大可能会导致凹陷性瘢痕或色素减退。

4.黄褐斑

中医称为"黧黑斑""肝斑",是一种色素沉着皮肤病,表现为色素对称性沉着。轻者呈淡黄色或浅褐色,点片状散布于面颊两侧;重者呈深褐色或浅黑色,遍布于面部。病因十分复杂,尚不完全明确,中医认为黄褐斑是全身性疾病的一种局部反应,主要与肝气郁结、脾失运化、肝肾阴精亏虚,虚火上炎,劳倦过度等有关。另中医有"无瘀不成斑"之说,瘀乃脏腑虚亏,气机失调所致。病位在皮,病因在内,应采取"外病内治"法。现代医学认为黄褐斑与下列因素有关:主要原因是内分泌失调、紫外线照射、遗传因素,此外还与氧自由基、微量元素的含量、局部微生态环境、血液流变学、甲乙型肝炎、胆囊炎、酪氨酸功能障碍、化妆品、光毒性药物、抗癫痫药等有关。根据 Wood 灯对该病的观察,可将其分为表皮型、真皮型和混合型。表皮型:黑素沉积在表皮层和真皮的浅层,在乳头层上,用滤过紫外线(Wood)灯照射可清楚地显示出来。真皮型:黑素沉积在真皮中部和深部,用 Wood 灯照不出来。混合型:黑素沉积在表皮,也沉积在真皮,Wood 灯检查后不十分清楚。

黄褐斑治疗效果与黄褐斑的 Wood 灯分型、治疗参数和治疗次数密切相关。但是光学治疗的理想参数、治疗的安全性尚需进一步研究。本病色素细胞功能紊乱,任何创伤性治疗均有可能使色素异常加重,以下是采用激光治疗黄褐斑的一些尝试。Q-开关短波长激光,如 532 nm、694 nm、755 nm 激光治疗后仅能获得一过性的色素减淡,但最终有可能会发生色素加深,故不推荐使用激光治疗。对于东南亚地区有人使用 Q 开关 1 064 nm 激光,采用低能量密度进行治疗,治疗时的临床终点是:患者仅有轻微的疼痛,皮损仅有轻微色素加深改变或没有明显的改变,皮肤没有潮红改变。但仍不能避免复发。新型 IPL(Lumenis One)也采用低能量密度的 OPT 技术进行治疗。适当的避光有助于增加疗效。激光或者光子治疗由于存在复发甚至色素沉着等风险,因此仅作为二线治疗选择手段。点阵激光也被应用于黄褐斑的治疗,关于疗效,尚没有得到一致的认可,但是,新型点阵激光毕竟为黄褐斑治疗提供了一种新的治疗手段和选择。黄褐斑是因全身或局部代谢异常所致,其治疗后的复发也是一个棘手问题,需要综合治疗,包括:内分泌调理、加强防晒、抗氧化治疗等。

(三)真皮色素性皮肤疾病的治疗

真皮色素增加性病变中色素沉积部位较深,一般在真皮乳头层以下,如太田痣、伊藤痣、颧部褐青痣等,因色素位置深,传统治疗手段疗效极不理想,往往治疗不彻底或留下瘢痕,目前 Q 开关激光是治疗真皮色素性皮肤病变唯一的理想方法。

1.太田痣与伊藤痣

(1)太田痣是一种波及巩膜及同侧面部三叉神经分布区域的青褐色斑状损害,又称为眼上腭部褐青色痣。偶为双侧性(约 10%)。组织病理示真皮上、中部胶原束间有呈树枝状、星形或梭形黑素细胞。波长 694 nm 红宝石激光:脉冲宽度 25～40 纳秒,能量密度为6～10 J/cm²,光斑直径 3～5 mm。波长 755 nm 的翠绿宝石激光:脉冲宽度 45～100 纳秒,能量密度为 6～10 J/cm²,光斑直径3～4 mm。波长 1 064 nm 的 Nd：YAG 激光:脉冲宽度 4～10 纳秒,能量密度为 5～8 J/cm²,光斑直径2～4 mm。

能量密度的调整:以治疗后皮损部位即刻呈灰白色(气化变白)为宜,采用 Nd：YAG 激光治疗后,皮损局部还可有散在出血点。如红宝石激光或翠绿宝石激光治疗时可出现水疱、Nd：YAG 激光治疗时出现表皮飞溅及密集出血点时应降低能量密度。治疗不良反应基本同雀斑,一般1～2 周治疗部位脱痂而愈。术后应注意避光并适当使用遮光剂。经 3～7 次治疗绝大部分即可取得非常满意的效果,皮损色素越深者可能疗程越多。有人认为用不同波长的激光交替治疗可缩短疗程和减少不良反应,激光治疗间隔以 3～6 个月为宜,如有明显的色素沉着时,应待色素沉着消退后再进行下一次治疗,否则会影响激光的穿透力,太田痣激光治愈后未见复发报道。

(2)伊藤痣:为一种类似太田痣的色素斑,分布于由后锁骨上神经及臂外侧神经支配的肩与上臂,又称肩峰三角肌褐青色痣。伊藤痣属太田痣的范畴,除分布部位不同外,两者的皮损表现及组织病理完全相同,有些病例可伴发太田痣。激光治疗同太田痣。

2.颧部褐青色痣

为颧部对称分布的散在色素斑点,直径 1～3 mm,呈灰褐、灰蓝或深褐色。不累及眼及上腭。本病比太田痣多见,绝大部分为女性,开始发病较晚(一般大于 10 岁)。组织病理示表皮正常,主要变化在真皮上部,特别在乳头下部,胶原纤维间散在细小菱形黑素细胞,长轴与胶原纤维平行。

激光治疗同太田痣。1～2 次治疗的效果可能不明显,经 3～6 次治疗大部分疗效满意。有人认为与内分泌,特别是子宫、卵巢病变有关,如子宫肌瘤、子宫内膜异位症、卵巢囊肿等,应先排除妇科病变、调整内分泌后,再行激光治疗,可获满意效果,但尚未有明确研究证实。

3.意外粉粒沉着症

是由于意外事故,致使某些有色粉粒进入皮肤,而形成播散性色素沉积。组织病理示:沉着的色素颗粒大小不一,且进入皮肤的随意性大,常常深达真皮深层甚至脂肪层。由于这些特殊性,因此往往需要对其进行综合治疗。

激光磨削气化的深度以恰好去除表皮为宜,此时可见有轻度的真皮收缩,生理盐水纱布擦除表层蛋白碎屑后可见到粉红色平滑的创面,这就是表皮和真皮乳头的分离面。激光磨削一方面可直接清除皮肤浅表层粗大的色素颗粒,另一方面亦使得位于真皮深层的色素颗粒与皮肤表面的距离缩小,便于 Q 开关激光进行治疗。一般需经过 1～2 次激光磨削及 3～6 次 Q 开关激光治疗方可获得满意的疗效。

(四)文身的激光治疗

文身:是用各种颜色刺入皮肤,形成各种文字、图案等,组织病理示色素颗粒可见不同深度的真皮层,以真皮的浅、中层血管周围较多,同时可见吞噬有色素颗粒细胞。非专业的文身多为黑蓝色,专业文身可为各种颜色。治疗时所用的激光的颜色需与文身颜色互补,如红、棕色文身用绿色的 532 nm 激光治疗,绿蓝色文身用红色的 694 nm 或 755 nm 的激光治疗,而蓝黑色文身用红色的 755 nm 或近红外的 1 064 nm 的激光治疗。治疗文身一般使用较低的能量密度,治疗间隔以 3 个月为宜。非专业的蓝黑色文身经 1～3 次的治疗即可去除,而专业的彩色文身需经更多次的激光治疗,有时甚至需多达十几次的治疗。激光对表现为红棕色的含氧化铁等类的文身治疗较棘手,激光治疗后可使红色文身中的化合物变成黑色(原因可能是三氧化二铁还原成氧化亚铁所致),继发的黑素需要 Q 开关激光再行治疗,但有相当一部分是不可逆的,最后不能完全去除。因此对于红棕色的文身治疗前最好先做 1～2 个脉冲进行试验,如果出现黑变,则可对黑变部位再用 Q 开关激光试验治疗,以确保黑变的染料能够最终被清除。少数文身者在局部可引起变态反应,最常见于汞、铬及钴的化合物,可发生皮炎及文身肉芽肿,因此用一般的方法疗效较差。

文身治疗效果主要取决于色料的成分及所作激光波长,临床上对文身色料不可能进行化学成分的分析及吸收光谱的测定,只能根据其颜色选择激光参数。面积大、部位多并不会严重地影响到激光治疗效果,只要所用的色料为纯色,色料位于真皮层以上,包括真皮层,其治疗效果是肯定的。如面部皮肤较薄,尤其是上、下睑部,其外伤性文身并不比躯干部位的文身更容易治疗。颜色变化可直接影响到文身的激光治疗效果。早期患者文身无论是何种颜色,主要采用 Q 1 064 nm激光,其对黑色、蓝色及绿色文身治疗效果好,而对于红色效果较差,后期发现 Q 755 nm对蓝色及绿色敏感,Q 532 nm 对红色敏感。文身色料的成分直接影响到激光治疗效果,成分以铝、氧、钛、碳及有机物为主,不同物质有不同的吸收光谱,成分的不同显示文身颜色不同,所以临床上治疗应选择不同的激光参数。掩盖身体某些缺陷而进行的文身及较深度的文身都需要几次治疗才能达到理想的临床治疗效果。文身对波长有选择性,适当地增加能量密度有利于文身去除速度,减少治疗次数,但并不能增加激光对色料的敏感性。临床上 Q 1 064 nm,Q 755 nm能量密度以 5.5~8 J/cm² 较为适当。Q 532 nm 能量密度以 4~5 J/cm² 较为适当。三种激光治疗合适颜色的文身时疗效不随能量密度的增加而呈现显著区别,而与激光治疗频率无关,合理地选择波长及治疗参数可有效地去除文身又不留下瘢痕,治疗彩色文身必须同时使用几种波长的激光,并需要多次治疗。

(王　玮)

第三章 病毒性皮肤病

第一节 水痘和带状疱疹

水痘-带状疱疹病毒(varicella-zoster virus,VZV)感染可引起临床上两种表现不同的疾病:水痘和带状疱疹。初次感染 VZV 表现为水痘,是小儿常见的急性呼吸道传染病,患儿皮肤黏膜分批出现斑疹、丘疹、疱疹及结痂,全身症状轻微。水痘痊愈后,VZV 病毒可潜伏在感觉神经节内,中老年期激活后引起带状疱疹,其特征是沿身体单侧感觉神经分布的相应皮肤节段出现成簇的斑疹和疱疹,常伴较严重的疼痛。

一、病原学

VZV 为 DNA 病毒,属疱疹病毒科(Herpesvirus)α 疱疹病毒亚科(Alpha-herpesviridae)。病毒呈球形,直径 180～200nm。核心为线形双链 DNA(125kb),由 162 个壳粒组成的立体对称20 面体核衣壳包裹,外层为针状脂蛋白囊膜。

VZV 为单一血清型。病毒基因组由长片段(L)和短片段(S)组成,编码多种结构和非结构蛋白。人是已知的该病毒唯一自然宿主,病毒只能在人胚成纤维细胞和上皮细胞中增殖,并产生局灶性细胞病变,其特征性改变为核内嗜酸性包涵体及多核巨细胞形成。VZV 在体外抵抗力弱,不耐酸和热,室温下60 分钟、pH<6.2 或>7.8 条件下即可灭活,对乙醚敏感。但在疱疹液中−65℃可长期存活。

二、流行病学

水痘多呈散发性,冬春季节可有小流行,5～9 岁儿童占发病总数的 50%。带状疱疹多见于成人,90%病例为 50 岁以上或有慢性疾病及免疫缺陷者。

(一)传染源

患者是唯一传染源。病毒存在于患者疱疹液、血液及鼻咽分泌物中,出疹前 48 小时至疱疹完全结痂均有传染性。水痘传染性极强,带状疱疹患者传染性相对较小。

(二)传播途径

主要通过空气飞沫传播,直接接触水痘疱疹液或其污染的用具也可传播。处于潜伏期的供血者可通过输血传播,孕妇分娩前 6 天患水痘可感染胎儿。

(三)易感人群

人类对 VZV 普遍易感,VZV-IgG 抗体阳性率在 3~7 岁儿童近 50%、40~50 岁为 100%。水痘主要在儿童,20 岁以后发病者<2%。病后免疫力持久,一般不再发生水痘,但体内高效价抗体不能清除潜伏的病毒或阻止 VZV 激活,故患水痘后仍可发生带状疱疹。随着年龄增长,带状疱疹发病率也随之增长。免疫低下或缺陷者,如肿瘤化疗患者、艾滋病患者带状疱疹发生率为 35%~50%。

三、发病机制与病理

(一)发病机制

病毒经上呼吸道、口腔、结膜侵入人体,病毒颗粒在扁桃体或其他局部淋巴组织的 T 细胞中复制。被感染的 T 细胞随后将病毒转运至皮肤组织、内脏器官及神经系统,形成病毒血症,引起皮肤及全身组织器官病变。发病后 2~5 天特异性抗体出现,病毒血症消失,症状随之好转。水痘的皮肤病变为棘细胞层细胞水肿变性,细胞液化后形成单房性水疱,内含大量病毒,随后由于疱疹内炎症细胞和组织残片增多,疱内液体变浊,病毒数量减少,最后结痂,下层表皮细胞再生。因病变表浅,愈合后不留瘢痕。病灶周边和基底部血管扩张,单核细胞及多核巨细胞浸润形成红晕,浸润的多核巨细胞核内有嗜酸性病毒包涵体。由于特异性抗体存在,受染细胞表面靶抗原消失,逃避致敏 T 细胞免疫识别,病毒可隐伏于脊髓后根神经节或脑神经的感觉神经节内,在机体受到某些刺激,如发热、疲劳、创伤等,或免疫力降低情况下,潜伏状态的病毒被激活而复制,病毒沿感觉神经向远端传播至所支配的皮区增殖引起带状疱疹。

(二)病理

机体免疫缺陷者发生播散性水痘时,病理检查发现食管、肺、肝、心、肠、胰、肾上腺和肾脏有局灶性坏死和细胞核内含嗜酸性包涵体的多核巨细胞。并发脑炎者有脑水肿、点状出血、脑血管有淋巴细胞套状浸润,神经细胞有变性坏死。并发肺炎者,肺部呈广泛间质性炎症,散在灶性坏死实变区,肺泡可出血及纤维蛋白性渗出物,并可见含包涵体的多核巨细胞。

四、临床表现

(一)典型水痘

潜伏期 10~21 天,多为 14~17 天。前驱期可无症状或仅有轻微症状,也可有低或中等度发热及头痛、全身不适、乏力、食欲缺乏、咽痛、咳嗽等,发热第 1~2 天即迅速出疹。水痘皮疹具特征性,其特点可概括为:向心分布,分批出现,斑丘疱(疹)痂"四代"同堂。初为红斑疹,数小时后变为深红色丘疹,再经数小时发展为疱疹。位置表浅,形似露珠水滴,椭圆形,3~5 mm 大小,壁薄易破,周围有红晕。疱液初透明,数小时后变为混浊,若继发化脓性感染则成脓疱,水痘皮疹有瘙痒感,常使患者烦躁不安。1~2 天后疱疹从中心开始干枯结痂,周围皮肤红晕消失,再经数天痂皮脱落,一般不留瘢痕,若继发感染则脱痂时间延长,甚至可能留有瘢痕。皮疹呈向心分布,先出现于躯干和四肢近端,躯干皮疹最多,次为头面部,四肢远端较少,手掌、足底更少。部分患者鼻、咽、口腔、结膜和外阴等处黏膜可发疹,黏膜疹易破,形成溃疡,常有疼痛。水痘皮疹分批出现,每批历时 1~6 天,皮疹数目为数个至数百个不等,皮疹数目愈多,则全身症状亦愈重。一般水痘皮疹经过斑疹、丘疹、疱疹、结痂各阶段,但最后一批皮疹可在斑丘疹期停止发展而隐退,发疹 2~3 天后,同一部位常可见斑、丘、疱疹和结痂同时存在。

水痘为自限性疾病,10 天左右自愈,儿童患者全身症状及皮疹均较轻,成人及婴儿病情较重,皮疹多而密集,病程可长达数周,易并发水痘肺炎。免疫功能低下者易形成播散性水痘,病情重,高热及全身中毒症状重,皮疹多而密集,易融合成大疱型或呈出血性,继发感染者呈坏疽型,若多脏器受病毒侵犯,病死率极高。妊娠早期感染水痘可能引起胎儿畸形,孕期水痘较非妊娠妇女重,若发生水痘后数天分娩亦可发生新生儿水痘。此外,重症水痘可发生水痘肺炎、水痘脑炎、水痘肝炎、间质性心肌炎及肾炎等。

(二)带状疱疹

发疹前 2～5 天局部皮肤常有瘙痒、感觉过敏、针刺感或灼痛,触摸皮肤时疼痛尤为明显,局部淋巴结可有肿痛,部分患者有低热和全身不适。皮疹先为红斑,数小时发展为丘疹、水疱,数个或更多成集簇状,数簇连接成片,水疱成批发生,簇间皮肤正常。带状疱疹沿周围神经相应皮区分布,多限于身体一侧,皮损很少超过躯干中线,5～8 天后水疱内容浑浊或部分破溃、糜烂、渗液,最后干燥结痂。第二周痂皮脱落,遗留渐进性淡红色斑或色素沉着,一般不留瘢痕,病程为 2～4 周。

带状疱疹可发生于任何感觉神经分布区,但以脊神经胸段最常见。三叉神经第一支亦常受侵犯,可能会发生眼带状疱疹,常累及角膜及虹膜睫状体,若发生角膜瘢痕,可导致失明。当累及三叉神经其他支或面神经时,可出现口腔内小囊泡等不典型表现。偶可侵入第 Ⅴ、Ⅷ、Ⅸ 和 Ⅹ 对脑神经而出现面瘫、听力丧失、眩晕、咽部皮疹或咽喉麻痹等。外耳道疱疹、味觉丧失及面瘫三联症称为 Ramsey-Hunt 综合征。黏膜带状疱疹可侵犯眼、口腔、阴道和膀胱黏膜。免疫缺陷时,病毒可侵袭脊髓而出现肢体瘫痪、膀胱功能障碍、排泄困难,偶可引起脑炎和脑脉管炎。皮损轻重随个体而异,有的仅在某一感觉区内出现疼痛而不发疹;有的只有斑疹而无疱疹;有的局部疱疹融合而形成大疱,或出血性疱疹;有的出现水疱基底组织坏死,形成紫黑结痂;50 岁以上患者 15％～75％可见带状疱疹后神经痛(PHN),持续 1 年以上。大量研究表明,急性期皮疹越严重或皮疹愈合的时间越长,越有可能发生 PHN。皮疹的受累面积越大,发生 PHN 的风险越大。重者可发生播散性带状疱疹,局部皮疹后 1～2 周全身出现水痘样皮疹,伴高热、毒血症明显,甚至病毒播散至全身脏器,发生带状疱疹肺炎和脑膜脑炎,病死率高,此类患者多有免疫功能缺陷或免疫抑制。

五、实验室及辅助检查

(一)血常规

大多正常,偶见白细胞轻度增高。

(二)病原学检查

1.疱疹刮片

刮取新鲜疱疹基底组织涂片,瑞氏染色见多核巨细胞,苏木素伊红染色可常见细胞核内包涵体。

2.病毒分离

将疱疹液直接接种入人胚成纤维细胞,分离出病毒再作鉴定,仅用于非典型病例。

3.病毒 DNA 检测

用聚合酶链反应(PCR)检测患者呼吸道上皮细胞和外周血白细胞中 VZV-DNA,比病毒分离简便。

（三）免疫学检测

补体结合抗体高滴度或双份血清抗体滴度升高 4 倍以上可确诊为近期感染。患者出疹后 1～4 天即可检出补体结合抗体，2～6 周达到高峰，6～12 个月后逐渐下降。血清学抗体检查有可能发生与单纯疱疹病毒抗体的交叉反应。取疱疹基底刮片或疱疹液，病毒膜抗原荧光抗体检查（FAMA 试验）简捷有效。

六、并发症

（一）VZV 脑炎

65％发生在出疹后的第 3～8 天，发生率为 1‰～2‰。临床表现为发热，剧烈头痛及呕吐，颈部抵抗，脑膜刺激征阳性，深反射亢进等急性脑膜脑炎表现。部分患者渐进性加重，出现兴奋、昏睡、共济失调、惊厥等，根据神经受损部位不同而出现相应表现。部分可出现格林-巴利综合征和 Reye 综合征。脑脊液常规检查淋巴细胞及蛋白质含量升高，糖和氯化物正常。脑炎程度与水痘轻重似无相关性。多数患者 7～10 天体温恢复正常，1～2 月神经功能障碍逐渐恢复。10％患者有神经系统后遗症，病死率约为 5％。

（二）进行性播散性水痘

进行性播散性水痘又称重型水痘。见于免疫抑制或缺陷者。表现为高热、全身皮疹多而密集，出疹期长，疱疹可融合成大疱或呈出血性疹，常为离心分布，四肢多，出疹 1 周后仍可持续高热，约 1/3 病例出现多脏器损害，如水痘性肺炎、肝炎、脑炎等。病死率为 7％。

（三）水痘肺炎

水痘肺炎是水痘最严重的并发症。发生率 4％，多见于成年人（占 20％）。表现为咳嗽、呼吸困难和发热，常出现发绀、咯血、胸痛。胸部 X 线片示两肺点片状阴影，主要分布于支气管周围，也可出现胸腔积液和肺门淋巴结肿大。随着皮疹的恢复，肺炎减轻，但肺功能恢复需数周时间。

七、诊断与鉴别诊断

水痘与带状疱疹依临床表现，尤其皮疹形态、分布，典型病例不难诊断，非典型病例需靠实验室检测作出病原学诊断。

水痘需与丘疹样荨麻疹鉴别，后者多见于婴幼儿，系皮肤过敏性疾病，皮疹多见于四肢，可分批出现为红色丘疹，顶端有小水痘，壁较坚实，痒感显著，周围无红晕，不结痂。带状疱疹出疹前应注意与胸膜炎、胆囊炎、肋软骨炎、流行性肌痛等鉴别。

八、预后

水痘只要不继发严重的细菌感染，其预后良好，不会留下瘢痕。但免疫功能低下，继发严重细菌感染的水痘患者，新生儿水痘或播散性水痘肺炎、水痘脑炎等严重病例，病死率可高达 5％～25％。水痘脑炎幸存者还可能会留下精神异常、智力迟钝、癫痫发作等后遗症。

皮肤带状疱疹呈自限性，预后一般良好，预后一般可获得终身免疫，仅偶有复发，不过，若疱疹病损发生于某些特殊部位（如角膜），则可能导致严重的后果。

九、治疗

一般治疗和对症治疗为主，可加用抗病毒药，注意防治并发症。

(一)一般治疗与对症治疗

水痘急性期应卧床休息,注意水分和营养补充,避免因抓伤而继发细菌感染。皮肤瘙痒可用含 0.25% 冰片的炉甘石洗剂或 5% 碳酸氢钠溶液局部涂擦,疱疹破裂可涂甲紫或抗生素软膏防继发感染。维生素 B_{12} 500～1 000 mg 肌内注射,每天一次,连用 3 天可促进皮疹干燥结痂。全身紫外线照射治疗,有止痒、防继发感染、加速疱疹干涸、结痂、脱落的效果。发现水痘播散应重视综合措施,积极支持治疗甚为重要。

带状疱疹局部治疗可用 5% 碘去氧脲嘧啶溶液溶于 50% 二甲基亚砜制成的溶液外涂,或阿昔洛韦溶液外敷,每天数次,同时可适当用镇静剂(如地西泮等)、镇痛剂(如阿米替林)止痛,且阿司匹林因与 Reye 综合征相关,应尽量避免应用。高频电疗法对消炎止痛、缓解症状、缩短病程疗效较佳。氦-氖激光照射与皮疹相关脊髓后根、神经节或疼痛区,有显著镇痛作用。

(二)抗病毒治疗

年龄大于 50 岁的带状疱疹患者,有免疫缺陷或应用免疫抑制剂的水痘和带状疱疹患者,侵犯三叉神经第一支有可能播散至眼的带状疱疹,以及新生儿水痘或播散性水痘肺炎、脑炎等严重患者应及早(发病 24 小时内)使用抗病毒药。首选阿昔洛韦(无环鸟苷 acyclovir,ACV)每次 200 mg(800 mg 带状疱疹),每天 5 次口服或 10.0～12.5 mg/kg 静脉滴注,每 8 小时一次,疗程 7 天。免疫抑制患者需静脉给药。其他核苷类似物如泛昔洛韦(famciclovir,FAV)、伐昔洛韦(valaciclovir,VCV)作用与阿昔洛韦相同,且半衰期长,不良反应少。伐昔洛韦是阿昔洛韦的前体药物,只能口服给药,生物利用度是阿昔洛韦的 3～5 倍,并且药代动力学比阿昔洛韦更好,给药方法简单:300 mg,每天 2 次,连用 7 天。泛昔洛韦是喷昔洛韦前体,也是口服给药,250 mg 每天 3 次,疗程 7 天。现已证实口服泛昔洛韦、伐昔洛韦治疗皮肤带状疱疹比阿昔洛韦更为便捷,用药次数少,能明显减少带状疱疹急性疼痛的持续时间。但阿昔洛韦因其价格优势,仍是目前带状疱疹抗病毒治疗的一线首选用药,特别是对于经济落后的国家地区。病情极严重者,早期加用 α-干扰素 100 万 U,皮下注射,能较快抑制皮疹发展,加速病情恢复。对于阿昔洛韦耐药者,可给膦甲酸钠 120～200 mg/(kg·d),分三次静脉注射。抗病毒治疗有助于减少带状疱疹患者急性神经炎症的发生,加速皮损修复;对免疫缺陷患者及早使用抗病毒药物可防治病毒扩散。但抗病毒治疗能否减少皮肤带状疱疹后神经痛的发生率及缩短神经痛时间,目前尚无定论。

(三)防治并发症

皮肤继发感染时可加用抗菌药物,因脑炎出现脑水肿颅内高压者应脱水治疗。肾上腺皮质激素对水痘病程有不利影响,可导致病毒播散,一般不宜应用。但病程后期水痘已结痂,若并发重症肺炎或脑炎,中毒症状重,病情危重者可酌情使用。关于皮质激素治疗带状疱疹后神经痛仍有争议,一些研究表明抗病毒治疗联合激素可提高患者生活质量,目前带状疱疹后神经痛治疗很困难,重在预防。除口服药物外,还可试用神经阻滞疗法。眼部带状疱疹,除应用抗病毒治疗外,亦可用阿昔洛韦眼药水滴眼,并用阿托品扩瞳,以防虹膜粘连。

十、预防

(一)管理传染源

一般水痘患者应在家隔离治疗至疱疹全部结痂或出疹后 7 天。带状疱疹患者不必隔离,但应避免与易感儿及孕妇接触。

（二）切断传播途径

应重视通风换气，避免与急性期患者接触。消毒患者呼吸道分泌物和污染用品。托儿机构宜用紫外线消毒或用非臭氧型空气净化机净化空气。

（三）保护易感者

1.被动免疫

用水痘带状疱疹免疫球蛋白（VZIG）5 mL 肌内注射，最好在接触后 72 小时内使用。主要用于有细胞免疫缺陷者、免疫抑制剂治疗者、患有严重疾病者（如白血病、淋巴瘤及其他恶性肿瘤等）或易感染孕妇及体弱者，亦可用于控制、预防医院内水痘暴发流行。

2.主动免疫

近年国外试用减毒活疫苗，对自然感染的预防效果为 68％～100％，并可持续 10 年以上。对于 12 月龄以上易感人群都推荐使用，建议所有儿童 12～15 月时进行第一次接种，4～6 岁追加第二次。未曾感染的成人也应接种，孕妇应避免使用。

（王 玮）

第二节 单纯疱疹

疱疹病毒科是属于有包膜的线状双链 DNA 病毒，它广泛存在于自然界中，目前已鉴定或部分鉴定的约有 100 种。根据病毒的理化性质、生物学特性将疱疹病毒分成 α、β、γ 三个亚科。单纯疱疹病毒（Herpes simplex virus，HSV）属于 α 疱疹病毒亚科，包括 HSV-1 和 HSV-2 两型。HSV-1 主要感染口、眼、唇的皮肤和黏膜以及中枢神经系统，偶见于外生殖器；HSV-2 一般与外生殖器感染和新生儿感染有关，偶见于口腔病变。孕妇感染 HSV 后，易发生流产，造成胎儿先天畸形和智力低下，40％～60％的新生儿在通过产道被 HSV-2 感染后，出现高热、呼吸困难和中枢神经系统病变，其中 60％～70％受染新生儿可因此而死亡，幸存者中后遗症可达 95％。在人群中约 90％以上的人曾感染过 HSV，其中很大一部分导致潜伏感染，病毒在体内可维持数年以致终身。医学界近年多方面的研究表明 HSV-1 和 HSV-2 可能分别与唇癌和宫颈癌的发生有关。并且 HSV-2 外生殖器感染是仅次于艾滋病病毒（HIV）感染的性传播疾病，故它又引起了医学界新的重视。研制疫苗是目前唯一可行的有效方法，它能使机体在抗 HSV 感染免疫中，发挥体液免疫和细胞免疫功能来消除 HSV 感染。

一、病原学

单纯疱疹病毒属疱疹病毒科人疱疹病毒属，是最早发现的人类疱疹病毒。病毒颗粒为球形，直径150～220 nm，由包膜、被膜、核衣壳、含 DNA 的核心组成。包膜为类脂双层膜，表面有长 8～10 nm 的突起，内含病毒的糖蛋白。DNA 为双链线形 DNA，长约 154 kb。根据基因组的限制性内切酶图谱和编码的蛋白质的不同，分为 HSV-1 和 HSV-2，二者有 50％同源性。病毒包膜的糖蛋白为特异性，具有使病毒吸附传入敏感细胞、促进病毒包膜和宿主细胞膜之间融合等功能。作为抗原可刺激机体产生具有保护作用的中和抗体，并具有刺激 T 细胞增殖和杀伤的能力。

HSV 感染后可在宿主体内终身潜伏,并可在邻近原始感染部位被激活,在三叉神经节、骶部和迷走神经节可分离出病毒。HSV 的成分中 60%~80%为蛋白质,20%~25%为磷脂化合物,6%~7%为 DNA。抵抗力弱,在 50~52 ℃水中 30 分钟即灭活,对乙醚、去氧胆酸钠、氯仿等敏感。胰蛋白酶、酸性、碱性磷酸酶、磷脂酶 C 能使病毒包膜变性而灭活病毒,X 线、紫外线亦可灭活病毒。病毒对温度敏感,4 ℃可保存数周,-20 ℃保存 2 个月,在含血清的悬液中-70 ℃可存活数月。

二、流行病学

(一)传染源

HSV 能感染多种动物,包括小鼠、家兔、鸡、豚鼠等,但人是唯一的传染源,包括患者和无症状病毒携带者。病毒在病灶分泌物、唾液、粪便、生殖道分泌物中普遍存在,人群中有 1%~2%的成年人和 5%~8%的儿童唾液中有 HSV-1 病毒排出。HSV-1 抗体阳性者近 1/3 有唾液排毒。

(二)传播途径

HSV-1 主要经呼吸道、消化道传播,破损的皮肤黏膜直接接触含病毒的分泌物亦可传播。HSV-2 可通过性交传播,新生儿在分娩时经产道时受感染,产妇患原发性生殖器疱疹时有 50%的概率使胎儿受感染,患复发性疱疹时传染胎儿的可能性较小。HSV 在外界抵抗力很弱,传染性一般不强,直接接触被病毒污染的体液是主要的传播方式,包括接吻、性交等,手指接触疱疹液或分泌物也可传染给他人或造成自我接种感染。

(三)易感人群

人群普遍易感,原发感染多在 1~4 岁,出生后 2 年内为感染高峰。愈后病毒可终身潜伏在体内,感染后的免疫力不能清除病毒,亦不能防止复发。

(四)流行特征

HSV 感染广泛分布于全世界,HSV-1 的流行与社会经济状况密切相关。在发展中国家 15~30 岁的人群中 HSV-1 抗体阳性率高达 90%,而发达国家同年龄组的抗体阳性率仅有 50%~60%。在有性生活之前 HSV-2 感染概率较小,我国 10~19 岁组 HSV-2 抗体阳性率为 15%~20%,30~40 岁组就上升到了 42%~64%。西方国家性门诊者中 5%~12%HSV-2 抗体阳性,国内统计这一比例在 29%~35%。HSV-2 感染与女性宫颈癌具有相关性。HSV 脑炎在散发性病毒性脑炎中最为常见,年发病率为 2/100 万~4/100 万。5~30 岁和 50 岁以上为发病高峰,成年人的 HSV 脑炎几乎全部由 HSV-1 引起,新生儿的中枢神经系统感染则多由 HSV-2 引起。

三、发病机制和病理

HSV 感染的特征是在体内呈持续潜伏状态,或长时间的潜伏中间歇复发,病毒难以彻底清除。原发感染时,病毒在局部复制导致感觉神经末梢感染,病毒沿轴索运行至神经元细胞体,经过短暂复制后进入潜伏感染状态。初次感染中 80%~90%为隐性感染,显性感染只占少数,表现为口龈炎、咽炎、扁桃体炎和外阴炎等。初次感染后多数转为潜伏感染,HSV-1 潜伏在三叉神经节和颈上神经节,HSV-2 潜伏在骶神经节。潜伏感染是复发的根本原因,近年来对潜伏感染的形成机制研究认为,感染细胞蛋白(infectious cell protein,ICP4)、HSV 潜伏相关转录体

(latency associated transcripts，LATs)、胸苷激酶(thymidine kinase，TK)、神经细胞和神经因子在潜伏感染形成中起重要作用，其中，LATs起到了十分关键的作用。复发感染之前并不一定经过有症状的原发感染。由于抗体和免疫淋巴细胞的存在，复发感染通常比原发感染的症状轻。宿主正常的免疫功能是维持潜伏感染状态的重要因素，而潜伏的HSV在体内的再激活过程，有人认为与TK有关。TK是HSV早期基因编码合成的。HSV的TK能使胸苷(T)或脱氧胞苷(deoxycytidine，dC)磷酸化，为病毒复制提供原料。复发的诱因有免疫抑制、免疫缺陷等免疫因素，以及局部皮肤损伤、月经、精神紧张、发热、紫外线照射等非免疫因素。潜伏的HSV-2活动较1型更加频繁。病毒激活复制后，可沿受累神经索逆行至相应皮肤和黏膜，临床上表现为复发性口唇疱疹和生殖器疱疹。

无论原发感染还是复发感染，组织学改变都是类似的，皮肤损害表现为感染细胞的气球样变性，细胞变性或核染色质浓缩，失去完整的胞质膜，形成多核巨细胞，在核内可出现包涵体，称为Cowdry A小体，常提示HSV感染。感染细胞溶解后形成壁薄的水疱，内含清亮液体，含有大量的病毒，炎症细胞浸润后疱液变为脓性，随后疱疹结痂，通常不留瘢痕。

病毒可经血流或经皮肤黏膜表面感受器沿神经通路上行，侵入中枢神经系统。病毒也可经三叉神经传至颞叶或经嗅束和嗅球传至脑部，再沿大脑基底部内缘播散至额叶，导致HSV脑炎。大约70%HSV脑炎发生于HSV复发性感染，30%发生于初次感染，此外，也有外源性再感染的病例。病变可波及全脑，以皮质受累较为明显，尤其是颞叶中下部和额叶基底部，约50%患者病变限于一侧，双侧受累者也以一侧为主。病变部位呈弥漫性软化、出血性坏死和神经胶质成分丧失。重要的特征为出血性坏死和细胞核内有包涵体。神经细胞坏死较明显，重症者可见胶质细胞坏死，病变区内小血管壁坏死出血；可见血管周围淋巴细胞袖套状浸润以及神经元吞噬现象，即神经细胞变性并被小胶质细胞包围。在坏死区及其周围的胶质细胞和神经细胞的核内可见嗜酸性包涵体。

四、临床表现

初次感染潜伏期2～12天，平均6天，多发生在婴幼儿或儿童，常为隐性感染，偶出现症状。感染后机体出现抗体，病毒潜伏在神经节中，常常引起复发。感染后的临床表现与病毒入侵部位、年龄、免疫状态相关，大致分为口唇疱疹、皮肤疱疹、生殖器疱疹、眼疱疹、中枢神经系统感染、全身播散性感染几种。

(一)口-唇疱疹

龈口炎和咽炎多为HSV-1原发感染，儿童和青年人多见，年长者亦有发生，有发热、全身不适，在口腔前部、舌部、咽峡部、硬腭有多个疱疹或溃疡散在，直径2～3 mm，淡黄色，周围绕有红晕。唇疱疹多为复发性感染，常发生在唇缘、口角、鼻孔周围，无发热等全身症状，出疹前数天局部可有灼热感，进而充血、红晕，随后出现米粒大小水疱，几个至几十个成簇，可同时发生多簇。疱液清，壁薄易破。2～10天后干燥结痂，愈后一般不留瘢痕。

(二)皮肤疱疹

正常完好皮肤有完整的角化上皮层，单纯的皮肤疱疹不多见，但当皮肤存在损伤时，原发性口腔和生殖器疱疹可通过自我接种或直接播散等形式引起皮肤感染，常见的临床类型有创伤性疱疹、疱疹性湿疹和疱疹性瘭疽。创伤性疱疹是指在皮肤擦伤处或裂口处出现水疱，伴有高热等全身症状和局部淋巴结炎。疱疹性湿疹多发生在湿疹或神经性皮炎的基础上，皮损周围分批出现水疱,可见到不同阶段的疱疹,病损皮肤有水肿、糜烂、裂开、溃疡和脓性出血性渗出。疱疹性瘭疽是手指末端的 HSV 原发感染,以拇指和示指多见,皮肤表现:指(趾)腹或甲周红肿,其上聚集米粒至绿豆大小深在性丘疱疹、水疱或间杂淡黄色脓疱,疱壁较厚。破溃处糜烂渗出、结痂。自觉灼痒,初发者红肿疼痛显著。儿童多由 HSV-1 引起,成年人多有 HSV-2 导致。医护人员可因接触含有病毒的分泌物发病。此病可反复发作,以甲周红肿为主要表现者常被误诊为甲沟炎,病程一般 2～3 周。

(三)生殖器疱疹

主要有 HSV-2 引起,病变多为水疱、脓疱和浅表溃疡。男女均可发生,但女性受损部位较广,可累及大小阴唇、阴蒂、阴道、宫颈等,亦可扩散到尿道及周围皮肤。男性多在龟头、包皮、冠状沟、阴茎,以及阴囊和周围皮肤。初发者病程长达 3～6 周,复发者病程 1～2 周,且皮损少,易痊愈。少数患者因发生骶神经根炎导致神经痛、尿潴留或便秘。

(四)眼疱疹

主要表现为急性角膜炎和急性结膜炎,多为单侧,有发热、急性疼痛、视物模糊、耳后淋巴结肿痛等症状。查体可见眼睑红肿,结膜充血,结膜出现滤泡,角膜可见树枝状溃疡,为 HSV 性角膜炎特征性表现,经荧光染色后较易发现。溃疡可累及基底层,愈后常遗有视力损害。反复发作可导致角膜浑浊及视力障碍。新生儿和 AIDS 患者可发生播散性眼部感染。表现为脉络膜视网膜炎或急性坏死性视网膜炎,抗病毒药物可促进愈合,但易复发。眼部 HSV 感染是导致失明的最常见原因之一。

(五)中枢神经系统感染

新生儿中 70% 以上的 HSV 感染表现为中枢神经系统感染,年长儿和成年人的中枢神经系统感染少见。除新生儿以原发感染 HSV-2 为主外,原发性的 HSV 脑炎少见,多为潜伏在三叉神经节或自主神经根潜伏的 HSV-1 激活后扩散到中枢神经系统引起。感染主要累及额叶和颞叶,病理改变以脑组织出血性坏死为主。不同型别单纯疱疹病毒性脑炎所引起的临床表现各有差异,HSV-1 型主要引起局灶性脑炎,HSV-2 型则倾向于脑膜脑炎。病初部分患者有发热、全身不适、嗜睡、头痛、肌痛、厌食、恶心、呕吐、腹泻等前驱期症状,体温最高可达 40 ℃,2～5 天后出现中枢神经系统受损症状,有意识障碍、神经异常、抽搐、脑膜刺激征、多动、肌麻痹、偏瘫、偏盲等,部分患者精神异常重于神经症状,如精神淡漠、激动、智力障碍、思维不连贯等。随着病程进展,可出现嗜睡、昏睡、昏迷等意识障碍。约 2/3 的患者有局部或全身抽搐发作,呈不对称性。病程极期,因脑水肿和脑实质坏死导致颅内压增高,甚至导致脑疝致死。其中抽搐、意识障碍及精神异常为本病特点。

脑脊液压力增高,通常为无色透明,如果含有大量红细胞(除外穿刺损伤)则高度提示本病。白细胞在 $100×10^6/L$ 左右,蛋白稍增高,糖、氯化物正常。脑电图典型改变是广泛慢波背景上出现间隔 0.5～2.5 秒的周期性复合波,常有颞叶和额叶局限性损害表现,以慢波、周期性发放 σ 波、局限性尖波、棘波、θ 波等为常见。CT 改变在神经系统症状出现 1 周后出现,可见一侧或双侧颞叶有向前扩散到颞叶的低密度区,早期无明显特异性改变,故 CT 对早期诊断意义不大。MRI 在疾病早期即可发现颞叶、额叶及边缘系统肿胀,呈长 T_1、长 T_1 信号,左右不对称;如颞叶有囊腔形成,在 T_1 加权呈低信号,外周水肿带呈高信号,在 T_2 加权图像囊腔比水肿信号低,但比正常脑组织信号高。

单纯疱疹病毒性脑炎病程 6～36 天,平均 3 周,预后与意识障碍程度和抽搐发作程度密切相关,无昏迷者 80% 存活,而出现昏迷者存活率仅为 30% 左右,存活者中约 50% 遗留癫痫、偏瘫、语言障碍、精神障碍、痴呆等后遗症。由 HSV-2 引起的脑膜炎型病程约 2 周,呈自限性,预后较好,但 15%～25% 的患者可有复发。

(六)全身播散性感染

新生儿(尤其是早产儿)、免疫缺陷者(AIDS 患者、白血病患者、肿瘤患者、器官移植者、高龄患者)易发生播散性感染,表现为肺炎、食管炎、肝炎、结肠炎和播散性皮肤感染,持续性溃疡性 HSV 感染是 AIDS 患者最常见的表现之一。

五、诊断

(一)临床诊断

皮肤黏膜的疱疹一般可根据临床表现诊断,但生殖器疱疹仅凭临床表现仅能发现 20% 左右,很多患者在性病门诊就诊时常规检查发现 HSV 感染。HSV 脑炎的诊断依据如下。

(1)表现为急性脑炎症状,但流行病学不支持乙脑或森林脑炎。

(2)脑脊液细胞数可稍增高,蛋白稍高,如为血性脑脊液或检出大量红细胞则高度提示本病可能。

(3)脑电图、MRI 提示病变以额叶和颞叶为主,呈弥漫性不对称损害。

(二)实验室诊断

疱疹基底部刮取物和活检组织标本镜检可见多核细胞及核内嗜酸性包涵体,但不能与其他疱疹病毒科病毒感染鉴别。PCR 方法具有简捷、敏感、特异性高等特点,检测在 1 天内即可完成,用于早期快速诊断单纯疱疹病毒性脑炎,有学者认为其可靠性甚至优于脑组织活检技术。近期采用的 PCR 定量检测法除用于诊断外,尚可根据其含量的变化评价治疗效果,使诊断和治疗又上一个新台阶。IgM 抗体属早期反应抗体,在接触病毒后 3～5 天最先产生。在起病后 15 天的单纯疱疹病毒性脑炎脑脊液中即可测出 HSV-IgM 抗体,至发病后 24 天仍能测到该抗体。但 IgM 抗体检测方法敏感性较低,其敏感性仅为 PCR 方法的 36%。且血清 HSV-IgM 阳性可能与其他急性病毒感染激活体内潜伏的 HSV 或触发 HSV 抗体反应有关。故血清 HSV-IgM 不能作为确诊 HSV 脑炎的依据。虽然如此,亦有脑脊液 HSV DNA 阴性而 IgM 抗体阳性者所以 PCR 与 IgM 抗体检查两者相结合可提高单纯疱疹病毒性脑炎的诊断准确率和阳性率。

实验室诊断 HSV 脑炎的标准有以下几方面。

(1)CSF 病毒特异性 IgM 阳性。

(2)CSF 病毒 DNA 阳性。

(3)病毒特异性 IgG 滴度:血清/CSF 比值小于或等于 20。

(4)恢复期 CSF 病毒特异性 IgG 滴度升高大于 4 倍。

满足 4 项中的任何 1 项即判定 HSV 脑炎。病毒分离特异性高,但敏感率低,阳性率仅 50%,而 CSF 分离阳性率仅有 4%,临床应用价值有限。

六、鉴别诊断

皮肤疱疹应注意与水痘-带状疱疹鉴别,HSV 口炎须与肠道病毒感染引起的疱疹性咽峡炎鉴别,根据流行病学和典型的皮疹表现不难区分。

HSV 脑炎与 EB 病毒、肠道病毒引起的脑炎及乙脑、森林脑炎等在临床表现上有时难以鉴别,确诊需依据实验室诊断。

七、治疗

(一)一般治疗

皮肤黏膜的疱疹应注意保持疱壁完整和局部干燥清洁,避免继发感染。皮肤可用2%～3%过氧化氢溶液清洗或1:5 000高锰酸钾浸泡。口腔病损可用多贝尔液漱口。脑炎患者应注意脱水降低颅内压、降温、控制抽搐等对症处理,尤其是脱水治疗,可用20%甘露醇、呋塞米、高渗糖、人血清蛋白等交替使用。

(二)抗病毒治疗

单纯疱疹病毒感染大多预后良好,但HSV脑炎、播散性感染等病情重,预后差,及早抗病毒治疗对于降低病死率、缩短病程、减少后遗症发生有重要意义。

阿昔洛韦(Acyclovir,ACV)是最常用的抗疱疹病毒药物,用于治疗HSV脑炎、全身播散性感染等重症患者时给予10 mg/kg静脉滴注,1/8小时,疗程8～10天。一般的皮肤、黏膜疱疹给予200 mg,口服,5次/天,疗程5～7天,对于复发频繁者(每年6次以上)需连续服用3～6个月,剂量减为200 mg,3次/天,50%以上患者能控制复发。皮损处、眼疱疹可外用阿昔洛韦滴眼液或软膏3～4次/天。

其他常用的抗病毒药物有酞丁安(TDA)、更昔洛韦(GCV)、膦甲酸(PFA)、阿糖腺苷(Ara-A)、carhocyclic oxetanocin G(C.OXTG)、泛昔洛韦(FCV)、喷昔洛韦(PCV)等。随着抗疱疹病毒药物的广泛使用,关于耐药株的报道也越来越多,这些耐药株主要从免疫功能减弱的患者分离到。大部分抗疱疹病毒药物的作用机制是基于其与病毒编码的胸苷激酶(TK)和DNA聚合酶的相互作用。因此,HSV的耐药多由于TK和DNA聚合酶的基因发生突变。单纯疱疹病毒对ACV产生耐药性的机制至少有以下3条:①病毒胸腺嘧啶核苷激酶(TK)的活性减弱或丧失;②病毒TK的底物特异性发生了改变;③病毒DNA聚合酶(DNA polymerase,DP)发生了基因突变。前两者称为TK-株,后者称为DP-株。临床分离所得及实验室诱导产生的耐ACV病毒株大部分为TK-株。TK-的耐ACV病毒株对需在病毒诱导的TK酶作用下磷酸化后才能发挥抗病毒效应的药物均不敏感。GCV需在病毒TK的帮助下单磷酸化,然后再进一步转变为有活性的二磷酸化物,掺入到病毒DNA链中,阻止病毒DNA的延长。临床上大部分耐药病毒为TK-株,在治疗这类患者时不宜选择GCV。C.OXT-G是一种抗病毒新药,体内、外实验表明C.OXT-G抗HSV的效果与ACV相似,但水溶性比ACV好,可以配制成眼药水局部应用,对疱疹病毒性角膜炎有良好治疗效果。因为C.OXT-G抑制HSV的机制与ACV相同,故对耐ACV的病毒株也不敏感。PFA的抗病毒机制为非竞争性抑制病毒特异性DNA聚合酶和转录酶,它不需要磷酸化成活性形式,而是直接作用于DNA聚合酶上的焦磷酸盐结合部位,抗病毒活性不受病毒TK酶的影响。可以用于治疗ACV耐药的患者,但随着用药时间的延长,60%左右的患者对PFA也会产生耐药性。Ara-A是嘌呤类衍生物,不需要病毒TK酶磷酸化,因此对TK-的耐药HSV-1有效。但Ara-A选择性差、细胞毒性大、水溶性差,影响了其临床应用。TDA原是抗沙眼衣原体的药物。对耐ACV的HSV-1亦有效。尽管TDA的抗HSV效力远不如ACV、GCV,但在病毒对上述药物产生耐药性时可以选择应用TDA。FCV口服吸收好,生物利用度高,治疗原发性生殖器疱疹,应在症状出现时立即开始服药。PCV稳定性好,抗HSV活性高于ACV 10倍,在皮损部位外用,1次/2小时。

八、预防

避免与患者感染部位直接接触,尤其是免疫功能低下者、烫伤和湿疹患者。患有广泛皮肤、黏膜疱疹者应隔离。使用避孕套可以减少无症状排毒期患者的病毒传播,但一旦出现生殖器疱疹,即使使用避孕套也不能避免传播。对于患有生殖器疱疹的孕妇,建议行剖宫产,以避免在分娩时经过产道使新生儿感染。对于血清学阳性母亲的婴儿要密切监测以便及时发现 HSV 感染。

接种疫苗仍是预防病毒感染的理想方法。HSV 疫苗的研发方面已取得了较大成绩。疫苗的研发主要针对生殖器 HSV-2 感染,已有几种基于 HSV-2 包膜蛋白的亚单位疫苗进入了临床试验阶段。一种由 HSV-2 糖蛋白 D 和新型佐剂构成的疫苗在 HSV 血清阴性的妇女中取得了令人鼓舞的实验效果,还有其他几种很有希望的 HSV 疫苗形式,包括针对细胞免疫反应的亚单位疫苗、减毒活疫苗、复制受限活疫苗等,针对已经感染 HSV 者的免疫治疗性疫苗也处于探讨评价中。

(王　玮)

第三节　手足口病

手足口病(hand,foot and mouth disease,HFMD)是由肠道病毒引起的急性传染病,主要通过消化道、呼吸道和密切接触等途径传播,人群普遍易感,多见于学龄前儿童,尤以 5 岁以下儿童发病率最高。能引起手足口病的肠道病毒有许多种,其中以肠道病毒 71 型(enterovirus 71,EV71)和柯萨奇病毒 A 组 16 型(coxsackievirus,CVA16)感染最为重要和常见,近年以 EV71 为主要流行的病毒,引起并发症较多。一年四季均可发病,以夏、秋季节最多。临床表现以手、足、口腔等部位的斑丘疹、疱疹为特征,多数症状轻,病程自限,1 周左右自愈;但部分 EV71 感染者可出现无菌性脑膜炎、神经性肺水肿、心肌炎、循环障碍等危重并发症,是死亡的主要原因。目前缺乏有效治疗药物,以对症治疗为主。本病传染性强,易引起暴发或流行,我国于 2008 年 5 月 2 日起,将之列为丙类传染病管理。

一、病原学

(一)EV71 和 AVA16 的结构和功能

肠道病毒属的多种病毒可引起手足口病,其中 EV71 和柯萨奇病毒 A 组 16 型(CVA16)最重要和最常见,其他肠道病毒有柯萨奇病毒 A 组的 CVA2、CVA4、CVA5、CVA6、CVA10、CVA12,柯萨奇病毒B组的 CVB2～CVB5、CVB13 等以及埃克病毒(ECHO)某些血清型也可引起手足口病。

这些肠道病毒呈球形,二十面体立体颗粒,无包膜,直径 27～30nm,其衣壳由 VP1、VP2、VP3 和 VP4 四种蛋白组成。其基因组为单股正链 RNA,长约 7.4～7.5kb,两端为保守的非编码区,中间为连续的开放读码区,编码一条多聚蛋白,被病毒蛋白酶(2A、3C)经过若干次水解成为 11 个功能蛋白。5'端与病毒蛋白 VPg 结合,参与病毒 RNA 的合成、蛋白翻译和装配;3'端带有

polyA 尾，与病毒的感染性有关。编码多聚蛋白的基因组结构顺序为：结构蛋白（由 P4-P3-P2-P1 基因编码）和非结构蛋白（由 2A-2B-2C-3A-3B-3C 基因编码）。P1～P4 构成核衣壳颗粒，其中 P1、P2 和 P3 蛋白位于衣壳颗粒的表面，而 P4 位于衣壳内面，这 4 种衣壳蛋白均含有抗原决定簇，可诱导机体产生中和抗体。P1 蛋白的抗原性可区分血清型，是病毒与受体结合的主要蛋白。但 EV71 病毒易发生变异和重组，致世界各地流行的病毒株有型的差别，给疫苗研制带来挑战。

（二）EV71 的受体与病毒复制

肠道病毒侵入宿主细胞首先与特异性受体结合，在受体的参与下完成脱壳、内吞过程。目前研究已证实，EV71 的受体主要是清道夫受体 B 类成员 2（scavenger receptor class B member 2，SCARB2）和 P-选择素糖蛋白配体-1（P-selectin glycoprotein ligand-1，PSGL-1）。SCARB2 属 CD36 家族成员，在中枢神经系统的神经元细胞、心肌细胞、呼吸道上皮细胞、肠道黏膜细胞等多种细胞中表达，是溶酶体膜上最丰富的蛋白之一，参与膜转运和溶酶体的重组，在 EV71 的吸附、内吞和脱壳等感染和致病机制中起关键作用。此外，引起手足口病的其他肠道病毒如 CVA16、CVA14、CVA7 感染宿主也利用 SCARB2 受体感染宿主细胞。PSGL-1 即 CD166，主要在淋巴细胞上表达，介导 EV71 附着、进入及复制过程，特别是参与免疫细胞的早期炎性应答，与选择素的相互作用，在炎症反应中起关键作用。实验研究证明 EV71 的 P1 衣壳蛋白上的 145 位点是与 PSGL-1 结合的关键控制点。有的 EV71 病毒株并不利用 PSGL-1 作为受体，提示 EV71 感染免疫细胞有病毒株特异性。

EV71 在宿主细胞内复制须经历与受体结合、脱壳和内吞、转录和翻译、装配、释放等环节。P1 与宿主细胞 SCARB2 受体结合，借助网格蛋白依赖的内吞作用途径进入细胞溶酶体内。EV71 进入细胞后脱壳作用需要 SCARB2 和酸性环境，因而此受体是病毒结合、内吞和病毒脱壳等早期感染阶段中必不可少的介质。

EV71 感染诱导机体的免疫应答，其中细胞免疫应答是清除病毒的主要途径。EV71 侵入中枢神经系统，可能是透过血-脑屏障或经轴突转运，同时必须逃避宿主的免疫系统的监视和清除作用。研究表明 EV71 可抑制宿主的抗病毒 I 型干扰素的表达，尤其是病毒蛋白酶（C_3）可降解干扰素调节因子 7（interferon regulatory factor 7，IRF7），从而抑制宿主细胞抗病毒 I 型干扰素应答，促进病毒在神经细胞中复制。

（三）抵抗力

手足口病病毒对外界环境的抵抗力较强，室温下可存活数天，污水和粪便中可存活数月。在 PH 3～9 的环境中稳定，不易被胃酸和胆汁灭活。对乙醚、脱氧胆酸盐、去污剂、弱酸等有抵抗力，能抵抗 70% 乙醇和 5% 甲酚皂溶液。对紫外线及干燥敏感，对各种氧化剂如高锰酸钾、过氧化氢溶液、漂白粉等也很敏感。病毒在 50 ℃可迅速灭活，在 4 ℃时可存活 1 年，－20 ℃可长期保存。

二、流行病学

（一）传染源

本病的传染源是患者和隐性感染者。患者为流行期间主要传染源，以发病后 1 周内传染性最强，其传染性可持续至症状和体征消失后数周。隐性感染者是散发期间主要传染源。

（二）传播途径

手足口病主要通过密切接触方式传播，病毒主要经口或呼吸道进入体内引起感染。急性期患者的口腔分泌物、皮肤疱疹液中亦含大量病毒,以及肠道均排出病毒,接触这些分泌物、排泄物或由其污染的手及生活用品而传播本病。托幼机构因密切接触可引起暴发流行,其中手被污染是最重要的传播媒介。目前尚未证明是否可经水和食品传播本病。

(三)易感人群

人群对引起手足口病的肠道病毒普遍易感,感染后可获得长期而牢固的特异性免疫。但肠道病毒种类和型别较多,病毒感染后诱导的特异性免疫缺乏交叉保护力,因此,机体可受到反复感染或多种肠道病毒混合感染。手足口病可发生于任何年龄组,但主要为 10 岁以下儿童,其中3 岁以下儿童发病率最高。青少年和成人多为隐性感染,婴幼儿因缺少特异性免疫力而多为显性感染。EV71 病毒隐性感染与显性感染之比约为 100∶1。柯萨奇病毒感染普通型手足口病为多,而 EV71 病毒感染引起病情危重者多,易引起为中枢神经系统并发症或神经性肺水肿。

(四)流行特征

手足口病在全球范围流行,热带地区全年发病,散发和暴发均无明显季节性;温带和亚热带地区四季均可发病,但有显著的夏秋季高峰。发病以儿童为多,托幼机构可出现聚集性暴发流行。

既往柯萨奇病毒 A16 型是手足口病流行的主要病原体。自 1969 年美国加州首先发现并分离 EV71 病毒,1973 年证实 EV71 也是引起手足口病的病原体,此后,在世界各地出现 CVA16 型和 EV71 型共同或交替流行,并确认 EV71 是引起婴幼儿手足口病合并严重神经系统并发症的主要病原体。2000 年后,东南亚国家和地区手足口病流行的主要肠道病毒是 EV71,而且呈现每2～3 年周期性流行的特点。我国自 1981 年首次报道手足口病以来,在许多地区小范围流行,以CVA16 型病毒为主要病原体。1996 年我国首次从手足口病患者体内分离出 EV71 病毒,曾引起局部地区流行。2008 年后 EV71 成为主要流行病毒株,并遍及全国所有省市自治区。我国CDC 对全国手足口病疫情回顾性分析显示,从 2008 年 1 月至 2012 年 12 月,我国报道手足口病疑似病例 720 万,发病率为 1.2/(千人·年),发生心脏或神经系统并发症有 82 486 例,其中2 457 例死亡(病死率 3%),12～23 月龄儿童病死率最高。从手足口病患儿分离出 EV71、CVA16 及其他型肠道病毒,其中 EV71 感染在轻型病例中占 45%,危重病例中占 80%,而在死亡病例中占 93%。每年 6 月是我国北方地区的发病高峰,而南方地区分别在 5 月和 10 月有两次发病高峰。发病年龄以 5 岁以下儿童为主。EV71 感染、发病年龄小和居住在农村未能得到及时诊治是危重病例的危险因素。

三、发病机制与病理

(一)发病机制

病毒从咽部或肠道侵入,在局部黏膜或淋巴组织中繁殖并排出,此时可引起局部症状。继而病毒侵入局部淋巴结,并由此进入血液循环形成第一次病毒血症。此时,可出现轻度不适或无症状。病毒经血液循环侵入网状内皮组织、深层淋巴结、肝、脾、骨髓等处大量增殖并再次进入血液循环,引起第二次病毒血症。病毒随血流进入全身各靶器官进一步增殖引起组织器官病变。在皮肤黏膜增殖引起疱疹或溃疡,在中枢神经系统引起无菌性脑膜炎,在心脏引起心肌炎等。

EV71 具有高度的嗜神经性,侵入中枢神经系统后常导致大脑、中脑、小脑及脑干损伤,引起无菌性脑膜炎、脑脊髓膜炎、急性弛缓性软瘫(acute flaccid paralysis,AFP)以及感染后神经系统综合征。其中脑干脑炎引起的临床症状较重,以肌阵挛、共济失调、眼球震颤、动眼神经麻痹和延髓性麻痹,伴有或无影像学改变为特征。根据病程进展可分为3个阶段:无并发症期、自主神经系统紊乱期和肺水肿期。自主神经紊乱以冷汗、皮肤发花、心悸、呼吸急促、高血压为特征。肺水肿期以呼吸窘迫伴心动过速、呼吸急促、水泡音、泡沫样痰,胸部影像显示双侧肺部渗出无心脏扩大等表现为特征。研究证实EV71感染导致的自主神经紊乱和肺水肿主要是脑干的血管舒缩功能及呼吸中枢受损所致,而肺组织中无EV71感染的证据。中枢神经系统感染引起交感神经亢进,大量儿茶酚胺释放和自主神经功能障碍。肺水肿是由脑干损伤或由细胞因子释放致全身炎症反应综合征而引起肺部血管通透性增强所致。研究显示前炎性因子(IL-6、TNF-α、IL-β)与肺水肿有关,血浆IL-10、IL-13、和IFN-γ水平明显升高。PSGL-1即CD162,是EV71的受体,在淋巴细胞表达。EV71与淋巴细胞的PSGL-1受体结合可激活多个炎性因子或免疫应答信号途径,诱导树突状细胞、淋巴细胞等释放炎性因子以及神经毒性介质的表达,促进EV71病毒复制,导致神经细胞损伤。EV71亦可诱导受染神经细胞凋亡,而病毒蛋白C_3蛋白酶可水解宿主蛋白,损伤宿主mRNA,参与神经细胞凋亡机制。

(二)病理

手、足部皮肤斑丘疹和口腔疱疹或溃疡为手足口病的特征性病变。口腔病变始为2～8 mm的红色斑丘疹,进展为短暂的疱疹,继而形成带有红色晕轮的黄灰色溃疡,最后溃疡愈合。皮肤斑丘疹以2～3 mm的红色斑疹或丘疹为特征,中心有一个灰色小疱。皮疹呈椭圆形,与皮纹纵轴相平行,皮疹消失前结硬皮,不留瘢痕。组织病理学显示皮肤棘细胞间及细胞内水肿,细胞肿胀,体积增大,胞质苍白呈气球样变,逐渐发展至细胞膜破碎,形成网状变性即表皮内水疱,逐渐发展形成表皮下水疱,内有中性粒细胞和嗜酸性粒细胞。水疱周围上皮有细胞间和细胞内水肿,水疱下真皮有多种白细胞的混合型浸润。电镜下可见上皮细胞内有嗜酸性包涵体。

脑膜脑炎、心肌炎和肺水肿是手足口病的严重并发症。少数危重患者有脑组织水肿或脑疝形成。组织学以中枢神经系统炎症为主,其中以脑干脑炎及脊髓灰质炎症最明显,神经元变性、坏死或消失,中性粒细胞浸润,脑及脊髓内小血管内皮细胞变性、坏死、血栓形成,血管周围可见单核淋巴细胞呈套袖样浸润。脑膜脑炎表现为淋巴细胞性软脑膜炎,脑灰质和白质血管周围淋巴细胞和浆细胞浸润、局灶性出血和局灶性神经细胞坏死以及胶质反应性增生。心脏受累表现为心肌肥大,局灶性心肌细胞坏死,偶见间质淋巴细胞和浆细胞浸润,无病毒包涵体。肺部受累表现为多灶性出血性水肿和局部透明膜形成,可见肺细胞脱落和增生及片状肺不张,一般无明显炎性细胞浸润及弥漫性肺泡损伤,无病毒包涵体。

四、临床表现

手足口病潜伏期多为2～10天,平均3～5天。

(一)轻症病例

急性起病,以手、足和臀部皮肤出现疱疹和口腔散在溃疡为特征。多有咽部或口痛,影响进食,婴儿可表现拒食。口腔黏膜出现散在粟粒样疱疹,或灰黄色溃疡,周围有炎性红晕。多见于舌面、硬腭、颊黏膜及口唇。手、足、臀部皮疹为斑丘疹或疱疹,无疼痛感或瘙痒感。斑丘疹多在5天左右由红变暗,逐渐消退;疱疹呈圆形凸起,大小不等,内有浑浊液体,5～10天内结成硬皮逐渐消失,不留瘢痕。部分仅表现为皮疹或疱疹性咽峡炎,病程自限,多在1周内痊愈,预后良好。

(二)重症病例

起病后病情进展迅速,在发病1～5天出现脑膜炎、脑炎、脑脊髓炎、神经性肺水肿、循环障碍等,病情危重,病死率高,存活病例可留有后遗症。

1.神经系统表现

出现在皮疹后2~4天,表现为精神差、嗜睡、易惊、头痛、呕吐、谵妄甚至昏迷。或出现肢体抖动,肌阵挛、眼球震颤、共济失调、眼球运动障碍等脑干脑炎表现。肢体无力或急性弛缓性麻痹、惊厥,可有脑膜刺激征,腱反射减弱或消失,病理征阳性。有颅内高压或脑疝则表现为剧烈头痛、脉搏缓慢、血压升高、前囟隆起、呼吸节律不规则或停止,球结膜水肿、瞳孔大小不等、对光反应迟钝或消失。

2.呼吸系统表现

呼吸浅促或节律改变、呼吸困难,口唇发绀,咳嗽,咳白色、粉红色或血性泡沫样痰,肺部可闻及湿啰音或痰鸣音。

3.循环系统表现

面色苍白、皮肤花纹、四肢发凉,指(趾)发绀,出冷汗,毛细血管再充盈时间延长。心率增快或减慢,脉搏浅快或减弱甚至消失,血压升高或下降。

五、实验室及辅助检查

(一)血常规

轻症病例一般无明显改变,或白细胞计数正常或轻度升高。病情危重者白细胞计数明显升高($>15\times10^9$/L)或显著降低($<2\times10^9$/L),恢复期逐渐下降至正常。

(二)血生化检查

部分病例可有轻度丙氨酸氨基转移酶(ALT)、天门冬氨酸氨基转移酶(AST)、肌酸激酶同工酶(CK-MB)升高,升高程度与疾病严重程度成正比,与预后密切相关。病情危重者可有肌钙蛋白(cTnI)、血糖升高。C反应蛋白(CRP)一般不升高。乳酸水平升高。并发多脏器功能损害者可出现血氨、血肌酐、尿素氮等升高。

(三)血气分析

出现肺水肿时,动脉血氧分压降低、血氧饱和度下降,二氧化碳分压升高,酸中毒。

(四)脑脊液检查

中枢神经系统受累时,脑脊液外观清亮,压力增高,白细胞计数增多,多以单核细胞为主,蛋白正常或轻度增多,糖和氯化物正常。

(五)病原学检查

1.病毒分离培养

用组织培养方法分离肠道病毒是目前病原学诊断的金标准,取咽拭子、气道分泌物、疱疹液、脑脊液、粪便等标本行病毒分离培养,其中以粪便标本阳性率最高,但需要细胞培养设备和技术。EV71病毒感染细胞谱广,非洲绿猴肾细胞(vero细胞)、人结肠癌细胞(caco-2)、人肺腺癌细胞(A594)、人横纹肌瘤细胞、Hela细胞、人神经母细胞瘤细胞等细胞系均可用于培养分离并鉴定其细胞毒性。

2.分子诊断技术

用PCR技术检测肠道病毒特异性核酸序列并可鉴定其基因型或亚型,是目前常用的诊断方法之一。用RT-PCR技术检测肠道病毒VP1基因序列,可以定性或定量鉴定肠道病毒种类、血清型或亚型,亦可利用多重PCR技术在一次反应体系中同时检测多种肠道病毒。PCR技术具有快速、灵敏、特异性好的优点。

(六)血清学检查

1.中和抗体检测

用型特异性方法检测血清、脑脊液中肠道病毒的中和抗体是最常用的方法,可鉴定是何种病毒血清型,尤其是急性期和恢复期血清,间隔约 2 周,CoxA16、EV71 等肠道病毒中和抗体有 4 倍以上的升高,具有诊断意义。此方法也可用于流行病学调查。

2.酶联免疫吸附试验(ELISA)

用 ELISA 方法检测血清中肠道病毒的 IgM,在感染 1 周后即可检出,持续数周,具有早期诊断的意义。

(七)影像学检查

在疾病早期 X 线检查通常无异常,在中晚期出现双肺大片浸润影及胸腔积液,进一步发展为双侧对称性非心源性肺水肿。并发神经源性肺水肿时 CT 表现为弥漫而无规律的斑片状、团絮状或片状密度增高影。发生中枢神经系统症状时磁共振成像(MRI)可有异常改变,以脑干、脊髓灰质损害为主。

(八)其他检查

脑电图可表现为弥漫性慢波,少数可出现棘(尖)慢波。心电图,无特异性改变。少数病例可见窦性心动过速或过缓,Q-T 间期延长,ST-T 改变。

六、并发症及后遗症

最常见的并发症是脱水,吞咽疼痛致摄水困难是主要原因。少见而严重的并发症包括中枢神经系统、心脏和肺脏病变,主要见于 EV71 型感染。脑脊髓膜炎轻微且多数能够自愈,脑脊髓炎比较严重且可造成后遗症。急性弛缓性软瘫发生率约 2%～10%,治疗后多可逆转,严重者治愈后留有肢体无力。病毒性心包炎和/或心肌炎常见,大多数预后良好,重型心肌炎可导致死亡。重型肺炎和肺水肿可导致呼吸衰竭而死亡。中国台湾对有中枢神经系统并发症和心肺衰竭救治存活者的随访显示,75% 在 3 年后仍发育迟缓,肢体无力和萎缩等后遗症发生率较高。

七、诊断与鉴别诊断

(一)诊断

根据幼儿手、足、臀部皮疹及口腔疱疹或溃疡等临床表现应考虑本病,病原学检查发现 EV71、CVA16 及其他柯萨奇病毒或 ECHO 病毒可确诊,流行病学资料有助于诊断和鉴别。

1.临床诊断病例

(1)在流行季节发病,常见于学龄前儿童,婴幼儿多见。

(2)手、足、臀部和口腔典型皮疹,伴有或无发热。皮疹不典型时临床诊断困难,需结合病原学或血清学检查作出判断。

2.确诊病例

临床诊断病例具有下列之一者即可确诊。①肠道病毒(EV71、CVA16 等)特异性核酸检测阳性。②分离出肠道病毒并鉴定为 EV71、CVA16 或其他肠道病毒。③急性期与恢复期血清肠道病毒特异性中和抗体滴度 4 倍以上升高。

3.临床分类

根据临床表现可分为以下几种。

(1)普通病例:手、足、口、臀部皮疹,伴或无发热。

(2)重症病例:①重型:出现神经系统受累表现,如精神差、嗜睡、易惊、谵妄;头痛、呕吐;肌阵挛、眼球震颤、共济失调、眼球运动障碍;无力或急性弛缓性麻痹;惊厥,脑膜刺激征,腱反射减弱或消失。②危重型:出现下列情况之一者。频繁抽搐、昏迷、脑疝;呼吸困难、发绀、血性泡沫痰、肺部啰音等;休克等循环功能不全表现。

(二)鉴别诊断

1.其他儿童发疹性疾病

手足口病普通病例需要与丘疹性荨麻疹、水痘、不典型麻疹、幼儿急疹、带状疱疹以及风疹等鉴别。可根据流行病学特点、皮疹形态、部位、出疹时间、有无淋巴结肿大以及伴随症状等进行鉴别,以皮疹形态及部位最为重要。最终依据病原学和血清学检测进行鉴别。

2.其他病毒所致脑炎或脑膜炎

由其他病毒引起的脑炎或脑膜炎如 HSV、CMV、EBV 及呼吸道病毒等需要鉴别,临床表现与手足口病合并中枢神经系统损害的重症病例表现相似,对皮疹不典型者,应根据流行病学史尽快留取标本进行肠道病毒,尤其是 EV71 的病毒学检查,结合病原学或血清学检查作出诊断。

3.脊髓灰质炎

重症手足口病合并急性弛缓性瘫痪时需与脊髓灰质炎鉴别。后者主要表现为双峰热,病程第 2 周退热前或退热过程中出现弛缓性瘫痪,病情多在热退后到达顶点,无皮疹。

4.肺炎

重症手足口病可发生神经源性肺水肿,应与肺炎鉴别。肺炎主要表现为发热、咳嗽、呼吸急促等呼吸道症状,一般无皮疹,无粉红色或血性泡沫痰;胸片加重或减轻均呈逐渐演变,可见肺实变病灶、肺不张及胸腔积液等。

5.暴发性心肌炎

以循环障碍为主要表现的手足口病重症病例需与暴发性心肌炎鉴别。暴发性心肌炎无皮疹,有严重心律失常、心源性休克、阿斯综合征发作表现。心肌酶谱多有明显升高,胸片或心脏彩超示心脏扩大,心功能异常恢复较慢。最终须依据病原学和血清学检测进行鉴别。

八、预后

手足口病普通型病程自限,预后良好。合并有中枢神经系统和/或心肺衰竭并发症的重型和危重型患儿预后较差。柯萨奇病毒感染引起的手足口病多为普通型,EV71 病毒感染引起的手足口病重型和危重型病例发生率较高。危重型脑炎、心肺功能衰竭、肺出血是主要死亡原因。

九、治疗

目前尚无特效药物治疗方法,以对症、支持治疗为主。按丙类传染病要求进行报告。

(一)普通病例

1.隔离消毒

注意隔离 2 周,避免交叉感染。轻症患儿可居家隔离,直至症状消退和皮疹结痂。症状较重或有重症倾向者应住院治疗。患儿玩具、餐具及用过的物品和排泄物应彻底消毒。

2.对症治疗

适当休息,清淡饮食,做好口腔和皮肤护理。有发热、消化道或呼吸道症状时采用中西医结合治疗。

(二)重症病例

1.神经系统受累治疗

(1)降低控制颅内高压:限制入量,积极给予甘露醇降颅压治疗,每次 0.5～1.0g/kg,每 4～8 小时一次,20～30 分钟快速静脉注射,根据病情调整给药间隔时间及剂量。必要时加用呋塞米。

(2)酌情应用糖皮质激素治疗:甲基泼尼松龙 1～2 mg/(kg·d);氢化可的松 3～5 mg/(kg·d);地塞米松 0.2～0.5 mg/(kg·d),病情稳定后,尽早减量或停用。个别病例进展快、病情凶险可考虑加大剂量,如在 2～3 天内给予甲基泼尼松龙 10～20 mg/(kg·d)(单次最大剂量不超过 1g)或地塞米松 0.5～1.0 mg/(kg·d)。

(3)酌情应用静脉注射免疫球蛋白总量 2g/kg,分 2～5 天给予。

(4)其他对症治疗:降温、镇静、止惊。

(5)严密观察病情变化,密切监护。

2.呼吸、循环衰竭治疗

(1)保持呼吸道通畅,吸氧。

(2)确保两条静脉通道通畅,监测呼吸、心率、血压和血氧饱和度。

(3)呼吸功能障碍时,及时气管插管使用正压机械通气。

(4)在维持血压稳定的情况下,限制液体入量(可根据中心静脉压、心功能、有创动脉压监测调整液量)。

(5)头肩抬高 15°～30°,保持中立位;留置胃管、导尿管。

(6)药物应用:根据血压、循环的变化酌情用血管活性药物和利尿剂。

(7)保护重要脏器功能,维持内环境的稳定。

(8)监测血糖变化,严重高血糖时可应用胰岛素。

(9)抑制胃酸分泌:可应用胃黏膜保护剂及抑酸剂等。

(10)继发感染时给予抗生素治疗。

3.恢复期治疗

(1)促进各脏器功能恢复。

(2)功能康复治疗。

(3)中西医结合治疗。

十、预防

(一)控制传染源

加强监测,做好疫情报告。及时发现患者,并积极采取隔离预防措施,防止疾病蔓延扩散。流行期间托幼机构和学校做好晨间体检,发现疑似患者,及时隔离治疗。医院加强预诊,设立专门诊室,严防交叉感染。

(二)切断传播途径

做好环境卫生、食品卫生和个人卫生。强调饭前便后洗手,预防病从口入。流行期间不去拥挤公共场所,减少被感染机会。被污染的日用品及食具等应消毒,粪便及分泌物用3‰含氯石灰(漂白粉)液浸泡,衣物置阳光下暴晒,室内保持通风换气。

(三)提高免疫力

注意婴幼儿的营养、休息,防止过度疲劳降低机体抵抗力。目前尚无可用的疫苗,但近期我国3个科研机构已研制出EV71病毒基因C4型灭活病毒疫苗,Ⅲ期临床试验显示其保护性高达90%以上。

(王 玮)

第四节 麻 疹

麻疹是一种急性呼吸道传染病,在我国属于乙类传染病。其主要的临床表现有发热、咳嗽、流涕等卡他症状及眼结膜充血,特征性表现为口腔麻疹黏膜斑及皮肤斑丘疹。对麻疹病毒尚无特效抗病毒药物,主要为对症治疗,加强护理,预防和治疗并发症。预防麻疹的关键措施是接种麻疹疫苗。

一、病因要点

病原体是麻疹病毒,麻疹患者是唯一的传染源。经呼吸道飞沫传播是主要的传染途径,人群普遍易感,流行季节多为冬春季。

二、诊断要点

(一)流行病学史

(1)当地有麻疹流行,没有接种过麻疹疫苗且有麻疹患者的接触史。

(2)急性期的患者是最重要的传染源,发病前2天至出疹后5天内均具有传染性。

(二)临床特点

潜伏期6～21天,平均为10天左右。接种过麻疹疫苗者可延长至3～4周。典型麻疹临床过程可分为三期。

1.前驱期

从发热到出疹,一般持续3～4天。此期主要为上呼吸道及眼结膜炎症所致的卡他症状,表现为急性起病,发热、咳嗽、流涕、流泪,眼结膜充血、畏光、咽痛、全身乏力等。可有头痛,婴幼儿可出现胃肠道症状如呕吐、腹泻等。在病程2～3天,约90%以上患者口腔可出现麻疹黏膜斑,是麻疹前驱期的特征性体征,具有早期诊断价值。位于双侧第二磨牙对面的颊黏膜上,为直径0.5～1.0 mm针尖大小的小白点,周围有红晕,初起时仅数个,1～2天内迅速增多融合,扩散至整个颊黏膜,形成表浅的糜烂,似鹅口疮,2～3天后很快消失。一些患者可见颈、胸、腹部一过性风疹样皮疹,数小时即退去,称麻疹前驱疹。

2.出疹期

从病程的第3～4天开始,持续1周左右。患者体温持续升高,同时呼吸道等感染中毒症状明显加重。皮疹首先见于耳后、发际,渐及前额、面、颈部,自上而下至胸、腹、背及四肢,2～3天遍及全身,最后达手掌与足底。皮疹初为淡红色斑丘疹,大小不等,直径 2～5 mm,压之褪色,疹间皮肤正常。出疹高峰时皮疹可融合,颜色转暗,部分病例可有出血性皮疹,压之不褪色。随出疹达高峰,全身毒血症状加重,体温可达 40℃,可有嗜睡或烦躁不安,甚至谵妄、抽搐。咳嗽加重,咽红、舌干、结膜红肿、畏光。表浅淋巴结及肝脾大,肺部可闻及干、湿啰音,可出现心力衰竭。成人麻疹中毒症状常比小儿重,但并发症较少。

3.恢复期

皮疹达高峰后,持续 1～2 天后迅速好转,体温开始下降,全身症状明显减轻,皮疹随之按出疹顺序依次消退,可留有浅褐色色素沉着,1～2 周后消失,疹退时有糠麸样细小脱屑。

(三)辅助检查

1.血常规

白细胞总数减少,淋巴细胞比例相对增多。如果白细胞数增加,尤其是中性粒细胞增加,提示继发细菌感染;若淋巴细胞严重减少,常提示预后不好。

2.血清学检查

ELISA 测定血清特异性 IgM 和 IgG 抗体,敏感性和特异性好。IgM 抗体发病后 5～20 天最高,阳性可诊断麻疹。IgG 抗体恢复期较早期增高 4 倍以上即为阳性,也可以诊断麻疹。抗体包括血凝抑制抗体、中和抗体或补体结合抗体。

3.病原学检查

(1)病毒分离:取早期患者眼、鼻咽分泌物或血、尿标本接种于原代人胚肾细胞,分离麻疹病毒,但不作为常规检查。

(2)病毒抗原检测:取早期患者鼻咽分泌物、血细胞及尿沉渣细胞,用免疫荧光或免疫酶法查麻疹病毒抗原,如阳性,可早期诊断。上述标本涂片后还可见多核巨细胞。

(3)核酸检测:采用反转录聚合酶链反应(RT-PCR)从临床标本中扩增麻疹病毒 RNA,是一种非常敏感和特异的诊断方法,对免疫力低下而不能产生特异抗体的麻疹患者,尤为有价值。

三、临床分型

(一)轻型麻疹

多见于对麻疹具有部分免疫力者,如 6 个月以内婴儿、近期接受过被动免疫或曾接种过麻疹疫苗。表现为低热且持续时间短、皮疹稀疏色淡、无麻疹黏膜斑或不典型、呼吸道症状轻等。一般无并发症,病程在 1 周左右。病后所获免疫力与典型麻疹患者相同。

(二)典型麻疹

急起发热,上呼吸道卡他症状,结膜充血、畏光,口腔麻疹黏膜斑及典型的皮疹。

(三)重型麻疹

多见于全身情况差、免疫力低下,或继发严重感染者,病死率高。

1.中毒性麻疹

表现为全身感染中毒症状重,起病即高热,达 40℃以上,伴有气促、发绀、心率快,甚至谵妄、抽搐、昏迷,同时皮疹也较严重。

2.休克性麻疹

除具有中毒症状外,出现循环衰竭或心力衰竭,表现为面色苍白、发绀、四肢厥冷、心音弱、心率快、血压下降等。皮疹暗淡稀少或皮疹出现后又突然隐退。

3.出血性麻疹

皮疹为出血性,形成紫斑,压之不褪色,同时可有内脏出血。

4.疱疹性麻疹

皮疹呈疱疹样,融合成大疱。高热、中毒症状重。

(四)异型麻疹

主要发生在接种麻疹灭活疫苗后4~6年,再接触麻疹患者时出现。表现为突起高热,头痛、肌痛、腹痛,无麻疹黏膜斑,病后2~3天出现皮疹,从四肢远端开始,逐渐扩散到躯干。皮疹为多形性,常伴四肢水肿,上呼吸道卡他症状不明显,但肺部可闻啰音。肝脾均可增大。异型麻疹病情较重,但多为自限性。其最重要的诊断依据是恢复期检测麻疹血凝抑制抗体高滴度,但病毒分离阴性。一般认为异型麻疹无传染性。

四、诊断标准

(1)如当地有麻疹流行,没有接种过麻疹疫苗且有麻疹患者的接触史。

(2)典型麻疹的临床表现,如急起发热、上呼吸道卡他症状、结膜充血、畏光、口腔麻疹黏膜斑及典型的皮疹等即可做出临床诊断。

(3)麻疹特异性IgM抗体阳性或IgG抗体滴度恢复期较早期增高4倍以上即可确诊。

五、鉴别要点

(一)风疹

前驱期短,全身症状和呼吸道症状轻,无麻疹黏膜斑,发热1~2天出疹,皮疹分布以面、颈、躯干为主。1~2天皮疹消退,无色素沉着和脱屑,常伴耳后、颈部淋巴结肿大。

(二)幼儿急疹

突起高热,持续3~5天,上呼吸道症状轻,热骤降后而出现皮疹,皮疹散在呈玫瑰色,多位于躯干,1~3天皮疹退,热退后出疹为其特点。

(三)药物疹

近期服药史,皮疹多有瘙痒,低热或无热,无黏膜斑及卡他症状,停药后皮疹渐消退,血嗜酸性粒细胞可增多。

六、治疗要点

对麻疹病毒尚无特效抗病毒药物,主要为对症治疗,加强护理,预防和治疗并发症。

(一)一般治疗

单病室呼吸道隔离至体温正常或至少出疹后5天;卧床休息,保持室内空气新鲜,温度适宜,眼、鼻、口腔保持清洁,多饮水。

(二)对症治疗

高热者可酌情应用小剂量解热药物或物理降温;咳嗽者可用祛痰镇咳药;剧咳和烦躁不安者可用少量镇静药;体弱病重患儿可早期注射丙种球蛋白;必要时给氧,保证水、电解质及酸碱平衡等。

七、注意要点

(一)警惕肺炎

肺炎为麻疹最常见的并发症,多见于 5 岁以下患儿,占麻疹患儿死亡的 90％以上。表现为病情突然加重、咳嗽、咳脓痰,患儿可出现鼻翼翕动、口唇发绀,肺部有明显啰音。肺炎可为麻疹病毒所致,也可合并细菌感染导致。治疗同一般肺炎,合并细菌感染较为常见,主要为抗菌治疗。

(二)警惕心肌炎

2 岁以下婴幼儿易致心肌病变,表现为气促、烦躁、面色苍白、发绀,听诊心音低钝、心率快。皮疹不能出全或突然隐退。心电图示 T 波和 ST 段改变。出现心力衰竭者应及早静脉注射强心药物如毛花苷 C 或毒毛花苷 K,同时应用利尿药,重症者可用肾上腺皮质激素保护心肌。

八、防控要点

(1)对麻疹患者应做到早诊断、早报告、早隔离、早治疗。患者隔离至出疹后 5 天,伴呼吸道并发症者应延长到出疹后 10 天。易感的接触者检疫期为 3 周,并使用被动免疫制剂。

(2)流行期间,儿童机构应加强检查,及时发现患者。避免去公共场所或人多拥挤处,出入应戴口罩;无并发症的患儿在家中隔离,以减少传播。

(3)保护易感人群。①主动免疫:接种麻疹减毒活疫苗,主要对象为婴幼儿、未患过麻疹的儿童和成人。易感者在接触患者 2 天内若接种疫苗,仍可能预防发病或减轻病情。②被动免疫:体弱、妊娠妇女及年幼的易感者,在接触患者 5 天内注射人血丙种球蛋白 3mL 可预防发病。若5 天后注射,则只能减轻症状,免疫有效期 3～8 周。

(王　玮)

第五节　疣

一、寻常疣

寻常疣(verruca vulgaris)是一种临床上以手指、手背、足、甲缘发生针头至豌豆大粗糙坚硬的灰褐色或皮色角质增生性丘疹为特征的疾病。

(一)病原学

由 HPV-1、2、4、7 型引起。

(二)发病机制

通过直接或间接接触传染;通过损伤的皮肤感染表皮基底层。本病的发生与机体免疫状态有关,免疫缺陷或低下者的发病率增高。

(三)临床表现

1.常见类型

初起为单个针尖大小的丘疹,渐扩大至豌豆大或更大。呈圆形或多角形,表面粗糙,角化明显,触之质硬,灰黄、污黄或污褐色,继续发育呈乳头样增殖,遇有摩擦或撞击易出血。偶可引起细菌感染。数目不等,可逐渐增多至数个甚至数十个。有时数个损害融合成片。多发生于青少年,一般无自觉症状。好发于手背、手指、足、甲缘等处。约65%的寻常疣可在两年内自行消退。

2.特殊类型

(1)甲周疣:皮损发生于指(趾)甲周围。

(2)甲下疣:发生于甲床,向甲下蔓延使甲掀起,影响甲的生长,易使甲裂开疼痛。

(3)丝状疣(filiform warts):柔软,呈丝状突起,正常皮色或棕灰色,顶端角化。无自觉症状,多见于颈、眼睑、颏部等处。

(4)指状疣(verruca digitalis):在同一个柔软的基底上发生一簇集的参差不齐的多个指状突起,其尖端为角质样物质。好发于头皮、面部及趾间,数目不等,无自觉症状。

(四)病理变化

表皮棘层肥厚,乳头瘤样增生和角化过度。表皮嵴延长,在疣周围向内弯曲,呈放射状向中心延伸,在棘层上部和颗粒层内有大的空泡化细胞,核深染呈碱性,核周围有一透明带围绕,称凹空细胞。这些细胞可仅含少量透明角质颗粒,相反在凹空细胞之间的非空泡化颗粒细胞内常含大量簇集的透明角质颗粒。增厚的角质层内间有角化不全,常位于乳头体的正上方,排列成叠瓦状。此种角化不全细胞的细胞核大,深嗜碱性,呈圆形而不是长条形。电镜证实在凹空细胞和角质层的角化不全细胞的深嗜碱性的圆形核中含大量病毒颗粒。真皮乳头层内可有炎细胞浸润。

(五)诊断与鉴别诊断

根据手背、手指、足、甲缘针头至豌豆大小圆形或多角形灰黄色丘疹,表面粗糙,角化明显,触之坚硬,诊断不难。需与疣状皮肤结核鉴别,后者为不规则的疣状斑块,四周有红晕。

(六)治疗

数目少时,首选局部治疗;数目较多时,局部治疗联合系统治疗。

1.局部治疗

多数疣可在2年内自行消退,故在应用局部治疗时,应尽可能避免使用造成瘢痕的疗法。

(1)物理疗法:①液氮冷冻:适用于皮损小,数目少时。因液氮冷冻有疼痛感,<12岁的儿童一般不采用。冷冻时应注意深度,若冷冻不彻底可造成疣的复发并增多。冷冻后应防止继发感染,以免形成瘢痕。②CO_2激光:局麻后行激光烧灼。注意治疗深度,是否彻底清除病变,可能留瘢痕或影响局部功能,指甲生长等。

(2)维A酸类药:可0.1%维A酸软膏每晚外用。

(3)腐蚀性药物:5%氟尿嘧啶软膏、0.5%鬼臼毒素酊、10%水杨酸、3%～6%甲醛溶液涂抹皮损。应注意疼痛、刺激、红斑糜烂、色素沉着等不良反应。

(4)抗肿瘤药:硫酸博来霉素或平阳霉素或氟尿嘧啶疣损害性内注射,直径<5 mm者用0.1 mL,>5 mm者用0.2 mL,每次注射总量不超过1 mL,1周后结痂,2～3周后脱痂。用于顽固性疣的治疗,尤其适用于甲周疣。

(5)抗病毒类药物:①酞丁胺二甲基亚砜溶液外涂,每天3～4次,或酞丁胺软膏外用,应先用手术刀片削去增厚的角质层后,再厚涂软膏,胶布固定,2天换1次药。②局部注射人白细胞α-干扰素($2×10^6$ U/mL)注射液或聚肌胞0.2～0.4 mL(根据疣大小决定量)注射在疣的基底部,2～3天注射1次,6～8针为1个疗程。左旋咪唑50 mg口服3次/天,服3天,停11天,连用3个月。

2.全身治疗

(1)免疫增强药:β-干扰素(6～9)×10⁶ U 皮下注射,隔天 1 次。

(2)维 A 酸类药:维胺脂及异维 A 酸可用于治疗泛发性及顽固性寻常疣。

(3)中药或以清热解毒为主,或以理气活血、软坚散结为主,多能奏效。常用的中药如清热解毒的板蓝根、马齿苋、败酱草,理气活血的川芎、赤芍、桃仁、红花、当归、牛膝,软坚散结的龙骨、牡蛎、穿山甲等。内服同时还可配合外洗,效果更佳。板蓝根注射液 2 mL 肌内注射,1 次/天,10～20次为 1 个疗程。

二、扁平疣

扁平疣(verruca planae)主要侵犯青少年,临床上以米粒至黄豆大光滑质坚皮色或淡褐色扁平丘疹为特征。

(一)病原学

由 HPV-3、5、8、11 型引起。

(二)发病机制

主要是通过直接接触传染。也可经由自身接种而形成。扁平疣的发病与细胞免疫功能失调有关。也有人认为顽固性的扁平疣患者外周血 T 细胞亚群异常,免疫监视作用尤其是自然杀伤细胞活性降低。

(三)临床表现

本病好发于颜面、颈部、前臂及手背等处。大多骤然出现,为米粒至绿豆大扁平隆起的丘疹,表面光滑,质硬,浅褐或正常皮色,圆形、椭圆形或多角形,数目较多,多数密集,偶可沿抓痕排列成串珠状或条状,即 Koebner 现象。一般无自觉症状,偶有微痒。有时伴发寻常疣。面部扁平疣偶可伴发喉部乳头瘤。本病可数周或数月后突然消失,但亦可持续多年不愈,愈后不留瘢痕。

(四)病理变化

表皮角化过度和棘层肥厚,表皮上部广泛凹空细胞形成,核固缩,有些核呈深嗜碱性。角质层细胞呈明显网篮状。颗粒层均匀增厚。有时基底层内含大量的黑素。

(五)诊断与鉴别诊断

根据好发部位及皮损特点易于诊断。有时需与汗管瘤及毛发上皮瘤相鉴别。后两者皆好发于眼睑附近,组织学完全不同。

(六)治疗

1.全身治疗

目前采用的治疗方法很多,简要介绍如下。

(1)中医中药方剂:我科利用祛疣方治疗扁平疣取得满意的疗效。祛疣方组成如下:紫草30 g,板蓝根30 g,生地黄12 g,红花9 g,当归12 g,甘草6 g,丹参15 g,虎杖12 g,每天 1 剂,水煎服,剩下的药渣外敷,1 个月为 1 个疗程。

(2)左旋咪唑片 50 mg 口服 3 次/天,服 3 天停 1 天,6 周为 1 个疗程。

(3)对多发性且顽固难治的扁平疣,可全身或病损局部注射干扰素。

(4)聚肌胞 2 mg 肌内注射 2 次/周,4 周为 1 个疗程。

(5)转移因子 2 mg 皮下注射 1 次/2 天,3 周为 1 个疗程。

(6)西咪替丁 400 mg 口服 3 次/天,10 天为 1 个疗程。

(7)卡介苗多糖核酸(斯奇康)2 mL,肌内注射,1 次/2 天,1 个月为 1 个疗程。

2.局部治疗

(1)5%氟尿嘧啶霜、3%酞丁胺霜等点涂疣面,次日再用 1%金霉素软膏外涂,交替使用,可以祛疣。亦可用 0.1%维 A 酸软膏外涂,或外搽 50%间苯二酚溶液,2 次/天,直到其消退。如使用上述药膏外涂后,局部皮肤有轻度发红或炎症,不需停药,因为轻度炎症可以促进扁平疣的消退。

(2)对于数量较少的损害,可选用液氮冷冻、电灼或激光治疗。

(3)咪喹莫特软膏:外用 1 次/2 天,2 到 4 周为 1 个疗程。

(4)外洗方:香附 100 g,木贼 50 g,莪术 100 g,板蓝根 60 g。

用法:上药加水 2 000 mL,浸泡 20 分钟后煎沸 5~10 分钟,取汁待凉。以药液用力搽洗患处,再浸泡患处 30 分钟。1 剂可用 4 天,重复使用,10 天为 1 个疗程。用本方治疗 54 例扁平疣患者,治愈 42 例,有效 7 例,无效 5 例。

(5)中药验方:桃仁红花饮:板蓝根、牡蛎各 31 g,紫草、郁金、桃仁、红花各 9 g,薏苡仁、桑白皮各 12 g。

用法:共煎 4 次,取汁混合约 1 000 mL,每天服 2 次,每次 300 mL;其余 400 mL 用作擦洗患处及湿敷,擦洗患处的次数不限,湿敷于睡前进行,取相当于病损大小的纱布 4~6 层浸透药汁敷 2 小时,每天用药 1 剂。

三、跖疣

跖疣(verruca plantaris)是发生于足跖的寻常疣。临床上以足跖部乳头状角质增生,剥除角质可见疏松的角质软芯为特征。

(一)病原学

由 HPV-1、2、4 型引起。

(二)发病机制

疣的发生和消退与机体的免疫功能有关,特别是细胞免疫。跖疣严重程度与机体免疫功能有密切关系。外伤和摩擦可为其发病的诱因,足部多汗与跖疣的发生也有一定的关系。

(三)临床表现

初起为一细小发亮的丘疹,后逐渐增大,表面角化,粗糙不平,灰褐、灰黄或污灰色,呈圆形,境界清楚,周围绕以稍高增厚的角化环。若用小刀将表面角质削去,则见角化环与疣组织之间境界更为明显,继续修削,见有小的出血点,此乃是延伸的真皮乳头的血管破裂所致。若仅微量血液外渗凝固,则形成小黑点。好发于足跟、跖骨头或两者同时并存发或多发,有时在一较大的跖疣的四周,有散在性细小的针头大的卫星疣。有时数个疣聚集在一起或互相融合形成一角质片块,若将表面角质削去后,则见多个角质软芯,特称为镶嵌疣。自觉疼痛,但镶嵌疣可以不痛,病程慢性,可自然消退,一般认为儿童较成人易于消退。寻常疣发生于手掌部,称为掌疣,其临床表现于跖疣相似,尚有一种深部的掌跖疣,又称包涵疣或蚁丘疣,其特点为表面覆盖着一厚的胼胝,用刀将之削除后,则显露出疣所特有的白色或淡棕色的柔软颗粒,有一定的压痛,偶有红肿,可多发,除发生于掌跖外,尚可发生于指(跖)尖端及其侧缘。

(四)病理变化

与寻常疣基本相同,但整个损害陷入真皮,角质层更为增厚,并有广泛的角化不全。棘层上部细胞的空泡形成亦较明显,构成明显的网状。因常有继发感染,故真皮内有较多的炎性细胞浸润。深在掌跖疣的组织特征为表皮下部的细胞胞质内有很多透明角质颗粒,它与正常透明角质不同,为嗜酸性,在棘细胞层上部增大,互相融合形成形态不一,均质性、大的包涵体。此种包涵体围绕在空泡化核的四周或被核四周空泡化而把它与核隔开。

(五)诊断依据

根据足跖部圆形乳头状角质增生,周围绕以增厚的角质环,境界清楚,表面常有散在小黑点,削去表面角质层,可见疏松角质软芯,局部有明显触压痛诊断不难。

(六)鉴别诊断

有时需与鸡眼及胼胝相鉴别(表3-1)。

表 3-1　跖疣与鸡眼及胼胝的鉴别

鉴别要点	跖疣	鸡眼	胼胝
病因	HPV病毒感染	挤压	压迫摩擦
好发部位	足跖	足跖、足缘、趾	足跖前部、足跟
损害	圆形、中央凹陷,表面粗糙无	圆锥形、角质栓外围透	蜡黄色角质斑,中央略增厚
数目	多发	单发或几个	1～2片
疼痛	挤捏时疼痛	压痛明显	无或轻微

(七)治疗

1.局部治疗

治疗方法和寻常疣类似。减少对皮疹的挤压摩擦,保持鞋袜干燥,有助于皮疹的消退。

(1)皮疹数目少时采用冷冻、CO_2 激光疗法、手术挖除法。手术切除,术后易复发且易形成瘢痕。

(2)皮疹较多时,外用 5% 氟尿嘧啶软膏、维 A 酸制剂或剥去角质后外擦 2% 碘酒,但可致局部刺激,出现红肿、皲裂、疼痛、变态反应、色素沉着等不良反应。

(3)平阳霉素 10 mg 以利多卡因 5 mL 及生理盐水 15 mL 稀释备用。根据疣体大小每次在疣的基底注射 0.2～0.5 mL 每周 1 次,通常 2～3 次疣体即可脱落,此法不良反应少。

(4)10% 甲醛溶液或 30% 冰醋酸溶液外涂,每天 1～2 次。

(5)放射治疗(以下简称放疗):采用接触治疗治疗单发灶。对于多发损害可选表层治疗。

(6)顽固病例可考虑微波治疗。

2.全身治疗

(1)口服异维 A 酸 10 mg,每天 1～2 次或维胺酯 25 mg,3 次/天。

(2)中医中药:中药水煎内服,或以清热解毒为主,或以理气活血、软坚散结为主,多能奏效。常用的中药如清热解毒的板蓝根、大青叶、马齿苋、败酱草,理气活血的川芎、赤芍、桃仁、红花、当归、牛膝,软坚散结的龙骨、牡蛎、穿山甲等。内服同时还可配合外洗,效果更佳。

(王　玮)

第六节 传染性软疣

传染性软疣是由痘病毒中的传染性软疣病毒所致的表皮增生性传染性疾病,其特点为皮肤上发生单个或多个蜡样光泽的圆形丘疹,中心有脐窝,并含有乳酪样栓塞物。中医称为鼠乳、水瘊。

一、临床要点

(一)病因及诱因

引起本病的是痘病毒中的传染性软疣病毒,是人体最大的病原性病毒之一。本病毒有两个亚型,生殖器分离的病毒为Ⅱ型,身体其他部位分离的病毒是Ⅰ型。

本病是世界流行性疾病,在西方,本病发病率逐渐增加,并与生殖器疱疹、梅毒和淋病的发病率增加相平行。可接触传染、自体接种或通过性接触传染。有人认为异位体质者对此病毒比较敏感且易泛发,有报道在结节病、白血病、使用糖皮质激素及免疫抑制剂者,可发生广泛的皮损。

(二)潜伏期

多见于儿童及青年人,潜伏期1周至6个月。

(三)皮损特征

典型皮损表现为受感染局部表皮细胞增生形成的丘疹,米粒至豌豆大小、单发或多发,圆形或半球形,有蜡样光泽,中心微凹如脐窝,呈灰白色或珍珠色,顶端抓破后,可挤出白色乳酪样物质,称为软疣小体。皮疹散在或数个簇集,互不融合。皮损初期质地坚硬,成熟变软。临床可分两种类型。

1.儿童型

通过皮肤直接接触或经传染媒介受感染,软疣见于面部、躯干及四肢。

2.成人型

可为性传播,软疣多见于外生殖器、臀部、下腹部、耻骨部及大腿内侧区,肛交者发生于肛门。

(四)异型

少数损害异常巨大,称为巨型软疣,有的或角化而像小的皮角,称角化性软疣。

(五)好发部位

皮损可发生于除掌以外的任何部位,也可发生于唇、舌及颊黏膜、结膜等,结膜损害可伴有反应性结膜炎或角膜炎。

(六)自觉症状

一般无自觉症状。

(七)病程及转归

本病有自限性,一般持续数月至数年。

二、诊断及鉴别诊断

根据具蜡样光泽的圆形或半球形丘疹,中心脐窝状,可挤出于酪样物质诊断不难。本病皮损较大时应与基底细胞癌、角化棘皮瘤等鉴别。

三、药物治疗

主要是局部治疗,可用 3％酞丁安霜外涂,也可用 0.1％维 A 酸乙醇外涂。

四、其他治疗

(1)软疣刮除术:将损害中的软疣小体用消毒镊子夹住,并将之完全挤出或挑除,亦可用刮匙直接刮除,然后涂以 2％碘酒、石炭酸或三氯醋酸,并压迫止血。

(2)液氮冷冻治疗。

(3)巨大疣可手术切除。

（王 玮）

第四章 细菌性皮肤病

第一节 毛 囊 炎

毛囊炎为金黄色葡萄球菌所引起的红色毛囊丘疹,顶端迅速化脓,周围绕以红晕。

一、临床表现

本病成年人多见。好发于头部、颈项部、臀部、外阴部等。轻度痒痛,皮损初发时为针头大红色毛囊性丘疹,逐渐变成粟粒大脓疱,中心有毛发贯穿,周围有炎性红晕。脓疱破溃后,排出少量脓血,结成黄痂,痂脱即愈,不留瘢痕,但易复发。特殊类型有:①慢性毛囊炎。②秃发性毛囊炎,发于头皮愈后遗留毛发脱落及瘢痕。③须疮,发于胡须部。④瘢痕疙瘩性毛囊炎,发于项部,呈乳头状增生或形成瘢痕硬节。

二、诊断

毛囊炎为浅表毛囊性脓疱,炎症较轻,浸润不深。

三、鉴别诊断

(一)痈
痈表面有多个蜂窝状脓栓,局部红肿更为显著,疼痛剧烈,全身症状明显。

(二)痱疖
痱疖亦称假性疖病,是汗腺化脓感染,常与红痱同时存在。好发于小儿头皮等处,似疖肿,但无脓栓,浸润比较局限,且局部疼痛与周围炎症均不明显。

四、治疗

(一)全身治疗
(1)注意皮肤清洁,增强机体抵抗力。积极治疗瘙痒性皮肤病及全身慢性疾病,如糖尿病等。

(2)酌情选用对致病菌敏感性高的抗生素,如新型青霉素Ⅱ,或头孢菌素、泰利必妥等。对顽固性患者可注射丙种球蛋白、自家菌苗或多价葡萄球菌菌苗。

(3)中医药治疗可选用五味消毒饮及黄连解毒汤等加减。

(二)局部治疗

局部外涂 2％碘酊、聚维酮碘液、2％水杨酸、2％氯霉素酊、硫黄洗剂、2％莫匹罗星软膏等。

(三)物理疗法

可酌情选用紫外线、红外线、超短波、透热疗法等治疗。

（刘宪国）

第二节　疖与疖病

疖为葡萄球菌所致的深部毛囊炎和毛囊周围的化脓性炎症。疖的炎症范围较深而大。多发及反复发作者称为疖病。病原菌主要为金黄色葡萄球菌。

一、临床表现

疖好发于颜面、颈项部及臀部,皮损初发为位于毛囊的圆形炎症丘疹或小结节,伴有红、肿、热、痛的红色硬节,基底浸润明显。数天后结节中央坏死变软,顶部出现黄白色点状脓栓,脓栓脱落,排出血性脓液及坏死组织,炎症逐渐消退结疤而愈。重者可伴有畏寒、发热及全身不适等。附近淋巴结常肿大,甚至引起脓毒血症或败血症。面部疖不能挤压,因此处血管、淋巴管直接与颅内海绵窦相通,如挤捏,可引起海绵窦化脓性血栓性静脉炎或脑脓肿,可导致死亡。

二、诊断

疖的炎症浸润较深而大,局部红、肿、热、痛明显,中央有脓栓,易于诊断。

三、鉴别诊断

疖应与下列疾病鉴别。

(一)痈

表面有多个蜂窝状脓栓,局部红肿更为显著,疼痛剧烈,全身症状明显。

(二)痱疖

痱疖亦称假性疖病,是汗腺化脓感染,常与红痱同时存在。好发于小儿头皮等处,似疖肿,但无脓栓,浸润比较局限,且局部疼痛与周围炎症均不如疖明显。

四、治疗

(一)全身治疗

(1)注意皮肤清洁,增强机体抵抗力。积极治疗瘙痒性皮肤病及全身慢性疾病,如糖尿病等。

(2)酌情选用对致病菌敏感性高的抗生素,如新型青霉素Ⅱ,或头孢菌素、泰利必妥等。对顽固性患者可注射丙种球蛋白、自家菌苗或多价葡萄球菌菌苗。

(3)中医药治疗可选用五味消毒饮及黄连解毒汤等加减。

(二)局部治疗

早期未化脓者,可局部热敷或外涂 3％碘酊、复方新霉素软膏,如已化脓,应切开排脓引流。

(三)物理疗法

可酌情选用紫外线、红外线、超短波、透热疗法等治疗。

(刘宪国)

第三节　痈

痈为多个毛囊及毛囊周围急性化脓性炎症,亦可累及下面结缔组织,在脂肪组织中蔓延,脓液被皮下纤维组织间隔,而在皮肤上穿出多个脓头,因此痈的范围和症状均比疖严重。

病原菌为金黄色葡萄球菌。常见于身体比较衰弱的患者。营养不良、糖尿病、肾炎或患严重的全身性皮肤病如剥脱性皮炎、天疱疮而长期使用大剂量的皮质类固醇者容易罹患本病。

一、临床要点

(一)好发年龄

本病多发生于成年男性。

(二)好发部位

本病好发于颈、背、肩、腹壁及唇部等处。

(三)皮损特征

初起为毛囊及其周围炎症性硬块,红、肿、痛、热,表面紧张发亮,以后逐渐扩大,直径可达10 cm或更大,严重者甚至可占据半个背部。5~7天后开始化脓,中央区皮肤坏死,形成多个脓头。脓液黏稠,脓栓脱落后留下多个带有脓性基底的多个溃疡,状如蜂窝,愈后留下一大片瘢痕。附近淋巴结肿大。

(四)唇痈

发生于唇者称唇痈,口唇极度肿胀,张口困难,容易发展为全身感染。

(五)血常规

白细胞及中性粒细胞计数明显升高。

(六)全身症状

本病可有畏寒、高热、头痛、食欲缺乏等全身不适症状。严重者可因败血症而危及生命。

二、诊断及鉴别诊断

根据皮损有明显的炎症浸润,有多个脓灶开口,自觉疼痛,全身症状明显,不难诊断。

三、药物治疗

抗生素治疗,与疖同。早期给予足量的抗生素,根据细菌培养和药敏试验结果,选用敏感抗生素。一般首选半合成耐青霉素酶的新青霉素,如苯唑西林钠,口服、肌内注射或静脉给药,8~12 g/d,分3~4次给药,儿童160~200 mg/(kg·d),分3~4次给药。或氯唑西林钠6~8 g/d,分3~4次静脉给药,药物浓度为2%,静脉注射速率1~2 g/h。若青霉素过敏可用红霉素、克拉霉素、罗红霉素、交沙霉素、阿奇霉素。对反复多发患者可联合应用利福平治疗。

四、其他治疗

(1)早期与疖同。如范围较大,脓头虽穿破而仍引流不畅者需手术切开引流。手术在全麻下进行,在患部做"＋"或"＋＋"切口,切口长度应达到病损边缘,深达深筋膜,剪去坏死组织,创口内置高渗盐水纱布或庆大霉素纱条,外加包扎,以后定期更换敷料。病损面积大者,待肉芽组织生长后再行植皮。

(2)唇痈切忌切开引流。

(刘宪国)

第四节　蜂 窝 织 炎

蜂窝织炎是广泛的皮肤和皮下组织急性弥漫性化脓性炎症。

一、病因及发病机制

常见病原菌为溶血性链球菌和金黄色葡萄球菌,少数可由流感杆菌、肺炎链球菌、大肠埃希菌等引起。原发性者细菌通过皮肤小的损伤侵入皮下;继发性者通过其他局部化脓性感染直接扩散而来,或由淋巴、血行感染所致。化学物质直接注入皮内也可导致急性蜂窝织炎。

二、临床表现

本病好发于四肢、颜面、外阴及肛周等部位。皮损初起为弥漫性浸润性水肿性红斑,境界不清,有显著的凹陷性水肿,皮损中央红肿明显,严重者可发生水疱和深在性脓肿及组织坏死,局部皮温高,疼痛及触痛明显。皮损中心组织逐渐溶解软化而出现波动感,破溃后排出脓液及坏死组织,形成溃疡,经2周左右形成瘢痕而愈。也有不破溃者,可自行吸收消散。可伴有高热、寒战、全身不适等症状。常伴有淋巴管炎,淋巴结炎,重者可并发坏疽、转移性脓肿及败血症。

慢性蜂窝织炎常呈板样硬化,色素沉着或潮红,灼热疼痛不明显,可有皮肤萎缩,颇似硬皮病。

三、组织病理

真皮及皮下组织可见广泛的急性化脓性炎症改变,浸润细胞主要是中性粒细胞、淋巴细胞,血管及淋巴管扩张,有时可见血管栓塞。皮肤附属器被破坏。后期可见由成纤维细胞、组织细胞及巨细胞形成的肉芽肿。

四、诊断与鉴别诊断

根据境界不清的浸润性红肿,有疼痛及触痛,中心可软化、波动、破溃等特点可以诊断。应与下列疾病鉴别。

(一)接触性皮炎
有明确接触史,皮损境界清楚,自觉瘙痒,多无全身症状,白细胞总数不高。

(二)丹毒

皮损鲜红色,境界清楚,表面肿胀,中央较轻,边缘较重,可发生水疱,但不化脓。

五、防治

(一)加强营养及支持疗法

卧床休息,抬高患肢,给予止痛、退热等。

(二)全身治疗

给予大剂量抗生素,可选用青霉素类或头孢菌素类,必要时根据药敏试验结果选择敏感抗生素。

(三)局部治疗

50%硫酸镁溶液热湿敷,紫外线或超短波治疗,局部形成脓肿时可切开引流。

(刘宪国)

第五节 脓 疱 疮

脓疱疮亦称接触传染性脓疱疮。中医称黄水疮、滴脓疮。脓疱疮多发生在夏秋季,常由化脓性球菌引起,在暴露部位出现原发皮疹,皮疹为水疱、丘疱疹,继发脓疱,易破溃覆以脓痂,传染性很强,是一种急性炎症性皮肤病,本病易于治愈,不留瘢痕,局部可遗留暂时性色素沉着。

一、病因和发病机制

本病的病原菌绝大多数为金黄色葡萄球菌,少数由链球菌引起,亦可由两种细菌混合感染,极少数由其他细菌如表皮葡萄球菌、枯草杆菌等所致。

二、临床表现

本病好发于2～7岁儿童,成人少见。皮损初发于暴露部位,如头面、手及小腿(图4-1,图4-2,图4-3,图4-4),由于致病菌不同,临床表现亦各有特点。

由金黄色葡萄球菌引起的脓疱病,称大疱性脓疱疮。初为少数散发的鲜红色丘疹或水疱,米粒至黄豆大小,可迅速增大化脓。或开始即为脓疱,脓疱丰满紧张,数天后松弛,疱周有炎性红晕、由于体位关系,脓液沉积于疱底部,呈半月状坠积性脓疱。自觉发痒,容易破裂,疱破后露出鲜红色糜烂面,上覆或多或少的脓液,干燥后结成蜜黄色或灰黄色厚痂,邻近的损害倾向融合,使痂皮互相连接,有的中央部好转,边缘部有新的水疱或脓疱,形成指盖或更大的环状或连环状,称为环状脓疱病。

由溶血性链球菌或与金黄色葡萄球菌混合感染引起的脓疱疮,称寻常性脓疱疮,初起损害为红斑,迅速发生壁薄的水疱、脓疱,周围有明显的红晕,易破溃,结蜜黄色痂。脓疱经6～7天可渐消退,但因搔抓及分泌物的流溢,不断地把细菌带到其他部位,以致新的损害接连发生,周围不断有新疹出现,与邻近皮损互相融合。往往绵延数周至数月,个别病例病期竟达数年。痊愈后不留瘢痕,有时继发湿疹样变,称为湿疹样脓疱病。

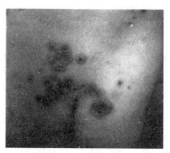

图 4-1　脓疱疮(一)

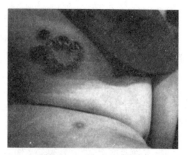

图 4-2　脓疱疮(二)

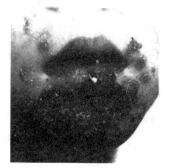

图 4-3　脓疱疮(三)

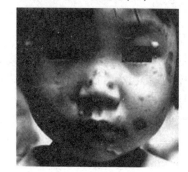

图 4-4　脓疱疮(四)

少数患者鼻腔、唇、口腔、舌部黏膜及躯干亦可被侵及。重者可有畏寒、发热等毒血症的表现。如病菌毒力较强,常并发淋巴管及淋巴结炎。亦可诱发急性肾炎,极少数体弱儿童可引起脓毒症,导致死亡。同时可伴毛囊炎、疖等脓皮病。

三、组织病理

呈角层下脓疱,疱内含有大量破碎中性粒细胞及纤维蛋白,并有少数淋巴细胞及变形的表皮细胞。在细胞外或中性粒细胞内可见球菌团,偶尔能见到大疱底部少数棘突松解细胞,这是由于中性粒细胞溶解蛋白作用的结果。棘层显示海绵形成,其间有中性粒细胞浸润。真皮上部有中度炎症反应,血管扩张、水肿及中性粒细胞和淋巴样细胞浸润。

四、实验室检查

白细胞总数常升高,血沉、黏蛋白增高,痊愈后恢复正常。由链球菌引起的脓疱疮患者抗"O"一般增高,蛋白电泳显示 α 及 γ 球蛋白增高。多数患者的白细胞吞噬指数偏低。脓液培养多为金黄色葡萄球菌,血浆凝固试验绝大多数阳性。噬菌体分型以Ⅱ组 71 型最多。

五、诊断

按损害的临床特点,一般不难诊断。

六、鉴别诊断

本病需于下列疾病鉴别。

(一)水痘

水痘多见于冬春季,全身症状明显,绿豆至黄豆大的发亮水疱中央可见脐凹,周围绕以较大红晕,化脓与结痂现象甚轻,常侵及口腔黏膜。

(二)脓疱性湿疹

脓疱性湿疹无明显季节性,皮疹呈多形性弥漫性潮红,境界不清楚,无一定好发部位,与年龄无关。

(三)丘疹性荨麻疹

丘疹性荨麻疹好发于躯干、四肢,在风团样红斑基础上出现丘疹或水疱,奇痒。成批出现,反复发作。

七、治疗

(一)局部疗法

以局部治疗为主,重症患者应用磺胺剂、抗生素制剂等。有较大脓疱,可用消毒针刺破疱壁,用干净棉球吸干脓液,然后涂上抗生素药物或脓疱疮泥膏。

(二)全身疗法

对伴有发热、淋巴结炎、皮损广泛,婴儿、体弱儿童或经外用药长期治疗无效者可给予磺胺或抗生素制剂,新生儿脓疱疮和重症患者除一般支持疗法外,应按严重感染处理。最好做脓液培养及药敏试验,以选择最有效的抗生素。

(刘宪国)

第六节 丹 毒

丹毒是由Ⅱ型溶血性链球菌感染所致的皮肤和皮下组织内淋巴管周围软组织的急性炎症。

一、病因及发病机制

(一)病因

本病主要由乙型溶血性链球菌引起,偶尔亦可由C型或G型链球菌引起。丹毒发病有一定的诱因,如下。

(1)皮肤屏障破坏,如皮肤擦伤或细微的操作,特别是足癣和鼻炎是小腿丹毒及面部丹毒的主要诱因。

(2)身体抵抗力低下如糖尿病、肾病、营养不良、低丙种球蛋白血症等。

(3)创伤性诊断或治疗应用,链球菌可经皮肤直接侵入或经血行播散感染,也可因医疗器械、敷料或用具消毒不严或污染而导致感染,以皮肤直接侵入感染为主。

(二)发病机制

丹毒一般起病急剧,可伴有不同程度的全身中毒症状,如恶寒、发热、头痛、恶心、关节酸痛,常常先于皮损发生前数小时出现。皮疹开始为水肿性红斑,界限清楚、表面紧张、灼热、有压痛。短时间可迅速向四周扩大。向外蔓延时皮损中间的红色可逐渐消退,留有轻微脱屑,附近淋巴结肿大。可发生在任何部位,常见于小腿、面部、头皮和婴儿的腹部。由于皮损表现差别,可有一些特殊类型,包括水疱或大疱型丹毒、坏疽型丹毒、游走型丹毒和复发型丹毒。由于反复发作可造成局部皮肤淋巴管阻塞、受累组织肥厚,日久形成象皮肿。发生于颜面或外生殖器者可形成慢性淋巴水肿。

二、临床表现

发病前常有活动期足癣、鼻、口腔内感染病灶及皮肤外伤史,皮损出现前常有恶寒、发热、头痛、恶心、呕吐等全身症状,婴儿有时可发生惊厥,潜伏期一般为2～5天。

皮疹初起为红肿发硬的斑片,后迅速向周围蔓延而成为大片猩红色斑状损害,表面紧张灼热有光泽,稍微高起,境界清楚,以后皮损向外扩延,中央红色消退为棕黄色并有轻微脱屑,触痛明显。皮损部出现含有浆液或脓性分泌物的水疱或大疱时称水疱或大疱性丹毒,症状极严重时患部可以迅速发生坏疽成为坏疽性丹毒。此情况多见于新生儿,多由脐部或生殖器部开始,后迅速扩延,病情凶险,易引起败血症和腹膜炎甚至死亡。

损害也可向他处蔓延(游走性丹毒)或在原发损害部位屡次发生(复发性丹毒)。多次复发者称慢性复发性丹毒,局部往往继发淋巴性水肿。可发生于任何部位,以小腿、颜面、前臂、手足及婴儿腹部多见。其他部位也可发生。局部淋巴结肿大。全年均可发病,但常见于春、秋两季。

婴儿和年老体弱的患者,如治疗不及时,常可发生肾炎、皮下脓疡及败血症等并发症,预后危重。

三、辅助检查

血常规检查可见白细胞总数或中性粒细胞比例增大,血沉加快,抗链球菌溶血素增多。

四、诊断及鉴别诊断

主要依据发病急剧,局部红肿,境界清楚,伴有高热及疼痛等,较易诊断。主要应与以下疾病相鉴别。

(一)接触性皮炎

接触性皮炎有明显的刺激物及过敏性物质接触史,皮损发生在接触部位,境界清楚,瘙痒明显,患者无全身症状。

(二)蜂窝织炎

蜂窝织炎为细菌侵入皮下组织引起的急性炎症,炎症浸润较深,可有深部化脓、红肿,境界不清,炎症中央红肿最显著,破溃后可排出脓液及坏死组织。

(三)血管性水肿

发病及消退均较快,局部潮红不明显,无明显性水肿,自觉症状较轻,无全身症状。

(四)癣菌疹

发于小腿部的癣菌疹,常呈红斑样,水肿不明显,足癣症状减轻或治愈后症状即随之消失。

(五)类丹毒

类丹毒有接触家畜、鱼类或屠宰工作中受伤史,损害多发生于手部为紫红色,不化脓,不易发生水疱,往往没有明显的全身症状,猪丹毒杆菌培养及接种试验阳性。

五、治疗

(一)全身治疗

原则为除去诱发因素,积极治疗原发病灶,全身症状严重者应给予必要的支持疗法。

(二)抗生素治疗

首选青霉素,可静脉或肌内注射,体温恢复正常后仍要坚持治疗 2 周左右。磺胺类药物或其他抗生素也可应用。

(三)局部治疗

原则为抗感染。局部可选用各种抗生素软膏、丹毒软膏、20%鱼石脂软膏或纯鱼石脂贴敷。患部周围可涂 2%碘酊或用 0.1%依沙吖啶溶液湿敷。

对慢性复发性足癣及以下肢静脉曲张为其病因者,氦氖激光、紫外线及浅层 X 线照射治疗有效,链球菌抗毒素局部注射可预防复发。

(刘宪国)

第七节　麻　风

麻风是由麻风分枝杆菌引起的一种慢性传染病,主要侵犯皮肤黏膜和周围神经。麻风杆菌最早于 1873 年由挪威麻风专家 Gerhard H.A.Hansen 从麻风患者的皮损中分离出,为抗酸染色阳性,形态呈多形性。有的抗酸染色后为均匀的直的略有弯曲的杆状菌称为完整菌,菌体两侧面平行,两端略圆,长 1～8 μm,宽 0.2～0.5 μm,无鞭毛,芽孢,不能自行运动,有的可呈断裂状、鼓槌状、哑铃状、串珠状或颗粒状,称为不完整菌。现认为完整菌是活菌,不完整菌是死菌。麻风杆菌在人体内主要分布于皮肤、黏膜、周围神经及淋巴结、单核-吞噬细胞系统、横纹肌等组织与器官内。麻风杆菌排出机体后经日光照射 2～3 小时即丧失活力,经紫外线照射 2 小时则完全丧失活力。在实际工作中煮沸 20～30 分钟或用高压蒸汽灭菌 15～20 分钟可完全杀灭麻风杆菌。

麻风患者是麻风杆菌的天然宿主,也是麻风唯一的传染源。飞沫传播及破损的皮肤伤口接触传播是其重要的传播方式。人群对麻风杆菌的抵抗力强,与麻风患者密切接触的配偶,患病率不超过 5%,说明麻风的易感人群少。麻风在世界上流行数千年,主要分布于亚洲、非洲及拉丁美洲,我国有 2 000 多年的流行史,到目前全国大约报告 50 万麻风患者,每年新发和复发病例约 2 000 例,主要分布于云南、贵州、四川、西藏等地。

麻风的分类有两种方法:①按 1973 年第十届国际麻风会议推荐使用的免疫光谱五级分类法,临床上分为结核样型(TT)、界线类偏结核样型(BT)、中间界线类型(BB)、界线类偏瘤型(BL)、瘤型(LL),麻风的早期为未定类(I),这种临床类型的差别是由机体的免疫力、机体内麻风杆菌量及类型的演变所决定的。②1988 年后便于流行病学调查及联合化疗观测,WHO 麻风专家委员会决定将免疫光谱五级分类法简化为少菌型(PB)和多菌型(MB),PB 包括 TT、BT 和 I 或皮肤涂片检查细菌阴性者,MB 包括 LL、BL、BB 或皮肤涂片检查细菌阳性者。

麻风杆菌几乎无毒性,它可在人体组织中存在,却不引起临床症状。麻风杆菌的致病是由免疫反应引起的,机体的免疫功能决定了感染后是否发病以及发病的临床类型。麻风杆菌对周围神经束内的施旺细胞有特殊亲和性,如侵入体内的麻风杆菌不能被吞噬细胞灭活、消除,就可在施旺细胞内繁殖生长,继而引起组织细胞聚集分化,淋巴细胞浸润,从而导致神经轴索梭形肿胀,神经纤维减少或断裂。临床表现为受累神经肿胀,粗大,可有疼痛、压痛。有时发生于酪样坏死,神经纤维变性及钙化,使神经质地变硬,功能障碍。麻风杆菌对感觉神经的损害顺序为:温觉、痛觉、触觉。因自主神经受损导致皮肤营养、循环及出汗障碍,当麻风杆菌由神经进入周围的皮肤时,因免疫反应引起组织肉芽肿改变。

一、诊断

(一)临床表现

各型麻风有其共同特点即感觉障碍及浅表神经粗大。感觉障碍是麻风的早期及主要症状,初起有知觉过敏,如蚁走感,继而温觉、触觉相继丧失。浅神经粗大可见于耳大神经、眶上神经、尺神经及腓总神经,TT 的浅表神经粗而硬,LL 则粗而软。

1.未定类麻风(I)

皮肤损害为单个或多个的浅色斑片或红斑,境界清或不清,皮损无浸润及脱屑,毳毛、眉毛正常,闭汗不明显,感觉障碍轻,多为一条神经受累,轻度粗大,质软。70%可自愈,余者可转变为其他类型的麻风。

2.结核样型麻风(TT)

皮肤损害为单发或 2～3 块的斑疹,呈浅红色,或为排列成环状、半环状的丘疹,色鲜红或暗红,边界清,表面干燥,附有鳞屑,皮损处毳毛脱落,眉毛不脱落,闭汗早且明显,感觉障碍出现早而明显,受累神经不对称,粗大呈结节状或条索状。因神经营养运动障碍易出现多种畸形,如爪手(尺神经)、猿手(正中神经)、垂腕(桡神经)、兔眼(面神经)。

3.界线类偏结核样型(BT)

皮损数目偏多,为红色、暗红色或棕红色斑疹或斑块,可有环状损害,其内外界均清楚,皮损表面不如 TT 干燥,分布不对称,常有卫星状损害,毳毛脱落,眉毛正常,闭汗。感觉障碍发生较早,神经损害不对称,粗大,质硬。

4.中间界线类型(BB)

皮损比较复杂,变化多端,数目较多,可有斑疹、斑块、浸润性损害等,颜色亦多样,可有红色、橘红色、棕红、黄褐色等,表面不太干燥。皮损外缘尚清楚,分布广,多对称,皮损处毳毛、眉毛脱落,有闭汗。感觉障碍发生较迟,神经损害多不对称,中度粗大,质地较软。畸形发生较迟而重。

5.界线类偏瘤型(BL)

皮损为斑疹、斑块、浸润、丘疹、结节,颜色呈红色,棕红色、橘红色,皮损边界多数不清楚,少数皮损清楚,表面光滑、湿润,分布广泛,相对对称,皮损处毳毛、眉毛均脱落,闭汗轻。感觉障碍发生迟,神经损害多发,不对称,粗大,质地软。畸形发生迟,初期轻,晚期重。

6.瘤型(LL)

皮损为广泛对称分布小浅色斑,边界不清,呈淡红色、红色或暗褐色,表面光亮多汗,晚期面部皮肤弥漫增厚,结节和深在性浸润混融形成"狮面"样外观,早期有毳毛、眉毛脱落,早期闭汗不明显,但晚期出现明显闭汗,感觉障碍发生迟,神经受累普遍,对称,轻度粗大,质软。畸形发生迟而轻,但到晚期畸形重。晚期伴有黏膜、淋巴结、睾丸、眼和内脏器官明显受累。

(二)麻风反应

在麻风慢性过程中,不论治疗与否,突然发生疾病活动性加剧的变化,其发生率占患者的10.4%～41%,常在外界因素或身体状态发生改变等诱因下发生。Ⅰ型麻风反应,为细胞免疫迟发型变态反应,见于免疫状态不稳定的 BB、BT、BL 的患者,表现为原有皮损及麻木区扩大。并出现新的皮损及麻木区,皮损变红、发热、坏死、溃疡。浅神经干突然粗大、疼痛。旧畸形加重并出现新畸形。反应发生慢,消失慢,在反应过程中使病变内容发生"升级"或"降级"变化。Ⅱ型麻风反应,属抗原抗体复合物变态反应,即血管炎型反应,又称麻风性结节性红斑(ENL),多见于已治和未治的 LL、BL,少数 BB 亦可出现。皮损好发于颜面、四肢等皮肤。对于弥漫性 LL 型麻风严重时可出现坏死性结节性红斑或坏死性红斑,伴发热、全身不适、神经痛、关节痛、虹膜睫状体炎、睾丸炎、淋巴结肿大等。ENL 往往频繁发生,病程较短,一般数天到十余天不等。混合型麻风反应,兼具Ⅰ、Ⅱ型麻风反应,常见于 BB。

(三)实验室检查

1.皮肤涂片查菌

MB 应查 6 个部位,PB 应查 5 个部位,此两型的常规部位均为一侧的眶上、耳垂、下颌,此外还应选择活动性的皮损(浸润显著、色黄、红或红黄),必要时作鼻黏膜查菌,在皮肤内查见麻风杆菌是诊断麻风可靠的依据。

2.麻风菌素试验

在上臂外侧皮内注射 0.1 mL 麻风菌素,分别于 48 小时和 21 天观察早晚期反应。早期反应反映机体对麻风杆菌的敏感性,晚期反应反映机体对麻风特异性细胞免疫力。反应强度与免疫力大小成正比,各型麻风的麻风菌素晚期反应为:I(-或+),TT(+++),BT(+~-),BB、BL、IL 均为(-)。该试验有助于判断预后。

3.血清学检查

用荧光抗体吸收试验(FLA-ABS)、酶联免疫吸附法(ELISA)、放射免疫测定法(RIA)检测患者血清和尿中酚糖脂Ⅰ(PGL-1)抗原及血清中的 PGL-1 抗体。

4.多聚酶链式反应(PCR)技术检查

患者皮肤和皮损中的麻风杆菌特异性的 DNA 片段和荧光定量 PCR 技术检测皮肤及皮损中的麻风杆菌的 DNA 含量,有助于诊断麻风及监测抗麻风药物治疗疗效。

5.特殊检查

用于不典型或轻型病例,在皮损处和正常皮肤处对照进行。包括组胺试验(可出现第二联反应缺如)、出汗试验(皮损处出汗功能障碍)、立毛肌功能试验(皮损处立毛肌功能试验不引起鸡皮疙瘩现象)。

(四)病理变化

1.未定类麻风(I)

未定类麻风表皮无明显变化。真皮内有散在的非特异性炎性细胞浸润。抗酸染色,皮神经内可见到散在的抗酸杆菌,有早期泡沫细胞以及抗酸杆菌数目多,提示向瘤型发展;抗酸杆菌少或无,并可见少数上皮样细胞者,提示向结核样型发展。

2.结核样型麻风(TT)

结核样型麻风表皮常有炎性细胞浸润。真皮上部没有"无浸润带"、真皮内神经,血管及附件可见上皮样细胞肉芽肿,很少出现坏死。抗酸染色细菌少或无,可见朗格汉斯巨细胞,疾病活动时朗格汉斯巨细胞增多。

3.瘤型麻风(LL)

瘤型麻风表皮萎缩,无炎性细胞浸润,基底细胞层无破坏。真皮上部有"无浸润带",真皮内淋巴细胞少,炎症反应轻或无。真皮内及皮下组织有大量泡沫细胞浸润。皮神经组织破坏比结核样型麻风轻,皮肤附件破坏明显。抗酸染色可见大量抗酸杆菌。

4.界线类偏结核样型麻风(BT)

界线类偏结核样型麻风表皮内无炎症细胞浸润。真皮上部有窄的"无浸润带",真皮内上皮样细胞肉芽肿周围淋巴细胞少。抗酸染色抗酸杆菌(＋～＋＋)。

5.中间界限类麻风(BB)

中间界限类麻风表皮内无炎性细胞浸润。真皮上部"无浸润带"明显。真皮内兼有 TT 和 LL 两型的变化。抗酸染色细菌(＋＋＋～＋＋＋＋)。

6.界线类偏瘤型麻风(BL)

界线类偏瘤型麻风主要变化与 LL 相似,但泡沫细胞浸润中可见成团的上皮样细胞和组织细胞。抗酸染色可见大量抗酸杆菌(＋＋＋＋～＋＋＋＋＋)。

7.麻风反应

(1)Ⅰ型麻风反应:表皮水肿,伴角化过度或点状角化不全。棘层有炎症细胞浸润。真皮内上皮细胞肉芽肿水肿明显,可出现纤维蛋白样变性。血管扩张充血,但无中性粒细胞浸润和血栓形成。升级反应者,上皮细胞肉芽肿周围淋巴细胞增多,抗酸染色示抗酸杆菌减少或阴性;降级反应者,真皮内有大量泡沫细胞,抗酸杆菌数目增多。

(2)Ⅱ型麻风反应:示血管炎和脂膜炎,真皮内特别是皮下脂肪层内血管内皮细胞水肿,血管壁有炎症细胞浸润,纤维蛋白样变性,血管腔狭窄或栓塞。严重者出现组织坏死。

二、鉴别诊断

有皮肤损害的麻风应与体癣、皮肤黑热病、结节病、银屑病、脂膜炎、多形红斑、环状红斑、寻常狼疮、局限性硬皮病、结节性黄瘤、单纯糠疹、玫瑰糠疹、Ⅱ期梅毒的皮肤损害相鉴别,这些病应从皮损是否有痒感、感觉是否障碍、是否有闭汗、是否浅神经粗大、皮损经抗酸染色是否找到抗酸杆菌等几个方面加以鉴别,若仍有困难可借助 PCR 技术检测皮损内是否有麻风杆菌特异性的DNA 片段。

无皮肤损害的麻风需与神经科某些疾病相鉴别,如股外侧皮神经炎、脊髓空洞症、进行性脊髓性肌萎缩症、肌萎缩性侧索硬化症、中毒性周围神经炎、周围神经损伤、面神经麻痹、肥大性间质性神经炎、臂丛神经血管压迫综合征、遗传性感觉神经根神经病、神经鞘瘤、腓总神经鞘内囊瘤,这些病应从有无神经粗大、感觉是否障碍、出汗试验、组胺试验、立毛肌试验和血清、尿检测PGL-1 抗原或抗体,并结合以上神经科疾病本身的特点进行鉴别。

三、治疗

(一)联合化疗(MDT)

由 WHO1981 年推荐,我国自 1986 年应用以来,效果满意。采用两种或两种以上作用机制不同的有效化学药物,但必须包括强杀菌性药物利福平(RFP)在内的多种药物,以终止麻风的传播,防止耐药,减少复发,以达到有效治疗患者的目的。

1.MDT 方案

(1)PB 麻风:①利福平(RFP)600 mg,每月 1 次,监服。②氨苯砜(DDS)100 mg,每天 1 次,自服。

治疗期限为 6 个月。PB 麻风患者完成治疗后的监测时间,应为每年检查 1 次,至少 5 年。PB 患者的皮损如多于 5 块或 3 条以上神经受累或查麻风杆菌阳性者,均按 MB 方案治疗。对于

PB,每月自服药物不得少于 20 天,否则此月不计入疗程,6 个月疗程可在 9 个月内完成,连续中断治疗 3 个月以上者,须重复 6 个月疗程。对于 MB,疗程不得少于 24 个月,每月自服药物不得少于 20 天,否则此月不记入疗程,1 年中至少服药 8 个月,连续中断治疗超过 4 个月,须重新开始治疗,24 个月疗程可在 36 个月内完成,每年服药时间少于 8 个月者,为治疗不规则。

(2)MB 麻风:①BFP 600 mg,每月 1 次,监服。②DDS 100 mg,每天 1 次,自服。③氯法齐明(B663) 300 mg,每月 1 次,监服,同时 50 mg,每天 1 次,自服。

上述治疗至少连续 2 年,如有可能也可治疗到皮肤查菌阴性。MB 麻风患者的监测,应做到每年检查 1 次,至少 10 年。

2.各年龄组的药物剂量

各年龄组的药物剂量见表 4-1。

表 4-1　各年龄组的药物剂量(mg)

药物	服法	5 岁以下	5～9 岁	10～14 岁	15 岁
RFP	每月 1 次(监服)	150	300	450	600
DDS	每天 1 次(自服)	25(隔天)	25	50	100
B663	每月 1 次(监服)	50	100	200	300
B663	每天 1 次(自服)	50(隔天)	50	50	50

(二)复发患者的治疗

复发患者均按 MB 的 MDT 方案治疗。

(三)免疫治疗

其目的是改变 MB 患者对麻风杆菌的细胞免疫缺陷。可选用减毒活结核杆菌和麻风杆菌的混合菌苗在三角肌区皮内分三点注射,每 3 个月注射 1 次,总疗程 8～10 次,历时 18～30 个月,亦可试用卡介菌多糖核酸、转移因子、猪胸腺素、IL。但其具体方案仍在研究中。

(四)麻风反应的治疗

发生后宜迅速处理,对受累神经和关节应制动并休息,以减轻患者疼痛,防止畸形残废。主要选用类固醇皮质激素、沙利度胺、氯法齐明、雷公藤 4 种药物治疗。Ⅰ型麻风反应可选用类固醇皮质激素(中小剂量)持续治疗至少 6 个月,以减轻神经炎症。Ⅱ型麻风反应可选用沙利度胺、雷公藤、氯法齐明或类固醇皮质激素治疗。采用单用或 2 种药物联合应用。对较严重者,宜优先选用沙利度胺、雷公藤或二者联用。在前 4 种药无法控制的情况下,则采用类固醇皮质激素治疗。其用法如下。

1.沙利度胺

每天口服 300～400 mg,直至反应控制后,逐渐减量至 50 mg/d。本药可致畸胎,对停经 2 个月以上的孕妇禁用,对育龄妇女应慎用。还可以出现中毒性神经炎、白细胞数减少、心率减慢、嗜睡、口干、疲乏等症状。

2.雷公藤

对于应用沙利度胺后无效者可选用,轻度Ⅰ型反应时不选用,药用去皮的干根,每天 30 g,煎成汁(煎 1 小时)每天 1 剂,两煎分服,也可制成糖浆或片剂使用。此药的根皮和茎叶均有剧毒,不可内服,有胃肠道反应或白细胞数减少等不良反应,尤其是每天剂量超过 30 g 时,不良反应可能增多,使用过程中需加强观察。

3.类固醇皮质激素

类固醇皮质激素对Ⅰ型麻风反应并有神经损害的患者和Ⅱ型麻风反应均有较好疗效,尤其是控制 ENL 十分迅速。此药治疗麻风反应的主要指征:①急性神经炎。②急性或亚急性眼炎(尤其是虹膜睫状体炎)。③睾丸炎。④严重 ENL 反应伴有急性发热。⑤急性喉水肿。用法为:泼尼松或泼尼松龙 5 mg 或地塞米松 0.75 mg,每天 6～12 片,口服。反应症状控制后,逐渐减量,维持 3～5 个月为宜,直至停用。对兼有神经损害的逆向反应者每天用量可高达 12～16 片;亦可用氢化可的松 100～300 mg 或地塞米松 5～15 mg,加入 5%～10%葡萄糖液 500～1 000 mL内做静脉滴注,每天 1 次。本药长期使用应注意不良反应的发生尤其是对Ⅱ型反应病例。

4.氯法齐明(B663)

氯法齐明可用作预防和控制Ⅱ型麻风反应,但作用缓慢,在服药 1～2 个月后才逐渐显效。用药剂量一般为每天 100～300 mg,持续 3 个月后逐渐减量。本药较为安全,主要缺点为致皮肤红染,尤其在原来浸润损害较为明显的部位。还可使皮肤干燥,呈鱼鳞病样损害。

(刘宪国)

第八节　皮肤炭疽

炭疽是由炭疽杆菌引起的一种人畜共患性急性传染病,可分为皮肤炭疽、肺炭疽和肠炭疽,以皮肤炭疽更常见。

一、病因及发病机制

传染源主要是食草动物,人因直接或间接接触而感染。感染后是否发病取决于病原体的数量、毒力和宿主的抵抗力。炭疽杆菌通过破损的皮肤和黏膜发生皮肤炭疽。带有炭疽杆菌芽孢的尘埃、飞沫经呼吸道吸入引起肺炭疽。进食未经煮熟的病畜肉或饮用污染的水、乳而引起肠炭疽。炭疽潜伏期 1～12 天,通常 1～5 天,平均 3 天,皮肤炭疽潜伏期相对较长。炭疽杆菌是革兰阳性的需氧菌,两端平截,长 4～8 μm,宽 1～1.5 μm,排列成长链、竹节状,无鞭毛,但在体内可形成荚膜。在体外有氧环境下易形成芽孢,此时对外界抵抗力明显增强,对一般消毒剂均不敏感。本菌的致病性在于荚膜和毒素。当细菌侵入破损皮肤后,可在皮肤和黏膜局部大量繁殖,释放炭疽毒素,使组织水肿、坏死和出血,形成原发性皮肤炭疽。当抵抗力降低后,病原菌可经淋巴管或血管扩散,可发生局部淋巴结炎、败血症或其他脏器损害,导致肺炭疽、肠炭疽、炭疽性脑膜炎、败血型炭疽等的发生。本病各年龄组均可发病,其发病具有明显的职业性,多见于牧民、屠宰工人、农民、兽医、厨师、皮毛手工业者。本病在全世界各大洲均有过流行,发病有一定的季节性。

二、临床表现

一般潜伏期为 1～5 天,也有短至 12 小时,长至 2 周者。因炭疽杆菌侵入途径及部位的不同,临床上主要分为皮肤炭疽、吸入性(肺型)炭疽和食入性(胃肠型)炭疽。部分患者可发展为败血症、脑膜脑炎等重症,预后不良。皮肤炭疽占 95%～98%,病变多见于手、足、面、颈、肩等裸露部位皮肤。最初为皮肤破损部位(皮肤破损轻微时,可无明显伤口)出现斑疹或丘疹,第2天在皮疹顶部出现小水疱,内含淡黄色液体,周围组织变硬而肿胀。3～4天病变中心呈现出血性坏死、组织稍下陷,周围有成群小水疱,水肿区继续扩大。5～7天坏死区溃破成浅溃疡,血样渗出物结成硬而黑似炭块状焦痂,痂下有肉芽组织生成。溃疡直径1～5 cm不等,其周围皮肤浸润及水肿范围较大,直径可达5～20 cm。由于局部末梢神经受损而无明显疼感和压痛,有轻微痒感,无脓肿形成,这是皮肤炭疽的特点。以后随水肿消退,黑痂在1～2周内脱落,肉芽组织增生愈合缓慢。大多数病例为单灶性发病,但个别病例可因抓挠病变部位而出现多处水疱,致自身感染。病程1～6周。皮肤炭疽发病同时,多出现发热(38～39 ℃)、头痛、关节痛、全身不适以及局部淋巴结和脾大等中毒症状和体征。少数患者皮肤局部无水疱和黑痂形成,而表现为大块状水肿,患处肿胀透明、微红或苍白,扩展迅速,多见于眼睑、颈、大腿及手部等组织疏松处。全身中毒症状严重,表现为高热、头痛、恶心、呕吐,若贻误治疗,预后不良。

三、辅助检查

(一)细菌学检查

细菌学检查是确诊的依据。可取皮损的渗液、痰、吐泻物、血液、脑脊液、腹水等直接涂片,可发现典型的竹节状革兰染色阳性杆菌。上述标本也可以培养或动物接种,以进一步分离炭疽杆菌。

(二)血常规

白细胞总数升高,大多数在$(10～20)×10^9/L$,分类以中性粒细胞为主,有明显核左移。

(三)血清学检查

用 ELISA 法或免疫印迹试验或免疫荧光法,检测炭疽杆菌抗原或特异性抗体,可达到快速诊断的目的。

(四)组织病理

基本损害为水肿、出血、坏死和炎症细胞浸润。皮肤溃疡组织中可查见有荚膜的炭疽杆菌。

四、诊断与鉴别诊断

(一)诊断

符合以下3条标准可明确诊断。

(1)有特殊的职业(牧场、畜产品加工厂及屠宰场工作者)、工作和生活环境(如接触暴死家畜、食死畜肉、用新皮毛)等。

(2)有典型皮肤损害。

(3)病原学检查阳性或血清学检测阳性。

(二)鉴别诊断

1.皮肤疖、痈和蜂窝织炎

均为局部皮肤感染而有局部红肿热痛,重者亦伴有全身中毒症状,外周白细胞数亦可明显增高。鉴别要点如下。

(1)局部疼痛明显,皮损处无焦痂及周围水肿;而皮肤炭疽局部形成焦痂,周围明显水肿,病灶处呈坏死出血而非化脓性炎症特点,但局部无明显疼痛,此为重要鉴别点。

(2)引起病变的致病菌不同,局部取材做涂片及培养可得不同细菌。

2.恙虫病

恙虫病可有局部皮肤损害及焦痂,亦伴有发热及头痛等症状。鉴别要点如下。

(1)去过该病疫区,而无病畜接触史。

(2)伴皮疹及肝大、脾大。

(3)白细胞计数正常。

(4)血清学检查外斐反应试验大于1∶160。

(5)恙虫病的焦痂多在皮肤潮湿及较隐蔽处,如会阴、肛门、腋窝等处,而皮肤炭疽则多在皮肤裸露处。

五、治疗

(一)一般治疗

患者应卧床休息,给予易消化饮食,注意出入量和水、电解质平衡。给予足量B族维生素、维生素C。对不能进食者或有吐泻的患者,应予补液。出血者可酌情选用维生素K、氨基己酸或氨甲苯酸,严重者可予以输血治疗。有明显毒血症症状者,可予氢化可的松100~300 mg/d或地塞米松5~10 mg/d,分1~2次静脉滴注,或泼尼松30~60 mg/d,分1~2次口服,疗程1~3天。高热、惊厥患者可给予退热药镇静药。有呼吸困难者,应予吸氧,并保持呼吸道通畅。感染性休克者,应给予抗休克治疗。

(二)局部处理

皮损处切忌抚摸、挤压,以免病原菌扩散产生败血症。眼、鼻、危险三角区挤压还可引发脑膜炎。皮损不做外科切开引流,以防感染扩散。可用消毒液,如1∶2 000高锰酸钾溶液或2%的过氧化氢溶液清洗。抗生素软膏,如四环素软膏纱布片覆盖后包扎,患肢可予以固定和抬高。出现严重、弥漫性的水肿,在有效抗菌药应用前提下,可酌情内用糖皮质激素减轻炎症。重度颈部肿胀影响呼吸道通畅者,可考虑气管插管或气管切开。

(三)病原学治疗

病原治疗是本病治疗的关键,用药前应采集标本做细菌培养及药物敏感性试验。青霉素为治疗本病的首选药物。迄今为止,仅发现极个别炭疽杆菌对青霉素耐药。及时足量应用青霉素是控制病情、改善预后的关键。可予青霉素G,每天2 400 000~3 200 000U,分3~4次,肌内注射,疗程7~10天。恶性水肿病例用青霉素G,每次2 000 000~3 000 000 U,加入葡萄糖200 mL内,静脉滴注,每天4次。生物恐怖相关的炭疽治疗疗程应延长至60天。

如有青霉素过敏史,可选用其他抗菌药,如氨基糖苷类阿米卡星、四环素类多西环素或喹诺酮类环丙沙星。重症者可合用其他抗生素,如林可霉素、亚胺培南、克拉霉素、阿奇霉素、万古霉素、替考拉宁、多黏菌素B等,可按药敏结果选药。

(四)免疫治疗

因抗生素只对炭疽杆菌有效,而对炭疽毒素无效,故重症病例可在应用抗生素治疗的同时,加用抗炭疽血清中和毒素。原则应是早期给予大剂量,第1天2 mg/kg,第2、3天1 mg/kg,应用3天。应用前必须先做过敏试验。

(刘宪国)

第九节　皮肤结核病

皮肤结核病是由结核杆菌引起的慢性皮肤病。近年来全球的结核病发病率明显增长,尤其在发展中国家,30%~60%的成人感染过结核分枝杆菌,这与人民生活条件、易感人群增加有关。随着结核病在发展中和发达国家呈全球性增加趋势,皮肤结核病的发病率也在上升。营养状况、工作劳累、贫穷、卫生条件差与发病率增加有关;同时皮肤抵抗力下降、合并其他疾病特别是急性传染病、皮肤外伤及日光照射等均可导致皮肤结核病发生。

一、病因与发病机制

(一)内源性感染

大多数皮肤结核病系由此途径感染,结核分枝杆菌经血行或淋巴系统,由内脏器官或深在组织里的结核灶传播到皮肤而发病。

(1)经血液循环传播,如粟粒性皮肤结核、寻常型狼疮、结核疹等,病损内不易查到结核分枝杆菌,病理检查除有结核样的变化外,常并有血管改变。皮损分布对称,发病较急。

(2)经淋巴液传播,经淋巴液反流的感染如淋巴结结核引起的寻常型狼疮,实际上淋巴和血液循环两系统之间的关系甚为密切,故一般同时存在淋巴血液循环传播。

(3)由局部结核灶直接传播到邻近的皮肤,如病灶崩溃引起的瘰疬性皮肤结核。

(4)通过自然腔道将病菌带至腔口附近皮肤,如腔口周围的溃疡性皮肤结核,病损处易查见结核分枝杆菌,呈典型的结核病理改变,病程很长。

(二)外源性感染

少数病例由于皮肤本身有轻微损伤,接触结核分枝杆菌或带菌的痰、尿、粪便或玩具、用具等感染,结核分枝杆菌侵入皮肤而产生原发性感染。因大多数患者早已受到结核分枝杆菌感染,因此外感染实际上也是一种再感染。

皮肤结核病的产生与机体的抵抗力有关。工作、学习压力大,生活不规律,营养不良,疲劳等均可使抵抗力降低而增加发病的机会。

二、分类

皮肤结核病分为4类。

(1)外源性接种,如原发性接种结核病、疣状皮肤结核。

(2)内源性皮肤接触传播或自身接种,如瘰疬性皮肤结核、腔口皮肤结核。

(3)血源播散到皮肤,如寻常狼疮、粟粒性皮肤结核、结核性溃疡。

(4)结核疹,如硬红斑、丘疹坏死性结核疹、瘰疬性苔藓。

三、临床表现

(一)临床表现

本病种类很多,临床表现变化很大,主要有以下几点。

1.狼疮结节

狼疮结节常见于寻常狼疮、颜面粟粒性狼疮。狼疮结节用玻片压诊,呈黄褐色或苹果酱色,半透明状,这种改变是与其他皮肤疾病鉴别的主要特点之一。

2.溃疡、瘢痕

溃疡、瘢痕是皮肤结核较典型的皮肤改变,一般见于发病晚期,出现这种表现后,疾病可以很容易进行诊断,常见于瘰疬性皮肤结核、硬红斑等。结核性溃疡为苍白易出血的肉芽组织,口小底大,呈火山口样,且自觉症状不明显。

3.脓疱、小瘢痕

脓疱、小瘢痕见于颜面粟粒性狼疮、丘疹坏死性结核疹、阴茎结核疹。

4.丘疹

丘疹性改变可以发生于全身各个部位,以面部、颈部常见,可以部分出现,然后遍及全身,见于颜面粟粒性狼疮、丘疹坏死性结核疹、阴茎结核疹、瘰疬性苔藓、全身性粟粒性皮肤结核等。

5.合并其他器官结核

合并其他器官结核的患者可伴有乏力、低热、消瘦、倦怠、盗汗和关节疼痛等结核中毒症状,约1/3患者合并器官结核,尤其是肺结核,但有些皮肤结核也很难找到器官结核。

6.儿童皮肤结核

在实行卡介苗接种及有效的抗结核药物问世后,儿童皮肤结核很少见,儿童皮肤结核的临床表现与成人没有太大的区别,但值得注意的是卡介苗接种后出现皮肤改变,应高度警惕该病的发生,因国内大面积接种,这种接种结核时有发生。

(二)常见的临床类型

1.寻常狼疮

寻常狼疮多见于青年及儿童,好侵及面部、臀部及四肢,亦可累及黏膜。早期以皮肤结节为主要表现,易形成瘢痕,导致毁形,如鼻软骨可被破坏穿孔,或因瘢痕收缩使眼睑外翻,鼻孔及口腔缩小,产生畸形;发生于小腿者,久病后可伴有象皮肿。自有效的抗结核药物问世后,此种毁形性狼疮已罕见;黏膜损害的基本表现亦为结节,但易形成溃疡;溃疡一般无明显疼痛,表浅,易出血,基底有小颗粒。

2.瘰疬性皮肤结核

瘰疬性皮肤结核多发生于成人,常由淋巴结核、骨结核或关节结核继发而来。好发于颈部,其次为腋下、腹股沟及上胸等处。初起为皮下结节,边界清楚,质硬,可自由活动,无显著压痛,其上皮肤正常,继而结节逐渐软化产生干酪样物质和稀薄脓液排出。溃疡为带形、狭长形或椭圆形,少数呈圆形,其边缘为潜行性,常不变色,有时则为瘘管内脓液所膨胀而呈红色或紫红色,往往同时可见结节、脓肿、溃疡、瘘管及瘢痕等带状分布的多形性损害。

3.疣状皮肤结核

大部分为成人,男性尤为多见,为直接接触病菌所致。以手背及手指背部最为多见,其次为足、臀、小腿等处。损害大多为单个,少数可为2～3个。初起为黄豆大小紫红色丘疹,质硬,逐渐向周围扩大,变成斑块,中央角质层增厚,粗糙不平,以后呈疣状增生,加压时常有脓液流出。在疣状增生的外围为浸润带,呈暗紫色,其上覆以痂皮和鳞屑,再外围为平滑红晕区。该病病程长,可多年不愈。愈合时损害中央先开始,疣状增生逐渐变平,鳞屑和痂皮脱落,有光滑柔软而表浅的瘢痕。

4.口腔结核性溃疡

口腔结核性溃疡多伴有活动性内脏结核,当机体抵抗力降低时,结核分枝杆菌可由自然腔道蔓延至皮肤黏膜(如口腔和肛门)。本病现少见。初起为针头大黄色或淡红色颗粒性结节,逐渐增大,溃破形成溃疡,基底有苍白色肉芽组织,常不平滑,其上有黄色小点,质软,周围绕以红晕。本病患者内脏结核大多严重,故常伴发热及中毒症状,预后不佳。

5.硬红斑

硬红斑为血源型中最常见的一种,多见于青年女性,常伴有周围循环不良,如肢端发绀等。皮损惯发于小腿屈面,多为对称分布,初起为樱桃大或更大的皮下结节,质硬,此时表面皮肤无颜色改变。以后逐渐扩大,可达2～3 cm直径,与皮肤粘连,呈暗红色或青紫色。结节位置较深,不高出皮面,轻度压痛,可伴有局部酸痛、烧灼等自觉症状,结节偶可破溃,形成溃疡。数月后愈合,留有凹陷性瘢痕,周围有色素沉着;无溃疡者一般数周至数月后消退。

6.结节性结核性静脉炎

结节性结核性静脉炎好发于青年四肢远端,男子稍多见。沿表浅皮肤静脉有豌豆到小指头大小皮内或皮下结节,皮肤颜色无明显变化,结节之间尚有索状硬结可触及,无溃破倾向;常有压痛、自觉痛,发疹前有时可有发热、倦怠、不适等全身症状,病程较急,预后良好。

7.丘疹坏死性皮肤结核

丘疹坏死性皮肤结核多见于成年,春秋季多见。一般无自觉症状。皮损好发于四肢伸面,尤以关节部位多见,也可见于臀部及躯干,一般为对称性,有群集倾向,初起为疏散分布的、针头至绿豆大的坚实结节,呈青红色或紫色,结节中央可发生坏死,很快结痂,痂去后可见溃疡,遗留萎缩性瘢痕;有些结节也可不经坏死阶段而自行消失,不留痕迹。

四、辅助检查

(一)涂片检测法

有些有分泌物的病灶可以进行涂片检查查找结核分枝杆菌,通常采用萋-尼抗酸染色和荧光染色法。涂片染色阳性只能说明抗酸杆菌存在,不能区分是结核分枝杆菌还是非结核分枝杆菌。由于我国非结核分枝杆菌病发病较少,故检出抗酸杆菌对诊断皮肤结核有重要意义。

(二)培养法

分离培养法灵敏度高于涂片镜检法,可直接获得菌落,便于与非结核分枝杆菌鉴别,是结核病诊断的金标准,同时可以进行药敏测定,判断有无耐药发生。故有条件的地方,应该进行结核分枝杆菌培养检测。

(三)血清学诊断和分子生物学诊断方法

这两种检查方法均为结核病的快速辅助诊断方法,在皮肤结核的诊断上有一定的参考意义。对那些病理改变不典型的患者,更有诊断意义。但存在假阳性等问题,应结合其他检查来确诊。

(四)结核菌素皮肤试验

目前国内各地最常用的方法是结核菌素皮肤试验,是判断机体是否受到结核分枝杆菌感染的重要手段。我国是结核病高流行国家,儿童普种卡介苗,一般阳性对诊断意义不大,但呈强阳性反应时,应考虑有发病的可能,可作为临床诊断结核病的一项参考指标。10岁以下儿童如呈强阳性反应,具有诊断意义。

（五）其他检查

近年来,艾滋病发病率逐年上升,其合并肺外结核较多见,所以,有条件的医院对皮肤结核的患者应进行艾滋病抗体筛查,对久治不愈的患者,还应该进行其他免疫系统疾病的相关检查。

五、诊断与鉴别诊断

（一）诊断

根据皮损特点、或组织病理检查、结素试验等,诊断一般不难。但是结核疹,病损内不易查到结核分枝杆菌,对抗结核治疗无明显效果,如丘疹坏死性结核疹、硬红斑及瘰疬性苔藓等,对这样的患者只能通过病理诊断来确诊。

（二）鉴别诊断

皮肤结核发病率低,需注意与其他疾病进行鉴别。

寻常狼疮需与结节病、玫瑰痤疮、三期梅毒、麻风、深部真菌病等鉴别；疣状皮肤结核需与芽生菌病、疣状表皮痣、寻常疣等鉴别；瘰疬性皮肤结核需与非结核分枝杆菌感染、孢子丝菌病等鉴别；丘疹坏死性结核疹与淋巴瘤样丘疹病、坏死性血管炎鉴别；硬红斑需与结节性红斑、结节性血管炎、结节性多动脉炎等进行鉴别。

常见的三种特别注意鉴别的疾病如下。

1. 三期梅毒溃疡

边缘有堤状隆起及暗红色浸润,形状整齐,多呈肾形,性质较坚硬,梅毒血清反应常为阳性。

2. 急性女阴溃疡

急性发病,炎症较明显,可自愈,但易复发；溃疡呈漏斗状,常并发结节性红斑及滤泡性口腔炎,分泌物中可查到粗大杆菌。

3. 基底细胞癌

溃疡基底部有多数珍珠样小结节,边缘卷起,触之较硬,活检可发现癌细胞。

六、治疗

（一）一般治疗

注意适当休息,增加营养,提高机体抵抗疾病的能力,同时积极治疗伴发疾病或继发感染。

（二）抗结核药物治疗

本病以抗结核药物治疗为主。一般用异烟肼 300 mg 每天 1 次,利福平 450~600 mg 每天 1 次,乙胺丁醇 750 mg 每天 1 次,空腹口服；吡嗪酰胺 500 mg 一天 3 次,口服,疗程 6~9 个月。

（三）免疫治疗

近年来,不少学者应用免疫制剂辅助治疗结核病取得了一定的疗效。如母牛分枝杆菌菌苗、草分枝杆菌菌苗等都可以提高机体的细胞免疫功能,调动体内的免疫系统,促使疾病尽快康复。

（四）外科治疗

对于皮肤局部病灶,如破溃较明显易合并感染时,创面不易修复,应及时到外科进行清创处理,定期换药,有利于病灶的修复。

（五）中医药治疗

中医药通过辨证施治,可以有针对性地对每个结核患者进行机体调节,提高其对疾病的抵抗力,同时可以改善患者的全身状况及临床症状,如低热、盗汗等,从而达到辅助治疗结核病的作用。

(六)诊断性治疗

有时尽管临床上高度怀疑皮肤结核,但缺乏足够证据支持诊断,必要时可采取诊断性治疗,通常采用异烟肼和利福平常规剂量治疗 4～8 周,观察皮肤病变是否变化,可有效地诊断和排除皮肤结核。

(刘宪国)

第五章 真菌性皮肤病

第一节 手癣和足癣

手癣俗称"鹅掌风",是由于真菌感染手部皮肤所致的疾病,大多数为皮肤癣菌所致,发病部位以指间、手掌侧皮肤为主,发生于手背部则诊断为体癣;足癣俗称"脚气",是由于真菌感染足部所致,主要累及足趾间、足跖、足跟、足侧缘的皮肤。

一、病因与发病机制

手足癣的病原菌主要有红色毛癣菌、须癣毛癣菌、絮状表皮癣菌、石膏样小孢子菌和断发毛癣菌(儿童)等,其中红色毛癣菌最为多见,占50%~90%。患病个体往往较其他人有易感性。

手足癣是全球性多发病、常见病,在我国发病率较高,其中部分手癣是由足癣传染而致。手足癣的流行情况有以下特点。

(1)以中青年为主,可能与劳动量大、活动多、出汗多,手足长期处于多汗潮湿环境、利于真菌生长繁殖状态有关。

(2)体力劳动者的构成比高,可能与长期从事体力劳动,多汗潮湿或长期从事水湿作业等因素有关。近些年来,由于系统广谱抗生素、外用糖皮质激素制剂、针对皮肤癣菌敏感的抗真菌药物使用增加,以及糖尿病、肿瘤以及免疫缺陷类疾病患者数量的增加,都导致了白念珠菌以及其他念珠菌感染数量的上升。手足癣病原菌的流行分布与地区差异有关。

二、临床表现

手足癣(尤其是足癣)在浅部真菌病中最为常见,分布广泛,在我国南方地区较北方地区多发。夏季气候炎热、潮湿、易出汗有利于真菌繁殖有关,故夏季发病率升高;或夏季较重,冬季减轻。手足癣多见于成年人,两性患病率无差别。皮损多由一侧传播至对侧。手癣常见于单侧,而足癣多累及双侧。根据临床表现与特点的不同,手足癣可分为三种类型。

(一)浸渍糜烂型

浸渍糜烂型又称间擦型。主要由红色毛癣菌、须癣毛癣菌、絮状表皮癣菌引起,第4~5和3~4指(趾)间多发,也可累及跖屈侧。多见于手足多汗、长期浸水、或长期穿胶鞋者,夏季多发。临床特征为皮损处瘙痒、异臭味,指(趾)间皮肤湿润浸渍松软,可见渗液,去除浸渍发白的角质层可见其下潮红糜烂面,表面可出现裂隙。患者自觉瘙痒感显著,可合并细菌感染,导致淋巴管炎、蜂窝织炎和丹毒,表现为足部红肿、热、痛,可引发癣菌疹。

(二)水疱鳞屑型

此型多由须癣毛癣菌感染引起,病程呈慢性轻症基础上的亚急性过程。好发于指(趾)间、掌心、足跖及足侧缘。发病初期为散在或群集的针尖大小的深在性水疱,壁厚,紧张发亮,不易破溃,部分水疱可融合成多房性大疱,去除疱壁可露出蜂窝状鲜红糜烂面。水疱数天后可干涸,出现领圈状脱屑,皮损可持续向周围蔓延,形成界限清晰的鳞屑性斑。瘙痒显著。

(三)角化过度型

角化过度型又称角化增生型,病原菌以红色毛癣菌为主,少数为絮状表皮癣菌。临床上以糠状鳞屑、伴有角化过度为主要特点,常伴发甲癣。皮损多累及掌跖部及足跟、足侧缘。皮损处皮肤呈明显粗糙、角质增厚、干燥、脱屑,冬季皮损处易发生皲裂、出血,疼痛,皮损还可向足背蔓延。病程呈慢性经过。自觉症状轻微。

手足癣治疗不彻底,可表现为慢性经过或长期迁延不愈。

足癣多累及双侧,手癣则常单侧发病,如患者手足均被累及,可见到所谓"两足一手"现象,又被称为"两足一手综合征",有提示癣病诊断的意义,且此型多由红色毛癣菌所致,现已证明两足一手综合征的手部感染几乎均由搔抓病足所致。相比之下,两足两手感染现象相对少见。故该现象可能与习惯性用同一只手搔抓患足,手部暴露于通风、干燥的环境等因素有关,有学者认为两足一手综合征有较强的家族聚集和遗传易感倾向。

足癣(尤其趾间浸渍糜烂型),如不及时治疗,易继发细菌感染,主要为金黄色葡萄球菌、溶血性链球菌等,出现脓疱、溃疡、脓性渗液,并继发丹毒、急性淋巴管炎、淋巴结炎和蜂窝织炎,炎症反应明显时还可引发局部湿疹样改变和癣菌疹。

三、诊断和鉴别诊断

根据典型临床表现,结合真菌镜检及培养结果不难作出诊断。

临床上需与湿疹、汗疱疹、掌跖脓疱病、掌跖角化症、接触性皮炎等鉴别。真菌直接镜检是确诊的主要手段。

四、预防和治疗

手足癣的治疗应注意要及时、彻底,消灭传染源;注意个人卫生,穿透气性良好的鞋袜,保持足部干燥清洁;不共用鞋袜、浴盆、脚盆等生活用品;日常生活中应避免刺激性物质对手足部皮肤的损伤;伴甲真菌病者应同时治疗,以免互相感染。

以外用药物治疗为主,治愈的关键在于坚持用药,疗程一般需要2～4周,如不长期规范用药,极易复发;角化过度型手足癣或单用外用药疗效不佳者应考虑系统用药。

(一)外用药物治疗

目前主要为唑类和丙烯胺类,根据不同临床类型和外用药的使用原则,选择不同的处理方法,急性损害如浸渍糜烂型或伴有水疱时,给予3％硼酸溶液、0.1％利凡诺尔等湿敷,渗出减少消退后再给予粉剂(如枯矾粉、咪康唑粉等)、抗真菌制剂。应选择刺激性小的抗真菌制剂或药物,切忌使用刺激性强的药物。角化过度型无皲裂时可使用角质剥脱剂,如水杨酸、间苯二酚等。

（二）以下情况可考虑应用系统抗真菌药物

某些类型如角化增厚型外用药物疗效欠佳者；浸渍糜烂严重，使用外用药物易引发细菌感染者；对外用药物依从性差，反复发作者；无禁忌证，可给予伊曲康唑（200 mg/d，餐后即服，疗程1～2周）或特比萘芬（250 mg/d 口服，疗程 2～4 周）。足癣继发细菌感染时应联合应用抗生素，同时可局部用 1∶5 000 高锰酸钾溶液或 0.1%利凡诺尔湿敷；引发癣菌疹时，应在积极治疗原发病灶的同时给予抗过敏治疗。

（汤洪山）

第二节　头　癣

由皮肤癣菌感染头发和头皮所致的一种疾病。临床上，分为白癣、黑点癣及黄癣，脓癣常继发于白癣或黑点癣。

一、诊断标准

（1）主要见于儿童。

（2）白癣：表现为灰白色鳞屑性斑片，圆形或椭圆形。病变头发距头皮 2～4 mm 处折断，外围白色菌鞘。偶有轻度痒感。

（3）黑点癣：病发露出头皮即折断，其残留端留在毛囊口，呈黑点状。

（4）脓癣：初起为一群集性毛囊性小脓疱，继而损害隆起，变成暗红色浸润性斑块，表面毛囊孔呈蜂窝状。可有轻度疼痛和压痛，愈后常有瘢痕形成，引起永久性脱发。

（5）黄癣：表现为红色斑片，覆黄痂，渐扩大融合，形成大片污秽色痂皮，常伴鼠臭味，病发少有折断而变为枯黄无光泽，病久者可形成大片永久性秃发。

（6）真菌检查：病发真菌直接镜检和/或真菌培养结果为阳性。

二、治疗原则

头癣的治疗应采用综合疗法，口服药物结合外用药物。

（一）系统性治疗

（1）灰黄霉素：各型头癣的首选药物，为非多烯类抑菌性抗真菌药物。成人剂量0.6～0.8 g/d，分 2 次口服，儿童为15～20 mg/(kg·d)，分 3 次口服，需连续服 3 周。

（2）伊曲康唑：为广谱三唑类抗真菌药物。成人剂量为 0.2 g/d，儿童为 2～5 mg/(kg·d)，连服 4～6 周。短期应用，不良反应较少见。

（3）特比萘芬：为丙酰胺类的抗真菌药物。成人 0.25 g/d；如儿童体重小于 20 kg，服用62.5 mg/d；体重 20～40 kg 者，剂量 125 mg/d；体重大于 40 kg 者，剂量为 250 mg/d，共服药 4～6 周。短期服用，不良反应较少见。

（4）脓癣患者除口服抗真菌药物外，急性期可加用小剂量类固醇皮质激素，必要时加用抗生素，切忌切开引流。

（二）局部治疗

（1）患者使用的梳子、帽子、枕套、毛巾等应每天煮沸消毒。

（2）尽可能剪除病发，每1～2周剪发一次。

（3）每晚外用药前，应用硫黄皂或2％酮康唑制剂洗头，连续1～2个月。

（4）每天局部外用5％硫黄软膏、2％碘酊或外用抗真菌药物。

（三）随访

治疗3周后取患处头发进行真菌镜检，此后每10～14天复查一次，连续3次阴性可判愈。服用足量的灰黄霉素、氟康唑或特比萘芬治疗，一般不复发。

在集体单位，应注意勿共用梳子、帽子。理发工具应注意消毒。

（汤洪山）

第三节　体癣和股癣

体癣是指发生在除头皮、掌跖和甲以外体表部位的皮肤癣菌感染；股癣是指臀部、腹股沟、会阴及肛周的皮肤癣菌感染。二者本质上为皮肤癣菌病在不同部位的表现。

一、病因与发病机制

本病主要由各种皮肤癣菌感染引起，以红色毛癣菌最为多见，其他如须癣毛癣菌、疣状毛癣菌、犬小孢子菌等也可引起本病。体股癣可通过直接接触或间接接触传播，也可通过手、足、甲癣的自身接种感染。

皮肤癣菌定植、生长与真菌和机体两方面因素有关，皮肤癣菌在与皮肤角质层接触后，在皮肤表面黏附、定植并穿透角质层细胞，皮肤癣菌继续繁殖形成菌丝，产生和分泌细胞外蛋白酶等炎症介质，进一步影响角质形成细胞的增生。机体提供了有利于皮肤癣菌生长的因素，如机体防御受损、角质层的高水合状态及为皮肤癣菌提供营养的特殊解剖结构；抗皮肤癣菌感染的机制受到破坏，如皮肤屏障功能下降、皮肤的温度、湿度和pH适合真菌生长，正常菌群微环境的改变，角质层的更新障碍，非特异性免疫以及特异性免疫反应的改变等。

二、临床表现

体癣在气候炎热的夏秋季节多发。人群易感因素包括肥胖多汗、糖尿病、慢性消耗性疾病、长期应用糖皮质激素或免疫抑制剂者。体癣和股癣临床特点类似。

（一）体癣

原发损害为针头大小的红色丘疹、丘疱疹或水疱，随后形成有明显鳞屑的红色斑片，境界非常清楚，逐渐向周围等距离扩展蔓延，皮损中心有自愈倾向，边缘由丘疹、丘疱疹和水疱、结痂、鳞屑连成狭窄隆起呈环状或多环状，形状如古铜钱状，故有人称之为"铜钱癣"。皮损中央常出现色素沉着。由亲动物性皮肤癣菌（如犬小孢子菌）引起的病灶炎症反应较明显。自觉不同程度的瘙痒，也可因长期搔抓刺激等引起局部湿疹化或苔藓样改变。

（二）股癣

典型皮损好发于腹股沟或臀部。单侧或双侧，有反复发作倾向。基本皮损与体癣相同，发生于腹股沟处的皮损下缘往往较显著，上缘并不清晰，阴囊、阴茎较少受累。由于患处潮湿、透气性差，且易受摩擦，常使皮损炎症明显，瘙痒显著。

如患者使用了外用糖皮质激素或不规范治疗，可使皮损很不典型，称"难辨认癣"，很容易误诊，需真菌学检查方可确诊。

三、诊断和鉴别诊断

根据典型的临床表现、皮损处鳞屑直接镜检和/或培养查到菌丝或孢子，可明确诊断。
本病需要与慢性湿疹、慢性单纯性苔藓、玫瑰糠疹等鉴别。

四、预防和治疗

为防止本病发生，应注意卫生清洁，不与患者共用衣物鞋袜、毛巾、浴盆等，穿着透气性良好的内衣；对手、足、甲癣应及早诊断，积极治疗，减少自身传染的可能性；尽量不接触患病的宠物和牲畜。

本病治疗以外用药物为主，皮损泛发、皮损较严重者以及外用药疗效不佳者应考虑系统给予内服抗真菌药物治疗。

（一）外用药物治疗

有多种抗真菌外用药物供选择，如唑类、丙烯胺类、吗啉类、环吡酮类等。应坚持用药2周以上或皮损消退后继续用药1～2周，以防止复发。应注意剂型的合理选择，需特别注意皮损的炎症较重或特殊部位的感染，防止产生刺激反应，加重病情。婴幼儿股癣患者应选择作用温和、刺激性小、浓度较低的外用药，并保持局部清洁干燥。

（二）内服药物治疗

对顽固性的泛发型体癣可选用系统抗真菌药物治疗，如伊曲康唑（200 mg/d，餐后即服，疗程1～2周）或特比萘芬（250 mg/d 口服，疗程2周），与外用药物联合使用可增加疗效，缩短病程。

（汤洪山）

第四节 花 斑 癣

花斑癣是由圆形糠秕马拉色菌引起的一种皮肤浅表角质层慢性真菌病。本病遍布世界各地，常见于温度和相对湿度较高的热带和温带地区。

一、病因及发病机制

圆形糠秕马拉色菌已被证实为本病致病菌，此菌系条件致病菌，当皮肤多汗，卫生条件差，长期应用糖皮质激素及罹患慢性消耗性疾病时，该菌可由腐生性酵母型转化成致病性菌丝型，引起皮肤发病。

二、临床表现

本病一般无自觉症状,但当劳动、日晒或多汗时可有瘙痒感。男性较女性为多,男女之比为7.45：1。任何年龄均可发病,我国报道最小者 7 周岁,最大 60 岁。慢性病程,常冬天减轻,夏天加重。皮疹好发于皮脂腺丰富的部位,如躯干、颈部、上臂、腹部及面部,亦可累及臀部、腋窝及腹股沟。皮损为粟粒、黄豆及至蚕豆大圆形或类圆形斑疹,反光性强,表面覆以极薄的糠秕样鳞屑。多数患者的皮损弥漫、对称,斑疹与皮肤取平或微高起,境界清楚。根据皮疹形态可分四型。

(一)花斑型

花斑型初起呈淡褐色,表面发亮,以后出现色素减退。由于新旧皮损混在一起,而呈花斑状。

(二)毛囊型

毛囊型损害沿毛囊分布,似毛囊性丘疹或斑片,鳞屑极薄。

(三)白斑型

白斑型除去鳞屑或痊愈后,遗留色素暂时减退。此型预示本病处于缓解阶段。

(四)斑片型

斑片型此型损害较少,一片或数片,表面鳞屑较厚,色泽较深。

三、诊断及鉴别诊断

根据临床表现,真菌检查,Wood 灯下皮损处显示淡黄色或淡褐色荧光,诊断不难。应与脂溢性皮炎和玫瑰糠疹鉴别,前者好发于皮脂分泌旺盛处,真菌检查阴性。玫瑰糠疹先有母斑,皮疹椭圆形,其长轴与皮纹相一致。

四、治疗

(一)全身治疗

病情严重且久治不愈者,可考虑全身用药,如口服伊曲康唑及氟康唑等,而大多资料表明口服特比萘芬无效。

(二)局部治疗

(1)15％～20％冰醋酸溶液或 3％～6％复方水杨酸液,涂病损处,每天 1 次,连续用药 7～10 天,治愈后每隔 1～2 周再涂 1 次,以防复发。

(2)1％益康唑霜,每天 2 次,5 天为 1 个疗程。

(3)50％丙二醇溶液,外用,每天 2 次,连续治疗 2 周。

(4)40％硫代硫酸钠涂搽病损处,1～2 分钟后再涂 4％稀盐酸液,两者起化学反应,产生新生态的硫,以达到杀灭真菌的作用。

(5)一支黄花 500 g 加水 2 500 mL,浓煎成 250 mL,加入雄黄及硼砂各 9 g,擦患处。

(6)复方酮康唑霜外用。

(7)1％特比萘芬霜外用,治愈率达 70％～80％。

(8)2.5％硫化硒洗剂(商品名希尔生)外用皮疹处。

五、预防

早期发现患者,早期治疗。因本病无自觉症状,不易引起重视,故要加强宣传教育。另外要增强抵抗力,治疗力求彻底,治愈后衣被要消毒处理。

(汤洪山)

第五节 癣 菌 疹

癣菌疹是由原发病灶中皮肤癣菌及代谢产物作为抗原通过血液带到含有皮肤致敏抗体的部位而引起的一种局限性或全身性变态反应性皮疹。

一、病因及诱因

原发性癣灶内的菌体及代谢产物作为抗原,使皮肤致敏。当抗原通过血循环到达已致敏的皮肤时即发生抗原抗体反应产生皮疹。常见于夏季,原发病灶多为浸渍糜烂型足癣。青年女性多见。

二、临床表现

(一)皮损特点

1.汗疱疹型

汗疱疹型在指侧,指背和掌心等处发生散在或群集的绿豆大小水疱,疱壁较厚,其内充满浆液,不融合或扩大,分布对称。

2.毛囊型或苔藓样变型

毛囊型或苔藓样变型躯干、面部四肢近端等处发生对称性、播散性、多发性小丘疹。中心可有小水疱或小脓疱,有时群集。

3.丹毒样型

丹毒样型在原发足癣病灶的同侧下肢发生鲜红斑,从小腿上部发展至上股部,边缘鲜明,间隔以狭窄的正常皮肤,肿硬不著。

4.湿疹型

湿疹型在四肢特别是下肢突然发生大片对称性湿疹样损害,不多见。具自限性,于病灶愈合后自然消失。

(二)实验室检查

真菌镜检和培养均阴性,癣菌素试验强阳性。

(三)全身症状

好发于手、足及躯干等处,痒感剧烈。皮损可随原发灶好转而消退,如病灶不愈,可反复发作。

三、诊断及鉴别诊断

根据临床表现,结合癣菌素试验,可以确诊。主要应与丹毒、湿疹等鉴别。

四、治疗

治疗原则以内服和外用药物综合治疗,并积极治疗原发癣病灶。

(一)全身治疗

内服抗组胺药如用氯苯那敏(每次 4～8 mg,每天 3 次,口服;或每次 10 mg,每天 1～2 次,肌内注射)、苯海拉明(每次 25 mg,每天 3 次,口服;或每次 20 mg,每天 1～2 次,肌内注射)、赛庚啶(每次 2～4 mg,每天 3 次,口服)、酮替芬(每次 1 mg,每天 1 次,口服),也可选用非镇静抗组胺药如阿司咪唑(每次 10 mg,每天 1 次,口服)、氯雷他定(每次 10 mg,每天 3 次,口服)、西替利嗪(每次 10 mg,每天 1 次,口服;肾功能不全者,每次 5 mg,12 岁以下儿童慎用)、特非那定等(每次 60 mg,每天 2 次,口服),也可静脉滴注 10%葡萄糖酸钙。全身症状明显者可考虑皮质类固醇短程疗法。

(二)局部治疗

可根据病变性质选择相应外用药物,如炉甘石洗剂或皮质类固醇霜剂。

(汤洪山)

第六节　掌　黑　癣

掌黑癣是一种发生于热带地区的角质层皮肤真菌感染,无自觉症状。临床特征为棕色或黑色无鳞屑的斑疹,最多见于手掌,也可见于足跖或颈,胸等其他部位皮肤。

一、病原学

引起掌黑癣的病原菌有两种,在南、北美洲,引起掌黑癣的致病真菌为威尔尼克分枝孢子菌;在亚洲及非洲等地为曼逊分枝孢子菌。两种不同的病原菌引起的临床表现相似。

二、流行病学

掌黑癣在世界各地均有发病,多见于南、北美洲的巴西、巴拿马、古巴、波多黎各、美国等,在欧洲、非洲、亚洲等也有发病。本病在我国较为少见。引起掌黑癣的致病菌可能存在于自然界中,人类通过直接接触致病菌而受感染。

三、临床表现

本病好发于青年人,尤其以女性多见。损害为淡棕色至暗黑色斑点,渐向周围扩散,可融合成暗黑色的斑片,不高起于皮面,表面光滑,多无鳞屑,边界清楚,无自觉症状,本病多发生于手掌,常由于威尔尼克分枝孢子菌感染引起。发生于足跖或其他部位皮肤的掌黑癣常由于曼逊分枝孢子菌感染所致。

四、实验室检查

(一)直接镜检

刮取损害表面皮屑,加 10%～20%氢氧化钾溶液处理后直接镜检,可见有色素的菌丝。曼逊分枝孢子菌为棕色分隔的细长菌丝,不分支;威尔尼克分枝孢子菌为棕色不规则分隔菌丝,菌丝弯曲,有分支。

(二)培养

主要用于鉴定致病真菌的菌种。

(三)组织病理

切取皮疹活组织检查,可见皮肤角质层内有淡褐色分隔的粗短菌丝。

五、诊断与鉴别诊断

根据临床表现或实验室检查找到致病真菌多可确诊,但有时需与恶性黑素瘤、掌部交界痣、梅毒等炎症后的色素沉着以及接触化学药物、染料后的染色相鉴别。

六、治疗

常以局部外用治疗为主。用咪康唑霜、克霉唑霜、酮康唑霜等外搽常有满意疗效。

（汤洪山）

第七节　念珠菌病

一、病因及发病机制

本病是由念珠菌属的白念珠菌、克柔念珠菌、热带念珠菌、星形念珠菌及高氏念珠菌等引起,其中主要是白念珠菌所致。侵犯皮肤、黏膜和内脏,表现为急性、亚急性和慢性炎症。念珠菌为条件致病菌,病原菌侵入机体后能否致病,与念珠菌的毒力、数量、入侵途径以及机体本身抵抗力有密切关系,当患者细胞免疫功能缺陷,或长期使用抗生素、糖皮质激素和免疫抑制剂,或严重烧伤和肿瘤患者,均易患念珠菌病。

二、临床表现

念珠菌病在临床上有黏膜、皮肤及系统性表现。黏膜病变以口腔念珠菌病"鹅口疮"为白念珠菌感染最常见表现,在舌、软腭等处覆盖奶油色或灰白色膜,揭去后可留下红色渗出性基底;阴道念珠菌感染者,在阴道黏膜上有黄色奶油样排泄物和成片灰白色伪膜,甚者可有脓疱、剥蚀或溃疡;念珠菌性阴茎包皮炎较少见,在阴茎龟头及冠状沟处发生浅红色糜烂或薄壁脓疱。念珠菌感染还可在腹股沟、乳房下、臀裂等处发生红斑、糜烂、渗液,红斑周围有卫星状水疱、脓疱。亦可表现为尿布皮炎、慢性甲沟炎或念珠菌性肉芽肿。念珠菌系统感染表现为尿路感染、心内膜炎、脑膜炎及败血症等。

三、诊断及鉴别诊断

根据临床特点,真菌直接镜检及培养,组织病理变化,诊断不难。应与黏膜白斑、维生素 B_2 缺乏及阴道滴虫等鉴别。

四、治疗

念珠菌病的治疗包括全身与局部抗真菌治疗,前者用于系统性感染,后者以局部感染为主。

(一)全身治疗

1.两性霉素 B

两性霉素 B 加入 5% 葡萄糖液中静脉滴注,首次用 1 mg,第 2 天 3 mg,以后成人每天增加 5 mg,儿童增加 1～2 mg,至 1 mg/(kg·d)后,每天 1 次或隔天 1 次,一般治疗6～12周。对病情严重者,可给予 1 mg 试验量后,即用 0.25 mg/kg,次日 0.5 mg/kg,每天总量不超过 0.5 mg/kg。念珠菌性脑膜炎可鞘内注射,自 0.1 mg 开始,渐增至 0.5～1 mg,每周 2 或 3 次,注射时加小量地塞米松,用脑脊液反复稀释后慢慢注射于鞘内。用药时可用黑色纸将药液包起避光,以保持药液稳定。静脉注射可发生寒战、高热、头痛、恶心、呕吐等,剂量过大时,可引起心律失常。为防严重反应发生,可静脉滴注地塞米松 5～10 mg。其他不良反应有低血钾、静脉炎;较严重的不良反应为肾功能障碍,表现肾小球滤过率降低。

2.球红霉素

开始 1 mg/kg,溶于 5%～10% 葡萄糖溶液内缓慢静脉滴注,20～40 滴/min,逐渐增至 1.5～2.0 mg/kg,每天或隔天 1 次,每天总量在 3 mg/kg 以内,不良反应与两性霉素 B 相似,但较轻。

3.克霉唑

30～60 mg/(kg·d)分次口服,一般治疗 2～4 周。严重病例应与其他抗真菌药联合使用。克霉唑的不良反应较少。可有轻度胃肠道反应。

4.酮康唑

成人 200～400 mg/d。饭前口服。服药期间避免使用抑酸制剂,以免影响药物吸收。

5.氟胞嘧啶

进入体内变成氟尿嘧啶,与真菌细胞 RNA 结合,释放出尿嘧啶而成异常的 RNA,从而扰乱真菌细胞蛋白合成,以达到抑制或杀死真菌。用量为 150～200 mg/(kg·d),连用 1～2 个月。与两性霉素 B 联合应用,效果更好。

6.大蒜注射液

成人 40～100 mL/d,加入 5% 葡萄糖注射液中静脉滴注,疗程视病情而定,2 周到数月。最好与其他抗真菌药联合使用,单独应用药效较差。

7.氟康唑

为三唑类化合物,是较新的咪唑类抗真菌衍生物,口服吸收完全,亦可注射,组织器官内浓度较高。0.2～0.4 g/d 静脉滴注,疗程 4～6 周;或 150～450 mg/d,分次口服。

8.两性霉素 B

0.6 g/(kg·d),开始量宜小,逐渐增加至 20～30 mg/d,每天或隔天静脉滴注 1 次。不良反应同两性霉素 B,但较轻。

9.制霉菌素

它可破坏真菌细胞膜,释放钾,引起细胞内糖原分解,而失去活性。由于本品不易吸收,因此,仅适用于治疗胃肠道、皮肤和黏膜念珠菌感染。

10.咪康唑

作用于细胞膜并引起胞质内容的渗漏。剂量为 400～1 200 mg,每 8 小时服 1 次,疗程视病情而定,一般3～12周,亦可静脉滴注。不良反应有变态反应、心动过速、发烧、畏寒、白细胞及血小板下降。

(二)局部治疗局部病变(包括皮肤和黏膜)

可用1％甲紫溶液外涂,或涂制霉菌素液(20万 U/mL);口腔和咽部念珠菌感染可用0.25％两性霉素 B 液雾化吸入,每天1或2次。阴道念珠菌病用制霉菌素阴道栓剂。1％特比萘芬外用对皮肤黏膜念珠菌病效果也很好。

五、预防

(1)设法除去一切与本病发生有关因素,如尽量避免长期应用抗生素、糖皮质激素和免疫抑制剂等。

(2)对长期使用糖皮质激素、抗生素及免疫抑制剂者,应经常检查黏膜、皮肤有无念珠菌感染,并定期检查粪、尿及痰。

(3)对有免疫功能缺陷者可不定期使用细胞刺激剂,如转移因子1～4 U 皮下注射,每周2次,或胸腺素肌内注射。

(4)对必须长期应用抗生素、糖皮质激素和免疫抑制剂者,可间歇给予制霉菌素或伊曲康唑、氟康唑等做预防性治疗。

(汤洪山)

第八节　糠秕马拉色菌性毛囊炎

一、病因

由糠秕马拉色菌引起的毛囊炎性损害,称为糠秕马拉色菌性毛囊炎。

二、临床表现

糠秕马拉色菌性毛囊炎的典型皮损为毛囊性丘疹、丘疱疹或小脓疱,半球形,直径2～4 mm,周围有红晕。好发于前胸、后背等皮脂腺丰富的部位,按痤疮治疗无效。

三、实验室检查

皮屑直接镜检可见毛囊炎处皮损中检出大量马拉色菌孢子。病理切片 PAS 染色对马拉色菌性毛囊炎有诊断意义。

四、诊断及鉴别诊断

结合毛囊炎样皮疹,用常规痤疮治疗无效,马拉色菌镜检阳性可诊断。糠秕马拉色菌性毛囊炎应与化脓性毛囊炎和痤疮进行鉴别,主要依靠真菌学检查,必要时进行病理检查。

五、治疗

(一)局部治疗

抗真菌制剂外用,也可用 5％水杨酸酒精,50％丙二醇溶液,25％硫化硒溶液外用,还可用 20％～30％硫代硫酸钠液。

(二)全身治疗

酮康唑口服 400 mg/d,分 2 次服,每周 1 天,连续 2～3 周。也可服伊曲康唑,200 mg/d,连续 2～3 周。服药期间尽可能减少洗澡次数。

(汤洪山)

第九节　孢子丝菌病

一、病因及发病机制

孢子丝菌病是由申克孢子丝菌所致的皮肤、皮下组织及其邻近淋巴系统的慢性感染,该病发病常与皮肤外伤有关。

二、临床表现

损害常位于四肢和头面部等暴露部位,自觉症状轻微。典型损害为皮下结节或暗红色浸润性斑块,与皮肤轻度粘连,表面轻度疣状增生,破溃后可有脓性分泌物排出。常见皮下结节沿淋巴管排列的皮肤淋巴管型,固定型较为少见,播散型更少见。

三、实验室检查

脓液和组织的真菌培养有申克孢子丝菌生长,组织病理学表现为化脓性肉芽肿并可发现星状体和孢子。

四、诊断及鉴别诊断

根据外伤史及皮损典型特点和部位,结合真菌学和组织病理学特点即可确诊。应与皮肤结核和皮肤着色芽生菌病相鉴别。

五、治疗

碘化钾口服,10％碘化钾每次 10～20 mL,每天 3 次,连续 3～6 个月,皮疹消退后维持 1～2 个月。如对碘化钾过敏,可采用伊曲康唑或特比萘芬口服治疗。

(汤洪山)

第十节 着色芽生菌病

一、病因及发病机制

着色芽生菌病是指由一组暗色真菌所致的皮肤和皮下组织的感染。其发病与外伤有关。近年来,着色真菌感染的发病率有逐渐上升趋势。致病菌主要包括卡氏枝孢霉、裴氏着色霉、紧密着色霉、疣状瓶霉等。

二、临床表现

好发于四肢暴露部位,可有局部外伤史。典型损害呈疣状或菜花状境界清楚之斑块或结节,中心往往消退,形成瘢痕,周围继续进展,可形成散在的卫星状损害。在疣状增生的表面可见到黑色点状血痂,内含较多经过表皮排除的菌体成分,有助于诊断。陈旧损害由于纤维组织增生、瘢痕形成导致淋巴回流障碍,严重时累及整个肢体形成象皮肿。本病自觉症状轻微,可有微痒感,继发细菌感染可发生疼痛。本病慢性病程。

三、实验室检查

在皮损分泌物或活检组织中可以发现暗色分隔厚壁的硬壳小体;真菌培养有致病性暗色真菌生长。

四、诊断及鉴别诊断

根据本病典型的临床表现并结合实验室检查容易确诊;发生于四肢远端的慢性疣状增生性斑块和结节,可伴有脓肿和溃疡,应与暗色丝孢霉病、疣状皮肤结核、孢子丝菌病、梅毒、鳞状细胞癌等疾病鉴别,主要依靠真菌直接镜检、培养及组织病理学的检查结果,发现纵横分隔的硬壳小体对诊断有决定作用。

五、治疗

(一)外科治疗

主要是局部切除,适用于早期孤立性的损害。

(二)物理疗法

温热疗法根据致病菌不耐高温的特点行局部加热疗法,以抑制其生长繁殖,常用蜡疗、电热、红外线等,也可用热水直接浸泡。其他物理疗法如冷冻、激光、X线照射、电烧灼等方法均可应用于小面积的皮损。

(三)化学疗法

局部抗真菌制剂,还可外用高浓度的冰醋酸溶液;系统用药可应用氟胞嘧啶(5-FC)、酮康唑、伊曲康唑、氟康唑、两性霉素 B、碘化钾 10％溶液等。

(汤洪山)

第十一节　毛真菌病

一、病因及发病机制

此病主要诱因是糖尿病性酸中毒、儿童营养不良、严重烧伤、白血病、淋巴瘤、免疫缺陷、AIDS 患者等。毛霉科中的根霉属、毛霉属、犁头霉属是引起毛真菌病的最常见的三类真菌。

二、临床表现

这是一类急性、进展快速而凶险的感染，包括鼻脑毛霉病、肺部毛霉病、播散性毛霉病、胃肠毛霉病、皮肤毛霉病，其中鼻脑毛霉病最为凶险，临床表现为面部疼痛、头痛、嗜睡，严重者可致失明，病死率为80％～90％，常在 7～10 天内死亡。皮肤毛霉病最轻，表现为进行性增大的皮肤梗死性结节性红斑，可有坏死、焦痂形成、中心溃疡和糜烂。

三、实验室检查

在皮损分泌物或活检组织中可以发现厚壁的具折光性的菌丝，孢囊梗直接由菌丝长出，菌丝可分支，呈直角。

四、诊断及鉴别诊断

根据本病典型的临床表现并结合实验室检查确诊；本病死亡率高，常由尸解发现。

五、治疗

控制潜在疾病是治疗关键，抗真菌用两性霉素 B、氟胞嘧啶等治疗，之前应外科扩创尽量清除坏死及无效组织。

（汤洪山）

第十二节　隐球菌病

本病是由新生隐球菌引起的脑膜、脑、肺、皮肤或全身慢性、亚急性甚至急性感染。

一、病因及发病机制

新生隐球菌是本病的唯一病原菌。在室温及 37 ℃条件下均可迅速生长并感染动物。本病的传播途径尚未阐明，当病原菌入侵体内正值机体免疫力下降时，即可直接蔓延并经血液循环播散。

二、临床表现

(一)皮肤、黏膜隐球菌病

常属散播病变之一，见于10％～15％的患者中。皮损为丘疹、痤疮样脓疱或脓肿，已溃烂。在原发接种感染的患者中多表现为局限的下疳型。此时有2/3的病例同时可以波及黏膜而呈结节性、肉芽肿性或溃疡性损害。

(二)中枢神经系统隐球菌病

患者常诉前额、双颞或眼球后头痛，间歇发作，频度进行性增加，致病情逐渐加重。多伴有发热及颈强直、压痛、抬颈及抬腿征阳性等脑膜刺激征。有时发生脑实质局限性肉芽肿，出现单纯占位性病变的有关症状如恶心、呕吐、智力减退、昏迷、麻痹、偏瘫等。眼征有视网膜模糊、眩晕、复视、畏光、眼球麻痹、震颤、弱视、视盘水肿等。精神障碍可很显著，如易于激动、躁动、多言、乱语、记忆力减退乃至明显的精神错乱等。也可呈癫痫样发作，尿失禁，膝及跟腱反射消失或亢进。

(三)肺隐球菌病

新生隐球菌几乎全部经肺部入侵而感染人体。症状有咳嗽、胸痛、无力、低热、体重减轻等，并且常有少量黏液痰或血痰，痰内存在病原菌。体征轻重不一，常见为呼吸音减弱，偶可见胸部叩诊变浊，有胸膜摩擦音、肺部湿啰音等。

(四)其他部位的隐球菌病

包括骨和关节以及前列腺、肝、脾、淋巴结等组织器官均可累及。但都较为少见，或常伴发于中枢神经系统隐球菌病及肺隐球菌病。

三、实验室检查

(一)实验检查

(1)墨汁染色检查：脑脊液或其他病灶分泌物的涂片，可见圆形或椭圆形带荚膜的厚壁酵母细胞。

(2)乳胶凝集试验或ELISA法检测脑脊液中隐球菌抗原。

(3)真菌培养：有新生隐球菌生长。

(4)脑脊液检查：压力增高，外观可混浊。白细胞数增多，糖及氯化物在病程中后期明显下降；蛋白增高。

(二)血清学检查

由于患者血清中可测到的抗体不多，因此检测抗体阳性率不高，特异性不强，仅作辅助诊断。通常检测新型隐球菌荚膜多糖体抗原，以乳胶凝集试验灵感而特异，且有估计预后和疗效的作用。

四、诊断及鉴别诊断

早期诊断主要依靠临床医师的高度警惕，遇有可疑脑病时，即应作脑脊液检查如直接墨汁涂片有无厚荚膜的菌体，并同时作培养。阳性者即可诊断。双夹心ELISA抗原抗体反应常可助诊断。

中枢神经系统隐球菌病应与结核性脑膜炎、颅内占位性病变、蛛网膜炎及其他颅内炎症等疾病相鉴别，关键还在于临床结合查菌以确定诊断。

五、治疗

(一)一般治疗

注意营养及休息,尚应积极治疗潜在性疾病。

(二)药物治疗

(1)可用氟康唑、伊曲康唑、优立康唑及两性霉素 B 等。

(2)对皮肤黏膜的隐球菌病除全身应用抗真菌药以控制原发病灶外,还应辅以局部处理,如上述各种药物的不同剂型作局部外用治疗等。

(汤洪山)

第十三节 暗色丝孢霉病

1974 年 Ajello 首先命名,是由多种条件致病性暗色真菌引起的皮肤、皮下组织的炎性肉芽肿、囊肿、脓肿,还可侵犯指(趾)甲及引起系统感染的深部真菌病,系统性暗色丝孢霉病病情凶险,预后差,死亡率极高。命名本病要在其前面写明引起的菌种的名称。

一、诊断

(1)多有外伤史或有免疫功能减弱的基础病,如糖尿病、长期服用类固醇皮质激素、免疫抑制剂或有慢性消耗性疾病等。

(2)临床表现:①皮肤表现可见红褐色、灰黑色或黑色的丘疹及结节,硬的表面凹凸不平、覆有黏着鳞屑的浸润性斑块,还可有囊肿或肉芽肿样皮损,其上黏着褐黑色蛎壳样厚痂,易出血、坏死并形成溃疡,伴恶臭,消退后留有萎缩的瘢痕,皮损可痒或不痒,继发感染后可有疼痛或压痛。②可有发热、乏力、食欲缺乏等全身症状。③皮肤损害易播散至全身各脏器,如淋巴结、骨骼、中枢神经系统、心、肺、肝、脾等,预后差,病死率高。

(3)实验室检查:病变部位真菌直接镜检可见棕色、分隔、粗细长短不一的菌丝或串珠样或扭曲的假菌丝,而无硬壳孢子。培养可长出黑色的菌落,小培养后根据分生孢子梗的形态可鉴定菌种。

二、鉴别诊断

(一)皮肤着色真菌病

皮损直接镜检或组织病理可找到棕色、分隔的硬壳孢子;而皮肤暗色丝孢霉病可见棕色、分隔、粗细长短不一的菌丝或串珠样或扭曲的假菌丝,而无硬壳孢子。

(二)孢子丝菌病

手背、上肢及面部多见,为沿淋巴管分布的皮下结节,组织真菌培养可见透亮纤细菌丝及梅花状的孢子。

三、治疗

(1)局限性皮肤病变口服抗真菌药物加手术治疗。

（2）系统性皮肤暗色丝孢霉病的治疗药物：10％的碘化钾、两性霉素 B、酮康唑、伊曲康唑、氟康唑等系统用药，部分患者可控制病情或好转，但停药后易复发。用药时间和剂量视病情好转情况而定，大部分患者需服药数年以上。

（汤洪山）

第十四节　足　菌　肿

足菌肿又称为马杜拉足或马杜拉菌病，是由真菌（可以是真菌或皮肤癣菌）、放线菌及细菌等引起的慢性肉芽肿性感染，临床表现相似，但后者要用抗生素而非抗真菌药物治疗，这里主要介绍真菌性足菌肿。

一、诊断

（1）多见于中年人，好发于四肢暴露部位，以足部多见，常有外伤史。

（2）皮损开始为暗红色丘疹、结节、脓疱，逐渐融合成肿块和多发性的脓肿，与皮肤粘连，表面呈暗红色，脓肿破溃后可形成瘘管，陈旧的皮损形成瘢痕，新的皮损不断产生，终年不愈，久之结节、肿块、瘘管及瘢痕可同时布满，皮肤高低不平，在流出物中混有颜色不同的颗粒。

（3）在脓液或组织中可查到颗粒并镜检颗粒的结构可诊断。标本取自瘘管深层引流的脓液，或刮取病灶内组织及活检材料，可见颗粒为圆形或不规则的团块，其颜色可呈白、黄、棕、红、黑等不同；颗粒直接镜检，革兰染色可见颗粒内纤细分支、革兰阳性。培养可确定致病菌菌种。

（4）病理主要表现为化脓性肉芽肿，颗粒位于脓肿的中央，颗粒内可见纤细的菌丝，周围可见大量的炎性细胞、上皮细胞、巨噬细胞和多核巨细胞浸润，绕以致密的纤维组织及毛细血管。

二、鉴别诊断

（一）皮肤结核、肿瘤
皮肤结核多发生于面颈部，病灶内可查到抗酸结核分枝杆菌，皮肤肿瘤病理可见恶性细胞。
（二）孢子丝菌病
手背、上肢及面部多见，为沿淋巴管分布的皮下结节，组织真菌培养可见透亮纤细菌丝及梅花状的孢子。
（三）着色真菌病
多见于下肢，为疣状增生结节、斑块，分泌物或组织病理可见棕色、有横膈的硬壳孢子。

三、治疗

（1）尽量避免外伤和接触腐物，有外伤时要及时对症治疗。

（2）皮损小时可手术切除并同时辅以药物治疗。

（3）放线菌性足菌肿要用多种抗生素联合治疗，治愈率较高。

（4）真菌性足菌肿需用系统性抗真菌药物。①酮康唑：300～400 mg/d，连用 8 个月。②伊曲康唑：200～400 mg/d，逐渐减量，连续用药 1 年以上。③两性霉素 B：对顽固病例为最有效的药物,疗程要足够长,还可在皮损局部进行局封注射治疗。

四、临床路径

(一)病史方面

患者常常有外伤史,皮损发生在暴露部位,以下肢多见。

(二)体检可见皮损的 3 个典型特征

局限性皮肤肿胀、窦道形成及颗粒的排出。

(三)实验室检查

可在脓液或窦道中找到颜色不同的颗粒,颗粒直接镜检见真菌菌丝或菌丝和孢子交织成的团块。

(四)治疗方面

用药疗程要足够长。

(汤洪山)

第十五节 奴卡菌病

奴卡菌病是由放线菌属中的奴卡菌(细菌)引起的一种急性或慢性化脓性或肉芽肿性感染,侵犯皮肤、皮下组织及内脏器官,以肺部及中枢神经系统多见,由于本菌的鉴定较困难,有时会被误认为是非致病菌而漏诊。

一、诊断

(1)患者多有明显的易感因素,如长期大量应用类固醇皮质激素或免疫抑制剂,血液系统的恶性肿瘤、AIDS 等,或有外伤史。

(2)可发生于任何年龄,但多见于青壮年,男性多于女性,农民及户外工作者多见。

(3)临床表现。①皮肤奴卡菌病:多有外伤史或接触土壤史,表现为脓疱、脓皮病、疣状皮肤结节或类似孢子丝菌病的皮肤淋巴管综合征,而炎症比孢子丝菌病剧烈,还可表现为皮下有压痛的硬结、溃疡等。②皮下组织型奴卡菌病:奴卡菌感染可引起足菌肿样改变。③肺奴卡菌病:可表现为慢性的小叶性或大叶性肺炎,也可为孤立的肺脓肿,还可表现为类似粟粒性肺结核的症状,可侵犯胸膜及胸壁。症状表现为非特异,可有发热、消瘦、咳嗽、胸痛等,严重者可播撒至中枢神经系统及全身其他器官。

(4)真菌学检查:一次分离出本菌不能够完全证明有临床意义,要排除实验室空气污染菌或呼吸道寄生菌的可能。

分泌物或组织块消化离心后革兰染色,镜检为革兰阳性菌,菌丝纤细,直径为 $0.3\sim2.0~\mu m$,弯曲如树根状,并可断裂成长度不等的杆状或叉状体,部分抗酸染色阳性。

真菌培养:37 ℃培养可形成湿润而光滑的菌落,橘黄色至红色,进一步鉴定菌种而确定。

(5)组织病理:为化脓性肉芽肿样改变,见大量的多核白细胞浸润,还可见淋巴细胞、浆细胞的聚集,结节性的病灶中央可有坏死区和空洞区,在组织切片中不易找到病原菌。

二、鉴别诊断

(一)皮肤结核、孢子丝菌病、放线菌足菌肿等皮肤真菌病

皮肤结核灶内可找到典型的抗酸杆菌;足菌肿可从颗粒中找到病原体。

(二)肺结核、肺部肿瘤、各种不同微生物所致的肺部感染

主要依靠真菌学检查而确诊。

三、治疗

早期诊断、及时用药、尽早积极治疗原发病、提高机体抵抗力等对本病的预后至关重要。

(1)对已确诊的奴卡菌感染应首选磺胺类药物,如磺胺咪啶、磺胺甲基异恶唑等,加用甲氧咪啶。每天用药 4~6 g 以上,疗程 3~6 个月,病情严重者,需用药 1 年以上。磺胺类过敏者可选用米诺环素、多西环素、四环素等,对同时伴发的基础病应同时治疗。

(2)皮肤病灶清创、切除,对脓胸、脑脓肿切开引流或切除脓肿。

(汤洪山)

第六章 虫媒性皮肤病

第一节 虫咬伤与蜇伤

一、蜈蚣咬伤

蜈蚣咬伤是由其前方的毒爪刺入皮肤时放出毒液引起的皮肤损伤或全身中毒症状。

(一)症状

蜇伤处皮肤出现 2 个瘀点,周围呈水肿性红斑。自觉剧痛和刺痒,常继发淋巴结和淋巴管炎。重者可伴头痛、恶心等全身症状。

(二)治疗

蜇伤后立即局部注射盐酸普鲁卡因或依米丁,可止痛并防止毒液进一步扩散。因其毒液为酸性,故局部可外擦肥皂水或3%~10%氨水,还可用季德胜蛇药等。全身症状明显时可用抗组胺药和蛇药片,出现严重中毒症状时要及时抢救。

二、毒蜘蛛咬伤

多数蜘蛛无害,毒蜘蛛含有神经性蛋白毒。

(一)症状

局部苍白、发红或发生荨麻疹;重者出现局部坏死及全身症状。表现为呕吐、发热、呼吸加快,虚脱以至死亡。

(二)急救与治疗

可在咬伤处的近心端绑扎,局部冷敷、封闭、口服蛇药片等。局部切开排毒。可应用复方奎宁注射液 0.1~0.3 mL 或 1% 的麻黄素注射液 0.3~0.5 mL,沿伤口周围做皮下注射。如果咬伤局部有感染时,应投给抗生素。

三、水蛭咬伤

水蛭俗称蚂蟥或蚂蜞,种类很多,在水中用前吸盘紧吸附在人的皮肤上进行吸血,并在吸血的同时,咽腺分泌水蛭毒素和一种扩张血管的类组胺化合物,由伤口进入人体而引起中毒性反应。

（一）临床表现

1.局部症状

咬伤处周围皮肤可出现红斑或风团，严重者可发生大疱及坏死。此外，常见咬伤处出血不止。

2.全身症状

一般无明显全身症状，个别患者可出现皮疹，全身不适，软弱无力、头晕等症状。

（二）实验室检查

偶可有血白细胞计数升高及出凝血时间延长。

（三）急救处理

1.局部处理

水蛭咬伤处可用2％碘酊、乙醇溶液消毒，然后加压包扎止血。

2.对症处理及支持疗法

水蛭咬伤一般局部处理即可，如有全身反应，也应积极作对症处理及支持疗法。

（四）预防

水蛭活动季节，下水前涂防蚊油、烟油，以起到预防作用。

四、海蜇螫伤

（一）临床表现

海蜇伞部下面有许多触须，触须上有众多刺丝囊，囊内含有毒液。毒液的主要成分为多肽，有类似组胺的作用。被螫局部皮肤及皮下组织红肿、奇痒、疼痛，严重者可迅速发展成为瘀斑，甚至表皮坏死。全身可有恶心、呕吐、腹绞痛、背痛及儿茶酚胺释放症状，如心动过速、流泪、汗毛竖立、收缩压升高等。儿童被螫后尤为危险。

（二）辅助检查

可进行肝、肾功能、心肌酶谱及心电图等相关检查。

（三）诊断

根据有海蜇螫伤病史结合典型的临床表现，除外其他疾病即可确诊。

（四）并发症

并发症主要有休克、肺水肿、心律失常等。

（五）治疗

局部用冰袋冷敷，以减轻疼痛和延缓毒素吸收。用食醋冲洗患部，以减少毒素的释放，再将碳酸氢钠用海水调成糊状，涂于伤处，可使毒素失活。有休克、肺水肿、心律不齐等并发症时，则给予相应的处理。

五、蜂螫伤

蜂螫伤是指由蜜蜂、黄蜂，大黄蜂、土蜂等尾部的毒刺刺伤皮肤所引起局部和全身症状。

（一）症状

经蜂刺螫伤后，局部立即有明显的灼痛和瘙痒，刺螫处有小出血点，很快红肿，甚至出现水疱。一般无全身症状，若同时被多数蜂螫伤，可引起大面积肿胀，并可出现恶心，无力、发热等。重者可休克、昏迷，抽搐、心脏和呼吸衰竭而致死亡。

（二）治疗

设法拔出皮内的毒刺，若为蜜蜂蜇伤，其毒液多为酸性，可外涂 10% 氨水或肥皂水；若为黄蜂蜇伤，其毒液为碱性，可外涂 5% 醋酸，均可减轻疼痛，如刺伤处红肿疼痛显著，可在损害周围注射 2% 盐酸普鲁卡因，或在蜇伤处近心侧皮下在注射依米丁溶液 $1\sim2$ mL，可迅速止痛，内服抗组胺药和止痛药。全身症状较重者可用皮质类固醇或蛇药片，出现休克时应及时抢救。

六、蝎螫伤

蝎螫伤是由其尾部毒刺刺入皮肤放出酸性毒液所致的皮肤症状及全身反应。

（一）症状

螫伤部位立即感到剧烈疼痛，很快发生红肿、水疱。螫伤周围淋巴结和淋巴管可发炎，如为大蝎螫伤可引起严重的全身中毒症状，出现头晕、恶心、发绀、抽搐和精神错乱等，若不及时抢救可因呼吸麻痹死亡。

（二）治疗

应立即在伤口近心端扎上止血带，尽可能吸出毒汁或扩大伤口，用 1 : 5 000 高锰酸钾液或肥皂水充分冲洗伤口，疼痛剧烈时，可用 5% 小苏打水做冷敷，用盐酸普鲁卡因或依米丁局麻，或服镇静止痛剂。若出现严重的全身中毒症状要积极抢救。

（刘　影）

第二节　虱　病

虱子在人皮肤上刺吸人血引起瘙痒及皮疹，有些体虱尚可经吸血传播传染病如斑疹伤寒、回归热等。

一、病因及发病机制

吸虱类中仅人虱及阴虱寄生于人体，吸血而致皮炎，且终生不脱离宿主，稚虫、成虫均以吸血为生。成虫每天吸血数次，多在晚间或人静息时，一只雌虱每次叮吸血 1 μL，且边吸血边排粪。虱怕冷、怕热，如人体发热，出汗即离开人体另觅宿主，有助于散播疾病，因刺吸血时将唾液腺分泌物带入血而引起反应。

二、临床表现

临床表现主要为瘙痒及皮疹。按病原虫不同而分为以下几种。

（一）头虱

头虱因痒抓后可致继发感染，虱及卵均附于发上。

（二）体虱

体虱藏于贴身衬衣、被褥缝里，虱叮咬后有剧痒，可引起丘疹及风团。

（三）阴虱

阴虱紧密黏着于阴毛上，叮咬引起剧痒，斑疹经抓后可发生血痂、毛囊炎。

三、诊断

找此虱或其卵即可确诊。

四、治疗

头虱可剃发,并灭虱:50％百部酊(100 g 百部酊浸于酒精或白酒 200 mL 内)20～30 mL 搓头发,一天内分两次用,3 天后洗去,用密箆子箆尽虫体及卵并消毒处理。体虱可将衣物煮沸杀虫。阴虱可剃阴毛,涂上述药物三天,夫妻应同时治疗。

五、预防

避免共用头巾,梳子,帽子。加强个人卫生。

（刘　影）

第三节　螨虫皮炎

螨虫皮炎是恙螨成虫自寄生的啮齿类小动物爬行至人体,叮咬皮肤后引起皮炎。病情视人类对虫害敏感程度而有轻重之分。

一、病因及发病机制

恙螨为本病的病因,共有 3 000 种,我国已发现 350 种,幼虫 1 mm 小成虫 1 cm 以上,肉眼可见,幼虫寄生于脊椎动物如啮类小鼠体表,吸血 1 次后即返回土壤发育成稚虫,后为成虫,并不再营寄生生活,均以昆虫卵为食,其幼虫可携带恙虫热立克次体,叮咬人体可将该病原体传染给人类而致发生恙虫热,此类恙螨以红恙螨及地黑纤恙螨为主,但如该幼虫发育至稚虫及成虫后,虫体内仍带恙虫热的病原体却不能作为恙虫病的媒介,虽叮咬人类,也不使人致病。可发生局部皮炎,但无明显瘙痒及炎症。

二、临床表现

本病患者多因夏秋季在林间,草地劳动、纳凉,被恙螨叮咬后发生,局部病变与衣着多少、受虫侵袭数量及机体的敏感性有关,如为不敏感者,仅于叮咬处出现轻度针头大小红色斑疹,数天后可自行消失,如为敏感患者,可出现局部淋巴结肿大,甚或低热,全身不适等,皮疹常位于上肢前臂、腕、颈、踝、股、腰等部位,儿童可波及全身。如人类被带有恙虫立克次体的幼虫叮咬,则经12～13 天的潜伏期即可发病,感染率几近 100％。表现为突起高热、寒战、头昏、恶心、四肢酸痛、嗜睡等,被咬局部出现红色丘疹、水疱并破溃形成小溃疡,边界隆起,1～2 天后中央坏死结黑痂,故而名为焦痂,多发生于腋窝、腹股沟、会阴、肛门处,浅表淋巴结多肿大,肝大、脾大,如不治疗,重者可致死,总病程为 2 周。

三、诊断

恙螨皮炎按其接触史,症状多可自愈,故诊断不难,较重者则可在皮肤出疹处以放大镜找出螨虫即可确诊。对恙虫热患者,按其特征性症状、皮疹(焦痂等)及全身症状结合血清检查变形杆菌凝集素阳性即可确诊。

四、治疗

皮炎较轻微者可不治自愈,较重者应予对症处理,恙虫热者应予特效药物如氯霉素、四环素等治疗,并注意支持疗法如补液,维生素及营养补充,高热时应物理退热,局部皮疹应注意消毒包扎,有继发感染者予抗生素治疗。

五、预防

注意在流行区不可宿营于杂草丛生地,并穿防护衣,涂驱虫剂,并灭鼠。

(刘　影)

第四节　毛 虫 皮 炎

毛虫皮炎是指由毛虫体表毒毛接触皮肤所致的瘙痒性红斑和荨麻疹样风团。

一、病因及发病机制

(一)病因

我国常见的毛虫有桑毛虫、松毛虫、刺毛虫和茶毛虫。桑毛虫为桑毒蛾的幼虫,有200万～300万根毒毛,毒毛极小,中央为一空心管道,内含激肽、脂酶及其他多肽。松毛虫是松蛾的幼虫,每条虫约有1万多根毒毛,有倒刺状小棘,末端尖锐刺入皮肤后不易拔出。刺毛虫的毒液含斑蝥素。茶毛虫为茶毒蛾的幼虫,毒毛易刺入皮肤。这些毛虫的毒毛极易脱落,随风飘到人体上或晾晒的衣物上,刺入皮肤,其内毒液的原发刺激作用引起皮炎,分别称为桑毛虫皮炎、松毛虫皮炎、刺毛虫皮炎和茶毛虫皮炎。虫卵及虫茧表面也有毒毛。野外露营者、树荫下纳凉者、森林工人和采茶者等易患病;好发于夏秋季,在干燥和大风天气虫体毒毛极易脱落,随风飘扬引起流行。

(二)发病机制

当毒毛接触并刺伤皮肤时便释放出毒液,引起刺激性皮炎,皮肤接触被毒毛或毒液污染的物品时也可引起皮炎改变。

二、临床表现

本病突然剧痒,皮疹为绿豆至黄豆大小水肿性红斑、斑丘疹、呈淡红或红色,中央常有一较针头略大的黑色或深红色毒毛刺伤点。部分患者可表现为丘疱疹样损害。皮疹可数个、数十个、数百个不等,常成批出现。本病好发于颈、肩、上胸部及四肢屈侧,腰腹部及面部少见。患者自觉剧痒,尤以夜间入睡前为甚。有时出现恶心、呕吐及关节炎。病程一般在1周左右,如反复接触毒毛或经常搔抓,病程可长达2～3周。个别情况下毒毛可进入眼内,引起结膜炎、角膜炎,如不及时处理,可致失明。

三、辅助检查

(一)透明胶带粘取毒毛
将文具用透明胶带直接紧贴于皮损表面,然后更换胶带重复黏揭3～4次。将胶带放在滴有二甲苯的载坡片上直接镜检,可找到毒毛。

(二)直接镜检
用立体显微镜在皮疹部位,常常可见已刺入皮肤的毒毛,或毒毛横卧于皮沟中。

四、诊断及鉴别诊断

(一)诊断
根据发病季节、流行地区、皮疹及分布特点,自觉症状,实验室检查找到毒毛可以确诊。
本病起病急,皮损好发于暴露部位,呈水肿性斑丘疹,中心常有一较针尖略大的刺点。根据流行地区、季节、气候条件,考虑进一步检查,寻找毒毛。

(二)鉴别诊断
需与其他接触性皮炎相鉴别。用放大镜可在皮损处找到毒毛为鉴别要点。

五、治疗

(一)常规治疗方法
接触毛虫及其污染物后,立即用氧化锌橡皮膏或透明胶带反复粘贴皮损部位,尽可能去除毒毛。然后用肥皂、草木灰等碱性水擦洗,更换和清洗衣服。局部擦止痒、保护性药物。如1%薄荷炉甘石洗剂,含糖皮质激素软膏。皮损广泛剧痒者,可内服抗组胺药物,如马来酸氯苯那敏、赛庚啶、氯雷他定、西替利嗪等,皮损广泛者给予糖皮质激素治疗。

(二)治疗难点
一般避免接触,经常规治疗,皮损1周左右消退。少数反复接触,经常搔抓的患者,病程可长达2～3周,除以上常规治疗外,应加强个人防护,避免反复接触毒毛、避免再刺激。

(三)防护
采用药物喷洒或生物防治消灭毛虫及其成蛾。在有毛虫的环境作业时不要位于下风方向,尽可能穿戴防护衣帽。

（刘　影）

第五节　隐翅虫皮炎

隐翅虫皮炎是皮肤接触隐翅虫体液后引起的炎症性皮肤病。

一、病因及发病机制

隐翅虫属昆虫纲、鞘翅目、隐翅虫科,是一种蚁形小飞虫。分布于世界各地,常栖息于草木或石下,8～9月最为活跃,昼伏夜出,具有向光性。虫体中含有强酸性毒液(pH 1～2),当其停留于皮肤上时,在受压或被拍打、压碎后,释放出毒液灼伤皮肤,数小时后可出现急性刺激性皮炎。

二、临床表现

多见于夏秋季。好发于颜面、颈、四肢等暴露部位。典型皮损为条状、斑片状或点状水肿性红斑、丘疹、脓疱(图6-1),皮损可融合成片。可出现糜烂、结痂、坏死,侵犯眼睑时肿胀明显。自觉灼热、灼痛或瘙痒感。少数皮损广泛者可出现发热、头痛、头晕、恶心等全身症状。病程为1～2周,预后局部遗留暂时性色素沉着或减退斑。

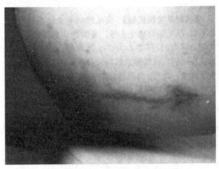

图6-1 隐翅虫皮炎

三、诊断与鉴别诊断

根据好发季节及典型临床表现一般易于诊断。本病有时需与接触性皮炎、带状疱疹、急性湿疹、脓疱疮等相鉴别。

四、治疗

(一)一般治疗

接触破碎虫体后,立即用肥皂水,4％苏打溶液或10％氨水清洗受累部位,以中和毒素。已经发病者可用镇静止痒剂,用消炎收敛药物以减轻刺激症状,发生感染者给口服、肌内注射或静脉滴注抗生素,必要时加用皮质激素类药物。外用药可选用0.1％依沙吖啶溶液、3％硼酸水或1∶3 000高锰酸钾溶液湿敷。有疱疹时禁用甲紫液。局部一般不用油剂。

(二)物理疗法

据报道紫外线照射、PK-2-6Ⅱ型低频电子治疗机和TDP-2治疗器治疗均可减轻疼痛、缩短皮肤损害的病程。

(三)中医中药

例如,蛇药、云南白药、六神丸、中草药(青黛、重楼、藤黄和半边莲、鲜蒲公英、野菊花、马鞭草等)研细调成糊外敷,均有一定疗效,但由于本病具有自限性,上述药物的疗效有待进行更多的对照比较。

（四）眼损害的治疗

发生结膜、巩膜、角膜损伤者，用抗炎、抗生素眼药水或眼膏，必要时点用散瞳药，以减轻眼部疼痛。治疗时间一般需半个月，但仍可遗留结膜充血，持续 1 个月或更久。

（五）预防

搞好环境卫生，关好纱门纱窗，放好蚊帐，不开灯睡觉。当隐翅虫附着于皮肤时，不用手指揉捏或拍打，最好用嘴吹掉或用器物拨落后踩死。

（刘　影）

第七章 变态反应性皮肤病

第一节 脂溢性皮炎

脂溢性皮炎是发生于皮脂溢出部位的炎症性皮肤病,常见于皮脂分泌旺盛区,如头面部及胸背部,表现为红斑及油腻性鳞屑,成人及新生儿多见。

一、致病因素或危险因素

在遗传易感性基础上,皮脂分泌的增多和化学成分的改变,使皮肤表面存在的常驻菌群马拉色菌大量繁殖引起炎症。免疫功能紊乱、精神因素、高脂高糖饮食、B族维生素缺乏、嗜烟酒等对发病、发展有促进作用。近半数人类免疫缺陷病毒(human immunodeficiency virus,HIV)阳性者伴有脂溢性皮炎,面积广泛且症状严重。脂溢性皮炎患者头皮屑中马拉色菌的数目是非脂溢性皮炎患者的2倍。也有马拉色菌数目不增加或减少者,此时皮肤屏障破坏和机体的免疫异常在发病中起重要作用。

二、临床特点

成人皮损为位于头皮、面部及躯干等处的暗红色油腻性斑片,上覆油腻性糠状鳞屑或痂,严重时可出现糜烂、渗出。头皮可表现为头皮屑,面部主要以鼻唇沟、鼻翼、额、下颌、眉毛和胡须等处出现黄红色、油腻性鳞屑性斑片等为表现。不同程度瘙痒,常伴有脂溢性脱发、痤疮、酒糟鼻等。

婴幼儿常在出生后2～10个月发病,头皮表现为黄色痂及棕色黏着性鳞屑,常与不剃胎毛、不经常洗头,致头皮油脂性鳞屑堆积有关,前额及面部也是常发部位,可伴有特应性皮炎,表现为红斑、糜烂、渗出、结痂等。

三、实验室检查

胶带粘贴或取鳞屑镜检,大多可查见马拉色菌。

四、诊断要点

(1)头面部为主的红斑、油腻性糠状鳞屑或痂壳。

（2）反复发作,伴瘙痒。

（3）头皮屑增加,可伴脂溢性脱发。

（4）鳞屑直接镜检可查到球形或卵形的马拉色菌出芽孢子,用含油培养基培养可分离出马拉色菌。

（5）排除头部银屑病、玫瑰糠疹、湿疹、体癣、花斑糠疹、皮肤念珠菌病、红斑型天疱疮等。

五、易混淆的疾病

（一）头部银屑病

头部银屑病常发生在发际和头皮的红色丘疹和斑块,表面银白色鳞屑,可见点状出血征,发呈束状,躯干及膝前、肘后常见类似皮损,冬重夏轻。

（二）玫瑰糠疹

玫瑰糠疹先有母斑（前驱斑）,1～2周后颈部、躯干和四肢近端出现继发皮损,皮损呈玫瑰红色,长轴与皮纹一致,表面有糠状鳞屑,常能自愈。

（三）湿疹

皮损为多形性,有水疱、渗出,无油腻性鳞屑及痂皮。对称分布、境界不清,痒感明显。

（四）体癣

体癣为中心痊愈边界活跃的红褐色或黄褐色斑,上覆鳞屑,不呈油腻性,常伴瘙痒,真菌检查可见菌丝或孢子。

（五）花斑糠疹

躯干为主的色素沉着或色素减退斑,上覆糠状鳞屑,真菌镜检查见短弯菌丝和成簇圆形或卵形出芽孢子,用含油培养基能分离出马拉色菌。

（六）皮肤念珠菌病

皮肤念珠菌病好发于皮肤潮湿的皱褶部位,红斑,鳞屑镜检见假菌丝和出芽孢子,培养可分离出酵母样菌落。

（七）红斑性天疱疮

面部呈蝶形鳞屑斑,头皮、胸背散在红斑,有疱壁松弛易破的水疱,棘细胞松解阳性。

六、治疗

（一）常规治疗方法

常规治疗方法以局部和系统抗真菌治疗为主,辅以抗感染治疗。

1.外用药物

（1）2％酮康唑洗剂,每次取药液 5 mL 洗头及洗面部皮损,保持 3～5 分钟后用清水洗净,每周2次,连用2～4周。酮康唑可抑制真菌细胞膜麦角甾醇的生物合成,影响细胞通透性,而抑制其生长,酮康唑同时具抗感染作用。

（2）硫化硒洗剂:洗头、每周 2 次,连用 2～4 周。

（3）局部外用药物:2％酮康唑霜或沉淀硫黄洗剂或 5％硫黄炉甘石洗剂或 3％樟脑醋外搽,每天 1～2 次。对炎症明显者可用含糖皮质激素的混合制剂如复方咪康唑霜,每天 1 次。出现渗出、糜烂部位可用氧化锌油或 0.2％呋喃西林软膏。

2.内用药物

对皮损较广泛并有明确真菌感染证据者的给予口服抗真菌药伊曲康唑,成人 200～400 mg/d,连服 1～2 周。或内服酮康唑(200 mg/d),连服 1～2 周。或内服氟康唑 150 mg,每周 1 次,连服 4 周。炎症明显且皮损泛发者可服雷公藤制剂。米诺环素对痤疮杆菌的抗菌力较强,具高效、长效性质,并有抑制皮脂分泌作用,成人 50～100 mg/d,连服 2～4 周,但不要与唑类药物同服,以免增加肝脏负担。

(二)治疗难点

青春期、雄激素分泌旺盛,导致皮脂分泌旺盛。治愈后常易复发。

(三)新治疗方法及新药

目前还有一些研究提出了新的治疗,如钙调磷酸酶抑制剂,为大环内酯类免疫调节剂,属子囊霉素衍生物,包括 0.03％和 0.1％他克莫司软膏、1％匹美莫司乳膏。可抑制 T 细胞增殖、活化及释放细胞因子,抑制 IL-2、IFN-γ 和 TNF-α 的产生,局部应用可以抑制迟发型变态反应,都有较强的抗炎活性,且没有糖皮质激素样的不良反应,同时还有抗马拉色菌的活性。还有研究表明,茶树油以及苯乙烯酸,因具有抗马拉色菌作用而取得较好效果。

七、循证医学证据

(1)尚未见系统评价或荟萃(Meta)分析证据。

(2)随机、双盲、多中心、安慰剂对照研究(Smith SA 等,2002)开放治疗脂溢性皮炎:口服混合制剂(溴化钾∶溴化钠∶硫酸镍∶氯化钠＝1∶2∶3∶6)(51 例),10 周后与安慰剂组比较,有明显改善($P<0.04$)。

(3)随机、双盲、多中心、安慰剂对照研究(Piěrard-Franchimont C 等,2002)用含 2％酮康唑和 0.05％地奈德的混合制剂凝胶(9 例)和不含药物的凝胶(9 例)治疗面部脂溢性皮炎,每天 1 次,连用 3 周,结果显示易耐受并有明显的疗效,每天 1 次,两周即可起效。

(4)随机、双盲、多中心、安慰剂对照研究(Bailey P 等,2003)用两种不同浓度的吡硫锌和对照制剂比较去头皮屑效果和抗真菌活性(53 例),含吡硫锌的香波有明显的去头皮屑作用,且高浓度的吡硫锌香波较低浓度吡硫锌香波有更好的去头皮屑效果和抗真菌活性。

(5)随机、双盲、多中心、安慰剂对照研究(Vardy DA 等,2000)使用 1％环吡酮胺香波与安慰剂对照治疗脂溢性皮炎(112 例),每周 2 次,每次 5 分钟,连用四周,结果显示,1％环吡酮胺香波较对照组症状明显改善($P<0.000\ 01$)。结论:1％环吡酮胺香波治疗脂溢性皮炎安全有效。

(6)随机、双盲、多中心、安慰剂对照研究(Scaparro E 等,2001)口服特比萘芬(250 mg/d,连服4 周,30 例)和安慰剂(保湿软膏)(每天 2 次外用,30 例)研究特比萘芬治疗中到重度脂溢性皮炎疗效。结论:口服特比萘芬 4 周后,临床症状改善明显。

(7)随机、双盲、多中心、安慰剂对照研究(Squire RA 等,2002)用含 1.5％环吡酮胺和 3％水杨酸的香波与 2％酮康唑香波比较治疗头皮屑和脂溢性皮炎的疗效(154 例),每周 3 次,连用 3 周。结论:两种香波治疗头皮屑和脂溢性皮炎都安全有效。

(8)随机、双盲、多中心、安慰剂对照研究(Unholzer A 等,2002)用 1％环吡酮胺软膏与 2％酮康唑软膏以及安慰剂对照评价局部应用环吡酮胺软膏治疗脂溢性皮炎的安全性及耐受性(每天 1 次,共 28 天,165 例)。结论:环吡酮胺软膏局部治疗脂溢性皮炎安全有效。

(9)随机、双盲、安慰剂对照研究(Koca R 等,2003)用 0.75％甲硝唑凝胶和安慰剂对照比较治疗面部轻到中度脂溢性皮炎的疗效(每天 2 次,共 8 周,84 例)。结论:0.75%甲硝唑治疗脂溢性皮炎没有明显效果。

(10)随机、多中心、安慰剂对照研究(Dreno B 等,2003)用 8%葡糖酸锂软膏与 2%酮康唑软膏对照比较治疗脂溢性皮炎效果(288 例)。结论:锂治疗脂溢性皮炎较酮康唑效果好。

(11)随机、多中心、安慰剂对照研究(Rigopoulos D 等,2004)用 1%吡美莫司软膏(每天2次,11 例)与 0.1%17-戊酸倍他米松软膏(每天 2 次,9 例)对照治疗脂溢性皮炎。两者都有明显效果,倍他米松在减轻红斑、鳞屑、瘙痒症状方面快于吡美莫司但无统计学意义。症状复发并加重在倍他米松组多于吡美莫司组,且在治疗 15 天停药后,吡美莫司组无复发,而倍他米松组大多复发,差别有统计意义。结论:非类固醇类局部用药吡美莫司可能是治疗脂溢性皮炎的首选用药。

(杜红阳)

第二节 颜面再发性皮炎

颜面再发性皮炎又称颜面部复发性皮炎,是一种好发于女性颜面部,以糠状鳞屑及红斑为主要表现的皮炎,故有学者称之为女子颜面再发性皮炎,实际上男性也可发生。本病病因尚不清楚,可能与化妆品或花粉等过敏,或与光线刺激、温热和尘埃等刺激有关。此外,卵巢功能障碍、自主神经功能紊乱、消化功能障碍等也被认为与该病相关。

一、诊断

(一)临床表现

多于春、秋季发病,其他季节也可发病。患者以 20～40 岁女性最为常见,发病突然,感轻度瘙痒,有皮肤干燥或绷紧感;初发于眼睑周围,逐渐向颧颊部、耳前扩展,有时累及整个面部。皮损为轻度局限性红斑,可有轻度肿胀,上覆细小糠状鳞屑,皮损时轻时重,病程 1 周或更长,可反复发生。再发病例皮损消退后可留色素沉着。有学者认为该病绝无丘疹、水疱发生。

(二)实验室检查及特殊检测

该病尚无特殊检测用于其诊断,但是变应原检测有助于了解其诱因。曾有学者对颜面再发性皮炎的患者血清变应原和 IgE 进行检测发现,变应原检测阳性率和血清总 IgE 明显高于健康对照组,季节性发病患者主要对花粉过敏。

(三)诊断标准

根据好发季节,以 20～40 岁女性多见,颜面覆有细小鳞屑的红斑,轻微瘙痒,皮肤干燥,皮损消退后可再发,诊断不难。

(四)诊断疑点

本病常反复发作,病因不易明确,可作皮肤变应原试验以帮助寻找可能的致病因素。

(五)鉴别诊断

本病需与面部接触性皮炎、脂溢性皮炎、和面部湿疹相鉴别。

1.面部接触性皮炎

皮损红肿明显,常有密集丘疱疹,境界清楚,有明确接触史,与季节无关,任何年龄皆可发生。

2.脂溢性皮炎

该病以毛囊周围红色丘疹及油腻鳞屑为主要特点。

3.颜面单纯糠疹

儿童多见,糠状鳞屑,无红斑,有色素脱失。

4.面部湿疹

皮损呈多形性,可有丘疹、水疱、糜烂、渗出、红斑、鳞屑等,瘙痒明显。

二、治疗

(一)常规治疗方法

避免日晒,不用化妆品,不吃刺激性食物等。

1.外用疗法

外用单纯无刺激性霜剂、保湿霜和防晒霜剂。此外可用生理盐水或1.5%～3%硼酸液冷敷。

2.内用疗法

内用疗法可以服用 B 族维生素、维生素 C。

(二)治疗难点

颜面再发性皮炎为病因不明的过敏性疾病,易复发。因此,应注意避免各种可疑的致病因素,避免日晒,刺激性化妆品及各种有害因子,通过变应原检测了解诱因有助于治疗和预防。此外有患者自行使用激素类药物反复外用导致类固醇皮炎,增加治疗的难度。

(三)特殊用药

对症状较重的患者,可以使用低浓度激素霜剂如0.1%糠酸莫米松乳膏(艾洛松)或者醋酸氢化可的松霜剂,短期使用。可酌情使用免疫抑制剂如海棠合剂每天 3 次,每次 20 mL,或者昆明山海棠片,每天3次,每次 3 片;抗组胺药物如咪唑斯汀 10 mg,每天 1 次;西替利嗪 10 mg,每天1 次等。

三、循证医学证据

目前未见颜面再发性皮炎的循证医学研究。

(杜红阳)

第三节　化妆品皮炎

广义的化妆品皮炎包括因使用化妆品引起的所有皮肤改变,如化妆品不耐受,化妆品刺激性皮炎,化妆品变应性接触性皮炎,化妆品光感性皮炎,以及化妆品导致的皮肤色素、毛发和趾(指)甲改变;狭义的化妆品皮炎仅指化妆品导致的刺激性皮炎和变应性接触性皮炎。

一、诊断

(一)临床表现

1.化妆品刺激性皮炎

由化妆品刺激造成,特点是皮疹局限于使用化妆品的部位,表现为红斑,重者出现红肿、水疱、糜烂、渗出。因不需致敏过程,在初次使用化妆品后立即或数小时后即可发生,多见于使用劣质化妆品、特殊用途化妆品(如除臭、祛斑、脱毛类产品等)或化妆品使用方法不当;对于合格化妆品,多为长期反复使用有轻度刺激的化妆品累积效应。化妆品引起的刺激性皮炎常是复杂、不易预测和很难重复的,可能与遗传、种族有关,黑色人种的刺激性皮炎发生率较低。皮肤屏障功能完整性也影响刺激性反应的发生,可以通过透皮水丢失(TEWL)测量,TEWL增高说明皮肤完整性受损,易发生刺激性皮炎。

2.化妆品变应性接触性皮炎

由于接触化妆品中的致敏物引起的皮肤炎症。临床表现与典型的变应性接触性皮炎一致:瘙痒、红斑、丘疹、水疱、渗液及结痂等。首发部位一般是接触部位,也可扩至周围及远隔部位;以接触部位更严重。但也有例外,如染发皮炎一般头皮皮疹较轻,而发际缘、耳后皮肤皮疹更为明显,并且可以出现头面部肿胀及周身不适等症状;甲用化妆品很少引起指甲及甲周皮肤的改变,而容易引起其他部位皮肤如面颈部,尤其是眼睑的皮炎。许多因素可以影响对某种特定化妆品变态反应的发生率,包括配方的组成、浓度及纯度、使用部位及状态、接触时间、频率等。

3.化妆品光感性皮炎

使用化妆品后,经过日光照射而引起的皮肤炎症。它是化妆品中的光感物质引起皮肤黏膜的光毒性或光变态反应。光毒性反应一般在日晒后数小时内发生。表现为日晒伤样反应:红斑、水肿、水疱甚至大疱,易留色素沉着。光毒性反应是一种直接的组织损伤,组织病理以角质形成细胞坏死为特点。初次使用光毒性化妆品即可发病。常见的光毒性物质是5-甲氧沙林。现在化妆品引起的光毒性反应已经少见文献报道。光变态反应一般在日晒后24～48小时发生。表现为湿疹样皮损,通常伴有瘙痒。其作用机制为Ⅳ型迟发性超敏反应,组织病理表现为海绵水肿、真皮淋巴细胞浸润。化妆品中的光感物质可见于防腐剂、染料、香料以及唇膏中的荧光物质等成分中,防晒化妆品中的遮光剂如对氨苯甲酸(PABA)及其脂类化合物也可能引起光感性皮炎。

4.化妆品色素紊乱

化妆品色素紊乱指应用化妆品引起的皮肤色素沉着或色素脱失,以色素沉着较为常见。临床表现为使用化妆品数周或数月后,逐渐出现淡褐色或褐色的密集斑点。多发生于面、颈部,可单独发生,也可以和皮肤炎症同时存在。或者发生在接触性皮炎、光感性皮炎之后。其实,色素性化妆品皮炎是接触性皮炎的一种特殊类型,只不过在此型皮炎中,炎症的成分较轻而色素沉着的特点显著。很多这样的患者实质上是长期反复接触小量变应原引起的化妆品过敏,主要致敏物香料、煤焦油染料等。

(二)辅助检查

当疑诊化妆品变应性接触性皮炎时,应进行斑贴试验以确诊。国际接触性皮炎研究组(ICDRG)推荐,将斑贴试验作为诊断的基础,但当使用可疑变应原或产品进行斑试结果持续阴性,或当斑贴试验结果关联性不确定时,应进行重复开放试验。

值得注意的是,仅进行产品的斑贴试验可能出现假阴性,对"洗脱性"化妆品进行重复开放试验时可能出现假阳性。部分保留性产品可以原物进行封闭式斑试,但是一些含有刺激性成分的产品(如肥皂、去污剂、香波、发泡清洁剂、泡沫浴剂、剃毛霜、洁牙剂等)应进行稀释后行斑贴试验或采用半封闭方法。当出现暴露部位皮炎的时候,考虑进行光斑贴试验也是必要的。随着越来越多天然植物提取物以及紫外线防光剂添加品进入市场,光斑贴试验重要性将会增加。

要确定化妆品变应原,最好是进行产品斑贴试验的同时,将产品中所含各单一成分以合适的浓度进行斑贴试验。当高度疑诊变应性接触性皮炎,但对成分进行斑贴试验结果为阴性时,最好能从生产厂家获得原料进行斑试。以便于向患者提供避免再次接触过敏成分的建议。目前常用标准抗原系列或筛选抗原系列进行化妆品的斑贴试验。化妆品主要的变应原包括香料、防腐剂、染料等。香料是化妆品过敏中最常见的变应原。香料能导致使用部位的皮炎,也可有挥发和光敏形式的接触性皮炎。

欧洲标准变应原系列中的香料混合物包括各 1% 的下列物质:肉桂醛、肉桂醇、香叶醇、丁香酚、异丁香酚、栎扁枝衣提取物、羟基香茅醛和戊基肉桂醇。但由于香料的复杂性,仅用此混合物斑贴试验会出现对香料过敏患者的假阴性。不同的研究中心也加用檀香油、水仙花提取物、衣兰油、秘鲁香脂等抗原进行斑试,以期减少香料过敏的漏诊。

防腐剂是常见的化妆品变应原。甲醛是重要的变应原,但很少直接用于化妆品防腐。有许多防腐剂能够释放出甲醛,这类释放甲醛的防腐剂包括咪唑烷基脲、双咪唑烷基脲,季铵盐-15、DMDM 海因、普罗布尔、甲基异噻唑啉酮等。对甲醛过敏的患者可能对该类防腐剂发生变态反应,甲醛释放剂之间也可见到交叉过敏。对羟基苯甲酸酯是最常用的化妆品防腐剂,属于弱的化妆品变应原。但是,当其添加于治疗性药物,特别是在皮损处应用时,将会有较高的潜在致敏性。

此外,染发产品、化学性防晒剂等也因目前使用的增多而逐渐成为重要的变应原。近来化妆品生产厂家热衷于提取天然植物成分作为化妆品成分,对于植物提取物的过敏也常见报道。

二、预防和治疗

(一)预防

对于化妆品不良反应,重在预防。选择化妆品,应注意选择质量过关的产品。正规化妆品应该在产品上标有卫生许可证、生产许可证或卫健委进口化妆品批准文号或卫健委特殊用途化妆品批准文号。产品外包装上还应标有制造商的名称、地址,进口化妆品应标明原产国名、地区名、制造者名称、地址或经销商、进口商、在华代理商在国内依法登记注册的名称和地址。

对于变态反应导致的不良反应,应该避免再次接触相同抗原,可选用较低致敏性的替代物,还需注意交叉反应的可能性。在化妆品标签上标明成分是预防化妆品皮炎的关键。对于化妆品过敏的患者,在通过斑贴试验确定了过敏的抗原后,只有知道哪些化妆品中含有该物质,才能更好地避免再次接触。目前,美国和欧洲等国家要求化妆品标示成分,我国现尚无此项规定。

值得一提的是,对香料过敏患者的治疗是相当困难的。建议患者使用标志"不含香料"的产品是不能完全避免接触香料的,因为对香料的定义存在偏差。当一种香料具有多种功能,比如防腐或润滑作用时,它就能以防腐剂或润滑剂的"身份"被合法的加入标志为不含香料的产品中。还有一些调味料、天然香料和植物提取物也能产生香料过敏的问题。

(二)治疗

治疗原则与普通接触性皮炎原则一致。对急性炎症,应避免搔抓、烫洗、肥皂洗涤。可用抗组胺药、维生素 C、钙剂抗过敏。严重者可酌情使用糖皮质激素。局部可视情况采用冷敷、炉甘石洗剂或氧化锌油。对其他病变,可按相应的皮肤病处理原则治疗。

三、循证医学证据

(1)尚未见系统评价或荟萃(Meta)分析证据。

(2)随机、双盲、对照研究:(Jensen CD 等,2005)将 19 名对 MDBGN 过敏的患者分为两组,用两滴含有 MDBGN 的产品涂于前臂。一组使用 0.4% 的 MDBGN,每天 1 次;另一组使用 0.1% 的 MDBGN,每天 4 次。观察中止时间为 3 周。诱发出阳性反应的时间大多在 4 天以内,两种不同浓度、使用方法的 MDNGN 几乎具有相同的诱发变态反应性接触性皮炎的能力。但是这一结果可能具有特定抗原的相关性,要得出普遍性的结论,还需进一步的研究。

(杜红阳)

第四节 糖皮质激素依赖性皮炎

糖皮质激素依赖性皮炎与局部皮肤长期使用或滥用糖皮质激素有关,又称类固醇皮炎、激素依赖性皮炎、激素性皮炎等。

一、诊断

(一)临床表现

本病可发生于任何年龄,以中青年女性为多。患者常先有某些面部皮肤病如痤疮、脂溢性皮炎、单纯糠疹、湿疹、光敏性皮炎、化妆品皮炎等,长期持续或间断反复外用糖皮质激素制剂或者含有此类激素的化妆品,使面部皮肤出现不同程度的红斑、肿胀、干燥,细薄鳞屑。患者自觉皮肤瘙痒,烧灼样疼痛,紧绷感。上述症状遇热加重,遇冷减轻。病程较长者还可出现毛细血管扩张、皮肤萎缩、变薄、毛囊性丘疹、脓疱、痤疮样或酒糟鼻样皮疹。好发于面部,偶见于手足皮肤。

(二)诊断标准

患者有反复外用糖皮质激素病史或使用含糖皮质激素的化妆品史。早期皮损表现为红斑、丘疹、干燥、脱屑。外用糖皮质激素症状缓解,停用后症状加重。严重者出现毛细血管扩张或皮肤萎缩。

(三)鉴别诊断

1.痤疮

痤疮好发于青春期男女,是毛囊皮脂腺的慢性炎症。常见于面部,也可发生于胸背部,可见与毛囊一致的丘疹、黑头或白头粉刺、脓疱,可与之鉴别。

2.酒糟鼻

酒糟鼻好发于中年人,皮损以鼻尖为中心,累及两颊、口周和颏部。皮肤油腻,皮损表现为毛细血管扩张、丘疹、脓疱,晚期可形成鼻赘。

3.脂溢性皮炎

脂溢性皮炎多发生在成人,偶见于新生儿。典型皮损为黄红色斑片上覆有油腻鳞屑,常从头部开始,逐渐累及面部、前胸后背,自觉瘙痒。

4.光敏性皮炎

光敏性皮炎多见于 50 岁以上的老年男性。多见于室外工作者,大多数患者病史漫长。皮肤暴露部位和非暴露部位均有皮损。但总是在夏天更重,在暴露部位皮疹更多。皮疹类似于一般的皮炎湿疹,但外用糖皮质激素制剂治疗常无效。部分患者可见面部有结节融合形成之斑块。

5.神经性皮炎

神经性皮炎见于成人,好发于颈后、项背、眼睑和肘后等皮肤摩擦部位。皮损有丘疹,苔藓样变,呈正常肤色或淡红色。伴明显瘙痒。

6.化妆品皮炎

化妆品皮炎好发于成年女性,有明确的化妆品接触史,皮损一般局限于接触部位如面颈部。皮疹多样,有红斑、丘疹、水疱、水肿、糜烂、鳞屑、色素沉着等。患者自觉皮损处瘙痒、灼热、疼痛。化妆品斑贴试验阳性。

7.颜面再发性皮炎

颜面再发性皮炎多发于青中年女性。春末夏初或秋季好发。可在同一季节反复发作,也可连续数年发病。皮损为小片状轻度红斑、小丘疹,可有细薄鳞屑。伴皮肤瘙痒不适。症状持续1 周左右自行消退,可再次反复发作。

二、治疗

(一)常规治疗

(1)停用糖皮质激素:病程短者,立即停用激素制剂。对病程长、停用后反应剧烈者,采用递减法,直至戒断:强效激素改用弱效激素;高浓度改为低浓度制剂;逐渐减少激素用药次数,延长使用间隔时间。

(2)在停用或逐步减少及撤换激素过程中,可选择炉甘石洗剂、3%硼酸溶液湿敷,活泉水喷雾,氧化锌油、丹皮酚或多塞平霜涂擦。还可使用有舒缓、保湿功能的药用性化妆品,以减轻皮肤炎症,改善症状。

(3)外用非激素类抗炎药:氟芬那酸丁酯;丁苯羟酸;乙氧苯柳胺。本类药对多种变态反应模型都具有明显的拮抗作用,疗效相当于氟轻松软膏,且无激素类药物的不良反应。

(4)自觉瘙痒明显者可常规剂量口服抗组胺药:氯雷他定、咪唑斯汀等。

(5)如经以上治疗效果不明显,激素戒断症状严重者,可选用羟氯喹 0.3~0.4 g/d,分 2~3 次口服。羟氯喹可抑制补体的活性,降低补体依赖的抗原抗体反应;此外还有一定抗炎、抗组胺、抗 5-羟色胺和抗前列腺素作用。火把花根等药也可酌情选用。

(二)新的治疗方法及新药

有报道口服复方甘草酸苷片和注射卡介菌多糖核酸治疗本病取得一定的疗效。钙调磷酸酶抑制剂,包括 0.03%和 0.1%他克莫司软膏、1%匹美莫司乳膏。可抑制 T 细胞增殖、活化及释放细胞因子,抑制 IL-2、IFN-γ 和 TNF-α 的产生,局部应用可以抑制迟发型变态反应,都有较强的抗炎活性,且没有糖皮质激素样的不良反应。

(三)治疗难点

停用或撤换激素过程中,可出现症状反跳或加重,使患者治疗失去信心。故治疗开始时向患者介绍本病常识,使其充分了解该病,减少患者的恐惧,增强治疗信心。同时还应向患者交代治疗时间,需1～2周症状才可能逐渐减轻,皮肤萎缩和毛细血管扩张需1～2年才能逐渐好转,使患者有长期治疗的思想准备,以取得患者的信任和配合。同时行原发病的病因治疗。

三、循证医学证据

(1)尚未见系统评价或荟萃(Meta)分析证据及随机对照的双盲研究。

(2)随机对照研究(刘趁芳等,2005)。对照组(n=32,西替利嗪10 mg/d,维生素C 0.2 g,每天3次)效率68.75%。试验组[n=38,除应用上述药物外,口服白银解毒片(主要成分:白花蛇舌草、银花、枇杷叶、黄柏、桑白皮、黄芩、白芷、丹参、赤芍、元参、连翘、黄连)5片每天3次。疗程1个月]有效率92.10%。结论:加用白银解毒片明显提高了治愈率。

(3)随机对照研究(赵延海等,2005)168例,随机分试验组108例:取中药(桑叶、枇杷叶、丹皮、生地榆各30 g。皮疹以炎性结节为主者加蒲公英、地丁各30 g;渗出明显者加黄柏、马齿苋各30 g)加水1 200 mL,煎至500 mL,第一煎的药渣用上法再煎1次,两煎药液混合备用,每天早晚各取500 mL药液做面部冷湿敷,每次10～15分钟,每剂药用1天。对照组60例:每天早晚用3%硼酸液500 mL面部冷湿敷,每次10～15分钟。4周判定疗效,治疗组有效率83.33%,对照组有效率61.87%。中药冷湿敷治疗面部激素依赖性皮炎疗效可靠,安全无不良反应。

(杜红阳)

第五节　淤积性溃疡

这是一种与下肢静脉功能障碍有关的皮肤炎症性皮肤病。由于下肢静脉壁退化、静脉瓣膜功能不全、长期站立和深静脉内血栓形成等因素,使静脉压力增高、血流回流障碍与淤积,下肢静脉曲张,血液回流不畅,使小腿皮肤长期处于水肿状态,表皮发生变性而产生的慢性炎症反应。由于炎症引起的瘙痒、搔抓使皮肤破溃,下肢血液循环不良可以造成长期不愈的慢性皮肤溃疡,又称淤积性溃疡。因此下肢浅静脉曲张、静脉机制不全、淤积性皮炎、淤积性溃疡及淤积性紫癜均属于静脉淤积综合征的不同表现。

一、病因和发病机制

下肢静脉的解剖:分为深静脉和浅静脉两组,深静脉位于肌肉束之间,和动脉伴行,浅静脉则位于皮下,在皮肤上可以看得到。

(一)深静脉

发生自足背静脉,向上在小腿分为胫前、胫后和腓静脉,在腘窝下缘汇合成腘窝静脉,向上到大腿内侧形成股静脉,穿过腹股沟韧带进入髂静脉,经髂总静脉进入下腔静脉。深静脉在下肢伴随同名动脉走行。深静脉壁上有较多瓣膜,由远端到近心端逐渐减少,保障血液向心回流。如果这些瓣膜或血管壁结构与功能异常可以造成下肢深静脉血流回流障碍,通过深、浅静脉之间的交通支进入浅静脉,引起浅静脉曲张。

(二)浅静脉

下肢浅静脉位于皮下,即深肌膜的浅表面,主要有两条。

1.大隐静脉

大隐静脉始于足背静脉网的内侧缘,在内踝前缘向上,在小腿和大腿的内侧上行,到腹股沟韧带下的卵圆窝注入股静脉。

2.小隐静脉

其于足背静脉网的外侧缘,经外踝后方和小腿后面向上行,在腘窝进入胫静脉。

在深、浅两组静脉之间存在较多交通支,在大腿这些交通支较少,在小腿交通支多而且复杂,主要分布在小腿的下 1/3 以及膝关节的上、下方的内侧。大、小隐静脉之间也有交通支互相贯通,在下肢静脉机制不全的患者中经常可以见到交通支功能不全。

在大小隐静脉内及其和股、腘静脉汇合处,以及每个静脉分支和每个交通支内均有双向型静脉二瓣膜存在,这种瓣膜在上行的大小隐静脉中瓣膜向上开放,在各交通支内的瓣膜向深静脉开放,深静脉内的瓣膜比浅静脉内更多。正常功能的静脉瓣膜对于维持静脉血流由浅向深、由下向上向心回流、防止反流具有重要的意义。因此,维持下肢静脉血流回流正常的因素包括:①静脉管壁结构功能正常;②静脉瓣膜结构和运动功能正常;③心脏(特别是右心房)功能正常;④呼吸时产生的胸腔内负压;⑤肌肉运动的挤压作用。任何一种因素的功能障碍均可以成为下肢静脉曲张的原因。主要因素包括内外两个方面:内在性静脉功能不全和外在因素造成静脉回流不畅。

(1)内在性静脉功能不全:①静脉壁结构和功能异常大部分患者具有先天性结缔组织及其支撑功能软弱现象。特别是某些患者的血管壁先天性软弱或存在先天性静脉瓣膜缺陷,加上浅静脉在皮下缺乏有力支持,在静脉高压持久时管腔逐渐扩大,以致发生静脉瓣膜关闭不全,血液倒流,由此使得静脉压进一步增高。②外伤引起静脉管壁弹性丧失和静脉瓣膜关闭不全。③老人的静脉壁发生退化,静脉瓣膜硬化引起功能不全。

(2)外在因素造成静脉回流不畅:①长期站立:立位时位于下肢静脉壁的血柱变直,使得静脉压增高。如果经常采取直立体位而不走动,下肢肌肉运动少更加减少了静脉的回流。临床上发生这类疾病者在从事直立体位工作的人群中较多说明这一点。②其他使静脉压增加的因素包括妊娠子宫、盆腔内肿瘤压迫髂静脉,以及深静脉内血栓形成等。

长期静脉淤积造成一系列后果:①静脉的长期淤积可能引起静脉炎,进而发生静脉周围炎,累及邻近小血管产生微循环障碍和组织水肿。当水肿和炎症加重时累及周围脂肪组织,可以引起脂肪变性、坏死,脂肪周围结缔组织增生而出现局部皮肤硬化现象,形成皮下不规则形的硬化斑块。由于静脉压增加使毛细血管内压增加,引起血细胞外溢和皮下含铁血黄素沉着。②长期静脉淤积和血液循环不良,大量组织液外渗、皮肤水肿,使局部组织缺氧和营养不良,发生皮肤炎症反应,产生瘙痒、酸胀以及感觉异常,如果搔抓不但可以引起局部皮损的湿疹化进一步加重,有可能造成皮肤溃疡长期不愈。

二、临床表现

如前所述,下肢静脉曲张、静脉机制不全、淤积性皮炎、淤积性溃疡及淤积性紫癜等均属于静脉淤积、静脉压升高的不同表现。临床上经常可以见静脉淤积综合征的几种征象合并发生,如淤积性溃疡经常发生在淤积性皮炎之上,或经常和下肢浅静脉曲张同时存在。

下肢静脉机制不全临床表现因损害程度不等分为三级,这些表现经常为一系列改变,损害随着病情的进展逐渐加重,故在疾病的不同时期有所不同,也可以多种表现同时存在。

第一级:水肿、静脉曲张和皮肤表面角化干燥。

第二级:皮肤萎缩与退行性变,出现水肿、皮炎、色素沉着、静脉周围炎和皮炎、皮肤硬化、白色萎缩等。

第三级:淤积性溃疡和溃疡愈合后瘢痕形成。

(一)静脉曲张

从足踝关节隆突表面以及足侧开始出现蜘蛛痣样扩张的小静脉,病情逐渐加重、范围扩大,早期无自觉症状。

(二)水肿

淋巴系统不能够将间质中的液体完全回输,故出现皮肤水肿。经常在经过长期站立后的傍晚水肿出现或加重,平卧休息后清晨水肿消退或减轻。

(三)淤积性皮炎

足踝部暗紫红色斑片、苔藓化。因搔抓等刺激使皮损激化,出现丘疹和丘疱疹以及渗出、结痂等急性损害,并迅速向外扩大。可因局部皮损刺激引起全身发疹,即自身敏感性皮炎。皮损有反复复发倾向。

(四)色素沉着

为红细胞溢出血管,含铁血黄素沉着在皮肤间质中沉积、聚集而引起。故随着病情加重色素沉着,由小片淡红色的瘀斑点逐渐加重,形成大面积黑色色素沉着。

(五)静脉周围炎和皮炎

为静脉瓣功能障碍和血液回流受阻,静脉瓣周围发生炎症所致,表现为局部皮肤红肿疼痛,皮温增高,可以出现渗出、结痂等,可表现为沿静脉分布的多发炎症性红斑块。但是无丹毒等感染性炎症的其他表现。

(六)皮肤硬化

长期慢性炎症促使皮肤纤维细胞增生和胶原合成增加,先发生在小腿下部、足踝部等处皮肤色素沉着、硬化,可伴有慢性皮炎改变和局部关节功能活动受限。长期炎症增生产生疣状增殖和皮肤肥厚改变。

(七)淤积性溃疡

由于静脉淤积、炎症、局部纤维结缔组织增生等造成局部组织营养障碍、坏死所致。是引起劳动力丧失和长期住院的常见疾病。溃疡好发部位与淤积性皮炎发生部位一致,多见于足踝上部和小腿中部之间区域。溃疡面单发或多发,可融合成大块状,长期不愈或愈后容易复发。经常因为继发感染引起炎症和疼痛,也可诱发接触性皮炎和自身敏感性皮炎。

三、辅助检查

(一)组织病理

表现并不具有特异性。但是在发生溃疡的创面及时活检有助于排除其他性质疾病,包括溃疡癌变、肿瘤或特殊感染引起的溃疡等。

(二)微生物检查

溃疡创面分泌物培养有助于确认继发感染的微生物性质,帮助选择敏感的抗生素。疣状增生的创面活检组织培养有助于鉴别特殊感染引起的疾病,如皮肤芽生菌病等。

四、诊断和鉴别诊断

慢性静脉机制不全是一系列表现,其主要特征为静脉回流障碍而引起多种表现,故在做出诊断时必须充分考虑患者的病史、发病年龄、职业性质以及临床表现。临床上经常将"淤积性皮炎"和"淤积性溃疡"作为单独诊断描述那些具有典型临床表现的患者。经常需要和以下疾病相鉴别。

（一）慢性湿疹

患部皮肤变厚浸润、粗糙、色素沉着，部分呈苔藓化。可有急性发病。无小腿浅静脉曲张与机制不全，全身任何部位均可发病。

（二）色素性紫癜性皮炎

色素性紫癜性皮炎好发于下肢尤以小腿多见，对称发生。皮疹为针尖到米粒大小出血点，密集成片。棕色到褐色色素沉着。一般无自觉症状。有时伴苔藓样斑片损害，或呈环形损害，有毛细血管扩张。

五、预防和治疗

需根据患者的不同情况采取相应的措施，预防病变的进一步加重。适当的预防措施甚至可以使疾病不发展，然而无论怎样也不可能使已经发生器质性损害的静脉结构逆转。因此各种治疗的目的在于减轻症状、防止溃疡的发生，如果已经发生溃疡则需要促进溃疡愈合，改善生活质量。

（一）一般治疗

无论患者是否已经发生淤积性皮炎或者形成溃疡，均需要采取措施预防病变加重。

（1）避免长期采取站立位或坐位，使小腿长期处于垂直于地面的不活动状态。仅有静脉曲张或已经发生淤积性水肿者应注意活动肢体，加强锻炼，促进静脉壁、静脉瓣膜特别是静脉周围组织的功能，由此促进静脉回流，从而减轻症状。

（2）患者应在白天使用弹力绷带，这种绷带应自下向上加压，促进静脉回流。事实上国外有一些专门的医疗保健用品生产部门设计并生产专门的弹力支托袜子供患者选择使用。其中比较简单的一种办法是，早晨起床后穿上长度超过膝盖的弹力袜，再在外面自下向上缠绕打一层弹力绷带（可以用军用弹力绷带代替），到夜晚睡觉前拆下来，每天坚持。

（3）发生淤积性水肿或溃疡的患者需要卧床休息，抬高患肢，减轻下肢静脉压，有利于炎症的吸收与溃疡愈合。

（4）全身用药治疗：给患者口服维生素 C、复合维生素 B、维生素 E、维生素 P 等。合并感染者及时做溃疡面分泌物的细菌培养和药物敏感实验，选用相应的抗生素。有些患者口服硫酸锌对溃疡愈合有效。

（二）治疗淤积性皮炎

急性皮炎期间使用间歇性湿敷治疗，但是不可以封闭性湿敷，以免使组织浸渍加重。如果分泌物中无脓性成分可以使用生理盐水或 0.5％醋酸铝溶液（Burow 液）加压湿敷。皮损合并感染时需要用 3％硼酸溶液或 3％复方乙醇碘溶液湿敷，湿敷间歇外用抗生素或含有抗生素与激素的乳剂促进皮炎消退。皮炎期间禁用油膏，以免浸渍加重。

治疗慢性淤积性皮炎的方法众多，然而有效者并不多。在此期间关键在于改善下肢血液循环，防止水肿发生与皮炎复发。比如使用乌纳氏糊靴，这种糊靴使用绷带内裹氧化锌、炉甘石、甘油以及明胶等，裹在下肢上可以促进下肢静脉回流和保护皮肤，特别适合需要站立工作人员使用。

此外还可以外用各种保护性乳膏、止痒药物等。患者应注意不可以搔抓,以免引起皮损面破溃而形成溃疡。

(三)对淤积性溃疡的治疗

(1)对于新发的溃疡采取保护、消炎和预防感染等措施,患者注意休息,特别注意避免刺激、避免搔抓等不利因素,可以使溃疡面逐渐愈合。

(2)治疗慢性复发性溃疡 患者除了注意卧床休息,提高患肢等常规治疗之外,需要采取一些特殊的措施。当溃疡面有渗出和水肿等急性炎症时可以外用 1∶5 000 高锰酸钾溶液或 20 倍稀释的 Burow 液冷湿敷,湿敷间歇外用含有抗生素的糊膏和海绵橡皮压敷,将海绵胶皮垫置于溃疡面上再加弹力绷带包扎,每天更换一次,有利于溃疡面渗出物的引流和促进溃疡愈合。

部分患者不能够耐受上述治疗可以在清洁湿敷治疗之后外敷含抗生素油膏的无菌敷料,外面再包扎弹力绷带。

如果溃疡已经陈旧,治疗起来就比较困难,特别是一些年老体弱的患者发生巨大溃疡对多种治疗均有抵抗。部分患者的慢性溃疡可以多年不愈,个别患者可能在慢性溃疡的基础上发生皮肤鳞癌。

对于少数患者在经过各种治疗之后如果仍然有小片溃疡长期不愈,可以考虑手术切除。

(四)中医中药治疗

根据下肢静脉淤积综合征在不同时期的征象,分别采取活血化瘀、清热利湿、活血通络等辨证施治。

(杜红阳)

第六节 过敏性紫癜

皮损好发于小腿,其特征为可触及的紫癜,可伴有不同程度的关节痛、腹痛和肾受累,组织学特征为白细胞破碎性血管炎。

一、病因

本病属于免疫复合物介导的疾病,皮损和非皮损区皮肤小血管可有免疫球蛋白 IgA 和补体 C_3 沉积,肾小球组织也可有 IgA 和 C_3 沉积,本病原因不完全清楚,感染(如细菌和病毒)、食物和药物过敏、昆虫叮咬和寒冷等均可为本病的诱发因素。

二、临床表现

本病可发生于任何年龄,以儿童及青少年多发,根据主要症状表现可以分为单纯型、关节型、肠胃型和肾型四类。

(一)单纯型紫癜

起病突然,多见于儿童,好发于双下肢尤其是双小腿伸侧,对称分布。双下肢及臀部亦可发生,3 岁以下的儿童可及躯干及颈部,损害仅限于皮肤,是临床上最轻的一种。初发皮损为针头至黄豆大小分散的瘀点或丘疹,很快变成可触及的紫癜,亦可出现斑疹、风团、水疱、血疱或溃疡。

发生于头皮、手足及眼眶周围皮肤常伴有组织的水肿,皮疹往往分批出现,2～3周后消退,但易复发,整个病程可迁延数月至数年。

(二)关节型紫癜

除皮肤出现紫癜的皮肤损害外,关节疼痛是显著的症状,固定性或游走性,表现为关节周围肿胀、疼痛,少数有关节积液,肿痛在皮疹发展时最为剧烈,严重时关节变形,影响功能,多数关节可受侵犯,以大关节为主,膝、踝关节最为常见,其次为肘、腕关节。发病前常有发热、咽痛、乏力等全身症状,损害多持续数周消失,易复发,也有持续2～3年或更长者。

(三)胃肠型紫癜

腹部症状是本型最突出的表现,最常见的是腹部隐痛或绞痛,伴有食欲下降、恶心、呕吐、腹泻、便秘、呕血、便血。严重者因肠壁出血致局部肠蠕动亢进或麻痹,而发生肠套叠或因局部出血、坏死引起肠穿孔。个别胃肠型可无皮疹发生,常易被误诊为肠套叠、阑尾炎。

该型皮疹表现与单纯型相同,儿童及老年人多见。可伴发关节症状及不规则发热,一般在数周后痊愈,但可复发。

(四)肾型紫癜

除了出现紫癜的典型皮损外,尚有明显、持续的肾脏病变,其发生率占10％～50％。肾损害可在紫癜前后或与紫癜同时发生。镜下和肉眼血尿是最常见的症状,蛋白尿、管型尿亦可发生,严重者可导致肾功能不全。

肾脏病变的有无直接影响本病的预后。多数紫癜性肾病预后较好,但有8％～10％病例可发生进行性肾衰竭,这种倾向随年龄而增加。成人过敏性紫癜有肾损害者,起病5～10年后,半数病例完全康复,约有14％可发展为肾衰竭。

过敏性紫癜的皮疹范围与内脏器官症状的程度无平行关系。除肠穿孔、肾功能不全及脑出血外,一般预后良好。

三、诊断依据

根据反复发作的出血性皮疹或瘀斑,伴有胃肠道或关节症状,血小板计数正常,及血尿、蛋白尿及查到管型等改变,诊断不难,必要时结合皮肤病理检查:真皮毛细血管内皮细胞肿胀、闭塞,管壁及血管壁周围有中性粒细胞浸润和核破裂,有数量不等的红细胞外渗。

需要和血小板减少性紫癜、色素性紫癜和变应性皮肤血管炎鉴别。

诊治经验如下。

(1)寻找并去除可能的致病因素,如病灶、寄生虫、药物、食物等。

(2)避免吃鱼、虾、牛羊肉等、儿童胃肠型紫癜更应该注意这一点。

(3)发现肾脏有损害时,要按肾小球肾炎处理原则治疗。

(4)应警惕肠梗阻或消化道出血发生,尤其是儿童。

四、治疗

(一)单纯型紫癜

单纯型紫癜患者可内服降低毛细血管通透性药物,如抗组胺药:西替利嗪10 mg,每天1次;维生素C 10 mg,每天3次;芦丁20 mg,每天3次。

如出现关节症状及发热,腹型紫癜及伴有软组织水肿的单纯型选择泼尼松30～60 mg/d,儿童用量1～2 mg/（kg·d），症状控制后渐减量。

（二）肾型过敏性紫癜

除采用皮质类固醇，可选用免疫抑制剂如环磷酰胺 800 mg，溶解于生理盐水 250 mL，每月冲击一次，总量 6～8 g。近来有人报道应用雷公藤多苷，每天 30～60 mg。

氨苯砜和沙利度胺部分病例有效，成人用量均为 100 mg/d。

（杜红阳）

第七节　血管性水肿

血管性水肿是一种发生于皮下组织较疏松部位和黏膜的局限性水肿，可分为获得性和遗传性两种类型。

一、病因与发病机制

本病常发生于在牧草开花季节，提示变应原可能是花粉。花粉等其他外源性变应原以及内源性变应原都可致本病，其基本病理过程是致敏机体再次与变应原接触时，变应原与肥大细胞表面的 IgE 抗体相结合，激活细胞内的一系列酶反应，肥大细胞脱颗粒，释放出组织胺等生物活性物质，使毛细血管扩张，血浆向皮下和黏膜下组织渗漏，引起水肿。然而，这种Ⅰ型超敏反应所造成的免疫性病理损伤为什么不引起皮肤和黏膜的炎症，而是皮下和黏膜下水肿，迄今还不清楚。遗传性血管性水肿是一种常染色体显性遗传病。

二、临床表现

血管性水肿为突然急速发病。病变好发部位为头面部疏松结缔组织处，如唇、舌、颊、眼睑、耳垂、咽喉等，上唇较下唇好发，下眼睑较上眼睑好发，外阴部、胃肠道黏膜也能被侵犯，有时也发生于手、足部的背、侧面。开始患处有瘙痒、灼热痛，随之即发生肿胀。当肿胀迅速发展时，患者常自觉感到患处渐肿起，而有发紧膨胀感。肿胀区界限不明显，按之较韧而有弹性。水肿可在十几分钟内形成。肿胀部位可呈淡红色或无色泽改变。唇部发病者可见唇肥厚，翘突。如肿胀发生在舌或软腭，可引起口腔功能障碍。如肿胀发生在会厌处则影响呼吸而可窒息，如不立即施行气管切开，可致死亡。少数患者有头昏及轻度发热等前驱症状，肿胀可在数小时或 1～2 天内消退，不留痕迹，但能复发。

三、辅助检查

血管性水肿病理变化为深层结缔组织内可见毛细血管扩张充血，有少量炎症细胞浸润。

四、诊断

发病突然而急速，病变为局限性水肿，但界限不清，按之韧而有弹性，好发部位为唇及眼睑等。病变在十几分钟或数十分钟内发生，常在数小时或 1～2 天内消失，而不留痕迹。常有复发史。

五、鉴别诊断

(一)颌面部蜂窝织炎

颌面部蜂窝织炎多为牙源性细菌感染所致,可找出病源牙。肿胀发生缓慢,病区红肿有触痛,肿胀不经治疗不会自行消退。如病变发展可形成脓液。有指压性水肿,最后破溃排出脓液。有全身症状,发热可达38 ℃以上。用抗生素治疗有效。根据上述特点可与血管神经性水肿鉴别。

(二)丹毒

病因为细菌感染,是溶血性链球菌引起的急性炎症。病菌的毒素引起身体中毒形成局部红肿。发病前患者有全身不适、高热、寒战,体温可达 39 ℃以上。肿胀表面紧张发亮,呈鲜红色。有时病损处可出现水疱。肿胀界限较明显,肿胀不会自行消退。相应部位淋巴结肿大,压痛。用抗生素治疗有效。根据以上特点,与血管神经性水肿不难鉴别。

六、治疗

(1)首先要尽量寻找变应原,并加以隔离。可于皮下注射 0.1%肾上腺素 0.25~0.50 mL。因肾上腺素可以使黏膜和皮肤的血管收缩,并可阻止生物活性物质的释放以减少渗出从而可抑制水肿。但要注意对有心血管系统疾病的患者慎用。

(2)对伴有喉头水肿,呼吸困难的病例应密切观察病情的发展。如发生窒息应立即施行气管切开术以抢救生命。

(3)对有感染疾病的患者,要控制感染,除去病灶。

七、卫生宣教

避免再次接触已知为变应原的食物、药物以及其同类结构的药物。用变应原抗原(已确定的过敏性物质)浸出液作脱敏治疗,经小量多次接触,以提高机体对变应原的耐受能力。

八、预后

本病预后一般良好,在数小时或1~2天后逐渐消肿。若致敏因素持续存在或多次出现,本病可反复发作。若水肿发生在舌软腭处可引起口腔功能障碍。少数遗传性血管神经性水肿患者可出现咽喉水肿,导致呼吸困难,若未及时抢救易窒息而亡。

(杜红阳)

第八节 荨 麻 疹

荨麻疹是由多种因素引起皮肤黏膜小血管扩张、通透性增高而出现的局限性水肿反应。其表现为风团、瘙痒。中医称"隐疹",俗称"风疹块"。

一、病因及发病机制

发病机制较为复杂,引起荨麻疹的原因甚多。急性荨麻疹多数可找到原因,慢性荨麻疹的原因很难确定,常见原因如下。

(一)药物

许多药物均可以引起荨麻疹,主要药物有青霉素、链霉素、血清制品、生物制品、呋喃唑酮、水杨酸类药物等。药物引起的荨麻疹大多属Ⅰ型变态反应,主要抗体为IgE。临床上多表现为急性荨麻疹,伴有发热等全身症状。

(二)感染

感染也是引起荨麻疹的常见原因,感染的种类包括细菌感染、真菌感染、病毒感染、寄生虫感染等。临床上易并发荨麻疹的感染性疾病有疖、脓疱疮、急性血吸虫病、急性钩虫感染等。一般急性荨麻疹常合并急性化脓性感染;慢性荨麻疹常伴有胆囊炎、鼻窦炎、病毒性肝炎等慢性或隐性感染病灶。近年研究表明胃肠道幽门螺杆菌感染与慢性荨麻疹之间存在一定关系。

(三)食物

因食物过敏引起荨麻疹是临床常见的原因,所谓"蛋白胨性荨麻疹",大多由食物,特别是动物性食品如鱼、虾、螃蟹、蚌类、肉类食品中所含的蛋白胨或其他蛋白质成分被吸收,而引起的变态反应。但部分敏感性体质的患者可能对多种食物过敏如桃子、芒果等。食品添加剂中的色素、香料及防腐剂也是常见的过敏物质。

(四)环境因素

许多物理性环境因素可引起本病或激发本病。如寒冷、冷风、冷水可引起寒冷性荨麻疹;过热后可以引起热荨麻疹;运动后诱发胆碱性荨麻疹,日光照射后可引起日光性荨麻疹;机械性刺激可引起皮肤划痕症、压力性荨麻疹、接触性荨麻疹等。

(五)作为系统性疾病的一种表现

某些系统性疾病尤其是自身免疫性疾病可以伴发荨麻疹。有人指出甲状腺自身免疫性疾病患者伴荨麻疹的机会较多,有人观察140例慢性荨麻疹患者,约12%伴有甲状腺自身免疫疾病,其中88%为女性,而这些患者大多无相关的临床症状,甲状腺功能也可正常,仅通过测定甲状腺微粒体抗体才能发现。

(六)遗传因素

某些类型的荨麻疹如家族性冷性荨麻疹、遗传性家族性荨麻疹综合征等,均与遗传有密切关系。

(七)自身抗体

部分慢性荨麻疹的发生与血清中存在抗IgE受体FcεRIα,链的自身抗体IgG有关。有人观察107例慢性荨麻疹患者发现其中31%的患者存在功能性抗IgE受体的自身抗体。其可能的发病机制是抗IgE受体FcεRIα链的自身抗体IgG与肥大细胞及嗜碱粒细胞表面的高亲和力IgE受体FcεRI的α链结合而发生持续的炎性刺激,继而活化补体,产生补体活化产物Csa,导致肥大细胞脱颗粒而释放组胺。

二、临床表现

基本损害为皮肤出现风团,发作常很突然,发展较快。短时间内皮肤出现多处风团,逐渐扩大,并可互相融合成巨片状皮疹。境界一般清楚,皮疹稍高起,呈正常肤色或淡红色或鲜红色或苍白色。毛孔扩大、下凹,皮肤增厚,自觉有程度不等的瘙痒,大多瘙痒剧烈。皮疹可以自然消退,风团持续时间短者几分钟,长则数小时,极少有超过24小时以上不退者。但容易复发,一批消退之后,另一批又起。患者可伴有血管性水肿,水肿部位境界不清楚。某些结缔组织疏松的部位,如眼睑、颈部、下颌、手背、足背、口唇,水肿更为明显。临床上常见的有下列几种类型。

(一)急性荨麻疹

本病发病急,发作突然,皮疹数量较多,面积比较广泛,风团常为大片状。病程不超过 6 周,易反复发作。严重时可伴有全身症状,如头痛、发热、全身无力、疲劳等,合并血管性水肿的机会较多。如果伴有消化道黏膜病变,可致腹痛、腹泻、便秘、恶心、呕吐,严重者可引起腹绞痛。伴有呼吸道黏膜病变者可致胸闷、窘迫感、呼吸困难,甚至青紫。

(二)慢性荨麻疹

风团反复发作,病程超过 6 周,有的病程可达数月,甚至数年。发作一般较轻,皮疹数量少,有时仅少数风团,呈一过性而不引起患者的症状,常在晚上发作。伴皮肤划痕症的机会比较多,伴腹部症状和呼吸道症状的机会相对较少。

(三)物理性荨麻疹

物理性荨麻疹包括了由各种物理因素引起的荨麻疹,根据各自不同的特点,又可进一步分为下列类型。

1.皮肤划痕症

皮肤划痕症很常见,据估计,发病率约为人群的 5%,摩擦、划刺或击打皮肤,均可引起风团发作。起病突然,青年人较多见,反复发作,病程可长达数月甚至数年。病因大多不明,病毒感染、药物和环境因素均可导致发病。发作程度不等,有的轻,有的重,伴瘙痒。发疹一般仅限于刺激、搔抓或摩擦的部位。

2.迟发性皮肤划痕症

临床表现与皮肤划痕症相似,但在刺激后 1～6 小时才出现风团,且风团可持续 24～48 小时。

3.压力性荨麻疹

皮肤经受压力刺激后 4～6 小时发生深在性水肿,持续 8～72 小时,伴痒感、烧灼或疼痛是本型的特点。多发生于青年人,慢性经过,平均病期可长达 9 年。并有全身症状如全身不适、疲劳、发热、发冷、头痛、全身关节痛等,可与慢性荨麻疹、血管性水肿同时存在。好发部位为手、足、颈、躯干、臀部和面部。

4.胆碱能性荨麻疹

皮疹特点为风团样小丘疹,大小为 2～4 mm,周围绕以轻度到明显的红斑。好发年龄为 10～30 岁,大多在运动时或运动后不久发生,伴有痒感、刺感、灼感、热感或皮肤刺激感,遇热或情绪紧张后亦可诱发此病,皮疹持续数分钟到数小时,一般持续 0.5 小时左右。有时风团可以互相融合成大片皮疹,全身症状轻或不明显,偶尔可引起血管性水肿、低血压、眩晕和消化道症状。此型可用实验诊断方法证实,即皮内注射 100 U 生理盐水稀释的醋甲胆碱,约有 1/3 的患者可诱发风团。

5.寒冷性荨麻疹

寒冷性荨麻疹可分为家族性和获得性两种。前者较为罕见,为常染色体显性遗传;后者较为常见,多见于 18～25 岁青年。本型荨麻疹常与皮肤划痕症伴存。患者常在气温骤降时或接触冷水之后发生,皮疹广泛或伴有血管性水肿者,可能引起严重的全身症状。本病原因不明,有些患者在感染、服药或情绪紧张后引起发作。用寒冷进行激发后,可在血清中检测出肥大细胞释放的介质如组胺、酸性和中性趋化因子、血小板激活因子、前列腺素 D_2 等,但无补体被激活的证据。

6.日光性荨麻疹

暴露在日光下可引起本病发作,经 1 小时左右可以消退。本病应与多形性日光疹区别,后者很少有风团样皮疹,且一般发生于暴露在日光下数小时之后,病程较长,皮疹持续数天才退。

7.接触性荨麻疹

其特点是皮肤接触某些物质后 0.5～1.0 小时内引起风团和红斑,发作可为局限性荨麻疹、系统性荨麻疹、荨麻疹伴有哮喘,或荨麻疹伴有其他变态反应。有人将接触性荨麻疹的病因分为免疫性机制和非免疫性机制 2 类。非免疫性是由于原发性刺激物直接作用肥大细胞释放组胺等物质而引起,几乎所有接触者均发病,不需物质致敏。而免疫性属Ⅰ型变态反应,可检出特异性 IgE 抗体。

(四)荨麻疹性血管炎

其临床经过为慢性荨麻疹,在病理上表现为血管炎,可能是由于免疫复合物沉积在血管壁的结果。许多患者可伴有程度不同的全身症状和体征,严重者可伴有血管性水肿、紫癜和多形红斑样皮疹,全身症状包括关节痛、发热、腹痛、虹膜炎、肾病以及肺部病变等。临床表现为慢性荨麻疹,皮疹一般在 24 小时内可消退,但易彼伏此起。荨麻疹和荨麻疹血管炎可伴存,有血管炎改变的荨麻疹可持续 1～3 天,并残留紫癜、脱屑和色素沉着等改变。自觉烧灼感或疼痛,一般不痒。皮肤活检为坏死性血管炎改变,小血管壁可见白细胞碎裂及纤维素样物质沉积。实验室检查:血沉增快,严重患者可伴有低补体血症,包括 CH_{50}、C_{14}、C_4 和 C_2 减少,直接免疫荧光检查在血管壁上可见免疫球蛋白和补体的沉积。

(五)自身免疫性荨麻疹

临床表现为慢性荨麻疹,但可能临床症状更为明显。组织病理与一般慢性荨麻疹无明显区别,但患者血清中常存在抗 IgE 受体 FcεRIα 链的自身抗体 IgG,自体血清皮肤试验(在患者真皮下注射自身血清时立即发生风团或红晕样反应,类似与自然发生的荨麻疹)阳性。患者常具有自身免疫性疾病基础,如寻常型天疱疮、皮肌炎、系统性红斑狼疮等。

三、诊断及鉴别诊断

本病根据临床上出现风团样皮疹,即可确诊。诊断一般不困难,但引起荨麻疹的原因比较复杂,确定引起荨麻疹的原因常很困难,因此,必须通过详细采取病史,详细体格检查,以及有关的实验室检查确诊。

(一)病史

应注意发疹与药物、食物、日光、寒冷及外界环境因素的关系,了解在什么情况发作,哪些因素可使症状加重,发作的规律,临床经过,治疗效果等。

(二)体格检查

要注意身体内有无感染病灶,包括寄生虫感染、真菌感染、细菌感染等,以及感染病灶与本病有无联系,治疗这些感染病灶后,症状是否相应缓解。

(三)实验室检查

血常规、血沉、血清补体、大便找寄生虫卵,寒冷性荨麻疹最好测血冷球蛋白、冷纤维蛋白原、冷溶血素等。

四、治疗

由于荨麻疹的原因各异,治疗效果也不一样,有的容易治愈,有的很难治疗。治疗具体措施如下。

(一)去除病因

对每位患者都应力求找到引起发作的原因,并加以避免。如果是感染引起者,应积极治疗感染病灶。药物引起者应停用过敏药物;食物过敏引起者,找出过敏食物后,不要再吃这种食物。

(二)避免诱发因素

如寒冷性荨麻疹应注意保暖,乙酰胆碱性荨麻疹减少运动、出汗及情绪波动,接触性荨麻疹减少接触的机会等。

(三)抗组胺类药物

抗组胺类药物是治疗各型荨麻疹最常用的药物。大多数患者经抗组胺药物治疗后即可获得满意的疗效,少数患者较为顽固。对顽固难治性荨麻疹可以增大剂量或联合用药。

1.H_1 受体阻滞药

H_1 受体阻滞药具有较强的抗组胺和抗其他炎症介质的作用,治疗各型荨麻疹都有较好的效果。常用的 H_1 受体阻滞药有苯海拉明、赛庚啶、氯苯那敏等,阿伐斯汀、西替利嗪、咪唑斯汀、氯雷他定、依巴斯汀(10 mg/d)、氮卓斯汀(4 mg/d)、地氯雷他定(5 mg/d)等;单独治疗无效时,可以选择两种不同类型的H_1受体阻滞药合用或与 H_1 受体阻滞药联合应用,常用的 H_2 受体阻滞药有西咪替丁、雷尼替丁、法莫替丁等。有人报道,H_1 和 H_2 受体阻滞药联合应用有协同作用,能增加 H_1 拮抗剂的作用。H_2 受体阻滞药单独使用时效果不佳。如果采用两种以上的抗组胺药都是 H_1 受体阻滞药,则应选用两者在结构上不同的药物,或一种作用强的抗组胺药物与一种作用较弱的抗组胺药物联合使用,或一种有思睡、镇静作用的抗组胺药物与一种没有思睡作用的抗组胺药如咪唑司丁、西替利嗪等联合应用。羟嗪具有较强的抗组胺、抗胆碱和镇静作用,止痒效果也很好。用于急、慢性荨麻疹和寒冷性荨麻疹均有效。剂量因人而异。且个体差别颇大,成人始量为每次 25 mg,每天 3 或 4 次,并可逐步调整到每次:50~100 mg,每天 3 或 4 次。若单独使用无效时,可考虑与其他药物合并使用。

2.多塞平

多塞平是一种三环类抗忧郁剂,主要用于治疗忧郁和焦虑性神经官能症,本药也具有很强的抗 H_1 和 H_2 受体作用。有文献报道作为 H_1 拮抗剂,多塞平比苯海拉明的作用强 700 倍以上,比羟嗪强 50 倍。作为 H_2 拮抗剂比西咪替丁强 6 倍,剂量为每次 25 mg,每天 3 次。对慢性荨麻疹效果尤佳,且不良反应较小。对传统使用的抗组胺药物无效的荨麻疹患者,多塞平是较好的选用药物。

(四)抑制肥大细胞脱颗粒作用,减少组胺释放的药物

1.硫酸间羟异丁肾上腺素

硫酸间羟异丁肾上腺素为 β_2-肾上腺受体促进剂,在体内能增加 cAMP 的浓度,从而抑制肥大细胞脱颗粒。剂量为每次 2.5~5 mg,每天 3 次,亦可皮下注射,成人每次 0.25~0.5 mg。

2.酮替酚

每次最大剂量为 1 mg,每天 3 次。通过增加体内 cAMP 的浓度,抑制肥大细胞脱颗粒,阻止炎症介质(如组胺、慢反应物质等)的释放。其抑制作用较色甘酸钠强而快,并可口服。

3.色甘酸钠

色甘酸钠能阻断抗原-抗体的结合,抑制炎症介质的释放。成人每次 20 mg,每天 3 次吸入。若与糖皮质激素联合作用,可减少后者的用量,并增强疗效。

4.曲尼司特

每次 100 mg,每天 3 次。通过稳定肥大细胞膜而减少组胺的释放。

(五)糖皮质激素

糖皮质激素具有较强的抗炎、抗过敏作用。能稳定肥大细胞膜和溶酶体膜,抑制炎症介质和溶酶体酶的释放;能收缩血管,减少渗出。对荨麻疹的疗效很好,特别适用于急性荨麻疹、血清病性荨麻疹、压力性荨麻疹。某些严重类型伴有明显全身症状的荨麻疹,如高热、皮疹广泛、腹绞痛、低血容量和低血压、心脏损害、中枢神经症状、喉部及呼吸道阻塞症状等,更应使用糖皮质激素。由于糖皮质激素有一定的不良反应,停药后易反跳,因此,轻型患者用一般抗组胺药物能控制者,不一定都使用此类药物。常用药物和剂量如下:①泼尼松 40~80 mg/d,分 3 或 4 次口服。②曲安西龙:每天 12~16 mg,口服。③地塞米松6~9 mg/d,分 3 或 4 次口服。④得宝松 1 mL,肌内注射,每月 1 次,病情控制后改为口服制剂。紧急情况下,采用氢化可的松 200~400 mg、地塞米松 5~20 mg 或甲泼尼龙 40~120 mg 静脉滴注。

(六)免疫抑制剂

当慢性荨麻疹患者具有自身免疫基础,病情反复,上述治疗不能取得满意疗效时,可应用免疫抑制剂,环孢素具有较好的疗效,硫唑嘌呤、环磷酰胺、甲氨蝶呤及免疫球蛋白等均可试用,雷公藤也具有一定疗效。

(七)非特异性抗过敏疗法及其他疗法

10%葡萄糖酸钙注射液 10 mL,每天 1 次,静脉注射;普鲁卡因静脉滴注,每次用量 0.25~0.50 g加入 5%葡萄糖注射液 500 mL 中;10%硫代硫酸钠 10 mL,每天 1 次,静脉注射,自血疗法或组织疗法;组胺球蛋白肌内注射或穴位注射;抗血纤溶芳酸每次 0.25~0.50 g,每天 3 次,口服或每次 0.25~0.50 g,用 5%葡萄糖液稀释后,静脉滴注;6-氨基己酸,每次 2 g,口服或每次 4~6 g加 5%葡萄糖液中静脉滴注;利血平0.25 mg/d,每天 1 次,口服,氨茶碱 0.1~0.2 g,每天3次,口服;转移因子1 U 上臂内侧皮下注射,每周2次,共 6~10 次,对慢性荨麻疹有一定疗效。卡介菌多糖核酸 1 mg,肌内注射,隔天 1 次。上述药物单独使用效果一般不理想,通常与抗组胺类药物联合使用,以增强效果,减少复发机会。

(八)某些特殊情况的处理

如荨麻疹因感染引起者,应根据感染的情况,选用适当的抗感染药物进行治疗。

1.对寒冷性荨麻疹

抗组胺药物中以赛庚啶、多塞平、酮替芬、羟嗪、咪唑司丁疗效较好;可联合应用维生素 E 100~200 mg,每天 3 次;桂利嗪 25 mg,每天 3 次及 H_2 受体阻滞药。阿扎他啶,1 mg,每天 3 次通过抗组胺、抗胆碱、抗 5-羟色胺作用,对寒冷性荨麻疹效果较好。还需:①保护自己,避免骤冷影响。②抗组胺药物中,选用赛庚啶、多塞平、酮替芬。③通过逐渐适应低温环境和冷水进行脱过敏。

2.对日光性荨麻疹

除采用抗组胺药物羟嗪、氯苯那敏外,还可:①服用氯喹 125~250 mg/d,羟氯喹 100~200 mg/d,沙利度胺 25~50 mg/d。②试服高氯环秦 30 mg/d。③反复照射日光或人工光,从小剂量开始,逐渐增加照射剂量,通过此法进行脱过敏。④涂用遮光剂。⑤避免服光敏药物与食物。

3.对胆碱能性荨麻疹

(1)首选具有抗胆碱能作用的 H_1 受体阻滞药如美喹他嗪 5 mg,每天 2 次或 10 mg,睡前服用;也可应用山莨菪碱 10 mg,每天 2 或 3 次。

(2)还原型谷胱甘肽具有一定疗效,其机制可能是通过激活胆碱酯酶水解乙酰胆碱。

(3)要适当限制强烈的运动。

(4)通过逐渐增加水温和运动量,有可能增加耐受而达到脱敏目的。

(5)有人报道使用特非拉丁和甲磺酸波尔啶(抗胆碱药物)联合应用效果很好。

(九)外用药物

下列药物有收敛止痒作用:①复方炉甘石洗剂外涂皮疹处。②柳酚酊外涂皮疹处。③三黄洗剂外涂皮疹处。④地肤子、白芷、防风、川椒、透骨草各 15 g 煎水后外洗。

(杜红阳)

第九节 药 疹

一、病因

药疹是指药物通过口服、注射、吸入等各种途径进入人体,在皮肤和黏膜上引起的炎症反应,重者可累及内脏器官和组织。由药物引起的非治疗反应统称为药物反应,药疹仅是其中的一种表现形式。引起药疹的药物种类很多。

临床上常见的药物如下。①抗生素类:以青霉素、头孢类、磺胺类为多,其次是氨苄西林、喹诺酮类等。②解热镇痛药:阿尼利定、安乃近、感冒胶囊等。③催眠、镇静与抗癫痫药:如苯巴比妥、苯妥英钠、卡马西平等。④异种血清制品及疫苗:如破伤风抗毒素、狂犬疫苗等。⑤抗痛风药物:如别嘌呤醇、秋水仙碱等。⑥心血管用药:某些降压药和扩血管药如硝苯地平、依那普利、美托洛尔等。⑦某些中药:近年来中药引起的药疹也较多,如鱼腥草、穿琥宁、砷制剂等。

二、发病机制

药疹的发病机制非常复杂,可分为变态反应和非变态反应两大类。

(一)药物变态反应发病机制

药物的种类可由复杂的蛋白制品到简单的低相对分子质量化学品。多数属于后者。低相对分子质量的药物属于半抗原,必须首先与某些大分子物质如蛋白质等作为载体相结合,形成半抗原-载体结合物才能引起机体对该种药物的特异免疫反应。具有免疫原性的结合物,通常是通过共价键的结合,多是不可逆的,在体内代谢过程中不易被裂解,故易发生抗原作用。某些药物变态反应只局限于一定的组织,可能是该组织的某种特殊成分起了载体作用。

药物本身固然可以与蛋白载体结合成完全抗原,但也有的药物是其降解产物或其在体内的代谢产物与蛋白载体结合成为全抗原。

与药疹发生有关的变态反应包括如下。Ⅰ型变态反应:如荨麻疹、血管性水肿及过敏性休克；Ⅱ型变态反应：如溶血性贫血、血小板减少性紫癜等；Ⅲ型变态反应：如血清病、血清病样综合征；Ⅳ型变态反应：麻疹样药疹、剥脱性皮炎等。药疹的免疫性反应相当复杂，有些药物所致药疹可以以Ⅰ型变态反应为主，也可以是Ⅱ型变态反应，或两种变态反应同时参与。

1.药物变态反应的影响因素

(1)治疗剂量、疗程和疗程次数的关系：摄取药物的机会越多，产生药物变态反应的频度也越多。间歇重复应用比长期无间隙的应用敏感较多，一旦致敏，小剂量药物重复摄入亦可发生。

(2)药物的性质：从化学结构上看，具有苯核和嘧啶核的药物抗原性高。有些药物的赋形剂和溶媒(如油、羟甲纤维素)及乳化剂可以起一种佐剂作用，即可使抗原易于潴留或引起局部炎症而较易引起过敏。药物的剂型亦可影响药物过敏的发生，如胰岛素的非结晶型比很快吸收的剂型较易于发生变态反应。

(3)遗传因素：在药物变态反应发生上有一定的意义。青霉素过敏性休克的发病率，有过敏性家族史者高于无家族史者2～3倍。

(4)环境因素：可直接影响机体对治疗药物的反应或改变药物有关抗原变为免疫原性。机体所患的疾病有时也有重要影响，如组织损伤，特别是继发于感染的过程，也可以促发对药物的过敏，对抗生素过敏多发生在治疗某种疾病时应用抗生素，很少发生于应用抗生素预防某些疾病的健康人中。有人认为，这可能是由于有了可利用的新载体，或由于溶酶体酶改变了代谢途径，也可能由于细菌产物刺激了免疫系统之故。

2.药物的交叉敏感与多元敏感

交叉敏感是指一种化合物引起的变态反应，以后由另一种或多种与初次变应原在化学结构上相似的化合物，或由于代谢中转换的产物在免疫化学上与初次变应原结构相似或一致而引起同样的变态反应。有些患者不仅对一种药物过敏，而且对多种药物过敏，这些药物在化学结构上可无相似之处，此称多元敏感。

3.药物的光敏反应

有些药物仅在同时有紫外线的照射下才能敏感和引起皮疹。光线引起的光敏反应有两种，一种为光毒性反应，另一种为光变态反应。光敏性药物分为5组：①磺胺及其衍化物。②吩噻嗪类。③四环素族。④补骨酯素类。⑤其他，包括灰黄霉素、抗组胺制剂等。

(二)非变态反应发病机制

1.免疫效应途径的非免疫性活化

如药物可以直接作用于肥大细胞释放介质，而表现为荨麻疹、血管性水肿；或直接活化补体，如放射造影剂发生的荨麻疹反应。亦可由于药物改变花生四烯酸的代谢途径，即抑制了环氧化酶，使花生四烯酸产生前列腺素减少，这是阿司匹林及其他非激素抗炎药发生过敏样反应的原因。

2.药物的积聚或过量

例如，长期服用米帕林者，由于吞噬细胞内吞噬药量增加，皮肤呈浅黄色；长期应用铋剂加上口腔卫生习惯不良者，齿龈出现蓝灰色"铋线"；长期大量服用氯丙嗪者，在皮肤暴露部位由于药物或其代谢产物在日光参与下黏附于黑素而使皮肤出现带蓝棕色色素；砷剂皮炎则可能是丙酮酸氧化酶系统的抑制作用所致。

3.药物不良反应及菌群失调

如细胞毒药物引起脱发，应用广谱抗生素后发生的肛周或口腔假丝酵母菌感染。

4.药物的相互作用

药物的相互作用即药物竞争相同的血浆蛋白结合部位,抑制或刺激其降解所需的重要酶类,或影响另一药物的排泄。

5.药物使已存在的皮肤病激发

例如β受体阻滞剂可引起银屑病样皮炎,应用西咪替丁而使皮肤型红斑狼疮激发,血管扩张剂可使酒渣鼻增剧。另外,在感染性疾病中应用特效药后,使原皮损加剧或出现新的损害,如用青霉素驱梅,常使二期梅毒疹加剧,这种皮疹可能是由于对大量死亡的梅毒螺旋体释放物的变态反应。

三、临床表现

药疹的临床表现多种多样,常见的有下列类型。

(一)固定型药疹

固定型药疹是最常见的一型。常由磺胺类、解热止痛类、巴比妥类等药物引起。损害可发生于任何部位,以口周、龟头及肛门等皮肤黏膜交界处多见,指趾间、手足背部、躯干等处也可发生。皮疹特点为局限性圆形或类圆形水肿性红斑,直径 1～4 cm 大小,鲜红色或紫红色,炎症剧烈者中央可形成水疱或大疱,边界清楚,损害大小不等,为一个或多个。停药一周以上红斑消退,局部遗留棕褐色或灰褐色色素沉着斑,可持续数月。当再次使用同类药物时,常于数分钟或数小时后,在原发疹处出现类似皮疹,并向周围扩大。随着复发次数的增加,皮疹数目可增多。发生于皱襞、黏膜处的皮损易糜烂,疼痛明显。一般无全身症状,少数泛发者有发热、头痛及全身不适。一般经 7～10 天皮损可消退,较重者可迁延数十天。

(二)荨麻疹及血管性水肿型药疹

荨麻疹及血管性水肿型药疹较常见。多由青霉素、头孢类、血清制品、呋喃唑酮等引起。皮损似急性荨麻疹,即水肿性红斑、大小不等的风团,可伴有荨麻疹的其他症状,但皮疹较一般荨麻疹色泽红,持续时间长,自觉瘙痒,可同时伴有血清病样症状,如发热、关节痛、淋巴结肿大、血管性水肿甚至蛋白尿等,若变应原不能去除,可表现为慢性荨麻疹,持续数月以至数年。

(三)麻疹样或猩红热样药疹

麻疹样或猩红热样药疹又称发疹型药疹。多由解热止痛药、巴比妥类及青霉素、降压药和扩血管药、抗痛风药物等引起。发病常较突然,常由面颈部开始出现针头至米粒大红色丘疹,迅速向躯干处蔓延,散在或密集对称分布,皮疹类似麻疹。进一步发展皮疹可互相融合形成弥漫性红斑和肿胀、类似猩红热的皮疹。有时可伴有发热、头痛、乏力、白细胞数增多等全身症状,但无麻疹或猩红热的其他特征。停药后1～2周病情好转,皮疹颜色变浅或消退,偶有糠秕状脱屑。

(四)多形红斑型药疹

多形红斑型药疹常由磺胺类、巴比妥类、卡马西平及解热止痛类药物引起。皮疹似多形红斑,为豌豆至蚕豆大小的圆形或椭圆形水肿性红斑或丘疹,中心为暗紫红色斑或水疱。皮疹多发,对称分布,以四肢伸侧、躯干、口腔与口唇为主,自觉瘙痒或疼痛。病情重时累及口腔、眼部、肛门、外生殖器、呼吸道、消化道黏膜,称重症多形红斑型药疹,皮损呈现大疱、糜烂,全身症状严重,有畏寒、高热,伴肝肾功能损伤,此型药疹病情危重,死亡率高。

(五)剥脱性皮炎型药疹

剥脱性皮炎型药疹是严重的一型药疹。常由磺胺类、巴比妥类、卡马西平等引起。起病急,常伴高热、寒战。皮损初为麻疹样或猩红热样红斑,逐渐加剧融合成片,呈弥漫性水肿性红斑,以面部及手足为重,颈部、腋窝、股部等皱襞处出现糜烂、渗液与结痂,口唇和口腔黏膜潮红肿胀,有水疱和糜烂,眼结膜充血、水肿,分泌物增加,重者出现角膜溃疡。2周左右,出现全身皮肤脱屑,呈片状,手足部脱屑如同手套和袜套样,毛发和指甲均可脱落,脱屑约持续一个月,逐渐减少,从大片状渐变为细碎糠秕状。严重者可伴有全身淋巴结肿大,并伴发肝肾功能损害,表现为转氨酶增高、低蛋白血症、血尿、蛋白尿。

(六)大疱性表皮松解型药疹

大疱性表皮松解型药疹又称中毒性表皮坏死松解症,是最严重的一型药疹。常由磺胺类、解热止痛类、巴比妥类及卡马西平等引起。发病急,全身中毒症状重。常有寒战、高热,体温40℃左右。皮疹于1～4天遍布全身,皮疹初为鲜红色或暗紫红色斑片,很快扩大融合,其上出现松弛性大疱,并出现广泛性、对称性的表皮坏死松解,状似浅Ⅱ度烫伤。尼氏征阳性。表皮极易擦破,露出红色糜烂面,自觉疼痛及触痛。眼、鼻、口腔黏膜均可剥脱,可造成睑、球结膜的粘连、角膜损害以至角膜穿孔。呼吸道和胃肠道黏膜也可糜烂、脱落、溃疡,而出现呼吸道和消化道症状。如无并发症,患者可于3～4周内痊愈。严重者常出现继发感染、肝肾功能损伤、电解质紊乱、内脏出血、血尿、蛋白尿甚至氮质血症等,死亡率极高。

四、实验室检查

血常规检查见白细胞数增多,常伴有嗜酸性粒细胞增多;若多脏器损害可见血清转氨酶增高;血尿、蛋白尿;血尿素氮、肌酐增高等。

五、诊断要点

(1)各型药疹的共同诊断要点:①明确的服药史。②服药后到发疹有一定的潜伏期。初次用药一般约需4～20天后才出现临床表现,已致敏者如再次用药,则数分钟至24小时之内即可发生。③皮疹突然发生,发展快。皮疹可呈多种类型,但对于某一患者而言常以一种为主。④严重者可伴不同程度的内脏损害、发热、关节痛、淋巴结肿大等全身症状。⑤停止使用致敏药物后皮疹可逐渐消退,糖皮质激素治疗常有效。

(2)药疹的临床表现复杂,不同药物可引起同种类型药疹,而同一种药物对不同患者或同一患者在不同时期也可出现不同的临床类型。临床中几种常见药疹类型的诊断要点如下。①固定型药疹:好发于口唇、口周、龟头等皮肤-黏膜交界处,为圆形或类圆形、水肿性暗紫红色斑疹,常为单发,偶可多发。②荨麻疹型药疹:皮损与急性荨麻疹相似,但持续时间长。可伴有血清病样症状。③发疹型药疹:是药疹中最常见的一型。散在或密集、红色、针头大小的斑疹或丘疹,皮疹似麻疹或猩红热。发病多突然,可伴发热等全身症状。④多形红斑型药疹:皮损与多形红斑相似,为豌豆至蚕豆大小、圆形或椭圆形水肿性红斑,中心呈紫红色,常出现水疱。累及口腔及外生殖器黏膜时可疼痛。⑤大疱性表皮松解型药疹:起病急骤,全身中毒症状较重。皮损初为鲜红色或紫红色斑片,迅速波及全身,出现水疱或大疱,尼氏征阳性,易形成糜烂。口腔、眼、呼吸道黏膜也可累及。⑥剥脱性皮炎型药疹:全身弥漫性潮红肿胀,而后大量鳞片状或落叶状脱屑。

(3)临床上将病情严重、死亡率较高的重症多形红斑型药疹、大疱性表皮松解型药疹及剥脱性皮炎型药疹称为重型药疹。此外药物还可以引起其他形态药疹如光敏皮炎型药疹、湿疹型药疹、紫癜型药疹、痤疮型药疹等称为轻型药疹。

六、鉴别诊断

(一)发生在外阴部的固定性药疹应与硬下疳鉴别

后者无自觉症状,有不洁性交史,皮损初起为浸润性红斑,呈暗红色硬性斑块(如软骨样硬度),表面溃疡或糜烂,但无脓性分泌物,组织液涂片用暗视野显微镜检查可见梅毒螺旋体,梅毒血清反应阳性,经抗梅毒治疗可迅速消退。

(二)麻疹样药疹应与麻疹鉴别

后者呈流行性发病,先有呼吸道卡他症状,全身症状较重,无瘙痒,颊黏膜可见科氏斑,有一定的出疹顺序。

(三)猩红热样药疹应与猩红热鉴别

后者先有咽炎症状,瘙痒较轻,全身症状较重,常有头痛、恶心、呕吐、口周苍白圈、杨梅舌及颈淋巴结肿大等,实验室检查白细胞增高。

七、治疗

原则:立即停用可疑致敏药物,促进致敏药物及其代谢产物的排泄,对症治疗。注意交叉过敏及多价过敏,积极治疗原发病。

(一)轻型药疹

停用致敏药物后,鼓励患者多饮水以促进药物排泄,皮损多能逐渐消退。可给予抗组胺药、维生素 C 及 10％葡萄糖酸钙静脉注射。必要时口服皮质类固醇如泼尼松30～40 mg/d,皮疹消退后逐渐停药。局部外用炉甘石洗剂。固定型药疹有糜烂及渗出时,可用 3％硼酸液或 0.1％依沙吖啶溶液等湿敷,间歇期外用糊剂或油剂。

(二)重症药疹

重症药疹包括重症多形红斑型药疹、剥脱性皮炎型及大疱性表皮松解型药疹。治疗除停用致敏药物外,要采取如下措施。

1.早期足量使用类固醇皮质激素

开始每天用氢化可的松 300～500 mg,或地塞米松 10～20 mg 及维生素 C 2～3 g 加入5％～10％葡萄糖溶液中静脉滴注。类固醇皮质激素足量的标志是 2～3 天体温得到控制,原皮疹色泽转暗,渗液减少,水疱干燥,无新皮疹出现。一旦病情稳定好转,则迅速减少激素用量,每3～4 天减初用量的 1/4 左右,一般可在 2～3 周左右减完。

2.加速致敏药物和代谢产物的排泄

鼓励患者多饮水或静脉补液,以促进药物及代谢产物的排泄。对由重金属引起的药疹应及早使用络合剂,以加速其在体内的代谢。

3.支持疗法

对原有疾病应改用非致敏药物治疗,并注意水、电解质平衡,及时纠正酸中毒。对病情重、病期较久者,由于高热及皮肤剥脱、渗出等,易出现血浆蛋白降低、脱水和电解质紊乱,应及时纠正,注意蛋白摄入量,必要时输血或血浆。也可给予静脉高营养。

4.预防和治疗并发症

如有感染要及时选用有效、非致敏的抗生素,尽快控制感染。若伴发肝损害,应加强护肝治疗,包括静脉高营养或食用高能量流质饮食,补充多种维生素等。

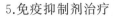

5.免疫抑制剂治疗

重症患者可采用皮质类固醇加免疫抑制剂环磷酰胺 100～300 mg/d静脉滴注,该法奏效迅速,可缩短激素使用时间。也可使用环孢素 4 mg/(kg·d),有较好疗效。

6.局部治疗

应使用无刺激性及具有保护、收敛、消炎作用的药物,并根据皮损情况选用适当的剂型。对中毒性表皮坏死松解症患者,应住隔离病房,使用消毒棉垫,每天更换消毒床单,房间定期消毒;其糜烂面应暴露(但要注意保温),皮损处应保持创面干燥。注意保护眼睛,定期生理盐水冲洗,清除分泌物,白天以抗生素眼药水及氢化可的松眼药水交替点眼,夜间入睡前涂足量眼药膏,可防止粘连。有口腔糜烂者,可用2%碳酸氢钠液或多贝氏液漱口。

八、卫生宣教

药疹为医源性疾病,应引起临床医师的注意,为了避免或减少药疹的发生,必须注意以下四点。

(1)用药应有的放矢,切勿滥用药物,用药前应详细询问药物过敏史。并注意交叉过敏。

(2)要注意药疹的早期症状,一旦出现难以解释的发热及皮肤黏膜的症状,如结膜充血、皮肤瘙痒、皮疹,应想到药疹的可能,要立即停用可疑药物,并尽早作出诊断。

(3)应用青霉素、链霉素、普鲁卡因等药物时,应严格按照药典规定执行皮试制度。

(4)对已确诊为药疹的患者,应记入病历,并用红笔标注,明确告知患者,避免重复使用同类和结构类似药物,以免加重病情或再发。

九、预后与转归

一般药疹病因明确,如治疗及时,避免再次使用致敏药物或化学结构相类似的药物,一般不会复发,预后良好。但重症药疹如年老体弱合并有严重内脏或多重感染者则病情危重,甚至可导致死亡。

(杜红阳)

第八章　物理性皮肤病

第一节　日　晒　伤

日晒伤又称晒斑、日光红斑或日光性皮炎,是由于强烈日光照射皮肤(主要是中波紫外线)后发生的一种急性光毒性反应。临床表现为红斑、水肿甚至大疱。

一、病因及发病机制

中波紫外线(UVB,290～320 nm)为本病主要的作用光谱,长波紫外线(UVA,320～400 nm)也具一定作用。其炎症反应程度与照射时间、环境、肤色深浅、体质等因素有关。人体受到的紫外线照射除来自太阳直射外,还有部分紫外线来自沙、冰雪、水面的反射作用,并随纬度增高而增加。夏季、热带紫外线强度大。UVB、UVA在日晒伤中最重要的作用方式是直接损伤DNA,其次是间接氧化损伤。紫外线作用人体皮肤,严重者可导致局部器官或系统性免疫抑制。在分子水平,可造成DNA损伤并产生一些光产物,通常需要核苷酸切除来修复。紫外线可使表皮角质形成细胞结构、功能发生改变,所释放的各种炎症介质如前列腺素(PGE_2、$PGF_{2\alpha}$)、组胺、血清和激肽等激发炎症反应,尤其前列腺素,在血管扩张中起重要作用,导致红斑发生。

二、临床表现

春夏季多见。妇女、儿童或浅肤色的人以及长期从事室内工作突然曝晒的人易发生。日晒后经数十分钟至数小时潜伏期,暴露部位出现境界清楚的红斑、水肿(图 8-1),灼痛,至12～24小时后达到高峰。轻者1～2天内红斑逐渐减轻或消退,继之脱屑而留有色素沉着。重者出现弥漫性水肿并发生水疱、大疱、糜烂、结痂。一周左右消退,遗留色素沉着或色素减退。自觉局部灼痛、瘙痒感。重者可出现全身症状,如发热、头痛、恶心、心动过速,甚至出现中暑、休克等症状。

紫外线照射后,皮肤色素改变呈双相变化,即速发色素加深和迟发黑素形成。前者在UVB、UVA和可见光照射后迅速发生,由存在于皮肤的黑素发生变化所致;迟发性晒黑在UVB照射后2～3天开始出现,并持续10～14天。

急性晒伤可作为一些光促发性疾病的激发因素,如单纯疱疹、红斑狼疮、多形性日光疹、迟发性皮肤卟啉病、日光性荨麻疹、多形红斑和白癜风等的发生、复发和加剧。

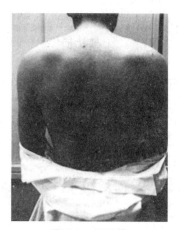

图 8-1　日晒伤

三、组织病理

表皮内出现晒斑细胞,即角化不良细胞,胞浆均质红染,核固缩或核溶解、碎裂。可成簇或融合成片;表皮内有海绵形成、角质形成细胞空泡化。真皮炎症轻,乳头层和血管周围水肿,中性粒细胞浸润。

四、诊断与鉴别诊断

有过度日晒史,暴露部位皮肤出现红斑、水肿或水疱,逐渐消退而遗留色素沉着,自觉灼痛,与季节有明显关系,一般容易诊断。必要时结合组织病理,在表皮内见到日晒伤细胞。本病应与下列疾病进行鉴别。

(一)接触性皮炎

有明确接触刺激物史,与日晒及季节无关,皮疹发生于接触刺激物部位。斑贴试验确定致敏原,可资鉴别。

(二)烟酸缺乏症

除日晒部位外,非曝光部位亦可发生红斑,皮肤粗糙而缺乏弹性,角化过度,并有腹泻和神经精神症状。

五、预防和治疗

(1)经常参加室外活动,使肤色逐渐加深,以增强皮肤对日晒的耐受性,是预防本病发生的关键。

(2)避免日照强烈时(上午 10 时至下午 2 时)外出,可采取少量多次的室外活动,对日光感受性较强的人,外出时穿长袖衣衫、戴宽边帽、撑伞、戴手套。

(3)外用遮光剂。如 5% 对氨基苯甲酸(PABA)乳剂或酊剂、5% 二氧化钛霜、10% 氧化锌霜等。

(4)局部治疗:以消炎、安抚、止痛为原则。一般外用炉甘石洗剂,严重者可用冰牛奶、1%～3% 硼酸溶液或生理盐水冷湿敷,每 2～3 小时湿敷 20～30 分钟,可起到明显的缓解作用。之后可外用糖皮质激素霜或 2.5% 吲哚美辛(消炎痛)溶液,对局部红肿热痛有明显减轻作用,但不宜大面积使用。近年来发现绿茶多酚有光保护作用,可减轻 UVA 和 UVB 引起的红斑反应,使晒斑细胞数减少,保护朗格汉斯细胞及 DNA 免受日光损伤。

(5)全身治疗:适于有全身症状者,可口服抗组胺剂及少量镇静剂,若灼痛明显者,酌加消炎止痛药。对于严重日晒伤,可给予糖皮质激素,以防止 UVB 引起的损伤,并给予补液及其他对症处理。

(吉　燕)

第二节　多形性日光疹

多形性日光疹发生于日光暴露部位,表现为多形性皮疹、反复发作的光感性慢性炎症性疾病。大多数病例的致病光谱在 UVA 范围内,但有的病例由 UVB 或既对 UVA 又对 UVB 致病。发病与季节有明显关系,春季症状加重,秋冬自行减轻或消退,来年又可复发;病程长短不一,经过慢性,自觉瘙痒,可持续多年。部分有家族光敏史。

一、流行病学

(一)发病率

多形性日光诊为最常见的光敏性皮肤病。发病率在波士顿为 10%,伦敦为 14%,瑞典为 21%。平均发病年龄 23 岁,女性多见。所有人种均可发生,但常见 SPT Ⅰ、Ⅱ、Ⅲ和Ⅳ的人群,美国印第安人(北美和南美)易发生光化性痒疹,为多形日光疹的遗传。

(二)地理分布

多形日光疹在全年有强烈日光照射地区少见,适应持续日光照射的个体亦少发生。事实上,多形日光疹多见于冬季首次北纬地区来热带地区短暂旅行的北方人。

二、病因与发病机制

病因目前尚不清楚。目前一般认为由日光诱发的迟发型超敏反应介导,且致病光谱较宽,UVA、UVB 和可见光均可。其发生也可能与遗传、内分泌、微量元素、代谢异常等有关。

三、临床特点

多发于春夏季,好发于成年人,一般日晒后几小时或 4~5 天后发病,常于面颊、鼻背、颈部、胸上部"V"形区、前臂、手背等曝光区发生多形性皮疹,也可发生在非暴露部位如肩、上臂、股、小腿等处。皮疹常以一型为主。根据皮疹主要形态,一般分为斑块型、多形红斑型、湿疹型、痒疹型和荨麻疹型。

(一)斑块型

损害特点是红色或暗红色片状或稍隆起的浸润性斑块,2~5 分硬币大小,严重而长久者周围毛细血管扩张或皮肤异色症状改变。消退后遗留色素沉着或减退。自觉剧痒。本型多见。

(二)多形红斑型

损害为大小不等,境界清楚的红色、暗红色水肿性斑丘疹,似虹膜样,消退后遗留色素沉着。

（三）湿疹型

局部水肿明显，其表面可见密集的丘疹，水疱或糜烂、渗出、结痂及脱屑，如湿疹样外观，自觉剧痒。本型亦多见。

（四）痒疹型

面部及上肢曝光部位皮肤发生红斑、米粒至绿豆大小丘疹、结节，日久局部皮肤苔藓样变，自觉瘙痒，消退后遗留色素沉着。本型少见。

（五）荨麻疹型

荨麻疹型也称日光性荨麻疹，常发生于 30 或 40 岁后，日晒后起刺痒性风团，10～15 分钟达高峰，伴寒战、疲倦乏力、眩晕、腹痛等症状。持续 1～2 小时后消退。

四、组织病理

特征性改变为真皮乳头高度水肿，苍白淡染，真皮浅层及深层血管周围有以淋巴细胞为主的混合类型炎症细胞浸润。但多形日光疹组织病理如同临床一样，可以多变，有的可见表皮海绵水肿，表皮内水疱及个别坏死的角质形成细胞，有的仅有浅层及深层血管周围炎，而无明显的乳头水肿。

五、实验室检查

用人工紫外线光源作皮肤敏感试验显示对 UVB 敏感，偶尔对长波紫外线敏感。

六、诊断和鉴别诊断

主要根据发生于青年女性曝光部位的多形性皮损，但以某一类型为主进行诊断，常反复发作，可有光斑试验阳性、紫外线红斑试验异常反应。

本病应与湿疹、慢性光化性皮炎、盘状红斑狼疮等进行鉴别。

（一）湿疹

皮损多型性，可见与非暴露部位或全身，与日光、季节无明显关系。

（二）慢性光化性皮炎

主要发生于 50 岁以上男性，病情持久，可由春夏持续到冬季，可见于非曝光部位。

七、治疗

（一）避免日晒

必须告诉患者在发病季节尽量避免日晒，在发病季节前让患者逐渐增加日晒量，以提高皮肤对日晒的耐受。

（二）局部治疗

原则是遮光、止痒及消炎。

(1)15％氧化锌软膏，为反射性遮光剂，每天 2 次或外出前外用。

(2)2％二氧化钛霜，亦为反射性遮光剂，每天 2 次或外出前外用。

(3)4％二苯甲酮洗剂或霜，每周 2～3 次外用，可遮蔽 UVA、UVB。

(4)5％～10％对氨基苯甲酸(PABA)酊或乳剂，每天 2～3 次外用。

(5)二羟基丙酮及萘醌洗剂，每天 2 次，效果好。

(6)糖皮质激素常用曲安奈德霜,每天 2～3 次外用。艾洛松,每天 2～3 次外用。

(7)曲安奈德 5 mg/mL 于慢性苔藓化及斑块性皮损的皮下或皮内注射,每周 1 次。

(8)其他,可外用水杨酸或肉桂酸盐制剂等。

(三)全身治疗

1.抗组胺剂

常用赛庚啶,剂量 2～4 mg,每天 2～3 次口服;氯苯那敏 4～8 mg,每天 2～3 次口服;西替利嗪10 mg,每天一次口服。

2.抗疟药物

氯喹 125 mg,每天 2～3 次口服,病情控制后减至每天 1 次,氯喹可引起眼损害,可发生不可逆的视网膜病,用前行眼科检查,定期复查;硫酸羟氯喹,200 mg,每天 2 次,治疗 1～2 周后每2～4 天递减药量1 次,或 200 mg/d,1～2 周后病情可控制。可间断治疗 1～2 年。羟氯喹对眼毒性轻,而适合于每年 6～8 月份重复治疗,每天服 400 mg,1 月后改为每天 200 mg,但也需要行眼科检查。

3.糖皮质激素

用于皮损严重者,尤其湿疹样改变。常用泼尼松 30～40 mg/d,1 周,病情控制后逐渐减量至停药。或用地塞米松 5～7.5 mg,加入 5％葡萄糖液 250 mL 或 500 mL 内静脉滴注,每天1 次,1 周后逐渐减量。

4.硫唑嘌呤

国外学者认为此药是治疗本病最有效的药物,对严重高度光敏者及湿疹样患者最有效。剂量 50 mg,每天 2 次,一般 2～4 个月病情可缓解,少量用 6～8 个月可停药。用药期间定期复查白细胞,血小板及肝功能。

5.β-胡萝卜素

可减少游离射线并减少氧活性,剂量小儿每天 30～90 mg,成人每天 90～180 mg,分服。

6.沙度利胺

口服剂量每天 150～200 mg,并持续 2～6 个月。可试用于严重者。孕妇禁用。

7.对氨基苯甲酸(PABA)

0.3 g,每天 3 次,口服连续 6 周以上。

8.维生素类

维生素 B_{12} 0.5 mg,每天 1 次,肌内注射;维生素 C 0.2 g,每天 3 次口服;维生素 B_6 20 mg,每天3 次口服;菸酰胺 500 mg,每天 3 次口服,可阻抑或减弱光敏反应,如用 0.9～1.2 g/d,对重症病例有效,有人用超大剂量3～5 g/d 口服,与氯喹疗效相当,且无不良反应。

(四)物理疗法

8-甲氧沙林(8-MOP)和长波紫外线(PUVA)照射,对活动期疾病有效。成人照前 2 小时口服甲氧沙林片 5 片,PUVA 照射从最小光毒量或 1 J 开始。如在春夏季前照射亦有预防作用。如用 UVA、UVB 照射亦有预防作用。

(五)中医药治疗

1.内用

本病可分为四型辨证论治。

(1)血热淤阻型:多见于斑块型,治宜凉血活血,方用凉血五花汤或皮炎汤加减。

(2)风热夹湿型:多见于多形红斑型,治宜清热祛风燥湿,方用荆防汤加减。

(3)肝胆湿热型:多见于湿疹型,治宜清热除湿,方用龙胆泻肝汤或利湿清热方加减。

(4)肝郁血淤型:多见于痒疹型,治宜舒肝活血,方用丹栀逍遥散合桃红四物汤加减。

2.外用

重症有水疱渗出者马齿苋煎水冷敷;轻者外涂清凉油或外用甘草油后,扑止痒粉或如意金黄散、化毒散或鲜马齿苋或鲜白菜帮捣烂调成糊状外用。

八、卫生宣教

(1)避免午间阳光,最重要的是上午9时至下午4时(或上午10时至下午3时)期间避免曝光,可减少大部的UVB辐射,这对于UVB敏感者有效,但对UVA敏感者无意义。另外,应穿保护性衣服,戴编织紧密的帽子(草帽或凉帽),手套是很重要的。尤其对职业原因不能避免日光照射及对光极敏感患者更为重要。

(2)经常进行户外活动(上午9时前,下午4时后,接受小量UVB照射),逐步提高机体对紫外线耐受性。

九、预后

病程慢性,可复发,每个季节可能加重。虽然有些患者夏末可出现"耐受",但次年春季或者患者冬季旅行至热带地区仍可发生。然而,数年后,损害可自发改善甚至不复发。

(吉 燕)

第三节 手足皲裂

皲裂是指手足皮肤因各种原因而致的干燥、开裂。在寒冷季节从事露天作业及接触溶脂性、吸水性及碱性物质的劳动者最多见。

一、病因与发病机制

手足部容易发生皮肤皲裂与多种内外因素有关。掌跖部皮肤解剖生理特点为角质层较厚、无皮脂腺,加之冬季汗液分泌少,皮肤容易干燥;另外各种机械性和物理化学因素的刺激,如酸碱、有机溶媒的脱脂作用,当局部活动、摩擦、外伤时即可致皮肤皲裂。老年人、鱼鳞病、掌跖角化症、角化型手足癣等患者更易发病。

二、临床表现

手足皲裂常见于成人及老年人,部分患者发病有职业因素。好发于指屈面、指关节背面、甲周、手掌、足跟、足跖外侧等部位,多顺皮纹方向发生。皮损为深浅、长短不一的皮肤线状裂隙,在皮肤角层厚处更深,甚至出血,常有疼痛。根据裂隙深浅程度可分为三度:一度仅达表皮,无出血及疼痛等症状;二度由表皮深入真皮浅层,可有轻度疼痛,但不引起出血;三度由表皮深入真皮和皮下组织,常引起出血和疼痛。

三、诊断及鉴别诊断

根据手足皲裂的临床特点,诊断并不困难,但需与下列疾病鉴别。

(一)手足癣

主要是角化皲裂型手足癣。常局限于一侧掌、跖和指趾间,很少局限于足跟。原发损害为丘疱疹。常有痒感,甚少疼痛与出血。常并发指、趾甲癣。鳞屑直接镜检可找到真菌。

手足皲裂可并发手足癣,二病可互为因果。并发率可达30%~85%。

(二)手足湿疹

急性或亚急性时原发损害多为红斑、丘疹、水疱等。慢性湿疹常位于掌跖,并累及手足背部,且多伴皮肤粗厚或苔藓化,故二者可鉴别。

(三)鱼鳞病与掌跖角化病

有时在鱼鳞病与掌跖角化病的基础上并发手足皲裂,寒冷季节鱼鳞病加重时,两病伴发率可达24%~47%。

四、治疗

本病的治疗主要是局部外用角质离解剂和保湿剂,使损害处角质水合、软化、滋润,促使皲裂弥合。一般选用尿囊素软膏、15%尿素软膏、0.1%维A酸霜或10%硫黄水杨酸软膏、愈裂贴硬膏等。注意宜在温热水浸泡片刻拭干后厚搽。

(一)2%~5%尿囊素霜

2%~5%尿囊素霜是治疗手足皲裂的一种比较理想的药物。临床证实2%尿囊素与10%~20%尿素具有相等的活性,其疗效明显优于15%尿素霜及单纯霜。用1%尿囊素水杨酸复盐霜治疗皲裂,疗效亦优于1%尿囊素霜。

(二)水解明胶霜

水解明胶与尿素均有较强的水合作用,可防止皮肤干燥,加速细胞生长,从而修复和促进裂口的愈合。有人使用水解明胶霜治疗手足皲裂,疗效明显优于常用的尿素脂及硫黄水杨酸软膏。

(三)甘油搽剂

甘油60%、红花油15%、青黛4%、香水1%,75%乙醇,将各药混合调匀外搽,每天3次,可在3~7天内使手足皲裂治愈。

(四)愈裂贴膏

愈裂贴膏是以尿囊素、白及、维A酸及苯丙咪唑掺入到普通氧化锌橡皮膏中制成的硬膏剂型。其中2号(尿囊素0.14 g、白及100.0 g)、3号(尿囊素0.14 g、维生素A酸0.12 g、苯丙咪唑1.0 g)对足手皲裂疗效显著。用药前先用热水浸泡患处,使角质软化,若角质过厚可用刀片削薄,然后按皮损大小剪取大于皮损面积的愈裂膏敷贴,每2~3天更换1次或每天1次。

(五)中药验方

1.白甘寄奴膏

白及、甘草、刘寄奴、甘油、凡士林,按2:1:1:20:20的比例配方。将白及、甘草、刘寄奴分别研粉,凡士林加热熔化,待冷却后,再将上药和甘油、凡士林混合拌匀备用。使用方法:入冬前后经常用热水浸泡手足,然后涂上药膏。若已生皲裂,先将患处用热水浸泡20~30分钟,去污并剪掉硬皮,然后涂上药膏,每天早晚各1次,7天可愈。

2.皲灵膏

当归、生甘草各 30 g,姜黄 90 g,紫草 10 g,轻粉、冰片各 6 g,麻油、蜂蜡适量。将前 4 味药在麻油中浸泡 7 天,然后在炉火上将诸药熬至枯黄,离火去渣滤过,再加入轻粉、冰片(先研末),再投入蜂蜡熔化调匀即可外涂。每天 2～3 次,10 天左右渐愈。

3.龙象膏

煅龙骨 60 g,象皮 40 g,珍珠粉 8 g,血竭 6 g,儿茶 6 g,乳香 6 g,没药 6 g。共研细末,过筛。取白凡士林 200 g 加热熔化后,投入上药拌匀,冷却备用。用药前,以温开水洗净皲裂处,薄涂药一层,每天 2～4 次,可外用纱布包扎。

4.双白散

白蔹、白及各 30 g,大黄 50 g,焙黄研粉。用法:患处热水浸泡洗净拭干,取上述药少许加适量蜂蜜调成糊状,每天 3～5 次涂抹于患处。

5.皲裂熏洗方

方用地骨皮、白鲜皮。苦参、甘草各 30 g,水煎趁热熏洗,每次浸泡 30 分钟,每天 2 次,连用 7 天为 1 个疗程。平时外搽甘草油制备:甘草 100 g,75％乙醇 200 mL、甘油 200 mL。先将甘草研粉过筛,浸入乙醇内 24 小时,滤去甘草,于浸出液中加入甘油混匀即可。

6.养血润肤汤

黄芪、生地黄、熟地黄各 15 g,当归、川芎、麦冬各 12 g,刺蒺藜、首乌藤各 30 g,白芍、桂枝各 10 g,甘草 9 g,阴津亏甚者加黄精 10 g,枸杞子 12 g,阳虚气弱者加党参 15 g,淫羊藿 15 g,水煎服,每天 1 剂,10 天为 1 个疗程。药渣煮过后浸泡手足约 20～30 分钟,浅表真菌感染者洗药中加入地肤子 30 g,皂角刺 30 g。

7.麦白膏

麦冬 30 g 浸泡变软后捣烂,加白及粉 30 g,白矾粉 30 g,紫草油 10 g,凡士林 80 g,调成糊状,制好备用。待皮损处用药液浸泡后均匀涂抹,纱布固定,再用一次性手套或脚套封包,每晚更换 1 次。

五、预防

对手足皲裂应防治结合,防重于治。预防措施包括以下几点。

(1)去除引起皲裂的原因,对同时并存的手足癣、湿疹和鱼鳞病等进行治疗。

(2)少用肥皂及碱性物质洗手。

(3)冬季应注意防寒保暖,劳动后用热水浸泡手足,洗净擦干后擦防裂油、蛤蜊油、甘油搽剂(甘油 60％,红花油 15％,青黛 4％,香水 1％,75％乙醇)和凡士林等保护皮肤。

(4)注意职业防护,尽量避免用手足直接接触酸、碱、有机溶媒及吸水物质。

(吉 燕)

第四节　鸡眼和胼胝

一、鸡眼

鸡眼是足部皮肤局部长期受压和摩擦引起的角质增生。中医称为"肉刺"。

(一)病因及发病机制

长久站立和行走的人较易发生,摩擦和压迫是主要诱因。紧窄的鞋靴或畸形的足骨可使足部遭受摩擦或受压部位的角质层增厚,且向内推进,成为顶端向内的圆锥形角质物。

(二)临床表现

皮损为圆形或椭圆形的局限性角质增生,针头至蚕豆大小,呈淡黄或深黄色,表面光滑与皮面平或稍隆起,境界清楚,中心有倒圆锥状角质栓嵌入真皮。在趾间带有浸渍变软。因角质栓尖端刺激真皮乳头部的神经末梢,引起疼痛。鸡眼好发于足跖前中部第 3 跖骨头处、姆趾胫侧缘,也见于小趾及第 2 趾趾背或趾间。

(三)诊断及鉴别诊断

本病根据损害特点及好发部位一般诊断不难。应鉴别者如下。

1.跖疣

不限于足底受压部位,表面呈乳头状角质增生,皮纹中断常有黑色出血点,挤压痛较压痛明显。

2.胼胝

见于跖部压迫处,不整形角化斑片或条状,表面光滑,边缘不清,行走或摩擦不引起疼痛。

3.掌跖点状角化病

掌跖部多发性孤立和圆锥形角质物,不楔入皮内,不限于受摩擦部位。

(四)治疗

1.外用腐蚀剂

市售鸡眼膏(成药)外贴或鸡眼软膏外敷,也可用 10％水杨酸冰醋酸、30％水杨酸火棉胶及水晶膏等,或用纯水杨酸、高锰酸钾结晶、芒硝敷于损害处。外用腐蚀剂须保护周围皮肤,可将氧化锌胶布中央剪一小孔,大小与皮损相同,粘贴在皮肤损害处并使皮损露出,另用胶布细条搓成索状围住孔成堤状,然后敷药再以大块胶布覆盖,封包 3～7 天换药 1 次,直至脱落。

(1)鸡眼软膏处方:水杨酸 80.0 g,乳酸 15.0 g,凡士林 5.0 g。

(2)水晶膏处方:水杨酸 50 g,石炭酸 10 mL,冰片 5 g,普鲁卡因粉 5 g,0.5％火棉胶 10 mL,75％乙醇适量,先将水杨酸、冰片、普鲁卡因共研末,加入火棉胶、石炭酸后,再用 75％乙醇调成糊状备用,外敷方法同上。

2.皮损内注射

2％苯酚液(生理盐水 98 mL 与苯酚 2 mL 混匀)。局部常规消毒后,以 5 号针头从邻近软皮呈 45°斜刺入鸡眼基底部,注药 1～2 mL。一般 7 天后鸡眼变软,2 周痊愈,不愈者可反复注射。亦有用 2％碘酊皮损内注射,方法同上,一般注药 0.5～0.8 mL,1 或 2 次治疗可痊愈。

3.穴位注射

取穴:三阴交、太溪、然谷、涌泉、昆仑穴。药物:2％普鲁卡因 2 mL,维生素 B$_{12}$ 500 μg,维生素 B$_1$ 100 mg,泼尼松龙 1 mL。局部消毒后,按顺序从三阴交至涌泉穴逐个注射,快速进针得气后回抽无回血即可推药。每周 1 次,连用 3 或 4 次,注射后逐个穴位按摩 1～2 分钟,每晚用热水浸泡脚,以促使血液循环和角质软化(注射当晚不要浸泡)。

4.中草药验方

(1)鸦胆子仁捣烂外敷,隔 6 天换药 1 次。

(2)蜂蜡骨碎补膏外敷(蜂蜡 60 g,骨碎补 30 g,蜂蜡加热熔化后加入骨碎补细末拌匀成膏即可),1 周左右鸡眼可脱落,一般重复 2 次可痊愈。亦有用蜂胶石榴皮膏(将冷冻后的蜂胶 20 g,用 70％乙醇 100 mL 溶解,加入 60 g 石榴皮粉,过 60 目筛后混匀即可)外涂鸡眼表面,塑料薄膜封包,3 天换药 1 次。

(3)沙参丹参汤内服治疗鸡眼:沙参、丹参各 50 g 每天 1 剂水煎服,连服 2～4 周,有效率为 92.6％。虚寒者及孕妇忌服。

5.外科治疗

(1)鸡眼挖除术:一般不须做麻醉。常规消毒后,用 11 号手术刀将鸡眼表面角质层削除露出白色角质栓,分清与正常组织分界的乳白色环,用刀沿此环分离后取出鸡眼栓,然后,将鸡眼基底膜剥离干净,以免复发。

(2)咬骨钳拔鸡眼术:先用咬骨钳将鸡眼周围角质层咬除(以不出血为度),至鸡眼栓子成为一个孤立的圆柱,高出皮肤 0.3～0.8 cm 时,常规消毒鸡眼周围皮肤及咬骨钳,然后用手捏起鸡眼基底部(起固定与止血作用)用另一手持咬骨钳,咬住鸡眼根部用力向外拔出,用敷料压迫止血,再用胶布固定 48 小时即可。

(3)冷冻加剥离术治疗鸡眼:先削去鸡眼上部的角质层,选用大小合适的冷头,对准病损加压接触,采用 1 次冻融法,使局部变成Ⅱ度冻伤状态为宜。24 小时后用盐水浸泡半小时左右,再用尖头手术刀沿血疱与正常皮肤分界边缘划开剥离,以有齿镊钳住,将鸡眼完整取出,清理创面压迫止血后再行包扎,待组织修复。结果与单用液氮冷冻对比,两组痊愈率有非常显著差异。

6.物理治疗

(1)双极磁针疗法:热水浸洗鸡眼角质层软化,取双极磁针的强磁端,将针尖放在鸡眼的压痛点上,针体垂直,略施加压力,以患者自觉有明显的麻痛胀为宜,留针 15 分钟,每天 1 或 2 次,连续 7～10 天可脱落。

(2)高频电刀(针)局麻下电凝。

(3)多功能电离子机治疗:常选用长火,电压 10～15 V,烧灼深度 3～5 mm。

(4)CO$_2$ 激光烧灼。

(5)浅层 X 线照射。

(五)预防

预防发生鸡眼,应减少摩擦和挤压。鞋靴宜柔软合脚,鞋内可衬厚软的鞋垫或海绵垫,在相当于鸡眼处剪孔(有孔鞋)。足趾畸形者应进行矫治,如有足部外生骨疣应予手术治疗。

二、胼胝

胼胝是局部皮肤对长期机械性摩擦和压迫刺激的一种保护性角质增生反应,常与职业有关,多见于体力劳动者。

（一）病因及发病机制

手足部尤其骨突起部位易受压迫或摩擦，可形成局限性扁平状角质增生损害。本病亦与素质、足畸形或职业有关。胃癌或食管癌患者可有并发胼胝现象。

（二）临床表现

损害为局限性表皮角质层增厚，呈淡黄色条状或片状，斑块中央较厚，边缘不清，表面光滑，皮纹清晰，触之坚实。局部感觉迟钝，可有轻度压痛和不适感。见于成人，好发于掌、跖易受摩擦或压迫部位，常对称发生。一般无自觉症状，严重时有压痛。

（三）诊断及鉴别诊断

根据损害特点及好发部位一般诊断不难，但本病须与跖疣、鸡眼及掌跖点状角化病鉴别。

（四）治疗

1.一般处理

如行走时有压痛，可定期用刀片修削。以氧化锌胶布或各种硬膏胶布粘贴表面，每 2～3 天更换 1 次，可显著软化和剥脱角质，减轻疼痛，尤适用于冬季。

2.外用角质剥脱剂

如 25％水杨酸火棉胶或 0.3％维 A 酸软膏或 30％尿素软膏。或以 80％水杨酸、20％石炭酸用胶布封贴，1 周后，揭去胶布，用血管钳将损害已游离的角质边缘轻轻分离，再用手术刀片进一步分离其中央黏着部分，即可完整取下角质斑块。

3.中草药验方

(1)乌梅膏：乌梅 30 g，食盐 10 g，米醋 15 g，温开水 15 mL。以温开水化食盐、再将乌梅浸入 1 昼夜后，取浸软乌梅剥肉，加醋捣成膏状即可外敷。此方化瘀软坚。外用时勿接触正常皮肤。

(2)地红糊：取等量地骨皮、红花研磨成粉(过 60 目筛)备用。使用时取粉 3～5 g，加适量植物油调成糊状，敷于纱布块或棉垫上，贴患处用胶布固定，3 天换 1 次。每次换药前先用热水泡足，刮去软化角质。疗程 3～6 天。此方总有效率为 98.9％。

4.手术修治

自损害表面逐层削去增厚的角质，直到基底出现血红色，以不出血为度。

5.CO_2 激光

选用连续波 CO_2 激光或超脉冲 CO_2 激光烧灼汽化，逐层激光汽化时用生理盐水棉球拭去表面炭化物，以便观察治疗深度。

（五）预防

除去致病因素与诱因。如果胼胝和足骨畸形或鞋子不合脚有关，移除这些因素后胼胝可自行消失。某些职业如锻工、冷作工、木工、船员或机械操作工人应加强劳动保护，宜戴手套，穿软底鞋或内衬厚软鞋垫。

（吉　燕）

第五节　放射性皮炎

放射性皮炎是由放射线(X 射线、β 射线、γ 射线及中子)照射引起的皮肤和黏膜的炎症性损害。

一、病因及发病机制

各种类型的电离辐射均可使皮肤产生不同程度的反应,其中特别是 β 射线、γ 射线和 X 射线以及电子、核子和质子的放射。它们对生物组织损伤的基本病变是一致的,即细胞核的 DNA 吸收了辐射能,导致可逆或不可逆的 DNA 合成和细胞分化两方面的影响,引起一系列皮肤反应和损伤,可继发坏死、溃疡。本病主要见于接受放疗的患者,放疗时未严格掌握指征(如治疗神经性皮炎、慢性湿疹及瘢痕疙瘩等),剂量控制不当,或癌肿患者反复接受治疗,使累积剂量过大。

也可发生在使用 X 线机、钴源或加速器的工作人员,在检修、调试或使用过程中防护不严格或违章操作;或发生意外事故,如核电站、核反应堆、核燃料处理过程中皮肤意外地受到裂变产物严重污染;或采用开放性放射性核素的工农业及医疗单位使用不当等。放射性皮炎的程度和过程,与放射线的种类(性质)、照射剂量、面积、照射时间长短、照射部位、年龄、性别及个体差异等有关。

二、临床表现

人体各组织中,皮肤对电离辐射的敏感性明显大于肌肉、骨骼,但远低于造血和生殖系组织。对皮肤的损伤可分为急性、慢性和晚期放射性损伤所致的并发症三组。

(一)急性放射性皮炎

往往由 1 次或多次大剂量放射线引起,但敏感者即使剂量不很大也可发病,潜伏期一般为 8～20 天。按皮肤损伤的程度临床上分为Ⅲ度。

1.Ⅰ度(红斑反应)

皮肤 1 次受 4.5～6.3 Gy X 射线或 9 Gy γ 射线所致的损伤。照射后 3～4 小时局部出现刺痒和烧灼感,出现轻度水肿和界限清楚的充血性红斑(假性红斑)。持续 1～7 天后红斑暂时消失进入假愈期。照后 2～3 周上述症状重现而明显,可出现持久性红斑(真性红斑),呈棕褐色,局部轻度肿胀,于毛囊口更为显著,可发生干性脱皮及脱毛。3～6 周后红斑区片状脱屑,色素沉着。一般无功能障碍。

2.Ⅱ度(水疱反应)

皮肤 1 次受 6.8～9.0 Gy X 射线或 13.5 Gy γ 射线照射后数天所致。早期反应与Ⅰ度的假性红斑相似,假愈期一般在 2 周以内,照后 3 周出现显著急性炎症性水肿样紫红斑,照射部位瘙痒,疼痛剧烈。约经数天迅速发生水疱,疱破后形成糜烂面,若继发感染则不易愈合。毛发脱落为永久性。附近淋巴结肿大并触痛。经 2～3 个月痊愈,留有色素沉着、色素脱失、毛细血管扩张和皮肤萎缩等。

3.Ⅲ度(溃疡坏死反应)

皮肤 1 次受 9.0～13.5 Gy X 射线或 18 Gy γ 射线照射后,可产生溃疡,坏死性皮肤损伤,甚至累及皮下组织、肌肉及骨骼。照后初期损伤部位烧灼、麻木感、疼痛、肿胀和红斑等均明显,附近淋巴结肿大伴触痛。假愈期在 1 周以内,若照射剂量甚大时,可无假愈期而进入症状明显期。此时红斑呈紫蓝色,伴色素沉着。继而很快产生水疱和组织坏死,水疱破溃后出现糜烂面或圆形溃疡,溃疡深度不定,一般可穿通皮肤达肌肉,直至骨组织。自觉剧疼,很难愈合。继发感染时更为明显。损害严重者大血管闭塞,肢体发生干性坏疽。愈后形成萎缩瘢痕、色素沉着或脱失和毛细血管扩张。皮肤附件遭破坏,不再恢复,伴有功能障碍。

4.Ⅱ、Ⅲ度可伴全身症状

如头痛、头晕、精神萎靡、食欲缺乏、恶心、呕吐,腹痛、腹泻、出血及白细胞减少,严重者易发生败血症而危及生命。

(二)慢性放射皮炎

慢性放射皮炎多为长期、反复小剂量放射线照射引起,或由急性放射性皮炎迁延而来。潜伏期数月至数年。表现为皮肤干燥萎缩,皮脂腺及汗腺分泌减少,甚至皲裂或呈蒜皮样裂开,或硬结性水肿,毛发脱落永不再生。甲皱襞微循环改变,指甲晦暗、变脆、粗糙、失去光泽,并出现裂纹,甚至脱落。皮肤色素沉着或脱失,皮下血管或毛细血管扩张。局部皮肤有时因纤维组织增生而变硬,病理学特征为显著的增生和变性,并有持久性、反复性和区域性等特点。

(三)晚期皮肤放射性损伤所致的并发症

1.恶变

晚期放射性皮炎局部恶变的发生率据统计为 $10\%\sim29\%$ 或更高,一般很少转移。照射与肿瘤发生之间的潜伏期 4~40 年,平均 7~12 年,发生率随时间的延长而有所增加。恶变最常见为基底细胞癌,其次为鳞癌,其他尚有 Bowen 病、纤维肉瘤、假肉瘤、骨肉瘤、恶性黑素瘤等。

2.坏死性溃疡

坏死性溃疡可在严重急性反应之后或在照射数年后发生;也可在晚期放射性皮炎暴露于剧冷环境、过度日晒、直接创伤后促发。溃疡特点:边缘鲜明,痂皮脱落后基底清洁,极度疼痛,有时呈持续性痛,自发性痊愈常需数周、数月或更久,且所产生瘢痕组织常易再次崩溃,严重者溃疡顽固持久,难以愈合。

3.其他

如在皮肤癌放疗后出现良性自愈性假上皮瘤性肉芽肿性损害,又如在眼睑癌放疗后引起的眼睑膜白斑等。

三、诊断及鉴别诊断

本病的诊断主要根据射线接触史和放射线损伤后固有的临床特点。长期从事放射工作或接触放射性物质的人员,以及皮肤急性放射性损伤半年未愈,皮肤出现脱毛、干燥、脱屑、萎缩变薄、色素沉着与脱失相间或溃疡顽固不愈者,应诊断慢性放射性皮炎。

急性放射性皮炎应与Ⅰ度、Ⅱ度烧伤、日光性皮炎及丹毒相区别。慢性放射性皮炎应与神经性皮炎、慢性湿疹、表皮角化增生症或其他原因造成的慢性溃疡相区别。

四、治疗

皮肤放射性损伤的临床治疗是个较困难和复杂的问题。尤其是核事故所致急性放射性皮肤损伤,起病急,患者多,伤情复杂。因此,应准确判断皮肤放射性损伤的程度(面积与深度的判断),治疗越早越好。

(一)现场应急处理

发生意外放射线照射后,应迅速脱离放射源或沾染区。凡怀疑或已受到放射性物质沾染时,脱离现场后应迅速进行全身洗消,注意消除头、耳后、颈项、指甲缝、足踝等隐蔽部位的灰尘和污垢。全身除沾染后,对受照区皮肤要注意保护,必要时以无菌敷料包裹,以防止遭受搔抓摩擦等刺激或其他损伤。

(二)局部治疗

1.Ⅰ度创面

受损皮肤应避免搔抓、摩擦等机械刺激,防止紫外线和红外线照射,禁止使用刺激性较强的药物。红斑局部外用扑粉、炉甘石洗剂、止痒清凉油、氢地油、5％的苯海拉明霜或冷湿敷,可达到止痒,减轻皮肤红肿和灼痛等症状的目的,晚期可用复方甘油、冰蚌油等中性油质制剂,以滋润皮肤,防止干燥。

2.Ⅱ度创面

初期和假愈期处理原则及措施与Ⅰ度相同,若灼痛重者,可用1％普鲁卡因注射液做环状封闭和服用抗组胺类药物。水疱常出现于照射后10~25天,应积极处理创面,以预防和减轻感染,加速创面愈合。对完整、散在的小水疱一般尽量保留疱皮让其自行吸收。大水疱或张力大的小水疱可在无菌操作下低位穿刺引流,加压包扎。但水疱周围有炎症反应或水疱破溃时,应剪除疱皮。可先用溃疡油、复生膏、维生素 B_{12} 等换药。渗出较多、有继发感染时,可应用庆大霉素、卡那霉素等抗生素溶液湿敷,或与上药交替应用。对后期以萎缩、干燥为主的慢性放射性皮炎,可选用止痒清凉油、溃疡油、獾油、冰片蛋清或冰片蛋白油等药物滋润、营养皮肤。有过度角化或疣状增生时,可用5％~10％氟尿嘧啶软膏或中草药泡洗。

3.Ⅲ度创面

糜烂和溃疡治疗较困难和复杂。早期红斑与水疱处理同Ⅱ度损伤,在反应期治疗原则以镇静、止痛、控制创面感染、促进溃疡愈合为主。糜烂面可外搽1％龙胆紫,或用3％硼酸溶液、醋酸铝溶液及维生素 B_{12} 溶液湿敷;皮肤溃疡可选用抗生素软膏、10％鱼肝油软膏、33％蜂蜜软膏或1％樟脑软膏,并可佐以物理治疗。局部疼痛剧烈时,可用1％普鲁卡因注射液做离子导入,必要时可用0.5％普鲁卡因注射液做近端动脉内注射,每次以 10 mL 为宜,可达到一定的止痛效果。近年国外报道用人重组血小板衍生生长因子(rhPDGF)凝胶外用放射性皮炎的慢性溃疡获得较好疗效,可连续应用数月。

(三)物理治疗

常用氦氖激光照射,用于慢性溃疡。每次 10~30 分钟,15 次为 1 个疗程。

(四)手术治疗

对于局部皮肤放射损伤,近年来国内外多主张采取局部扩大切除,以组织移植修复的手术来治疗皮肤严重放射损伤。

1.手术指征

各部位的急、慢性Ⅲ度损伤、坏死和溃疡超过 3 cm 者;功能部位(如手)的急、慢性Ⅱ度损伤,早期手术可防止关节畸形,以保证功能的恢复;慢性期、慢性皮炎的溃疡与瘢痕;发生癌变者。

2.手术时机

根据受照射剂量,判断可能损伤深度,坏死、溃疡的境界基本清楚即可采取手术治疗。一般在伤后1~2个月(即反应期达高峰后)。

3.切除范围和深度

尽量将照射区域中损伤的组织全部切除,以 1 次彻底切除为好。一般切除范围应超过损伤边缘0.5~1.0 cm,否则损伤组织边缘供血不足,使移植的皮片或皮瓣与创缘愈合不良而发生手术后裂开等并发症,影响皮瓣成活及伤口愈合。切除深度应包括所有受照射后坏死、变性组织,对瘢痕或溃疡组织应做彻底扩创术,使创底和创缘组织柔软,富有血供的正常组织。

4.切除后创面的修复

损伤区及溃疡切除后,大多数创面都不能直接合拢缝合,常常需要采用皮肤组织移植的方法来修复。可根据损伤深浅、创面大小及患者的全身情况等合理选择最佳方法来修复缺损区。目前的修复组织有皮片、皮瓣、带血管蒂的皮瓣、肌皮瓣、肌瓣和大网膜等。

5.有关截肢(指或趾)问题

肢体大剂量照射后严重放射损伤或发生恶变时,应考虑截肢(指或趾)手术。有人主张无论哪种射线,局部照射剂量超过 100 Gy 时,以早期做截肢术为妥。截肢时,应注意判断损伤范围,截除平面应超过损伤边缘 3～4 cm,防止损伤区截除不彻底,术后继续坏死或伤口愈合不良。

(五)高压氧治疗

高压氧治疗具有抗菌、调节机体免疫系统、促进溃疡愈合的作用。

(六)全身治疗

1.饮食营养及支持疗法

给予高蛋白、高维生素饮食。胃肠功能紊乱时,应给予流质饮食,完全不能进食时,可通过静脉输注葡萄糖、极化液与能量合剂、氨基酸等。必要时采取全胃肠道外营养疗法(即静脉高价营养)。白细胞下降、出血者可输血。

2.维生素类药物

维生素具有调节物质代谢和改善组织营养作用。因此,除膳食中补充外,还应大量口服多种维生素,如维生素 AD 丸、B 族维生素、维生素 C 及维生素 E。

3.改善微循环药物

可口服或静脉输注复方丹参、右旋糖酐-40 等药物以改善局部和全身微循环。

4.抗生素应用

单纯皮肤红斑反应可不用抗生素。反应期有广泛水疱或坏死创面时,应选用有效抗生素,防止感染。可根据创面的细菌培养和药敏试验结果选用极度敏感或敏感抗生素。

5.纠正水、盐、电解质紊乱和维持酸碱平衡

大面积皮肤损伤时,组织细胞大量破坏,创面大量渗出,再则患者呕吐、腹泻,不思饮食,易造成水、盐、电解质紊乱和代谢性酸中毒,甚至发生休克,因此应根据血液生化检查结果,随时补充适量水、盐、各种电解质和碱性药物。发生休克者,应积极采取抗休克措施。

6.抗组胺类药物或糖皮质激素

为抑制急性放射性皮炎的红肿、灼痛炎症反应,可早期使用抗组胺类药物。必要时可采用糖皮质激素,如泼尼松口服。

7.镇静、止痛

可口服或注射地西泮、布桂嗪、阿法罗定或哌替啶等。重者可应用冬眠合剂。

五、预防

(1)对放射源要严格管理、妥善保管和定期检查。

(2)从事放射线工作者应加强防护措施,严格遵守操作规程。

(3)普及放射性核素知识,使用人员一定要经过专业培训。

(4)在使用 X 线机、荧光屏下探查异物和骨折复位固定时,工作人员的手要避免长时间直接

暴露在X线照射下操作,一定要戴铅手套。

(5)良性疾病放疗时,应该考虑电离辐射的晚期效应,慎重权衡其利害关系。

(6)肿瘤放疗时,应准确掌握治疗剂量,应避免照射剂量过大。病变广泛者,应分期分批照射治疗。

(7)从事放射性物质和仪器的生产、维修和使用人员应定期体检,发现有病变倾向者应及时休息,对病情较重者应考虑调换工作。

(8)发生核意外事故时,应立即进行现场应急处理,以防止进一步加重病情。洗消和保护皮肤创面后,迅速送医院治疗。

(吉 燕)

第九章 红斑丘疹鳞屑性皮肤病

第一节 银 屑 病

中医药学具有悠久而灿烂的历史,是中华文明的重要组成部分。将传统的中医药优势与现代科学技术有机地结合起来,相互取长补短,是现代医学的重要发展方向。在银屑病的治疗中,中西医结合的方法也正日益发挥出独特的优势,并逐渐受到国际皮肤科学界的重视。

中西医结合的治疗策略可以归纳为以下几方面。

一、中医治疗辅以现代医学实验研究

西医诊断,单纯的中药治疗后,采用现代科学研究手段观察银屑病患者体内一些指标的变化,从而了解中医药对银屑病的作用机制。中药包括中草药方剂(如朱仁康的克银方等)、成药(如复方青黛丸)、单味中药(如黄芪注射液、山海棠、雷公藤等)。这种方式在中西医结合治疗银屑病中占有重要的地位。在这些治疗方法中,有的是根据中医辨证施治后,再用现代医学一些方法和手段去观察中药对银屑病有何影响。而有的则是依据银屑病的发病机制去选择中药。我国目前正在大力推行的中药现代化研究有力地促进和深化了中西医结合疗法,利用人类基因组计划取得的成果和后基因组时代的先进理论和技术,探讨中药治疗作用的关键靶点和信号转导途径等重要分子基础,将有可能在中医和中西医结合方面取得突破性进展。

(一)根据中医理论确定中药

1.活血化瘀法

最早活血化瘀是中医治疗血瘀证的一种手段。但近年来活血化瘀法在临床各科得到了广泛的应用,并取得了很好的疗效,受到了国内外医学界的重视。从中医或西医学角度看,银屑病均存在有明显的血瘀现象,即:①微循环镜检查,皮肤及甲周毛细血管有迂曲;②血流变检查,血黏度增高;③病理上真皮乳头毛细血管迂曲、扩张;④患者面色晦暗,舌质紫红有瘀点等。所以,近几年人们采用活血化瘀法对银屑病进行了深入细致的动物实验和理论探讨。

活血化瘀法通过辨证又可分为多个活血方法。其中祛风活血、清营养阴和凉血活血等方法,治疗对象偏重于进行期的寻常型银屑病患者。而养血活血、滋阴活血、平肝活血、调摄冲任和营活血及活血化瘀法,其治疗对象则偏重于静止期的寻常型银屑病患者。

娄卫海等通过自拟的凉血活血方,主要用药有白茅根、生地、紫草根、茜草根、板蓝根、山豆

根、熟大黄、羚羊角粉等,对进行期寻常型银屑病进行了系统的治疗,发现在病情缓解的同时,其血浆血栓素 B_2、6-酮-前列腺素 $F_1\alpha$、白细胞介素 8 及肿瘤坏死因子 α 与治疗前比较明显降低,提示凉血活血方对银屑病患者的炎症介质及免疫功能具有调节作用。

秦万章等采用活血化瘀法对不同时期的 245 例寻常型银屑病进行治疗,当皮损好转及消退时,其甲皱襞毛细血管改变、血细胞比容、全血黏度、血浆比黏度、红细胞电泳时间、纤维蛋白原及红细胞沉降率等多个指标均有不同程度的改善。显示出活血化瘀法在银屑病治疗中具有很好的前景。

除各家在活血化瘀总的指导思想下目拟的组方外,采用单味中药或其制剂,通过活血化瘀理论治疗银屑病,也是近年研究的重点,其中有:丹参注射液、脉络宁注射液等,均属于活血化瘀治疗银屑病的范畴。

2.清热解毒法采用清热解毒法也是中西医结合治疗银屑病的研究重点。

从中医角度看,很多清热解毒、凉血类药物具有消炎、杀菌、抗感染、中和内、外毒素的作用。而感染因素在银屑病的发病中具有重要的作用。如进行期、点滴型的寻常型银屑病患者在其发病前,常伴有咽喉感染、扁桃体炎。故采用清热解毒及凉血法治疗进行期银屑病有一定的疗效。

清热解毒的常用中药有:白花蛇舌草、生地、丹皮、大青叶、生槐花、赤芍、黄连、黄芩、黄柏、白茅根、金银花等。张晓红等采用自拟的消银消毒饮等治疗进行期寻常型银屑病患者,并采用ELISA 法对治疗前、后皮损鳞屑中的 IL-8 进行了测定,结果显示,治疗后鳞屑中的 IL-8 含量与治疗前比较明显下降。由于 IL-8 在炎症和免疫反应中有重要的意义,表明清热解毒法具有一定的消炎和抗菌作用。

除此之外,清热解毒的中成药,如清开灵注射液在银屑病治疗中也是较常用的药物,有一定的疗效。

克银方(Ⅰ、Ⅱ号)是由朱仁康采用清热解毒和活血法拟定的治疗银屑病的处方,对于进行期和静止期银屑病有一定的疗效。庄国康通过透射和扫描电镜,对克银方治疗银屑病前后皮损超微结构进行了系统的观察,注意到治疗后的细胞核和核仁明显缩小,核仁丝网及多个纤维中心消失,染色质团块明显减小。扫描电镜下角质形成细胞表面微绒毛数量减少、微绒毛由密集分布变为稀少,角质形成细胞排列由紊乱变为整齐,细胞间隙缩小。结果显示,克银方可能具有抑制蛋白合成,调节角质形成细胞生长和代谢的作用。

复方青黛丸(胶囊)是在民间验方"青黛饮"的基础上加减研究而来的,具有清热解毒及化瘀的作用,也是近年皮肤科临床使用较多的一种中成药。冯泽海等采用复方青黛胶囊对银屑病实验模型影响进行了研究。通过观察用药前后小鼠阴道上皮和尾部鳞片变化,发现复方青黛胶囊对小鼠阴道上皮细胞有丝分裂有明显的抑制作用,而中等剂量的复方青黛胶囊对小鼠尾部鳞片的颗粒层形成有促进作用。显示复方青黛胶囊具有抑制表皮细胞异常增殖和改善角化的作用,这些因素也正是银屑病发病机制中的一些关键所在。

除上述方法外,中医辨证分型治疗银屑病的方法还很多,如清热利湿法、理气法以及以毒攻毒法等,而且均从现代医学角度观察了药物的作用机制。

在此特别强调的是采用现代医学手段所观察的中药作用原理,并不能完全和真正反映该处方的作用机制。因为中药的功能包括性和味两个方面,虽然一种中药只有一气,但可以有多味,可以在多个不同的证中使用。一种中药可包括多种有效成分(或单体),而一种单体同一种西药一样,是针对性的。因此可以说一味中药就是一个"小复方"或小的处方,再由这些小复方根据中医辨证组成一个大的处方,这就决定了一个中药处方的复杂性,故要想通过几个指标变化去弄清一个处方对银屑病有何作用,显然是不可能的。所以,在中西医结合治疗中,现代医学的研究还远远不能反映中药的作用机制,这也是今后中西医结合治疗研究的重点之一,同时又是一个难攻和非常棘手的问题。

(二)根据西医理论选择中药

由于这种方法所使用的中药多数是一种或少数几种,相对比较容易研究,所以,在银屑病的中西医结合治疗中得到了广泛的应用,可以说也是与国外医学进行沟通的一个好的桥梁,是中西医结合治疗走向国际的一个较好的突破口。

同前述不同的是该方法所选用的药不是根据中医辨证施治而来,而是根据银屑病的现代医学发病机制所选择的,所以有关该中药的性、味归经等已基本上不去考虑。在这方面研究中,多数使用的是一种中药(或几种),进一步发展,则对其中的某一有效成分又进行了提取。但需要说明的是如果前者尚属中西医结合治疗范畴的话,而后者是否属于中西医结合治疗,有待探讨。

1.中药免疫抑制法

目前研究表明,银屑病主要是由 T 细胞介导的慢性炎症性皮肤病,类固醇皮质激素治疗有效,但长期应用不良反应较大。近年研究发现,一些中药有一定的免疫抑制作用,在银屑病治疗中得到了广泛的应用。

(1)雷公藤:具有很强的免疫抑制作用,并兼有免疫调节作用。当前使用雷公藤治疗银屑病有两种方法,一种是使用雷公藤为主组成的片剂或胶囊,另一种则是以雷公藤为主组成的小处方。雷公藤片剂或胶囊在临床治疗银屑病,特别是在红皮病型、脓疱型和关节病型银屑病方面已积累了不少经验。对于寻常型其治愈率可达 50%、总有效率可达 90% 左右。秦万章及管汾等分别将雷公藤、红藤、鸡血藤(三藤合剂)及雷公藤、鸡血藤、甘草制成糖浆,与单用雷公藤相比,不仅疗效有提高,而且不良反应明显减少。这也是中西医结合治疗银屑病的一个特点,即先根据西医理论选择中药,为了减少该药的一些不良反应和提高疗效,在其基础上又适当进行辨证,加进另外几种中药。如上述三藤合剂中,鸡血藤有养血补血、活血祛风及通络止痛作用。如果说雷公藤是依据西医理论选择的,而另外几种中药则是由中医辨证和中药的性味归经所决定。

(2)山海棠:也是在银屑病治疗中常用的药物。同雷公藤一样,山海棠既有单味,又有复方合剂。如尤燕玲用山海棠和竹茹、赤芍、佛手、莱菔子配成的山海棠合剂;吴晾章采用山海棠、白术、鸡血藤、丹参、甘草配成的昆白合剂,治疗银屑病均有较高的治愈率和总有效率。

(3)其他:青蒿是近年新发现的一种具有明显免疫抑制作用的中药,已用于系统性红斑狼疮的治疗,尚未见治疗银屑病的报道,是否可用,有待进一步研究。除免疫抑制外,一些中药具有一定的抗炎症介质、抑制中性粒细胞的趋化及抗变态反应作用,也可以说其有轻度的免疫抑制作用,如黄芩,近年来也有单味黄芩治疗银屑病的报道。

2.免疫调节及免疫增强法

虽然雷公藤有一定的免疫调节作用,但其主要作用是免疫抑制。黄芪为补气类药物,近年研究发现,黄芪具有较好的非特异性免疫调节和增强作用,可增强机体的细胞免疫和体液免疫。刘晓明等对黄芪注射液治疗银屑病进行了临床观察和实验研究,通过对两组(综合治疗组与综合治疗配合黄芪注射液组)治疗前后进行比较,发现配合黄芪注射液组、其治愈率明显提高,相对比较,皮疹消退时间明显缩短。动物实验显示,黄芪注射液对小鼠阴道上皮细胞增殖、细胞核增殖抗原表达、鼠尾鳞片表皮分化及血浆内皮素4个指标均有影响,表明黄芪治疗银屑病具有很好的前景。在多个报道中,虽然单用黄芪治疗银屑病的治愈率和总有效率不及雷公藤等免疫抑制剂,但由于其不良反应较小,加上其独特的药理作用,在银屑病目前尚无理想的治疗手段时,黄芪可作为银屑病治疗的常用药物之一。

3.抗肿瘤类中药

由于角质形成细胞过度增殖是银屑病的重要特点之一。所以,有人甚至提出可将银屑病作为一表皮良性肿瘤对待。自从发现表皮细胞过度增殖以来,抗肿瘤西药如甲氨蝶呤、羟基脲、氨基叶酸及乙亚胺等一直在银屑病、特别在重症银屑病的治疗中唱着重头戏。由此,使人们自然想到用抗肿瘤中药治疗银屑病。如喜树、长春花、野百合、三尖杉、蟾酥、白花蛇舌草、半枝莲、三棱、莪术、乌梅、青黛及土茯苓等。在这些中药中,通过辨证施治,有的作为复方中的一种出现在治疗银屑病的中药组方中,如青黛、乌梅、土茯苓、三棱、莪术、白花蛇舌草等,而有的则用单味制剂治疗银屑病,如三尖杉、喜树、长春花等,并观察到这些药物可不同程度地抑制表皮细胞的有丝分裂,从而阻止了表皮细胞的过度增殖。

二、中医及西医同时治疗

由于条件所限,多数皮肤科医师很难采用现代医学手段去观察中医治疗银屑病的机制。因此,采用中医和西医同时治疗银屑病,是皮肤科临床工作中中西医结合的重要组成部分。这种结合方法可以分为下列几种形式。

(一)中药和西药同时应用

如采用普鲁卡因静脉封闭、青霉素静脉滴注治疗有扁桃体炎的早期点滴型寻常型银屑病,为了提高疗效,同时也服用清热解毒、凉血活血的中药或中成药(如复方青黛丸等)。这种中西医结合形式在银屑病的治疗中非常普遍。

(二)先用西药、后用中药

对于一些重症银屑病,如脓疱型银屑病,一些皮科医师善于在早期应用免疫抑制剂或类固醇皮质激素治疗,当病情控制后,则采用中药或辅以中药进行治疗。即便是寻常型银屑病,有的也是采用活血化瘀或滋阴养血等方法对静止期或皮疹基本消退后的患者进行进一步的巩固治疗。

(三)中药和西药复方

亦即在中药中掺进西药。在日常生活中,产生这种情况的原因是由于人们普遍认为中药的毒、不良反应小于西药,所以药品生产商为减少患者对西药的恐惧心理、同时又为了使药物的疗效提高,则在中药中掺进了西药。在其命名上,有的为中药名称,而有的则是中药加西药共同命名,这种现象在治疗感冒类中成药中很普遍,在治疗银屑病的药物中也有(如在中药中加进乙双吗啉)。如果在中药中掺进了西药,尽管其药品的命名是中药,但在成分中注明所加的西药名称,尚属可以。而有甚者,一些药品生产厂家(或某些诊所、医师等)在生产中药时加进了西药,并声称是纯中药制剂,无任何毒副作用,从而骗取患者的信任。如果属于后者,无可置疑,应当绝对禁止。若是前一种情况,虽然应该理解为治疗上的中西医结合,但有学者认为这种结合方式,今后不应当提倡,因在中药中掺入西药有许多危害。

(1)在中药中掺入西药,会使医师对西药治标(使症状改善)作用依赖性增加,一定程度上忽视和影响中医的辨证施治,长期下去将失去中医药治病的精髓所在。同时也影响了中西医结合的健康发展。

(2)在中药中掺入西药,有时不仅疗效降低,甚至产生较大的毒副作用。由于中药在配伍中应遵循中医辨证及中药的性味归经等原则。而西药多为单体,当同其他药物混合,有时可使其理化特性变的不稳定。前不久有报道,某厂家在具有抗菌、消炎的中药(黄连、黄柏等)中掺入了四环素,并声称是纯中药制剂,用于治疗尿道炎。因四环素遇到上述中药使其毒性作用增加了数百倍,结果可想而知,导致不少患者出现了四环素中毒症状。笔者还曾在一些治疗银屑病、并所谓是纯中药制剂中发现加入了氮芥和甲氨蝶呤等西药。

所以,中药和西医掺在一起的中西医结合有悖于真正的中西医结合原则,今后不应当加以提倡,并应适当地进行控制或禁止。

三、关于单体中药的看法

目前,临床上常采用从中药中提取的单体或多体制剂治疗多种疾病。此类药物很多,如雷公藤多甙、喜树碱、青蒿素、丹参酮、黄芩甙、三尖杉碱、长春新碱等。在目前的中西医结合治疗中似乎还扮演着主要角色。如命题为"中西医结合治疗银屑病",实际使用的药物是雷公藤多甙,同时采用现代医学手段观察了治疗前后的一些免疫指征。

从中药中对某些有效成分进行提取,虽然也是中药发展的一个方向,但笔者认为不属于真正的中西医结合。因为:①从中药中提取的单体或多体在治疗指导思想上与中医辨证施治关系不大,完全是由西医理论决定的;②提取后的中药单体或多体已完全失去了中药的性味归经等特性,甚至可以讲有的药已经成为西药。

在国外的西药中,虽然多数药物是人工合成的化学药品,但也有从植物科中提取的药品,但在命名方面是根据其化学结构等命名的。因此,关于中药单体治疗银屑病是否还属于中西医结合,是一个今后值得进一步讨论的问题。

四、物理疗法

物理疗法是银屑病治疗手段中的重要组成部分,包括紫外线光疗、日光浴、光化学疗法、矿泉浴、药物浴、光量子治疗等多种。物理疗法的合理使用可以起到提高疗效、缩短疗程、减少药物不良反应的效果。本节介绍一些常用的物理治疗方法,重点讨论近年发展迅速、前景看好的窄谱中波紫外线疗法。

(一)紫外线光疗

紫外线光疗是一种传统的物理治疗办法,早在一个多世纪之前人们就意识到日光中的紫外线可以用来治疗疾病。20 世纪 70 年代人工紫外线光源的问世使紫外线光疗得到了快速的发展,也已经成为银屑病等皮肤病的重要治疗手段。

紫外线是不可见光,其光谱位于可见光线紫色光之外,依生物学特性分为长波紫外线(UVA,400~320 nm),中波紫外线(UAB,320~280 nm)和短波紫外线(UVC,280~220 nm)三个波段。紫外线的波长愈短穿透皮肤的能力就愈小,UVC 绝大部分被阻挡在大气层之外,少量到达地表的 UVC 作用于皮肤后也基本被角质层阻挡和吸收。UAB 可穿透整个表皮,一部分可达真皮。而 UVA 则大部分可达到真皮层,故治疗银屑病大都用中波和长波紫外线。

紫外线的辐射源有多种,常用的有高压汞灯、低压汞灯、UVB 灯管、UVN 灯管、黑光(UVA)灯、日光荧光灯和太阳灯等。紫外线的照射剂量常用"生物剂量(BD)"或"最小红斑量(MED)"及"最小光毒量(MPD)"为单位,即一定光源在一定距离照射下引起皮肤产生刚可辨认的红斑所需的照射时间(秒数)及所需的焦耳量。

不同的个体对紫外线的敏感性不同,故在治疗前应测定 MED 或 MPD,以确定首次照射时间或焦耳量。MED 及 MPD 的测定方法是用生物剂量测定器于腹部、背部、或上臂内侧,在一定的灯距下(一般为 50 cm),按递级递增时间及焦耳量依次照射,24～48 小时后观察结果。如因故不能进行 MED 及 MPD 测定,可按其他患者的 MED 值或从较小剂量开始(0.5～1 J/cm),结合该患者的具体情况,确定首次照射时间。

为了精确说明患者对紫外线的敏感性,或紫外线照射的累积量,常用物理剂量单位"毫焦耳/平方厘米(mJ/cm)"或"焦耳/平方厘米(J/cm)"来表示。光照强度焦耳与照射时间关系用 Waldmann 公司提供的"紫外光强度测试器"进行测试后,再查备用的光强与剂量表(J/cm)而得出所需时间。

紫外线照射强度分若干等级。

亚红斑量:小于一个生物剂量的红斑阈值,照射后不引起红斑反应。

红斑剂量:照射剂量为 1～4 个生物剂量的红斑阈值,照射后引起轻度或中度红斑反应。

超红斑剂量:照射剂量在 5 个生物剂量以上的红斑阈值。照射后皮肤红斑反应明显,以至引起水疱。

紫外线光疗的照射方式主要有全身照射和局部照射两种。全身照射时光源和皮肤的距离为 75～100 cm,多用亚红斑量,从 1/4 生物剂量开始,每天或隔天一次。治疗过程中由于皮肤对紫外线的耐受性逐渐增强、敏感性渐降低,故需逐步增大剂量,一般每 1～2 次增加上次照射剂量的 20%～30%。如果照射后有明显红斑发生,应暂停治疗,局部予以对症处理,待红斑消退后再恢复治疗,剂量要适当减小。

局部照射光源和皮肤的距离为 25～50 cm,按疾病种类和治疗部位的不同可酌情给予亚红斑量、红斑量或超红斑量。在治疗中,根据治疗反应调节照射剂量。由于照射距离的改变可明显影响光的强度,每次治疗中严格保持恒定的距离是十分重要的。

紫外线光疗治疗银屑病的作用机制:①免疫调节作用,可以诱导产生抗原特异性的抑制性 T 淋巴细胞(Ts),减轻皮肤的迟发型变态反应,改变血流中淋巴细胞亚群的分布和功能,增加单核吞噬细胞清除异物的能力,增强白细胞的吞噬能力。②对皮肤中浸润、活化的抗原提呈细胞(APC)具有抑制作用。③对角质形成细胞的作用:抑制 KC 的增殖,促进其分化并诱导凋亡;诱导 KC 产生 IL-1、IL-6 等细胞因子,促进 c-fos,p53 等基因的表达;抑制 KC 的抗原提呈功能。④扩张血管,促进血液循环:紫外线照射后引起真皮乳头毛细血管扩张,促进局部血液循环,改善本病患者原有的微循环障碍,起到活血化瘀的作用。

1.长波紫外线(UVA)

UVA 的波长在 320～400 nm,产生 UVA 的灯管最初是用含镍或钴的黑色透紫外线玻璃制成的,故又称为黑光。UVA 对皮肤的穿透性强,因此对银屑病的治疗效果较好,可以全身照射,也可局部分照野照射。目前更多的是与补骨脂素配合进行光化学疗法,见下文。在不良反应方面,与 UVB 相比 UVA 辐射不易产生红斑,但有明显的色素沉着作用。

2.中波紫外线(UVB)

UVB 具有很强的生物学活性,对银屑病、玫瑰糠疹、皮肤淋巴瘤等疾病有良好的治疗效果。但是,某些波长的 UVB 对皮肤的照射会引起一定的甚至是严重的不良反应。对不同波长 UVB 进行精细的研究发现,254 nm、265 nm、280 nm、290 nm UVB 对银屑病无明显治疗作用,但却具有致红斑、色素沉着、损伤 DNA 甚至致癌等作用;296 nm、300 nm、304 nm、307 nm、310 nm 和

313 nm UVB 对银屑病治疗有效,而 310 nm 左右的 UVB 效果最佳、红斑效应等不良反应最小。因此,目前已将 310 nm 左右的单一波长中波紫外线(称为窄谱 UVB,Narrow band UVB, NB-UVB)应用于银屑病等疾病的治疗,临床研究发现治疗效果非常满意。本书此处重点介绍近年备受国内外关注的 NB-UVB,已经上市的治疗仪主要有 307 nm、310 nm、311 nm、312 nm 等波长。

(1)NB-UVB 的生物学效应如下。

诱导 T 细胞凋亡:银屑病突出的免疫学改变是 T 细胞异常活化、在皮肤浸润并释放炎症因子。有人将普通 UVB 与 312 nm NB-UVB 对银屑病病变部位的作用进行比较观察,二者均从其最小红斑量开始,每天递增 15%,直到皮损消退时停止治疗。取患者照射前后的皮损部位切片行免疫组化染色,结果发现 NB-UVB 照射区表皮、真皮中 CD3 细胞计数减少,同 UVB 相比有显著性差异;同时取患者照射前后皮损加入灭活血清形成悬液,经流式细胞仪检测 CD3 细胞数目及凋亡细胞数目,其结果同切片行免疫组化得到的结果相似;健康志愿者静脉血经体外对比照射后也得到相一致的结果。该研究提示 NB-UVB 对银屑病的良好治疗效果与诱导 T 细胞凋亡有关,其机制在于 NB-UVB 的单一性强,能够透达真皮并能在不导致皮肤损伤的情况下照射更大的剂量。

使反式尿刊酸转变为顺式尿刊酸:尿刊酸是表皮中组氨酸在组氨酸酶作用下所形成,是皮肤中的主要光线受体,天然以反式尿刊酸存在,经紫外线照射后转变为顺式尿刊酸。银屑病患者照射 NB-UVB 后顺式尿刊酸增加,而总尿刊酸含量无明显变化,同时发现 NK 细胞活性明显降低;体外实验发现顺式尿刊酸能降低 NK 细胞活性,而且具有剂量依赖性,反式尿刊酸则无此作用。因此推测 NB-UVB 使皮肤中顺式尿刊酸增加,导致 NK 细胞活性降低,但顺式尿刊酸的靶细胞不仅仅是 NK 细胞,同时包括 T_S 细胞等。最近的研究认为顺式尿刊酸与组胺结构相似,主要是通过与靶细胞上的类组胺受体结合从而产生免疫抑制反应。

抑制细胞因子的产生:皮肤中各种细胞所分泌的多种细胞因子对炎症性疾病和变态反应性疾病的发生和发展起重要作用。Jones CD 等将银屑病患者分组,分别照射 NB-UVB 或普通 UVB,共照射 4 周,收集患者治疗前后外周血,经植物血凝素刺激单核细胞增殖后检测细胞因子变化,结果发现普通 UVB 对淋巴细胞增殖无明显影响,而且 IL-2、IL-10、IFN-γ 亦无明显变化。相反 NB-UVB 明显抑制淋巴细胞增殖,1 周后 IL-2、IL-10、IFN-γ 明显降低,4 周后变化更为明显。这些细胞因子的下调有利于银屑病皮损的消退和修复。

红斑效应:红斑效应是机体经光线照射后的一种保护效应,最容易引起红斑效应的波段为 300 nm 左右,扩微血管物质如组胺、前列腺素等的产生是红斑效应形成的主要原因,自由基的产生所造成的损伤也是一重要因素。红斑效应的病理改变一般发生在血管丰富的真皮乳头层。在健康志愿者背部所测到的 NB-UVB 的最小红斑量是 UVB 的 4 倍左右,说明 NB-UVB 更不容易发生红斑效应,因此保证了治疗时可以使用更高的照射剂量,从而获得更好的疗效。

致癌性研究:紫外线能够导致皮肤肿瘤特别是鳞癌的发生,长期慢性光照射所引起的 DNA 突变、基因突变、癌基因激活以及免疫抑制所造成的清除障碍是其主要原因。DNA 的吸收峰值为 265 nm 左右,而 NB-UVB 则避开了 DNA 的吸收峰,即不易引起 DNA 突变,从而降低其致癌性。虽然动物实验表明 NB-UVB 对小鼠也有致癌作用,但所需的照射剂量很大,远远超出了临床应用的范围。目前尚无 NB-UVB 与人体肿瘤的相关报道,从临床应用情况来看应该是安全的。就传统 UVB 与 NB-UVB 的治疗作用与致癌性两者平行比较,NB-UVB 的安全性应远远高

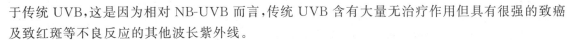

于传统 UVB,这是因为相对 NB-UVB 而言,传统 UVB 含有大量无治疗作用但具有很强的致癌及致红斑等不良反应的其他波长紫外线。

(2)NB-UVB 在银屑病治疗中的应用。

NB-UVB 单一性好、穿透性强、红斑效应轻微,研发的最初目的就是治疗银屑病,后来逐渐扩展到其他疾病的治疗。

NB-UVB 单独应用:最初的资料显示,对银屑病患者每周照射 2 次的有效率分别为 92%(斑块型)和 100%(点滴型),平均治疗时间为 6.6 周,平均治疗剂量为 18.4 J/cm²,平均复发时间为 12 周,其中 38% 的患者在一年内没有复发。西京医院皮肤科采用美国 Daavlin 公司的 TheraFlex 窄谱中波紫外线光疗机全身照射治疗寻常型银屑病,辐射波长 311~312 nm,平均最小红斑量定为 500 mJ/cm²,起始量为最小红斑量的 70%,即 350 mJ/cm²,以后每次增加 15%,隔天照射一次。2~3 周以后,患者的 PASI 评分平均下降 76%~88%,收到了显著的效果。

另一项关于 NB-UVB 和传统 UVB 的随机自身对照实验表明,NB-UVB 对寻常型银屑病的临床治愈率为 81.8%,而传统 UVB 则仅为 9.1%。在 NB-UVB 照射区行皮肤活检,角蛋白 16 染色显示 75% 为阴性,而传统 UVB 照射处均为阳性,说明 NB-UVB 更易使表皮角化的异常发生逆转。

NB-UVB 与其他治疗方法联用:曾经有 NB-UVB 与 UVA 或 UVB 联用的报道,但效果不佳,NB-UVB 的特点就是滤除其他波长紫外线,保持其单一性,联用其他光线则破坏其特点,故目前研究多倾向与药物联用。口服 8-甲氧补骨脂素后再照射 UVA 和 NB-UVB,比较其治疗效果后发现 NB-UVB 更容易导致红斑效应和黝黑作用,同时治疗效果也更优。也有研究表明 NB-UVB 和极限剂量卡泊三醇油剂联用对斑块型银屑病取得了很好的效果,除了轻微血磷升高外没有发现明显不良反应。其他还有联用地恩酚、他扎罗汀等的报道。

照射剂量的选择:NB-UVB 的不良反应包括红斑效应和致癌性等,因此照射剂量必须在红斑效应和治疗效果之间达到平衡,同时要考虑长期照射发生肿瘤的可能性。最初的临床应用所使用的照射剂量为 70% 最小红斑量,并逐渐累加。Ozawa M 等以最小红斑量开始,每天递增 15%,直到皮损消退停止治疗。Hofer A 等采用近红斑量(70% 最小红斑量)和远红斑量(30% 最小红斑量)分别照射 11 例患者两侧,结果发现近红斑量取得疗效较快,远红斑量累积剂量较低,但两者最终的疗效相当。

治疗频率选择:目前所报道的治疗频率不尽相同,其范围从 1 次/天到 1 次/周不等,最常用的是2~3 次/周。Dawe RS 等采用自身双盲对照实验比较了每周 3 次和 5 次治疗斑块型银屑病的效果,结果发现每周照射 3 次取得治疗效果的时间明显较每周照射 5 次短,所用的照射剂量也明显较少,说明每周3 次照射效果更为明显。

NB-UVB 光疗的优势十分突出,不仅疗效高、不良反应小,而且还具有治疗操作简便、价格便宜、适用范围广等特点,在孕妇和儿童银屑病患者也可以使用。

(二)光化学疗法

1.光化学疗法发展史

实际上光化学疗法已有数千年的历史。公元前 1500 年埃及和印度就用大阿米和补骨脂的果实煎汁后饮服,然后晒日光来治疗白癜风。1925 年 Goeckerman 提出煤焦油软膏,浴疗,紫外线三联疗法,以后不断改进,1953 年 Ingram 采用煤焦油浴,紫外线,蒽林软膏三联疗法。1947 年ELmofty 从大阿米的植物种子中分离出有效成分 8-甲氧补骨脂素(8-methoxypsoralen,

8-MOP),用它和日光治疗白癜风和银屑病。1973 年 Verbov 用口服三甲氧补骨脂素(TMP)加焦油浴,紫外线,蒽林软膏三联疗法。1973 年 Walter 外用三甲氧补骨脂素加黑光,1974 年Weber 外用 8-甲氧补骨脂素加黑光,1974 年 Parrish 首先报道内服8-甲氧补骨脂素加黑光治疗银屑病获得满意的疗效,以后相继报道用此疗法可预防复发,因此该疗法在国内外迅速推广。1974 年在药理学中正式把这种应用光活性的补骨脂加上波长 320~400 nm 的长波紫外线(UVA)照射的光联合治疗疾病的方法,称之为光化学疗法,目前已用于银屑病,白癜风等多种疾病的治疗。20 世纪 70 年代后期,在美国和欧洲,采用多中心联合进行有关 PUVA 的研究,治疗了大量的银屑病患者,积累了较为丰富的临床经验。70 年代初 PUVA 治疗银屑病大多是以局部疗法进行的,但 70 年代中期以后,口服法愈来愈普及,逐步取代了除三甲氧补骨脂素浴光疗法外的大部分的局部疗法。我国在 80 年代开始应用此疗法治疗银屑病。

2.光化学疗法的作用机制

紫外线对银屑病治疗机制还不十分清楚,可能与下列因素有关。

(1)抑制细胞的增生:一般认为补骨脂类化合物在长波紫外线的作用下被激活,并和细胞内的 DNA 上的胸腺嘧啶共价结合,把自身的能量转移到嘧啶碱基上,使 DNA 结构发生改变,产生交健结合,这种交健结合的数目依赖于 8-MOP 的浓度和 UVA 的照射剂量。在正常人体细胞内有一种专门截断并修复这种链间结合的酶系统,当链间交健结合一形成,这种截断修复工作就立即开始,特别是在交健结合数目较多时,要完全修复所需的时间更长。在细胞周期的 G_0/G_1 期,完全有时间修复,而在 S 期,由于时间较短,以至于无法完全修复。这时可引起染色体损害,或引起 DNA 复制延缓或完全抑制,并使细胞陷于 S 期,细胞的增殖减慢或停顿,细胞变性。由于依赖 DNA 的 rRNA(核蛋白体核糖核酸)的合成受抑制,继发蛋白质合成抑制。引起一系列细胞变性以致最后溶解。

PUVA 治疗银屑病的效果可能是作用于 DNA 后引起表皮细胞增殖受抑制的缘故,这种改变不但发生在表皮,真皮中的炎症细胞和增生的血管内皮细胞也同样受到抑制。此外补骨脂能诱导产生许多含活性氧的物质,它们可能损伤细胞器如线粒体等,而线粒体对细胞增殖是必需的。同时可活化花生四烯酸代谢而影响细胞的增生。银屑病具有角质形成细胞过度增殖,细胞更新周期明显缩短,PUVA 产生的细胞过度抑制现象,可使银屑病细胞周期恢复正常。

(2)光免疫作用:PUVA 的作用下可改变郎格罕细胞的数量,结构和功能。另外还发现PUVA 可改变组织内和血循环中淋巴细胞的组成,分布,减少中性粒细胞趋化性,下调某些细胞素的产生,以及抑制皮肤肥大细胞脱颗粒等。

(3)其他因素:PUVA 可促进前列腺素的合成,其中前列腺素 E 和前列腺素 F2 活性增加更明显,可能有助于银屑病斑块皮损消退。这种变化的意义尚有待进一步阐明。

3.光化学疗法应用

采用紫外线治疗银屑病已有数十年的历史,疗效是肯定的,常用于泛发性的皮损。尤其对点滴状银屑病的效果更好,对寻常型银屑病也有效。紫外线的剂量以亚红斑或红斑量为主,采用小剂量多次照射。在治疗的过程中随着耐受程度的增加,照射剂量可以逐渐加大。单纯采用紫外线照射的效果不及综合疗法。目前照射紫外线的同时,常结合内服药物,外涂药物及浴疗等,这样可以提高治愈率,缩短治疗时间。亦可采用对 PUVB,PUVA 治疗反应不佳的病例结合维 A酸或甲氨蝶呤,皮质类固醇内服等的联合治疗,这样可使 PUVA 治疗次数减少到 1/3,UVA 的总累积量减少一半以上,并减少各种疗法的毒性累积,使彼此疗效加强而不良反应减弱。且复发率不高于单独 PUVA 治疗,对 PUVA 治疗抵抗的患者,联合治疗已证明有效。另外维 A 酸尚有预防肿瘤作用。

(1)光敏药物的种类及治疗方法:8-甲氧补骨脂素(8-MOP)是中药沙参,独活的有效成分之一,中药补骨脂和白芷等也含有其同类物。天然的补骨脂是一种呋喃香豆素类化合物,可从四大类植物中提取:①伞形科中的石蛇床子、欧防风、芹菜;②芳香科中的香柠檬、酸柠檬、丁香等;③豆科中的补骨脂;④桑科中的无花果等。目前用于临床的呋喃香豆素类化合物有补骨脂素、8-甲氧补骨脂素(8-MOP)、5-甲氧补骨脂素(5-MOP)、4,5,8-三甲基补骨脂素(TMP)、异构补骨脂素和7-甲基吡咯补骨脂素(MPP)等。此外煤焦油类中有光敏作用的蒽,可吸收长波紫外线。

内服疗法:(内服补骨脂加长波紫外线)首先测定最小光毒量。照射前服药按 8-MOP 0.6 mg/kg 或5-MOP 0.6~1.2 mg/kg 或 4,5,8-三甲基补骨脂素 5~40 mg。服药 2 小时后,照射长波紫外线。首次剂量为最小红斑量,以后逐步增加剂量。开始每隔 1 天照射 1 次,一般需治疗 20~30 次才能缓解,好转后逐步减少次数,间隔时间延长,每周照射 1~2 次直至 2 周 1 次或 1 月 1 次,以巩固疗效。

适应证:寻常型银屑病泛发性皮损的治疗,先常规采用内服药后照射长波紫外线的方法。待皮疹大部分已消退后,对个别的残存皮疹,再局部涂药后进行照射。对红皮病型和脓疱型银屑病也有一定的疗效。

局部疗法:(外涂补骨脂素加长波紫外线)银屑病的近期痊愈率在 80%。适应证:对口服药不能耐受,服药有一定的毒副作用,出现消化道反应如恶心、上腹部不适、食欲减退等。外用剂型为酊剂或霜剂,浓度为 0.15%~0.3%,涂药后 30 分钟至 2 小时再照射长波紫外线。其优点是无恶心、呕吐等胃肠系统不良反应。然而,其缺点是片状,持续性的色素沉着和光毒反应。因此外用 8-MOP(膏、霜和酊剂)只能用于有衣服覆盖处,或掌跖部,较局限的大斑块状顽固损害。

浸浴疗法:(浴疗加长波紫外线)8-MOP(0.6 mg/L)或 4,5,8-三甲基补骨脂素(0.3 mg/L),加入浴水中,浴后 20 分钟再全身照射长波紫外线。治愈率为 50%~85%,其优点与外用相同,而且可均匀作用于整个体表,可避免局部涂药所引起的不均匀色素沉着。特别适用于皮损广泛散在的患者。其疗效与口服者相同,且优于局部外用者。

(2)照射装置:PUVA 照射采用的紫外线的波段为 320~400 nm,其治疗作用的光波段峰值位于320~335 nm 波长。供利用的光源有高强度黑光灯、普通黑光灯、金属卤素石英灯、高压汞灯、滤过日光等。

照射剂量应根据皮肤色素的深浅和对光的敏感程度而定,一般应先测定患者的光毒性反应的最小红斑量,然后以最小红斑量或亚红斑量开始治疗(大致相当于 2.5 J/cm,白种人则为 0.5~2.0 J/cm 的光照量),以后根据皮肤的反应情况可逐步增加照射时间(大致相当于每次 1.0~1.5 J/cm 的光照量)当有明显好转时,剂量即可维持稳定,直至痊愈或进行巩固治疗。如 30 次治疗尚无明显效果,则可认为无效。局部涂药的激活作用要比口服时强 5~15 倍,因此照射时间应相应减少。由于光毒反应的高峰出现于照光后48 小时或更晚一些,因此每次照射至少应间隔 48 小时,即每周照光 3 次较为适宜。皮损明显消退后即可每周1 次的维持治疗,如病情保持稳定可逐步减为每 2 周,每 3 周以致每月 1 次,但每次减量至少应治疗2 次以上。如在巩固维持治疗阶段皮损有复发现象,可增加照射频度或照射量,待再度明显好转后再减少次数或维持照射。根据具体的需要可采用立式、卧式或局部照射等方式。

4.光化学疗法与其他疗法联合治疗银屑病

银屑病是一种以角质形成细胞过度增殖和真皮慢性炎症反应为特征的常见皮肤病,其发病率高而又顽固难治,UVB 和 UVA 是治疗银屑病近期治愈率高的疗法之一,谨慎掌握补骨脂素的剂量和紫外线量,近期危险性极少,疗效已被确定。由于其有致癌危险等远期不良反应,使人们对此疗法产生了疑虑。为了提高疗效,预防和减少不良反应,对光化学疗法的治疗方法进行了改进。

(1)UVB 治疗方案的改进。①PUVB 疗法:内服甲氧补骨脂素加中波紫外线照射。②UVB 与煤焦油联合(Goeckermanl 疗法):对 80％以上患者有效。方法是先用煤焦油药浴浸洗全身,再以亚红斑量中波紫外线照射,然后涂以煤焦油软膏,每天一次。这种方法比较安全,一般没有明显不良反应。③UVB 与蒽林联合治疗:(Ingram 疗法)先用蒽林清除皮损,再用 UVB 治疗。④UVB 与润滑剂联合治疗:润滑剂可减少 UVB 的反射和散射,增加光线的透入。⑤UVB 与局部皮质类固醇联合治疗:早期可加速疗效,照射十次后,与单用 UVB 无区别,达到痊愈的照射次数并不减少,而复发较早,故不宜做常规配合治疗。⑥UVB 与卡泊三醇联合:患者皮损处外用卡泊三醇霜,每天 2 次,同时每周接受 2 次 UVB 照射,可提高疗效。明显优于单用卡泊三醇,及单用 NB-UVB 组。⑦UVB 与 UVA 联合:这种疗法主要用于单用 PUVA 疗效甚慢者(或)有明显色素沉着者,或 UVA 已达到一定累积剂量而又不能使用 PUVA ＋MTX 或维 A 酸者。这一联合疗法产生的红斑反应,并没有想象的高。皮损消退后首先停用 UVB,而单用 PUVA 维持。这种方法治愈较快,治愈时所需 UVB 与 UVA 的剂量小于单独使用的一半,但远期结果不清。⑧UVB 与 MTX 联合:有效,但应注意 MTX 可诱发光敏。⑨UVB 与维 A 酸联合治疗:有报道阿维 A 与 UVB 联合,可使银屑病迅速治愈,且累积的 UVB 量低。UVB 联合外用维 A 酸他扎罗汀可使斑块银屑病迅速消退,提高治疗效果。

(2)PUVA 治疗方法的改进。PUVA 治疗银屑病分两个阶段,消除皮损阶段和维持治疗阶段。方法每周治疗 2～3 次,待皮损消退 90％以上时,可进入维持治疗阶段。维持治疗用于皮损活动性明显,过去有 PUVA 治疗史的患者。需要至少 2 个月的维持治疗,每周至每月照射一次。如复发应增加照射频率。对皮损稳定患者不做维持治疗。

PUVA 与 MTX 联合:对顽固性银屑病有较好疗效。用一般疗法治疗无效的泛发性脓疱型银屑病和红皮病型银屑病,应用此疗法常常获得满意疗效。MTX 应在 PUVA 治疗前 3 周服用,然后开始 PUVA 治疗,每周照射 3 次,治疗 2 周后如皮损好转,MTX 剂量减半,而 PUVA 则维持,皮损基本消退停 MTX,PUVA 可减量到皮损完全消除。应用 PUVA 加 MTX 联合治疗,可使银屑病消退较快,PUVA 照射次数及照射剂量比单用 PUVA 较少及较低,所用的 MTX 量亦明显低于文献报道的 MTX 引起肝毒性的最小剂量。治疗前及治疗中应检查血白细胞和肝肾功能,对肝肾功能和骨髓抑制着不用此法。

Re-PUVA(PUVA 与阿维 A 酯):这可能是最有前途的联合方式之一。临床研究表明维 A 酸类制剂可使银屑病皮损处于对 PUVA 治疗特别易感的状态,它是一种强有力的 PU-VA 疗效促进剂。维 A 酸的脱屑作用,可使 PUVA 容易透入皮肤,而使疗效提高。阿维 A 酯治疗严重的慢性斑块型,红皮病型,掌跖与泛发脓疱病有效。与 PUVA 结合不仅可提高疗效,缩短疗程,且可减少 PUVA 照射剂量。阿维 A 酯提前于 PUVA 治疗前 7～10 天给药,而后阿维 A 酯与 PUVA 并用,直到皮损基本消退后,停用阿维 A 酯,而单独用 PUVA 维持。该药的缺点是可致畸,引起血脂和肝酶上升。这种联合治疗除对寻常型银屑病外,对红皮病型及脓疱型银屑病也很有效,尤其对掌跖脓疱型银屑病即一些单用 PUVA 治疗不能奏效的病例常有意想不到的良效。

PUVA 与类固醇皮质激素:对红皮病型或脓疱型银屑病患者,一般治疗无效或因不良反应严重而不能治疗时,可采用 PUVA 治疗,在治疗前,必须先内服类固醇皮质激素控制症状后,可在逐步减量以至停用上述药物的同时,采用 PUVA 治疗,能较快地取得疗效。据文献报道,PUVA 治疗银屑病时亦可联合外用类固醇皮质激素制剂,经治疗的患者皮损清除率明显高于单用 PUVA 的患者,这种方法可加速损害消退,减少照射次数 50% 左右,并可减轻光毒性反应。然而其复发率也大大增加,有时复发后症状更重,且对治疗更抵抗。对部分顽固损害,以及光照不足之处如头部损害等,适当以皮质激素制剂局部涂擦作为联合治疗则还是可取的。

UVA 和 UVB 联合:服用 8-MOP 后,同时接受 UVA 及 UVB 两种光照,能使消退的速度加快,照射次数减少。这种联合所需 UVA 及 UVB 的剂量分别为单独常规治疗时的 50% 及 20%,大大减少了光照累积量。

PUVA 和蒽林联合:两者有协同作用,先用蒽林清除皮损,再用 PUVA 治疗维持,可减少光照量 50%。但蒽林的刺激作用及污染衣物的缺点仍然存在。

PUVA 和羟基脲联合:羟基脲可代替 MTX 用于联合治疗,但由于羟基脲本身的治疗作用不如 MTX,连续应用的疗效更会降低,而且其本身的毒性作用也甚大,这种联合一般不常使用。

总之采用 PUVA 与其他疗法联合治疗银屑病,周期性地将 PUVA 与其他疗法交替应用,不进行长期的巩固治疗,有可能减少 PUVA 引起的累积性光毒副作用和远期危险性,并能进一步提高银屑病的疗效和安全性。

5.临床疗效观察

(1)外用 8-MOP 加黑光照射:韦伯(1974 年)外用 8-MOP 加黑光照射治疗 74 例银屑病,34 例在 20~34 次照射后皮损痊愈,23 例在 19~42 次照射后显著好转,11 例在 8~26 次照射后稍有进步,6 例在 8~10 次照射后无效。瑞典的 Fischer 等曾以 TMP 溶液浸浴后用 UVA 照射治疗了 5 000 余例患者,痊愈率达 85%,在维持治疗期间约 80% 的患者能保持良好状态,但不再治疗则 90% 在一年内复发,平均缓解期为 4 个月。水野(1975 年)用外用疗法 18 例寻常型银屑病,治愈 13 例,好转 3 例,无效 2 例,治愈病例中 5 例在 1 个月~2.5 年复发,平均缓解期 8.2 个月。户田(1975 年)用外用疗法治疗 5 例寻常型银屑病,经 10~14 次照射,皮疹消失。

(2)内服 8-MOP 加黑光照射:帕里斯(1974 年)用口服 8-MOP 加黑光照射治疗 21 例银屑病患者,均获痊愈。美国 16 个医疗中心对 1380 例每周接受 2~3 次口服 PUVA 治疗的患者的统计中,88% 达到近期痊愈。银屑病的类型影响了成功率,点滴状及斑块状者仅 2% 无效,9% 中止治疗,红皮病型者则 16% 失败,29% 中止治疗。点滴状损害消退最快,而红皮病型的疗程明显延长。欧洲 18 个医疗中心对 3175 例每周接受 4 次治疗患者的结果,痊愈达 89%,而红皮病中也有 14% 失败,1/3 的病例中止治疗。国内的报告也肯定了 PUVA 的疗效。余桂琳等(1997)年报道 475 例银屑病患者经 PUVA 治疗,近期治愈率达 89.73%,治愈病例的平均治疗次数为 19.87 次。陈洪森等用 PUVA 治疗银屑病,其治疗结果:寻常型 334 例,治愈 210 例,近愈 58 例,显效 28 例,好转 38 例,平均治愈次数 23.1 次,红皮病型 3 例,治愈 2 例,近愈 1 例,平均治愈次数 38.5 次。

6.不良反应

PUVA 的不良反应可分为近期和远期两类。一般而言,近期不良反应是有限的并可逆的,远期不良反应目前发病率较低。只要适当控制照射剂量,注意防护,在绝大多数患者中未发现严重的后果。

(1)近期不良反应:主要是光毒性反应和胃肠反应。前者在局部治疗时较为明显,而后者仅发生于口服治疗时。这些反应是可逆的。局部 PUVA 治疗时尤易发生不同程度的光毒反应,如疼痛性红斑和水肿,甚至水疱形成。可引起瘙痒、色素沉着、皮肤干燥等。因此在治疗过程中要特别注意防止额外的光照射,包括日晒,否则很可能出现比较严重的光毒性皮炎。有报道 PUVA 疗法偶尔可引起光变态反应、甲板压痛、甲板分离、甲下出血等。UVA 和 UVB 照射可引起同形反应的可能。某些患者日晒后银屑病加剧,因此小剂量测定,不改变光谱波段,可避免紫外线引起的激发反应。口服 PUVA 疗法还可能引起胃肠反应,如恶心、呕吐,以及头晕、目眩、全身不适等症状,因此不宜在空腹时服药。这些反应是可逆的,减少剂量后常可减轻以致消失。

(2)远期不良反应:PUVA 疗法潜在的远期危险性可能有皮肤老化加速,眼部损伤,致癌作用。

致癌作用:主要为基底细胞癌和鳞状上皮癌,以及被认为是恶性度最高的恶性黑色素瘤。常发生于反复接受 PUVA 治疗,UVA 累积量很大的患者,和曾接受致癌物质(砷剂,放疗)的患者。预防方法为:避免长期、反复应用 PUVA 治疗,对曾接受致癌物质治疗者,尽可能不用 PUVA 治疗。PUVA 能增进黑色素细胞的活性、损伤黑色素细胞、或使黑色素细胞突变或增殖,可能是恶性黑色素瘤的一种危险因素。

眼部损伤:动物实验发现,可使大白鼠发生白内障和眼底异常,但所用药物剂量为人体剂量的 1 000 倍,照光剂量为人体治疗量的 10 倍,患者如戴上墨镜,可以预防白内障。

皮肤老化:长期接受光疗可有色素沉着、瘙痒、皮肤干燥、发皱以及斑点状不均匀的色素紊乱现象。

免疫改变:PUVA 能引起淋巴细胞功能及免疫反应的一系列改变。PUVA 能导致接触性变态反应的能力降低,移植皮肤存活时间延长,及表皮中 Langerhan 细胞数量的减少。免疫改变可解释单纯疱疹发病率增多和光疗时所见的某些自身免疫疾病的偶尔加重。有些有待于更多的临床实践才能证实。

7.PUVA 适应证

寻常型银屑患者病情严重,传统疗法无法控制,成人,皮损面积在体表 30% 以上。对红皮病型银屑病的疗效虽不如对寻常型银屑病的为明显,但其他疗法对红皮病的效果也多不理想,因此 PUVA 治疗不失为一种较好的选择。要注意红皮病型、脓疱型银屑病在进行期应用 PUVA 治疗有时可使皮损加重,选择时应慎重。掌跖脓疱病应用 PUVA 治疗,尤其是局部 PUVA 疗法常能使病情得到一定程度的控制。

8.PUVA 禁忌证

12 岁以下的儿童或年老体弱者;妊娠期及哺乳期;以往用过砷剂治疗的;以往接受放疗者;有日光过敏的家族史及光过敏性疾病,如红斑狼疮、卟啉病、着色性干皮病等。使用光敏药物者。有天疱疮或大疱性类天疱疮者;以前或目前有皮肤肿瘤者。有恶性黑素瘤或黑素瘤家族史者;有明显眼晶体疾病者;有严重器质性病变如心血管、肝、肾疾病等;严重免疫抑制患者;内脏恶性肿瘤患者;活动型肺结核;甲状腺功能亢进;PUV 大剂量累积者不应做 PUVA 治疗。

9.治疗注意事项

详细询问病史,仔细检查体格,根据上述情况严格掌握适应证及禁忌证。

(1)治疗前后过程中定期检查血、尿常规、肝功能等,如发现异常应中止治疗。

（2）治疗前及治疗过程中定期查眼底，发现异常中止治疗。

（3）治疗期间应勤洗澡，涂一些润滑剂去除鳞屑，增加皮肤透光性，预防皮肤干燥

（4）治疗期间避免服用其他光敏性药物，不用除联合疗法外的外用药。

（5）照光时应保护敏感区，戴防止 UVA 透过的护目镜或眼罩。

（6）接受光疗时以及治疗后一周内，用防光剂保护未受累的皮肤，避免额外的日光照射。夏季阳光较强，UVA 照射量应适当减量。

（7）接受光照时，对外生殖器部位可用不透明的物质或防晒剂加以保护，减少不必要的损伤。

（8）治疗期间避免饮酒。

（9）治疗中一旦发现可疑为恶性的皮损应及时活检做组织病理检查。

（三）沐浴疗法

沐浴疗法是银屑病治疗中一种常用的方法，常用的方法有硫磺浴、糠浴、焦油浴、矿泉浴、海水浴、中药浴等，可刺激皮肤、改善血行，消除炎性浸润。沐浴对银屑病的治疗作用具体体现在以下几个方面。

1.清洁作用

清洁的皮肤对各种微生物感染的抵抗能力明显增强，此外，清洁的皮肤可以提高治疗作用。在包药及照光治疗前，彻底清洁皮肤可以增加药物的吸收和光疗的效果。

2.温度作用

根据病情的不同情况可以选择不同的水温。36～37 ℃的水浴具有良好的镇静、止痒和安抚作用；38～40 ℃可以改善皮肤循环，促进药物吸收。

3.药物作用

（1）人工海水浴：具有改善皮肤血液循环，促进皮肤代谢，提高对紫外线的敏感作用。治疗时，将粗制的海盐溶于浴水，成为 3％～5％的溶液，水温宜较高（38～40 ℃），以增加二者的协同作用。治疗时间为15～20 分钟。

（2）补骨脂素浴：在银屑病的 PUVA 治疗中证明应用补骨脂素水浴与口服补骨脂素有同样的效果，且可以避免由于口服药物引起的胃肠道反应。治疗用的补骨脂素一般为 3-甲基补骨脂素和 8-甲氧基补骨脂素。二者均不能溶于水，故应先将其溶于酒精，配制成 0.1％～0.5％的补骨脂素溶液。按照每升浴水中含有补骨脂素0.5～1.0 mg计算，将配制的溶液逐渐加入浴水中，并不断搅拌。水温以 37～38 ℃为宜，治疗 15～20 分钟，浴后即进行光疗。

（3）中药浴：中药外洗、浴疗及熏蒸治疗皮肤病有独特的疗效，具有疗效确切、患者易于接受、费用低、基本无不良反应等优点。中药药浴常用者有花椒、枯矾、侧柏叶、格桃叶等多种药物。亦可用花椒、枯矾各 120 g、野菊花 250 g、朴硝 500 g，加水适量，煎水作全身浴，用于寻常性及红皮病型，有较好疗效。

此外，近年来有中药蒸气疗法的尝试，疗效比较满意。中药汽疗是在中药浴基础上发展的新型外治中医疗法，选用对特定疾病有治疗作用的中药并组成方剂，经汽疗蒸发器加热后形成药汽，直接作用于人体皮肤表面的皮损以治疗银屑病。结合临床及实验研究结果，中药汽疗治疗银屑病有以下特点：①与水疗比，中药挥发油等成分不易丢失，因此提高了疗效。②热疗效应：使血管扩张，血流增加，促进炎症的消退和吸收。③对神经系统的影响：汽疗中产生的各种刺激，可通过丰富的皮肤感受器传到中枢系统，再通过神经反射途径，引起各组织系统的反应（先兴奋，后抑制），因此有镇静、止痒止痛、帮助睡眠、消除疲劳等作用，有利于银屑病的治疗。④促进新陈代

谢:汗腺分泌增加,排出大量汗液,人体有害的代谢产物也随之排出。⑤中药的挥发油等药理活性成分的直接治疗作用。

在应用沐浴疗法治疗银屑病的过程中,应该注意以下事项:①药浴治疗后,一般不宜用清水冲洗,以延长药物作用时间。②体弱及严重心血管疾病患者,不宜用热水浴。③治疗中要注意随时巡视、观察患者,如有不良反应,应立即停止治疗,并予以适当的处理。④严格消毒,防止交叉感染。

(唐红利)

第二节　副银屑病

副银屑病是一组原因不明的慢性皮肤病,表现为与银屑病相似的鳞屑性红斑或斑块,但有与银屑病不同的发病机制、病理表现和治疗反应。该病最早由 Brocq 于 1902 年描述,其中包括 4 种主要的类型:点滴型副银屑病、斑块型副银屑病、急性痘疮样苔藓样糠疹、慢性苔藓样糠疹。

一、病因和发病机制

病因不明,有报道苔藓样糠疹与感染有关。感染因素包括 EB 病毒、弓形虫病、HIV 感染及其他病毒感染。小斑片状副银屑病可能是以 CD4 阳性 T 淋巴细胞为主的皮肤炎症反应过程,其基因表型与慢性皮炎相似。也有人认为大斑块型副银屑病是蕈样肉芽肿的早期表现。

二、临床表现

临床可分为以下四种类型。

(一)点滴型副银屑病

常见,多于青年期开始发病,男女比例为 3∶2。好发于躯干两侧、大腿和上臂等处,屈侧为多,一般不累及头、面、掌跖及黏膜部位。皮损为淡红色或褐色、散在分布的丘疹、斑丘疹或红斑,针头或米粒大小,浸润较显著,互不融合,上覆少量不易剥掉的细薄鳞屑,用力刮除后无点状出血。无自觉症状。病程缓慢,经数周和数月后,皮损可消退,但也可出现新发皮疹,少数患者可多年不愈。

(二)斑块型副银屑病

可分两种类型。

1.小斑块型副银屑病

多见于中老年患者,男女患者比例约为 3∶1。表现为躯干部圆形或椭圆形界限清楚的红斑或略隆起斑块,上覆少许鳞屑,一般无自觉症状,有时可沿皮纹方向分布。皮损的直径一般不超过 5 cm。

2.大斑块型副银屑病

主要见于中老年患者,发病高峰年龄为 50 岁左右,男性多于女性。皮疹好发于臀部、躯干及身体屈侧。皮疹表现为境界清楚的肥厚性斑片或斑块,呈圆形、椭圆形或不规则形,有轻度浸润,淡红色、黄红色,有少许细薄鳞屑,无点状出血现象;分散存在,有时可互相融合呈大片,大小不一,数目不定。多数皮损直径超过 5 cm。一般无自觉症状或微痒。皮疹表面有"卷烟纸"样外观,提示有不同程度的表皮萎缩;萎缩明显的皮损还可见毛细血管扩张和色素改变(皮肤异色症)。少数可演变为蕈样肉芽肿。

(三)急性痘疮样苔藓样糠疹

患者可有低热、头痛、乏力和关节痛等系统表现,发生于皮疹出现之前或与皮疹同时发生。皮疹表现为散发的红色、水肿性丘疹(图 9-1),中央可形成水疱、脓疱,甚至出血性坏死、结痂。消退后可有萎缩斑或色素改变。一般无自觉症状,偶有瘙痒或灼痛感。皮疹常见于躯干和四肢屈侧;手足、头面和黏膜一般不受累。

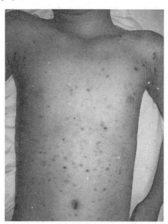

图 9-1 急性痘疮样苔藓状糠疹

(四)慢性苔藓样糠疹

较急性者常见。表现为连续成批出现的红棕色、圆形或椭圆形、苔藓样丘疹,直径 3~10 mm;一般无自觉症状。皮损中央可附有黏着鳞屑,边缘部分鳞屑较少。受累部位主要为躯干和四肢近端;一般手足和面部很少受累。经 4~6 周,丘疹扁平,其上鳞屑脱落,遗轻度色沉。旧皮损消退过程同时,可有新发皮疹。

三、组织病理

小斑块型副银屑病表现为局灶性角化不全,轻度棘层肥厚及灶状海绵形成,真皮浅层轻度水肿,血管周围有淋巴-单核炎细胞浸润。大斑块/斑片型副银屑病早期可表现为表皮轻度肥厚、角化过度和灶状角化不全;真皮有散在或血管周围的淋巴细胞浸润。在充分发展的皮疹,可见表皮下带状炎性细胞浸润,炎症细胞可进入表皮内,浸润细胞部分可有异型性,表皮出现基底细胞液化变性或色素失禁。在皮肤异色症样皮损处,可见血管扩张、表皮萎缩和色素吞噬现象。无论是急性还是慢性苔藓样糠疹,其共有的病理表现包括表皮淋巴细胞外溢、角化不全、灶状海绵水肿和围管状淋巴细胞浸润。急性痘疮样苔藓样糠疹可见真皮深层或浅层血管周围淋巴细胞浸润和血管纤维素样坏死,以及基底细胞的细胞样小体和表皮坏死。

四、诊断和鉴别诊断

因病理无特殊性且皮损形态多样,诊断较困难。若为慢性病程,有丘疹、红斑、鳞屑等皮损又无自觉症状的中青年患者,当无法诊断其他皮肤病时可考虑为本病,应排除下列疾病。

(一)银屑病

鳞屑为银白色,较厚,刮除鳞屑可见点状出血,有甲病变及典型的组织学特征。

(二)梅毒疹

皮损广泛对称,常累及掌跖,有黏膜损害、全身淋巴结肿大;梅毒血清学反应阳性。

(三)扁平苔藓

皮损为紫红色多角形扁平丘疹,鳞屑少而紧贴,瘙痒剧烈,黏膜可受累;有典型的组织病理学特征。

(四)丘疹坏死性结核疹

好发于四肢伸面,病理组织表现有干酪样坏死;结核菌素试验阳性。

(五)蕈样肉芽肿浸润期

常有大斑块样损害,浸润明显,瘙痒剧烈,常伴有消瘦、乏力及内脏损害;组织病理有特异性改变。需要与大斑块型副银屑病鉴别。

(六)皮肤坏死性血管炎

应与急性痘疮样苔藓样糠疹鉴别。前者组织病理学上为白细胞碎裂性血管炎改变。

(七)淋巴瘤样丘疹病

临床表现为群集发生的丘疹、结节,可自愈。其病理改变与苔藓样糠疹不同,可以鉴别。

五、治疗

本组疾病治疗效果不理想。小斑块型副银屑可以无需治疗或外用皮肤润泽剂、糖皮质激素,甚至光疗法。对大斑块型副银屑应当外用强效糖皮质激素、光疗或光化学疗法,以阻止或延缓向MF 的发展。患者应定期随访观察。

(一)系统治疗

糖皮质激素可试用于急性痘疮样苔藓样糠疹,可用泼尼松 30～60 mg/d,分 3 次口服,可与抗生素类药物联用;维生素 D_2、维生素 C、E 及 B 族维生素(B_1、B_6、B_{12})均可应用;此外抗组胺药、硫代硫酸钠、抗疟药、氨苯砜、甲氨蝶呤(5 mg/d,分 2 次口服,每周连服 3 天)等也可使用。

(二)外用治疗

可用糖皮质激素、焦油类、维 A 酸、10％尿素软膏、5％水杨酸软膏等。

(三)物理疗法

光疗或光化学疗法对苔藓样糠疹有效,如 UVB 或 PUVA 治疗。还可用药浴疗法如矿泉浴、硫黄浴、米糠浴、淀粉浴等。

(唐红利)

第三节 玫瑰糠疹

玫瑰糠疹是一种具有特征性皮损和特定病程的炎症性自限性皮肤病;初发皮疹后 1～2 周可出现泛发皮疹,持续约 6 周。该病患病率约 0.1％,大多数的患者发病年龄在 10～43 岁之间,男女之间发病率无明显差异。

一、病因和发病机制

病因不明。因本病多在春秋季节发病,有时有群发性,病程自限,较少复发,因此怀疑与病毒感染有关。最近人们关注其与人疱疹病毒-7(HHV-7)的关系,但至今未分离出病毒。也有人认为与细菌、真菌或寄生虫感染以及过敏因素有关,但都未被证实。某些药物也能引起玫瑰糠疹,包括砷剂、巴比妥类、铋剂、卡托普利、异维 A 酸等;药物引发的病例可有典型的病程,或病程较短。特应性素质者患该病的概率高于正常人群。研究表明细胞免疫反应参与本病发生,如皮肤内浸润的细胞主要为辅助/诱导 T 淋巴细胞,表皮、真皮乳头内朗格汉斯细胞明显增多,角质形成细胞出现 HLA-DR 抗原的表达。

二、临床表现

本病常见,男女发病无明显差别,青年与成年人居多,大多在 10～40 岁,其他年龄少见。多数患者首先在躯干和四肢近端出现一个圆形或椭圆形淡红或黄褐色斑,直径 2～3 cm,上覆细小鳞屑,称为母斑;母斑多分布于躯干。1～2 周后躯干部及四肢近端出现多数斑疹,对称分布,呈玫瑰红色,圆形或椭圆形,直径比母斑小,附着少许细小糠状鳞屑,其长轴与皮纹一致(图 9-2),面及手足部发疹者较少见。不典型病例可无母斑;或皮疹可分布于身体其他部位,如头面、手足等;还可出现紫癜、风团、水疱;罕有口腔黏膜损害。瘙痒程度不等。多无全身症状,少数有轻度头痛、咽喉痛、低热及淋巴结肿大等。本病有自限性,一般经 4～8 周可自行消退而不复发,少数可迁延半年以上。

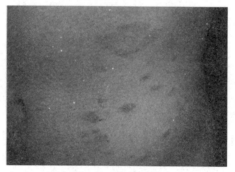

图 9-2　玫瑰糠疹

三、组织病理

玫瑰糠疹的无特征组织病理学表现。一般不做病理活检。因为临床表现非常具有特征性,而组织病理学改变相对无特异性。组织病理常表现为:表皮局灶性角化不全及棘层轻度肥厚,有细胞内水肿及海绵形成或有小水疱出现;真皮上部水肿,毛细血管扩张并有密集的淋巴细胞浸润。

四、诊断和鉴别诊断

根据皮损特点好发部位、排列状况不难诊断。本病应与下列疾病进行鉴别。
(一)体癣
皮损呈圆形,边缘有丘疹、水疱,渐向外扩大,中心炎症较轻;镜检可见菌丝及孢子。

(二)梅毒疹

皮损呈铜红色或暗红色,泛发分布,手掌及足跖部有孤立性角化性圆形脱屑性斑丘疹,有不洁性交史;梅毒血清学反应呈阳性。

(三)银屑病

好发于四肢伸面、头皮及骶尾部,皮损具有典型性,慢性经过。

(四)药疹

有服药史,发病急骤,无母斑,皮损多形色红,瘙痒显著,病程短,经治疗易于消退。

(五)脂溢性皮炎

头皮或面部较多,有油腻性鳞屑,位于躯干的皮损,在排列上无特殊性。

(六)花斑癣

皮损形态及发病部位有时与玫瑰糠疹相似;真菌检查阳性。

五、治疗

本病有自限性,以对症治疗为主。可内服抗组胺药物、维生素 C、维生素 B_{12}、葡萄糖酸钙及硫代硫酸钠等,一般不用糖皮质激素;也有应用氨苯砜或红霉素成功治疗的报道。局部可外用炉甘石洗剂、5％樟脑霜、硫黄霜或少量糖皮质激素制剂;窄谱中波紫外线照射对进行期可能有效,可用红斑量或亚红斑量交替照射。

(吉　燕)

第四节　小　棘　苔　藓

小棘苔藓又称小棘毛发性苔藓、棘状角化病。病因不明,可能是毛发苔藓的一种亚型,也可能是机体对感染、药物或新陈代谢障碍的一种反应。

一、临床表现

(1)本病主要发生于男性儿童,很少发生于成人。

(2)皮损好发于颈、躯干、上臂伸侧、腘窝及臀部,对称分布。

(3)皮损表现为针头大小的毛囊性丘疹,中央有一根丝状干燥性小棘突出,肤色或灰白色,质地坚硬。皮疹密集成片,但不融合。

(4)无自觉症状或微痒。可自然消退,可复发。

二、诊断及鉴别诊断

根据皮疹的特点和好发部位进行诊断,需与以下疾病鉴别。

(一)维生素 A 缺乏病

本病无季节性变化,皮损为干燥而坚实的圆锥形或半球形角化性丘疹,较大,类似蟾皮,多见于四肢伸侧。可并发眼干燥、夜盲及其他内部器官症状。

（二）瘰疬性苔藓

有结核病史，儿童多见，好发于躯干部。为成片的毛囊性丘疹，顶端覆有少量鳞屑，呈肤色或棕红色，无光泽。组织病理为无干酪样坏死的结核样浸润。

三、治疗

口服维生素 A、维生素 E，外用 0.1% 维 A 酸软膏、5%～10% 水杨酸软膏等角质溶解剂。

（吉　燕）

第五节　扁平苔藓

扁平苔藓是一种较为常见皮肤疾病，从临床角度归类于红斑鳞屑性皮肤病，从病理表现的角度，属于苔藓样皮炎。扁平苔藓特征性的临床表现为紫红色、多角形扁平丘疹，可伴有瘙痒，易累及黏膜部位。典型的病理特征为真皮浅层淋巴细胞带状浸润及界面皮炎。该病病因不清，目前认为可能与自身免疫等多种因素有关。国外病流行病学调查资料显示，发病率低于 1%，好发于 30～60 岁患者，男女之比约为 1∶1。

一、致病因素或危险因素

本病病因尚不清楚，有如下学说。

（一）免疫学机制

认为该病主要是以细胞介导免疫反应为主。直接免疫荧光发现皮损表皮下胶样小体处有 IgA、IgG、IgM、C_3 颗粒状沉积。

（二）遗传因素

有同一家族中数人发病的报道，姐妹同患病最多见。

（三）感染

丙型肝炎病毒被证实与该病相关。

（四）神经精神因素

患者精神紧张、压抑会导致病情加重。

（五）药物因素

磺胺类、青霉胺及口腔修复材料等均可引起。

（六）疾病相关

该病与系统性红斑狼疮等疾病可合并存在。

二、临床特点

（一）典型的扁平苔藓

为紫红色扁平丘疹，类圆形。有时丘疹中央可有微小凹陷，附有蜡样的薄膜状鳞屑，表面可有白色带光泽的小斑点或细小的白色网状条纹，称 Wickham 纹。其他相对少见的类型：肥厚性、萎缩性、水疱大疱性、毛囊性和色素性。除了皮肤外，该病常累及口腔黏膜，多表现为小丘疹，老年患者以糜烂渗出型最常见。生殖器部位亦为该病好发部位,可表现为糜烂溃疡及丘疹。少于10%的患者出现甲受累,表现为甲板增厚、凹凸不平及甲畸形。扁平苔藓患者瘙痒可轻可重,多数患者在2年内痊愈。

(二)特殊类型的扁平苔藓

1.大疱性扁平苔藓

具有斑块及水疱皮损,少数在足跖发生大疱和溃疡,可伴有甲缺失和瘢痕性脱发,可明显影响行走。

2.类天疱疮样扁平苔藓

同时具有扁平苔藓和大疱性类天疱疮的皮损,扁平苔藓常为急性或泛发性,随后出现水疱和大疱,水疱透明、疱壁紧张,多发于四肢。

3.头皮部扁平苔藓

表现为单个、多灶性萎缩性瘢痕和永久性脱发。

4.扁平苔藓-红斑狼疮重叠综合征

具有扁平苔藓和红斑狼疮的特点,好发于四肢远端及唇部,表现为萎缩性斑块,上覆细小鳞屑。

5.扁平苔藓与癌变

扁平苔藓发生癌变较少,下肢肥厚扁平苔藓足部溃疡性扁平苔藓可发生鳞状细胞癌,病变多在慢性糜烂、溃疡、萎缩及增生性斑块上发生。舌及口腔黏膜也可出现癌变。

三、诊断要点

临床表现结合组织病理,容易对多数患者作出诊断。主要的鉴别诊断:扁平苔藓样角化病,该病表现为单发的平顶丘疹,病理可见角化不全,真皮浸润细胞中常有嗜酸性粒细胞及浆细胞。

四、辅助检查

组织病理典型表现为表皮角化过度,颗粒层楔形增厚,基底细胞液化变性,真皮上部淋巴细胞带状浸润。直接免疫荧光可发现皮损表皮下胶样小体处有IgM等颗粒状沉积。

五、治疗

首选糖皮质激素,剂量为泼尼松30~60 mg每天1次,难治病例可加用雷公藤制剂或海棠合剂等免疫抑制剂,用药时应注意药物不良反应。其他可用药物包括:阿维A酯、环孢素、硫唑嘌呤、氨苯砜、沙利度胺、氯喹。外用药物可使用强效糖皮质激素,他克莫司及阿维A等。

六、临床转归

本病目前尚无根治方法,易反复。应保持良好心态,定期复查。皮损累及范围广,治疗效果不佳的患者,建议至上级医院诊断治疗。

(吉 燕)

第六节 光泽苔藓

光泽苔藓是一种以具有特殊光泽的微小丘疹为特征的皮肤病。该病最早由 Felix Pinkus 于 1901 年描述,较为少见,发病率为 0.03%～0.04%。

一、病因和发病机制

病因不清楚,它可能与扁平苔藓同时存在,二者有时不能区别,因此有学者认为光泽苔藓是扁平苔藓的一个亚型,仅在直接免疫荧光检查中有不同;另外过去曾认为本病可能与结核有关,但缺乏相关的证据;部分学者认为本病可能为反应性网状组织细胞增生症的表现之一。

二、临床表现

幼年与青年男性略多见。好发于阴茎、龟头、下腹部、前臂、胸部、大腿内侧、肩胛部,踝腕关节、足和手部,也可播散全身。皮损多为 1～2 mm 的圆形或多角形、半球状顶部扁平的丘疹,肤色、淡白或淡红色,坚实有光泽,散在不融合(图 9-3),有时因同形反应而呈线状排列;甲常受累,表现为凹凸不平、断裂、纵嵴。一般无自觉症状。病程慢性,可自行消退。

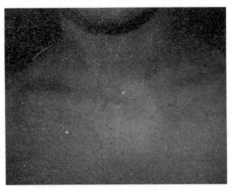

图 9-3 光泽苔藓

三、组织病理

可见真皮乳头部局限性球形浸润,浸润细胞主要由淋巴细胞及组织细胞组成,有时可见上皮样细胞,偶见多核巨细胞,浸润灶两侧表皮突延伸并内弯,环抱着浸润的细胞而呈抱球状,浸润灶上方表皮萎缩,基底细胞液化变性,表皮下或有空隙。

四、诊断和鉴别诊断

根据皮损特点、好发部位以及组织病理表现可以确诊。

本病应与下列疾病进行鉴别。

(一)扁平苔藓

丘疹为多角形,呈紫红色,可融合,瘙痒明显;组织病理改变有特征性。

(二)瘰疬性苔藓

患者多为患结核的青年;好发于躯干部,为成片的毛囊性丘疹,顶端覆少量鳞屑,呈正常皮色或棕红色,无光泽;组织病理改变与光泽苔藓不同。

(三)阴茎珍珠状丘疹

发于冠状沟边缘,为珍珠状大小一致的白色圆形小丘疹,孤立散在或带状排列。

(四)毛周角化症

主要见于四肢伸面的与毛囊一致的角化性丘疹,约针头至粟粒大;祛除角质栓后,有时可见蜷曲的毳毛。

五、治疗

由于大部分患者皮疹在一年或数年内自然消退。治疗主要是对症治疗。一般瘙痒明显时,可局部外用糖皮质激素软膏和口服抗组胺药物。若无自觉症状,常不需治疗。泛发性光泽苔藓用 NB-UVB、PUVA 治疗有效。

(吉　燕)

第七节　线状苔藓

线状苔藓为一种以线状排列的苔藓样小丘疹为特征的自限性皮肤病,好发于儿童。

一、病因和发病机制

尚不清楚。有人认为与脊髓神经的功能障碍有关,或患处的末梢神经对外来的刺激反应性增强所致;外伤受压可能为诱因;在兄弟姐妹中常有同时发生,且多见于春、夏季,提示与病毒感染相关。也有研究发现特应性素质患者发病率较高。线状苔藓可能代表一种具有异常免疫反应的特应性素质。

二、临床表现

主要发生在儿童,女略多于男。皮损常沿四肢或躯干发展,少数患者发生在面部,多为单侧性。初发皮损为针头大或粟粒大小的苔藓样丘疹,呈多角形或圆形,顶部扁平,红色或灰白色,有光泽,少许白色鳞屑,丘疹迅速增多呈连续或断续的线状排列(图 9-4),宽 0.2～3.0 cm 不等;少数患者伴甲受累,表现为甲板条纹,纵嵴及甲营养不良。本病多无自觉症状,偶有瘙痒。病程缓慢,可自行消退,愈后皮肤恢复正常或留有暂时色素沉着或减退斑,个别患者可以复发。

三、组织病理

真皮浅层血管周围有致密的淋巴细胞和组织细胞浸润,偶见浆细胞,表面细胞内和组织间水肿,伴有不同程度的角化不全,通常无棘层肥厚,陈旧性损害较易发现苔藓样的改变;有些患者可见到角化不良细胞,类似毛囊角化病的圆体细胞,但体积较小。

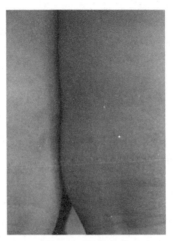

图 9-4 线状苔藓

四、诊断和鉴别诊断

根据皮损特点、好发部位及组织病理改变进行诊断。

本病应与下列疾病进行鉴别。

(一)线状扁平苔藓

皮损为多角形紫红色扁平丘疹,有 Wickham 纹;病理变化有特征性。

(二)带状银屑病

基本皮损为附有银白色云母状鳞屑的红色斑丘疹;组织病理有特征性。

(三)慢性单纯性苔藓

有典型皮肤苔藓样变,瘙痒剧烈,持续时间较长。

(四)单侧性疣状痣

多在出生时已经存在,有角质性疣状突起,无自愈倾向;组织病理倾向于银屑病样型,而线状苔藓倾向于苔藓样型变化。

五、治疗

因有自愈性,若无自觉症状,可不治疗。局部外用糖皮质激素软膏或神经钙调磷酸酶抑制剂对瘙痒或皮损消退有一定的疗效。

（吉　燕）

第八节　硬化性苔藓

硬化性苔藓既往称为硬化萎缩性苔藓,是一种病因不明的慢性炎症性皮肤黏膜疾病,晚期可形成瓷白色萎缩斑。

一、病因和发病机制

病因不明,可能与免疫、遗传、内分泌、代谢障碍等因素有关。

二、临床表现

(一)典型皮肤损害

淡白色、瓷白色扁平丘疹,周围有红晕,质地硬且有光泽,毛囊口扩大且内有角栓,随病情发展可融合成片,皮肤萎缩如羊皮纸样,也可出现水疱、大疱、血疱等。无自觉症状或瘙痒剧烈。皮损常见于躯干、颈部、腋下、脐周等。

(二)女阴硬化性苔藓

女阴硬化性苔藓指发生于女性外生殖器的硬化性苔藓。常见于 45～60 岁的女性,典型皮损为瓷白色丘疹和斑块(图 9-5),常伴有淤斑,外阴和肛门萎缩斑融合成"哑铃状"外观,随病情进展大小阴唇、阴蒂及系带可全部萎缩,形成女阴干枯症。

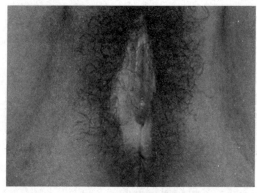

图 9-5　硬化性苔藓

(三)包皮龟头硬化性苔藓

包皮龟头硬化性苔藓指发生于男性外生殖器的硬化性苔藓。好发于 15～50 岁男性,皮损多发生于包皮内侧、冠状沟和龟头。典型皮损为白色扁平丘疹或白色萎缩性水肿性斑片,表面干燥,皱缩并伴有少量鳞屑。约有 40% 的后天包茎患者与该病有关,易形成瘢痕,导致尿道口狭窄,晚期往往形成闭塞性干燥性龟头炎。

三、组织病理

组织病理学具有特征性,常表现为角化过度伴毛囊角栓形成,表皮萎缩变薄,基底细胞广泛液化变性,真皮乳头层胶原均一样变,其下方多具有带状的炎细胞浸润。

四、诊断及鉴别诊断

根据典型临床表现结合组织病理学可诊断本病。需要与白癜风、慢性皮炎、外阴白斑等疾病鉴别。

五、预防及治疗

主要为抗感染治疗及对症治疗,部分儿童和年轻女性的皮损可以自行消退。

（一）一般治疗

去除诱因,尽量减少局部刺激。

（二）局部治疗

强效糖皮质激素、钙调磷酸酶抑制剂、丙酸睾酮软膏、黄体酮软膏等外用。也可应用复方倍他米松或曲安奈德皮损内注射。

（三）系统治疗

女性更年期患者可酌情口服己烯雌酚,男性患者可口服司坦唑醇。

（四）外科治疗

硬化性苔藓引起的后天性包茎、尿道口狭窄、继发鳞状细胞癌时可手术治疗。

（吉　燕）

第九节　多形红斑

多形红斑又称渗出性多形红斑。是一种病因复杂的急性炎症性皮肤病。皮损具有多形性,常伴有黏膜损害,严重者出现全身症状。

病因复杂,目前多认为是机体对外来抗原产生的变态反应。变应原包括细菌、病毒、真菌、原虫、支原体、食物、药物、疫苗、血清等。近年来比较重视单纯疱疹病毒感染。另外,还与物理因素如寒冷和气候变化有关。

一、临床表现

本病多见于青年,女性多于男性,好发于春秋季节。发病前可有倦怠、头痛、咽痛、畏寒发热、食欲缺乏、关节痛及全身不适等前驱症状。皮疹在12～24小时内突然发生,对称分布于颜面、躯干及四肢,尤其好发于面部、手足背、前臂及踝部,部分可累及黏膜。皮损呈多形性,有红斑、斑丘疹、丘疹、水疱、大疱、血疱和紫癜等。自觉灼痛、胀痛或瘙痒。根据皮损特点,可分为以下三型。

（一）斑疹-丘疹型

此型最常见。皮损为扁豆至钱币大小圆形或椭圆形水肿性红斑或扁平丘疹,颜色鲜红,境界清楚,皮损向周围扩大,1～2天后中央颜色变暗呈紫红色,或出现水疱、血疱或紫癜,形如虹膜样或靶形,为本病的特征性损害,有诊断价值。常对称分布。自觉瘙痒。黏膜损害轻或无。病程约2～4周。

（二）水疱-大疱型

水疱-大疱型可由斑疹-丘疹型发展而来。皮损中央形成水疱、大疱或血疱,周围绕以红晕,呈虹膜样,尼氏征阴性。此型常有黏膜损害,口腔、鼻腔及外生殖器黏膜均可受累,表现为红斑、水疱、糜烂或浅表溃疡,自觉疼痛。眼可发生卡他性结膜炎,少数侵犯角膜和巩膜。全身症状有关节痛、发热、蛋白尿、血尿等。

（三）重症型

重症型即 Stevens-Johnson 综合征。此型发病急剧,有较重的前驱症状,如高热、头痛、乏力、咽痛、关节痛及全身不适。皮损发展迅速,常广泛分布于全身,尼氏征可阳性。黏膜损害出现早且严重,全身腔口部位黏膜均可受累,可出现水疱、糜烂、溃疡及出血,自觉疼痛,严重者食管及胃肠道黏膜受累,进食困难。眼部损害发生率高且严重,表现为结膜炎、角膜炎或角膜溃疡、虹膜炎甚至全眼球炎。常并发支气管炎、肺炎、消化道出血、心肌炎、坏死性胰腺炎、继发感染、电解质紊乱及肝肾损害等,可危及生命。病程3~6周。

二、组织病理

表皮角质形成细胞出现不同程度的坏死,基底细胞液化变性,可形成表皮下水疱,真皮上部水肿,血管周围淋巴细胞为主的浸润。

三、鉴别诊断

(一)冻疮

冻疮发生于冬季,好发于肢体末端外露部位,表现为局限性暗红色肿胀,严重时出现水疱、糜烂,但无虹膜样损害。无黏膜损害。自觉瘙痒灼痛,遇热后加剧。

(二)大疱性类天疱疮

大疱性类天疱疮多发生于老年人,早期为浮肿性红斑,常有大疱,但无虹膜样损害,结合组织病理可鉴别。

四、治疗

寻找可疑病因,给予相应治疗,如控制感染、停用一切可疑致敏药物等。

(一)一般治疗

对重症者,应加强护理,卧床休息,给予高能量、高蛋白及多种维生素的流质或半流质饮食。对大面积渗出者应注意水、电解质平衡,加强支持疗法,必要时可输新鲜血液、清蛋白或血浆。

(二)内用疗法

(1)轻者一般给予抗组胺药物、钙剂、维生素C等。

(2)对重症者应尽早应用糖皮质激素,如氢化可的松200~400 mg,或地塞米松10~20 mg,每天1次静脉滴注,全身症状及皮损好转后逐渐减量至停药。

(3)及时选用抗生素控制和预防感染。

(4)抗病毒药物:阿昔洛韦0.2 g,每天5次口服,或阿昔洛韦0.5 g,每天2次静脉滴注,5~7天为1个疗程。

(三)外用疗法

以消炎、止痒、收敛、防止继发感染为原则。

1.皮肤损害

可外用炉甘石洗剂、糖皮质激素乳剂;对大面积糜烂者应干燥暴露,严格隔离消毒。

2.黏膜损害

口腔黏膜损害,可用复方硼砂溶液或2%碳酸氢钠溶液漱口。为减轻进食时疼痛,可在餐前用2%普鲁卡因溶液漱口或喷涂1%~2%盐酸丁卡因溶液。眼部损害用生理盐水冲洗后,交替滴氯霉素滴眼液和氢化可的松滴眼液。肛门及外阴部损害,可用生理盐水或用1∶5 000~8 000高锰酸钾溶液湿敷。

(吉　燕)

第十节　离心性环状红斑

离心性环状红斑为一种原因不明、反复发作的环形红斑性皮肤病。可发生于任何年龄,但以青壮年多见。

一、病因和发病机制

病因不清,可能与真菌感染、食用真菌性食品、昆虫叮咬、细菌感染或某些药物(如抗疟药、解热镇痛类或青霉素等)相关;极少数患者与内脏肿瘤有关;也有报道该病与肝炎、系统性红斑狼疮、干燥综合征等疾病相关。目前认为该病是皮肤针对以上因素的Ⅳ型变态反应。

二、临床表现

好发于臀部和股部,躯干、四肢或面部也可受累,一般手足不受累。皮损开始为淡红色扁平丘疹,然后离心性向外扩大,中央皮损消退,边缘稍隆起(图9-6),形成环状或半环状,多环互相重叠可呈地图状,环的内缘侧可有少许鳞屑。非典型患者可伴有毛细血管扩张、紫癜、鳞屑、小水疱等。皮疹发展缓慢,一般无自觉症状或有轻微瘙痒。有学者将该病分为浅表型和深在型。前者在红斑消退或移行后留有鳞屑并有痒感;后者浸润显著,无鳞屑,也无明显的瘙痒。可呈反复周期性发作,但最终自动缓慢消退,严重患者可维持几年左右,平均病程为11个月。实验室检查可有白细胞计数增高、抗链O抗体阳性、血沉增高等改变。

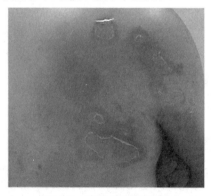

图 9-6　离心性环状红斑

三、组织病理

表皮轻度或中度海绵形成、病灶区角化不全;真皮中下部血管周围有境界清楚、袖套状分布的炎症细胞浸润,主要为淋巴细胞,少数组织细胞、嗜酸性粒细胞。

四、诊断和鉴别诊断

根据典型临床表现,诊断一般不难。本病应与环状肉芽肿、体癣、亚急性皮肤型红斑狼疮、匍行性回状红斑、风湿性边缘性红斑等疾病进行鉴别。

五、预防与治疗

多数患者可自然缓解,所以治疗主要为去除病因和对症治疗。对症治疗包括口服抗组胺药物、外用糖皮质激素软膏等。有感染者可及早进行抗感染治疗。某些患者发病与恶性肿瘤有关,皮疹反复发作在肿瘤发生前 2 年甚至更长时间,也可伴随肿瘤或在肿瘤诊断后才发生,因此对此类患者,应除外其他恶性肿瘤。

(吉　燕)

第十一节　慢性游走性红斑

多数患者系蜱叮咬后,由螺旋体感染而发病。本病可为 Lyme 病早期皮肤表现。

一、临床表现

(1)好发于下肢,但躯干、面部、上肢也可发生。

(2)环形进行性扩张性红斑是本病的特征性皮疹。初起为圆形或椭圆形红斑,向周围扩大,中心消退,不留痕迹,偶呈淡紫色,边缘隆起有浸润,约 1～2 cm 宽,表面光滑无鳞屑。

(3)经数周至数月皮疹可以自然消退。部分患者经过较长时间后在患处形成浸润性皮损,并可累及心脏、神经系统和关节等系统。

(4)自觉患处灼热和瘙痒感。

二、诊断及鉴别诊断

(一)诊断

根据临床表现:圆形或椭圆形红斑、离心性扩展、皮疹单发、瘙痒、少数伴有全身症状,结合组织病理可诊断。

(二)鉴别诊断

慢性游走性红斑要与下列疾病鉴别。

1.多形红斑

皮疹好发于手背、足背、掌跖、前臂、小腿伸侧、面部及颈侧等处。损害呈多形性,有斑疹、丘疹、水疱和大疱等。黏膜损害重。

2.二期梅毒疹

二期梅毒疹最常见的是玫瑰疹,暗红色丘疹或带有鳞屑性的斑疹,自觉症状轻微,数周后逐渐消退,不留痕迹。梅毒血清学阳性。

3.离心性环状红斑

皮损好发于四肢、躯干。初起为淡红色丘疹,离心性扩大成环状、多环状。皮疹中央消退,边缘隆起,旧的损害部位可再生新的损害。皮损可持续数月至数年,消退后留有色素沉着,易复发。无自觉症状或有轻度瘙痒。

4.匐形性回状红斑

皮疹好发于躯干部,可遍及全身。初起为小丘疹,离心性扩大形成环状、同心环并融合成脑回状、水纹状、图纹状等特殊形态。自觉有不同程度的瘙痒,可伴有内脏肿瘤如乳癌、卵巢癌、霍奇金病等的症状。

(刘　影)

第十二节　鳞状毛囊角化病

病因不明,该病可能与鱼鳞病属同类疾病。

一、临床表现

(1)好发于青壮年,无性别差异。

(2)皮损常对称分布于腹、腰、臀、股外侧、胸及腋窝附近等处。无黏膜受累。

(3)皮损为圆形的片状鳞屑,淡灰色或污褐色,境界明显,在鳞屑中具有一与毛囊相一致的黑点,鳞屑薄,中央贴于皮肤,边缘游离,脱落后可再生。

(4)无自觉症状或有轻度瘙痒。

(5)病程缓慢,冬季加重而夏季减轻。

二、诊断及鉴别诊断

根据好发年龄、好发部位及皮疹特点等进行诊断。需与以下疾病鉴别。

(一)鱼鳞病

往往在幼年开始发病,为圆形或多角形鳞屑,呈鱼鳞样,好发于小腿伸侧。

(二)副银屑病

初起为单个或数个红色,有少许鳞屑的斑块,皮损大小不等,境界清楚,轻度浸润,圆形或椭圆形,中央无黑点,周围无色素减退晕。散在分布于躯干及四肢近端。

(三)花斑癣

皮疹为褐色或淡色斑,中央无黑点;损害多发生于胸、背等处;在鳞屑中可查到真菌。

三、治疗

尚无特效疗法。可外用角质松解剂,如0.1%维A酸软膏或10%~20%尿素软膏,改善症状,减轻瘙痒和干燥,或口服维生素A、维生素D、维生素E等。

(一)全身治疗

维生素A 2.5万~5万U,每天3次,口服;维生素E 0.2~0.4 g,每天2~3次,口服。

(二)局部治疗

外用0.1%维A酸软膏、10%尿素软膏等。

(三)物理治疗

紫外线照射。

(四)中药治疗

以养血润燥为治则,可选用养血润肤饮。

（刘　影）

第十三节　掌跖脓疱病

掌跖脓疱病和连续性肢端皮炎都是手足部有持久的脓疱性损害,无菌性脓疱对称发生于掌跖,有人称为脓疱性细菌疹,也有人认为本病和掌跖脓疱性银屑病是同病异名。

一、症状

皮损往往先发生于手掌或足底中央,逐渐蔓延而遍布于手掌或足底,也可蔓延到手足的侧面;有时,皮疹先出现于指或趾端、足跟或手掌鱼际肌部位,然后扩展。初起时可为水疱,迅速变成不含细菌的脓疱,有时脓疱之间有些瘀点,相邻近的脓疱往往互相融合(图9-7～10)。

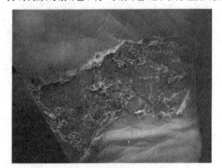

图9-7　掌跖脓疱病

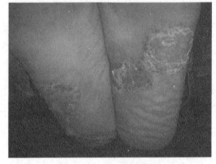

图9-8　掌跖脓疱病

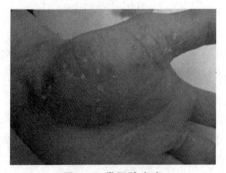

图9-9　掌跖脓疱病

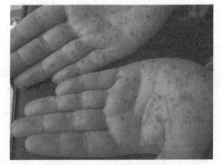

图9-10　脓疱性细菌疹

皮损往往先发生一侧,以后再出现于另一侧,或是对称地同时发生于两侧,两侧的症状同时加重或减轻。患处常有程度不定的痒觉或灼痛。

以后,脓疱变干结痂,常有些鳞屑,鳞屑脱落后有短暂的静止期,此期常能见到瘀点,约一周左右发生脓疱,如此反复发生,长久以后,可以自然痊愈。

二、病因

关于病因有不同意见。有人认为本病是身体别处化脓菌所引起的一种变态反应,体内可有龋齿、牙龈溢脓、鼻窦炎、扁桃体炎、盆腔炎、阴道炎或前列腺炎等化脓菌性感染病灶,应用四环素或其他抗生素消除这些病灶后,掌跖脓疱往往自然消失,因而称本病为脓疱性细菌疹,但有一些患者并无任何可见的感染病灶,抗生素治疗也无效,较一般人群容易发生银屑病,因而也有人认为本病是掌跖脓疱性银屑病的表现,而 HLA 频率和银屑病不同。另有人认为本病和银屑病无关而是一种湿疹性疾病,或是一种病因不明的疾病。认为本病是对汞、铜、锡等金属元素过敏。与非吸烟者相比,吸烟者患掌跖脓疱病的危险度要高7.2倍。以镍铬合金做固定义齿,半年后掌跖起脓疱,进行性加重。

三、组织病理

中性粒细胞侵入表皮而形成脓疱,疱顶的表皮不肥厚;以后,脓疱达角质层下方而结痂脱落。脓疱的疱壁光滑整齐,周围的棘细胞层常略肥厚。脓疱下方的真皮内有轻度炎性浸润,包括一些淋巴细胞及嗜中性粒细胞(图 9-11)。

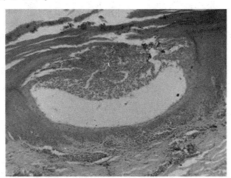

图 9-11　掌跖脓疱病组织病理

四、鉴别

本病和连续性肢端皮炎、掌跖脓疱性银屑病及角层下脓疱性皮病都有无菌性脓疱,而组织变化有所不同,特别是并发典型银屑病皮损时应诊断为掌跖脓疱性银屑病。足癣的脓疱含有真菌,有继发性感染的汗疱含有化脓菌。

五、治疗

(1)有感染病灶时应该清除。有的患者没有可找见的病灶感染,但在应用四环素或米诺环素后,病情显著好转,可能是其具有的抗感染作用。

(2)在急性发作时,泼尼松等糖皮质激素类可使症状暂时减轻。氯法齐明(clofazimine)或光化学疗法都被人试用,有时有效。

(3)复方甘草酸单铵注射液 60 mL 加入 0.9% 氯化钠液 200 mL 中静脉滴注,1 次/d,同时口服阿维 A 胶囊 20 mg,顿服。

(4)雷公藤多苷被人应用,每次 20 mg,每天服 3 次,多数患者有效,与白芍总苷联合应用效果会更好。有人用靛玉红（indirubin），是中药大青叶中有效的抗癌成分，能抑制细胞核分裂，每次口服 50 mg，每天 3～4 次，在 1～2 周内，可见脓疱减退。

（5）环孢素剂量为 3.75 mg/(kg·d)，分 2 次口服，达到临床治愈巩固 1 周后开始减量至 2.5 及 1.25 mg/(kg·d)，服药共 8 周。

（6）外用抗菌药无效。氟轻松或曲安西龙软膏可有暂时的疗效，有时疗效不显著。煤焦油泥膏可以涂擦，具有收敛作用的外用药也可应用，例如，处方：水杨酸 1 g，鞣酸 5 g，酒精加到 50 mL。

（7）[90]锶敷贴治疗掌跖脓疱病疗效较好。NB-UVB 联合派瑞松同样具有良好效果。

（8）根据皮损面积，给予复方丙酸氯倍他索软膏封包患处，每晚 1 次，连用 2 周后改为隔天 1 次，再连用 2 周。

（9）复方氟米松软膏是含有 3.00％水杨酸和 0.02％氟米松的外用糖皮质激素复方制剂。具有促角质软化、杀菌、抗炎及稳定和保护酸性皮层的作用，对无菌性脓疱产生有一定的抑制作用，并可促进皮肤功能的恢复。也可使用卡铂三醇乳膏或他卡西醇软膏。

（刘　影）

第十四节　瑞特综合征

瑞特综合征又称组织抗原病，是由尿道炎、结膜炎及关节炎组成的临床三联症。但三联症未必同时出现，往往其中之一是初起症状。其他表现有皮肤、黏膜、胃肠道及心血管系统的损害，还有发热、衰弱、体重减轻等全身症状。

溢脓性角化病曾经认为淋病奈瑟菌性毒血症引起，所以又称淋病奈瑟菌性角化病，和瑞特综合征并列为独立的疾病，现已认为瑞特综合征的一种表现。

一、症状

大多数患者是男青年，儿童、妇女及老人也可发生本病。主要表现是三联症—尿道炎、结膜炎及关节炎，但未必同时发生。90％患者在前驱感染后 3 周内发病，首发症状以尿道炎居多，其次为结膜炎、关节炎。

（1）尿道炎是无菌性，偶然是淋病性，常是初起症状之一。患者有尿痛、血尿及脓尿，可以伴有肾盂肾炎、膀胱前列腺炎或精囊炎。病程可持续几天或数月之久。

（2）约 1/3 病例有结膜炎，往往是两侧角结膜、球结膜或睑结膜个别或同时发炎，症状轻时可被忽略，症状重时化脓但无菌，可以伴有很痛的角膜炎或角膜溃疡，也有的发生虹膜炎，经数周后消退。

（3）关节炎往往是游走性，对称或不对称地发生于任何关节，尤其常见于负重较大的关节如髋关节、膝关节、踝关节及足关节等。关节突然红肿痛热，骨膜炎常使足跟疼痛，一般经 2～6 月后痊愈，通常没有后遗症，少数患者有永久性挛缩或肌肉萎缩，偶然有脊柱关节强直。

（4）皮肤表现即所谓"溢脓性角化病"的表现，往往对称发生于手足部位，可以蔓延到肘部及膝部，也可出现于阴茎及头皮或零星散布于身体别处。初起皮损是多个淡黄色水疱，迅速变成脓疱及暗红色斑丘疹，以后溃破，结成蜡黄色硬痂，渐变暗褐色，和脓疱性银屑病和蛎壳样银屑病相似。手掌足底的损害可以类似掌跖脓疱性银屑病,干燥变厚的角质痂可由趾部蔓延到足跟,表面高低不平;手指及足趾都常有干硬的厚痂,指(趾)间可以糜烂,指(趾)甲肥厚粗糙及变脆,甲下可有角质痂堆集而像甲下银屑病的甲下角化过度,以后甲板可以脱失。阴茎也常有皮损,往往是多个脓疱结痂排列成环形。身体别处的皮疹往往较少,也常较分散。经过数月后,角质痂可以脱落而遗留色素沉着。

(5)除角膜及结膜可有浅溃疡外,外生殖器、硬颚及舌面可有不痛的红色浅溃疡,有的发生较严重的口炎。舌乳头往往成片地变色而呈地图舌状。

(6)心脏可有损害如心脏传导阻滞、心内膜炎、心包炎及心肌炎,有的有主动脉闭锁不全。

(7)全身性症状可有发热、倦怠无力,轻度贫血、厌食、恶心、腹泻、咳嗽、头痛等。

(8)病情自然停止发展,一般在不到 1 年内痊愈,有一半患者复发。

二、实验室检查

在急性或病情较重时,白细胞总数可以增到 $10\sim20\times10^9/L$,中度贫血,血沉增快,常有轻度肝功能异常。X 线可显示受侵关节有骨质破坏而脱钙或有绒毛样增生,跟骨可有骨刺。

血浆蛋白电泳显示 α_2 及 γ 球蛋白增高。免疫球蛋白 G 增多。类风湿因子阴性,抗链"O"滴度正常。

三、病因

瑞特综合征和脓疱性银屑病颇有相似之处。它们有相似的皮损,都可发生关节炎,表皮组织内都有海绵状微脓肿。在 HLA 方面,瑞特综合征和强直性脊柱炎及关节病性银屑病的 B27 频率都较高。因此,瑞特综合征很像伴有关节病的脓疱性银屑病,但本病和银屑病不应被认为同一疾病,在病因方面未必相同或相关。

本病的关节症状往往出现于低位生殖泌尿器官或肠道感染之后,有的在发病前数周或数月患过淋病,有的在不久前患过细菌性痢疾或是患者患有前列腺炎。因此,本病可和淋病奈瑟菌、沙门菌、衣原体、支原体、病毒等微生物有关。免疫荧光可显示淋病奈瑟菌或粘病毒抗体、抗肝脏、肾脏或前列腺等自身抗体的存在。这些主要存在于低位泌尿生殖器官或肠道的感染可能诱使具有 $HLA-B_{27}$ 等先天因素的人发生本病。

四、组织病理

角化不全及棘细胞层肥厚。表皮浅部的细胞变性水肿,并有嗜中性粒细胞构成海绵状脓疱;真皮的乳头水肿并有毛细血管扩张,血管周围有炎性浸润。晚期时,角质层多半完全角化,表皮内海绵状脓疱往往消失。

五、鉴别

须鉴别的疾病如类风湿关节炎、强直性脊柱炎、痛风、银屑病性关节炎、脓疱性银屑病、蛎壳样银屑病、急性风湿热、白塞病、急性咽峡炎、化脓性结膜炎等。

六、治疗

(1)该病为自限性疾病,轻者可数周消退。

（2）在症状较重的急性时期,患者常需适当休息。

（3）皮损将自然消退,糖皮质激素类如1%氢化可的松软膏等可以促使消失。眼损害也将自愈,有虹膜炎时可用阿托品溶液滴眼以防止粘连,也可用1%氢化可的松溶液滴入眼内,必要时可口服泼尼松。有尿道炎时可服红霉素或四环素0.5 g,一天四次;或米诺环素0.1 g,一天一次;或多西环素0.1 g,一天两次,连用10～14天。关节疼痛时可服吲哚美辛或保泰松。泼尼松等糖皮质激素类可使关节炎迅速减轻,为维持疗效,可每月由肌内注射醋酸曲安西龙混悬剂40～60 mg一次,必要时可改用或加用甲氨蝶呤或硫唑嘌呤等免疫抑制药。

（刘　影）

第十五节　汗孔角化症

汗孔角化症是一种少见、慢性、进行性皮肤病,临床特征为不断扩展的多发性环状角化皮损、中央萎缩有沟槽样裂隙、边缘呈嵴样隆起;病理特点为表皮明显角化和角化不全细胞。1983年由 Mibelli 和 Respighi 报道。近年来在接受器官移植的患者中的发病率增多。

本病与常染色体显性遗传有关,说明遗传因素是汗孔角化症的重要发病原因之一,也观察到并不是所有的汗孔角化症都有家族聚集现象,同时环境因素如紫外线、免疫因素如器官移植、艾滋病、肝病晚期等在汗孔角化症发病中也起重要的作用。

一、诊断

（一）临床表现

根据皮损的范围和部位,常将汗孔角化症分为五型:Mibelli 斑块型汗孔角化症(PM),线状汗孔角化症(LP),掌跖点状汗孔角化症(PPPP),播散浅表性光化性汗孔角化症(DSAP),掌跖合并播散性汗孔角化症(PPPD)。五型中除 LP 外均具有外显不全的常染色体显性遗传特点。基本损害呈丘疹、斑丘疹、斑片、斑块或结节样改变,形状为椭圆、地图状、疣状或不规则状。边缘隆起呈环堤状,中心可见裂隙、沟槽,部分还可见萎缩。绝大多数无自觉症状,少部分患者有轻微瘙痒感。不同型的汗孔角化症具有不同的特点。PM:多于青春期发病,皮损逐渐扩展成环状、不规则斑块状或疣状结节。部位以四肢、颜面部多见,甚至可累及指甲,使之增厚、变形。个别可在皮损处发生鳞癌。LP:多在儿童期发病,少见成人期发病。皮损类似线状疣状表皮痣,好发于四肢,呈带状或线状排列,常与其他型同时存在。PPPP:多见成年人,皮损局限于掌跖,可见角化性丘疹和嵴状突起,也可融合成斑片状。PPPD:较少见,多见于青少年,初发病部位局限于掌跖,可累及指、趾甲,逐渐波及全身。丘疹样皮损表浅,边缘突起及中央裂隙均不明显,也可发生鳞癌。DSAP:多见于中年人,初发部位在颜面、四肢等曝光部位,随后可逐渐波及非曝光部位及全身。

（二）组织病理学检查

普通病理光镜下见:角化过度,棘细胞层肥厚;表皮深沟可见角栓,其中心有由角化不全细胞排列呈柱状的角样板层,其下方的颗粒层减少或消失,真皮浅层血管周围有慢性炎症细胞浸润。

（三）诊断要点

特征性的环状角化斑丘疹、中央萎缩、边缘呈嵴样隆起皮损,病理上表皮明显角化和角化不全细胞柱。

(四)鉴别诊断

本病有时可能误诊为湿疹、疣状皮肤结核、银屑病等,根据皮损特点及病理改变不难做出诊断。

二、治疗

尚无有效治疗方法,一般给予对症处理。

(一)冷冻治疗

对于面积较小、数目较少的皮损给予液氮冷冻治疗,部分患者可能有效,但是容易产生色素沉着,并且容易复发。

(二)激光治疗

对于 DSAP、PM 的小面积皮损可试用 CO_2 激光或 585 nm 脉冲激光治疗。

(三)手术治疗

对于 PM 型较小的斑块可试用外科手术切除。

(四)维 A 酸类药物

具有抑制细胞角化的作用,曾有报道口服异维 A 酸 20 mg/d 联合外用 5%5-氟尿嘧啶,21 天为 1 个疗程,成功治疗 27 例 DSAP 患者。

(五)维生素 D_3 衍生物

维生素 D_3 类似物有诱导角质形成细胞的基因表达、促进细胞分化的作用,还可抑制细胞的增殖。有报道使用 0.000 4%他卡西醇每天 1 次治疗 DSAP,5 个月后皮损消失。

（刘　影）

第十章 结缔组织病

第一节 混合性结缔组织病

混合性结缔组织病(mixed conne ctive tissue disease,MCTD)是 Sharp 等于 1972 年提出的一种独立的疾病,在临床上同时或相继出现红斑狼疮(LE)、皮肌炎(DM)、硬皮病(PSS)等结缔组织病的不全或不典型表现的混合。血中有高滴度的斑点型抗核抗体和抗核糖核蛋白(nRNP)抗体,好发于 30 岁左右女性,很少累及肾脏,预后较好。

一、病因与发病机制

中医认为本病的病机为:①正气不足,或失于调养,寒邪侵袭,阻于经脉,营卫不和。②脾肾阳虚,寒湿内生,凝滞经脉。③肝肾阴虚,虚热灼津,阴血不足,络脉不畅,气血瘀滞而发本病。

西医认为本病病因尚不十分清楚。可能是由于病毒感染等有关因素的作用使细胞损伤,释放可浸出核抗原(ENA),其中主要为 nRNP 和 Sm 抗原等,进入血流后产生抗体及免疫复合物,沉积在各组织器官而致病。

二、临床表现

(一)皮损特点

雷诺征是本病的早期症状之一,占 85% 左右,淋巴结肿大,手部呈弥漫性肿胀、紧张,呈腊肠样,亦可伴发面部肿胀发亮。手指尖变细,指端可发生糜烂、溃疡。亦可有全身硬皮病样改变。关节伸侧有萎缩性红斑,眼睑、胸部有淡紫色斑。面颊和甲周围出现毛细血管扩张,四肢近端肌肉有压痛。在曝光部皮肤有红斑狼疮样皮疹,头部可有弥漫性脱发。

(二)全身症状

典型症状为发热、多关节痛、关节炎和雷诺征。消化道损害主要症状为食管功能障碍,多数是食管下 2/3 蠕动减低;呼吸系统损害表现为肺活量减低,胸闷,胸痛,呼吸困难,X 线片显示广泛性间质浸润,亦可见胸膜炎及肺纤维化;心脏损害可见心包炎、心肌炎、心律不齐,严重者可导致充血性心力衰竭、主动脉瓣闭锁不全,心电图显示心肌损害、左心室扩大;神经系统改变可见三叉神经痛、血管性头痛、无菌性脑炎、癫痫发作,严重者可出现脑血栓、脑出血或精神病样综合征。亦可出现多发性外周神经病变。肾脏损害一般较少见,或症状较轻,亦可出现干燥综合征、桥本氏甲状腺炎、肝脾大等。

三、实验室检查

50％有高滴度类风湿因子,高 γ-球蛋白血症,30％有血清补体轻度至中度降低。

MCTD 患者的典型血清学特征有:高滴度荧光抗核抗体,呈斑点型;ENA 抗体;抗细胞核蛋白(RNP)抗体;MCTD 患者的抗细胞核 RNP 抗体,具有特异性,其他自身抗体无特异性。

四、诊断

根据典型重叠的结缔组织病临床特征和高滴度的抗 RNP 抗体即可诊断本病。有些患者症状轻微,但随着 RNP 抗体测定的广泛开展,高滴度 RNP 抗体阳性而临床表现较少的患者,大多数将出现 MCTD 的相符症状和体征。

五、治疗

(一)皮质激素

对关节炎、皮疹、浆膜炎、肌炎、贫血、白细胞减少和肾炎疗效良好;对间质性和限制性肺病变可能有效,亦可无效。

(二)非激素抗炎药

布洛芬、萘普生对轻度关节炎有效。

(三)抗疟药

如氯喹,对皮肤损害有效。

(四)环磷酰胺

对肾炎有效,可用静脉冲击,按(体表面积)$0.5\sim1.0 \ g/m^2$,每月 1 次,合用小剂量皮质激素控制肾外症状。

（王　玮）

第二节　红　斑　狼　疮

一、系统性红斑狼疮

系统性红斑狼疮(systemic lupus erythematosus,SLE)是一种自身免疫性结缔组织病,由于体内有多种自身抗体和免疫复合物,造成组织损伤,临床表现为多脏器损害的症状。本病女性约占 90％,常为育龄妇女。

(一)流行病学

绝大多数患者为 30～40 岁青壮年,近亲发病率高达 5％～10％。我国统计资料显示患病率为70/10 万人,10 年生存率为 80％。本病病程中可有自然缓解和加剧相交替。

(二)病因

病因未明,可能与遗传、环境和性激素有关。

1.遗传素质

研究表明,SLE 是一种多基因遗传性疾病。同卵双胎者发病率约为 $14\%\sim57\%$;患者家族中患 SLE 者可高达 13%;SLE 的易感基因,如 HLA-DR$_2$、DR$_3$ 等,在患者中的发生频率明显高于正常人。

2.环境因素

日光、紫外线、某些化学药品(如肼屈嗪、青霉胺、磺胺类等)、某些食物成分(如苜蓿芽)都可能诱发 SLE。

3.性激素

研究发现,本病育龄妇女与同龄男性之比为 9:1,而在绝经期男女之比仅为 3:1;SLE 患者体内雌激素及其代谢产物增加;妊娠可诱发 SLE,与妊娠期性激素水平改变有关。

(三)发病机制

SLE 具体的发病机制仍未完全清楚。可能是在上述因素的影响下,促发了异常的免疫应答,使体内产生大量的免疫复合物和多种自身抗体,引起组织损伤。多数学者认为 T 辅助淋巴细胞的功能亢进促进 B 淋巴细胞功能增强而产生多种自身抗体是 SLE 的免疫学特点,也是本病发生和发展的主要因素之一;也与细胞因子异常、淋巴细胞凋亡异常等多种因素有关。

多种自身抗体与相应抗原形成的免疫复合物沉积在各组织、器官,引起病理损害。如抗 ds-DNA抗体与循环中相应抗原结合成免疫复合物后,可沉积于肾小球;或 DNA 与肾小球基底膜结合后再与循环中抗 ds-DNA 抗体结合形成原位免疫复合物,引起炎症反应,发生狼疮肾炎。针对自身血细胞的自身抗体,可使血细胞损伤而减少。免疫复合物亦可沉积在小血管壁,造成血管炎,导致各组织和器官发生病变。故免疫复合物的形成及沉积是 SLE 发病的主要机制。

(四)病理

本病的基本病理变化是结缔组织的黏液性水肿、纤维蛋白样变性和坏死性血管炎,疾病早期为黏液性水肿;纤维蛋白样变性是自身免疫球蛋白、补体和 DNA 等及纤维蛋白混合构成的嗜酸性无结构物质;中、小血管壁的结缔组织发生纤维蛋白样变性、坏死、血栓形成、出血等病变,形成坏死性血管炎。受损器官的特征性改变:①苏木素小体,是细胞核变性固缩形成的嗜酸性团块。②"洋葱皮样"病变,即小动脉周围有显著向心性纤维组织增生,尤以脾脏中央动脉为明显。心、肺、肝、肾、神经系统等器官均可出现上述基本病理变化。心瓣膜的结缔组织反复发生纤维蛋白样变性,可形成赘生物。

肾组织几乎都有病变。表现为弥漫性系膜细胞增生,免疫荧光见系膜有免疫球蛋白(Ig)和补体沉积;少数肾小球有节段性细胞增生,常伴有纤维素样坏死;系膜和内皮细胞弥漫性增生同时有膜增生性病变,新月体形成,"铁丝圈"病损(内皮下沉积物)和苏木素小体;晚期肾小管间质常有炎症、坏死和纤维化病变。

(五)临床表现

SLE 临床表现复杂多样,早期仅侵犯 1~2 个器官时,表现不典型,侵犯多个器官则使临床表现复杂。大多数患者呈缓解与发作交替过程。

1.全身症状

活动期患者大多数有全身症状。约90%患者有发热,尤以长期低、中等度热常见。此外,疲倦、乏力、体重减轻等亦常见。

2.骨关节和肌肉

约85%患者有关节痛,最常见于指、腕、膝等关节,多为不对称的多关节痛,呈间歇性。伴红肿者较少。关节X线片大多正常。约40%可有肌痛,5%可有肌炎。

3.皮肤与黏膜

约80%在病程中有皮肤损害;约40%的患者面部有蝶形红斑,偶为盘状红斑;约60%患者有局限性或广泛斑丘疹,有痛痒感,多见于日晒部位,有时出现水疱、大疱和血疱等,大疱破后可形成糜烂和溃疡;有约40%患者有光过敏现象,有时可见淤点、淤斑,少数患者可有口腔黏膜点状出血、糜烂或溃疡、雷诺现象、脱发等。

4.肾

约75%的患者有临床表现,以慢性肾炎和肾病综合征者较常见。早期多表现为尿异常,随病程进展,患者可出现大量蛋白尿、血尿、管型尿、水肿和高血压等;晚期发生尿毒症,是SLE死亡的常见原因。

5.心血管系统

约30%的患者有心血管表现,其中以心包炎最常见,多为纤维素性心包炎,也可为心包积液。患者有心前区疼痛或不适,有心包摩擦感,超声心动图可帮助诊断。约10%的患者有心肌炎,可有气促、心前区不适、心律失常,心电图有助于诊断。部分还可发生血栓性静脉炎等。

6.呼吸系统

约35%的患者有胸膜炎,多为干性,也可为胸腔积液,多为少量或中等量积液,单侧或双侧。少数患者可发生狼疮肺炎,表现为发热、干咳、气促等。X线可见肺部片状浸润阴影,多在双下肺。偶见肺间质病变,可引起肺不张,甚至呼吸衰竭。

7.神经系统

可累及神经系统任何部位,但以中枢神经系统最多见。患者可发生各种精神障碍,如躁动、幻觉、猜疑、妄想等。如中枢神经系统受累(脑膜炎、脑炎、脑血管意外、蛛网膜下腔出血等),临床表现常有颅内高压、颈强直、惊厥、昏迷、瘫痪等。脑神经也可受累,约15%的患者出现癫痫发作。

8.消化系统

约30%的患者有食欲减退、恶心、呕吐、腹痛、腹泻、腹水等。腹痛可能与腹膜炎、肠炎、肠系膜炎或腹膜后结缔组织病变有关。部分患者可有肝脏肿大、黄疸及血清转氨酶升高。少数可发生急腹症,如胰腺炎、肠穿孔、肠梗阻等,往往是SLE发作的讯号。

9.血液系统

慢性贫血常见,多为正细胞性正色素性贫血,可表现为自身免疫性贫血。约40%的患者白细胞减少或淋巴细胞绝对数减少。约20%的患者有血小板减少,临床表现为不同程度的出血。约20%的患者有无痛性轻、中度淋巴结肿大,以颈部和腋下为多见,常为淋巴组织增生所致。约15%的患者有脾大。

10.眼

约15%的患者有眼底变化,如眼底出血、视盘水肿、视网膜渗出物等,其原因是视网膜血管炎,影响视力,严重者可在数天内致盲,如及时抗狼疮治疗,多数可逆转。有继发性干燥综合征者可出现干燥性角膜炎。

(六)实验室和其他检查

1.一般检查

血、尿常规的异常如前所述。血沉增快。

2.自身抗体

SLE患者血清中多种自身抗体阳性。包括抗核抗体(ANA)、抗双链DNA(ds-DNA)抗体、抗Sm抗体、抗SSA(Ro)抗体、抗SSB(La)抗体、抗Rib-P(rRNP)抗体、抗红细胞膜抗体、抗血小板膜抗体、抗神经元抗体等。ANA检测是目前最佳的SLE筛选试验,如多次为阴性,则SLE的可能性不大,但可见于多种结缔组织病和其他慢性炎症,故特异性较差。血清效价不低于1:80者,对结缔组织病的诊断有很大的意义。抗双链DNA(dsDNA)抗体特异性高,对确诊SLE和判断狼疮活动参考价值大。抗Sm抗体特异性强,在病情缓解后仍持续阳性,可作为回顾性诊断的依据。此外,约15%的患者血清类风湿因子阳性。

3.补体

血清CH_{50}(总补体)、C_3、C_4降低,有助于SLE的诊断,并提示狼疮活动,特异性比较高。

4.狼疮带试验

用免疫荧光法检测皮肤的真皮和表皮交界处有否Ig沉积带,IgG沉着诊断意义较大。

5.肾活检

肾活检对狼疮肾炎的诊断、治疗和估计预后,均有价值。肾组织活动性病变为肾小球坏死、细胞性新月体、透明血栓、肾间质炎症浸润、坏死性血管炎等。慢性病变为肾小球硬化、纤维性新月体、肾间质纤维化、肾小管萎缩等。

6.其他

CT对狼疮梗死性、出血性脑病,X线对肺部浸润、胸膜炎,超声心动图对心包积液、心肌、心瓣膜病变均有利于早期发现。

(七)诊断

目前普遍采用美国风湿病学会1997年推荐的系统性红斑狼疮分类标准的11项中,符合4项或4项以上者,就可以诊断为系统性红斑狼疮。其敏感性和特异性均大于90%。

(1)颊部红斑:在两颧突出部分表现为固定红斑,扁平或隆起。

(2)盘状红斑:片状隆起于皮肤的红斑,黏附有角质脱屑和毛囊栓,可发生萎缩性瘢痕。

(3)光过敏:对日光有明显的反应,引起皮疹。

(4)口腔溃疡:可以观察到口腔或鼻咽部溃疡,为无痛性的。

(5)关节炎:非侵蚀性关节炎,累及两个或更多个的外周关节,有压痛、肿胀或积液。

(6)浆膜炎:心包炎或胸膜炎。

(7)肾脏病变:尿蛋白>0.5 g/24 h或+++,或管型(红细胞、血红蛋白、颗粒或混合管型)。

(8)神经病变:癫痫发作或精神病。

(9)血液学疾病:溶血性贫血,或白细胞减少,或淋巴细胞减少,或血小板减少。

(10)免疫学异常:抗ds-DNA抗体阳性,或抗Sm抗体阳性,或抗磷脂抗体阳性。

(11)抗核抗体:在任何时候和未用药物诱发"药物性狼疮"的情况下抗核抗体滴度异常。

(八)鉴别诊断

SLE应与下述疾病鉴别:类风湿关节炎、各种皮炎、癫痫病、精神病、特发性血小板减少性紫癜和原发性肾小球病等,也需和其他结缔组织病鉴别。有些药物如肼屈嗪等,长期服用可引起类

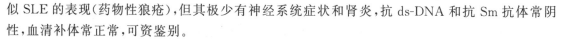

似 SLE 的表现(药物性狼疮),但其极少有神经系统症状和肾炎,抗 ds-DNA 和抗 Sm 抗体常阴性,血清补体常正常,可资鉴别。

(九)治疗

SLE 目前虽不能根治,早期患者合理治疗后可以缓解。治疗原则是活动且病情重者,给予强有力的药物控制,病情缓解后,则接受维持性治疗。

1.一般治疗

急性活动期卧床休息;避免日晒;防治感染;避免可能诱发狼疮的药物或食物等。

2.药物治疗

(1)糖皮质激素:对症状轻微且无重要脏器损害者,可服用小剂量糖皮质激素(泼尼松 30~40 mg/d)。对全身症状严重,并有明显内脏损害者,使用大剂量泼尼松 50~80 mg/d,晨起顿服,若有好转,继续服至 8 周,在能控制 SLE 活动的前提下,激素应缓慢减量,一直至最小量做维持治疗。如用大剂量激素未见效,宜及早加用细胞毒药物。对急性暴发性危重 SLE,如急性肾衰竭、狼疮脑病的癫痫发作或明显精神症状、严重溶血性贫血等,可采用激素冲击疗法,即甲基泼尼松龙 1 000 mg,溶于葡萄糖液中,缓慢静脉滴注,每天 1 次,连用 3 天,然后口服大剂量泼尼松。

(2)细胞毒药物:活动程度较严重的 SLE,以细胞毒药物与大剂量激素联合应用,有利于更好地控制 SLE 活动,减少暴发,以及减少激素的需要量。常用的是环磷酰胺(CTX)和硫唑嘌呤。①环磷酰胺,CTX 冲击疗法适用于狼疮性肾炎,可减少肾衰竭的发生。每次 10~16 mg/kg,加入生理盐水 200 mL,静脉缓慢滴注。通常 4 周冲击 1 次,危重者每 2 周冲击 1 次。冲击 6 次后,改为每 3 个月冲击 1 次,至活动静止后 1 年。CTX 口服剂量为 100 mg,每天 1 次,疗效不如冲击疗法。不良反应有胃肠道反应、血白细胞减少、肝损害等。②硫唑嘌呤,激素联合使用硫唑嘌呤仅适用于中等度严重病例,脏器功能恶化缓慢者。不良反应主要是骨髓抑制、肝损害、胃肠道反应等。剂量为 100 mg/d。缓解后,应减量至停服。

(3)环孢素 A:经上述治疗仍不缓解,应加用环孢素 A,5 mg/(kg·d),分 2 次服,3 个月后每月减 1 mg/kg,至 3 mg/(kg·d)作维持治疗。不良反应为肝、肾损害。

(4)静脉注射大剂量丙种球蛋白:作为辅助治疗措施,适用于某些病情严重而体质极度衰弱者和/或并发全身性严重感染者,对危重的难治性 SLE 颇有效。一般 0.4 g/(kg·d),静脉滴注,连用 3~5 天为 1 个疗程。

(十)转归及预后

目前 SLE 的转归及预后已有较大改善,国内报告 SLE 10 年生存率可达 84% 以上。美国近些年报告 SLE 的 5 年、10 年、15 年生存率已分别达到 97%、93%、83%。肾衰竭、感染、NP 狼疮是 SLE 的三大主要致死原因,此外,动脉硬化性心脏病以及高血压也是较常见的死亡原因。一般认为性别、起病时年龄、种族、患者社会经济情况等因素均与患者预后相关,但患者有无肾炎以及肾活检病理改变和肾功能损害的严重程度、有无 NP 狼疮、有无高血压等因素对影响患者预后更为重要。

二、盘状红斑狼疮(DLE)

(一)病因

本病病因不明,但与遗传因素、感染因素、物理因素、药物因素、内分泌因素、免疫功能反应异常有关。

(二)临床表现

2%～5%的DLE患者转化成SLE,个别DLE皮损可发生癌变。皮疹好发部位为面部,特别是两颊和鼻背,呈蝶形分布;其次发生于口唇、耳郭、头皮等处,超出头面部范围时称播散性DLE。皮疹为紫红色丘疹或斑块,附有黏着性鳞屑,下面有刺状角质栓,拔出后见扩大的毛囊口,境界清楚。日久也可继发色素减退,毛细血管扩张,中心萎缩呈盘状。头皮损害可导致永久性脱发。黏膜常发生糜烂或溃疡。自觉症状轻微,部分患者可有灼热或痒感,一般全身症状不明显。发病率年龄多在40岁以后,女性是男性的2倍,少数病例有雷诺现象、冻疮病史。病程慢性,预后良好(图10-1、图10-2)。

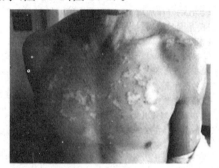

图 10-1　盘状红斑狼疮

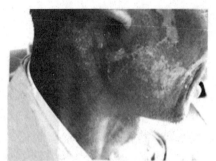

图 10-2　盘状红斑狼疮

(三)实验室检查

可有血沉块、γ-球蛋白升高、类风湿因子阳性、轻度贫血、抗核抗体阳性等变化。

(四)组织病理

组织病理表现为表皮角化过度,毛囊口角质栓,粒层增厚,棘层萎缩,基底细胞液化变性,胶原纤维水肿,透明变性和纤维蛋白样变性,附属器周围有淋巴细胞为主的灶性浸润。

(五)诊断

根据皮疹特点和好发于暴露部位,必要时结合病理检查,不难诊断。

(六)治疗

1.一般治疗

避免精神创伤、暴晒,外出用遮光剂,避免紫外线照射、寒冷刺激、过劳。勿用光感性药物如磺胺类、焦油类制剂等。

2.全身治疗

氯喹,0.25 g,每天1次,好转减量,定期检查眼底和白细胞。维生素 B_{12} 0.25～0.5 mg,每天1次,肌内注射。维生素E,50 mg,每天3次,口服。可联合使用。对皮损广泛伴有全身症状的患者可口服泼尼松。中药可选用六味地黄丸、雷公藤、青蒿素等。

3.局部治疗

外用避光剂如5%奎宁软膏;糖皮质激素乳剂外涂加封闭;局限性皮损可用糖皮质激素泼尼松龙混悬液局封,每1～2周1次。

三、亚急性皮肤型红斑狼疮(SCLE)

亚急性皮肤型红斑狼疮(subacute cutaneous lupus erythematosus,SCLE),占LE患者10%,

皮损包括非疤痕性鳞屑性(2/3)或环状多环性损害,皮损常分布于腕部以上,尤其是颈周围、背和前胸及手臂外侧。往往伴有轻度的内脏损害及特征性的血清学异常,是介于盘状与系统性红斑狼疮之间的 LE 亚型。

(一)临床表现

本病多见于中青年,女性患者约占 70%。皮肤病变有 2 型。

1.环状红斑型

此型占 1/3,开始为红色小丘疹或小斑疹,逐渐扩大成为环形、半环形、多环形或脑回形,边缘略突出于皮面,表面有细小鳞屑,中央可自然消退留下暂时性的色素沉着或灰白色色素减退,并可发生持久性的毛细血管扩张。本型偶有发生水疱结痂者。

2.非瘢痕性鳞屑丘疹型

这型占 2/3,比环状红斑型更常见,初发时为红色小丘疹,逐渐扩大,形成不规则的斑疹,表面覆有细薄的鳞屑,颇似银屑病损害。

大多数患者往往呈为 2 型中的 1 型,但少数可 2 型同时存在。皮疹对称性、播散性分布,趋向融合,主要见于颧、颊、耳、手背、前臂及上胸部等暴露部位,也可扩散到上臂、肩及躯干侧面,而腰以下部位少见。约 90% 的病例发生光敏现象。本病病程慢性,皮疹可自然消退,但常在原处或它处复发,病程可长达数月,甚至长达 30 多年。本病不发生毛孔角质栓及萎缩性疤痕,约半数以上发生弥漫性非疤痕性脱发。药物(如氢氯噻嗪和灰黄霉素)可作为诱发因素,可发生口腔溃疡、雷诺现象、关节痛、发热、肌痛及浆膜炎等症状。约有半数符合美国 SLE 的诊断标准,但内脏受累者少且较轻微,肾功能减退及严重中枢神经系统病变少见。病情稳定,很少发展为 SLE,预后较佳。

(二)实验室检查

可发生溶血性贫血,白细胞及血小板减少,血沉快,红斑狼疮细胞阳性,60% 可有均质型抗核抗体及抗 Ro 抗体,40% 抗 La 抗体,少数患者尚可出现抗双链 DNA、抗核糖核酸蛋白(RNP)和抗 Sm 抗体,循环免疫复合物升高及补体值降低,狼疮带试验在皮损处约 50%~60% 为阳性,非皮损处约 30% 为阳性。

(三)诊断

诊断要点如下。

(1)皮疹对称分布于暴露部位。

(2)基本损害为环状红斑或丘疹鳞屑性皮疹,光敏感明显。

(3)病程长,易反复发作,皮损消退后无萎缩及疤痕。

(4)各系统及内脏可受累,但症状较轻微。

(5)抗 Ro 及 La 抗体阳性。

(四)治疗

大多数患者给予防晒霜、局部皮质激素和抗疟药可控制,对抗疟药无反应的患者,对口服中小剂量皮质激素(泼尼松每天 20~30 mg)、伊曲替酯、异维 A 酸或 20-顺维 A 酸有效。也可给予甲泼尼松冲击、氨苯砜、环孢菌素或口服金制剂,偶尔需要给予反应停。有给予静脉免疫球蛋白成功治疗顽固病例的报道。

(王　玮)

第三节　干燥综合征

干燥综合征(sicca syndrome,SS)又名 Sjögren 综合征,是一个主要累及外分泌腺体的慢性炎症性自身免疫病,主要侵犯泪腺和涎腺,临床上表现为眼和口的干燥。但其他外分泌腺和腺体外其他器官均可受累及出现多系统损害的症状。

本病分为原发性和继发性两类,前者指不伴有其他诊断明确的结缔组织病的 SS,后者指伴发其他诊断明确结缔组织病,如风湿性关节炎、系统性红斑狼疮、系统性硬皮病、多肌炎等病的SS。本节介绍原发性 SS。

一、病因与发病机制

本病是多元性病因的自体免疫病,有下列发病机制。

(一)自身免疫/免疫异常

病灶有特征性淋巴细胞浸润,患者体内有多种自身抗体存在。SS 患者泪腺和小涎腺见有淋巴细胞浸润,主要是 $CD_{45}R0$ 表型和表达 $\alpha\beta T$ 细胞抗原受体 $CD4^+T$ 细胞亚群,分别与腺泡组织破坏和泪液与涎液产生减少有关。

(二)遗传素质

原发性 SS 与 HLA-B8-DRW3 表型有关。大多数女性及所有男性病例出现 HLA-DRW52,伴类风湿关节炎患者与 HLA-DRW4 相关。

(三)感染

病毒感染作为原发性 SS 诱发因素的作用仍有争议,患者血清中抗巨细胞病毒的 IgM 型抗体滴度增高,有证据支持 EB 病毒在 SS 合并 RA 发病中起作用。

二、临床表现

本病多在 50 岁或以上发病,而且 9% 以上为女性。

(一)干燥症状

1.眼

干燥性角膜结膜炎,两眼发干,如疼痛、异物感、视物模糊、眼红不适、畏光和有黏液性分泌物。患者出现泪腺分泌减少和丝状或点状角膜炎时,需用 Schirmer 试验(一种粗略估计泪腺流量的试验)、孟加拉玫瑰红染色和角膜裂隙灯检查(观察是否存在角膜炎)。三项实验有两项异常即可诊断。

2.涎腺

口干燥,有咀嚼和咽下困难、口痛、味觉嗅觉改变,舌裂干燥、口角炎。两侧腮腺和颌下腺可能肿大,"饼干试验(cracker test)"(不借助水很难咀嚼和咽下一包饼干)阳性有助于诊断。可靠的体征是口底缺乏唾液聚集;口腔受累有口角炎,舌、唇及口腔黏膜的皲裂、溃疡和龋齿。

3.皮肤干燥

皮肤干燥或萎缩,伴瘙痒,有鳞屑如鱼鳞病样,毛发干枯,易脆断,体毛及头发减少,面部色素减退或色素沉着。

4.黏膜干燥

干燥发生在黏膜,有干燥性鼻炎、口咽喉干燥,外阴和阴道干燥,气管黏膜干燥。

(二)腺外表现

原发性比继发性干燥综合征多见,特别是抗 Ro(SS-A)和 La(SS-B)抗体时。皮肤下肢非血小板减少性紫癜、光敏;Raynaud 现象、小血管炎、气管支气管树干燥,继发慢性支气管炎,淋巴细胞性肺炎,间质性肺纤维化,多关节痛,多关节炎,肾小球肾间质性肾炎。

SS 相关疾病包括自身免疫性甲状腺炎、血管炎、重症肌无力、多发性肌炎、血管炎、雷诺现象、假性淋巴瘤、恶性淋巴瘤、冷球蛋白血症、药物过敏。

三、实验室检查

(一)涎腺或唇腺黏膜活检

显示灶性淋巴细胞和浆细胞浸润。

(二)Schirmer 眼泪试验

用标准滤纸条放入患者的下眼睑,5 分钟内滤纸条浸湿<10 mm 说明患者泪液分泌减少。

(三)眼睛四氯四碘荧光素染色

显示斑点状或线状角膜炎。

(四)实验室异常

免疫球蛋白水平、循环免疫复合物及许多自身抗体升高。类风湿因子通常呈阳性。60%~70%的患者抗核抗体阳性,10%的患者抗线粒体抗体阳性。抗 Ro(SSA)抗体见于 70%的患者,而 RA 及继发性干燥综合征的患者仅有 10%为阳性。抗 SSA 抗体可通过胎盘,引起先天性心脏传导阻滞。

四、诊断

(一)具体诊断标准

干燥综合征国际分类(诊断)标准见表 10-1。

表 10-1 2002 年干燥综合征国际分类(诊断)标准

(1)口腔症状:3 项中有 1 项或 1 项以上
①每天感口干持续 3 个月以上
②成年后腮腺反复或持续肿大
③吞咽干性食物时需要水帮助
(2)眼部症状:3 项中有 1 项或 1 项以上
①每天感到不能忍受的眼干持续 3 个月以上
②有反复的沙子进眼或砂磨感觉
③每天需用人工泪液 3 次或 3 次以上
(3)眼部体征:下述检查任 1 项或 1 项以上阳性
①Schirmer 试验(+)(≤5 mm/5 min)
②角膜染色(+)(≥4 van Bijsterveld 计分法)

(4)组织学检查:下唇腺病理活检示淋巴细胞灶≥1(指 4 mm² 组织内至少有 50 个淋巴细胞聚集于唇腺间质者为 1 个灶)

(5)涎腺受损:下述检查任 1 项或 1 项以上阳性

　①涎液流率(+)(≥1.5 mL/15 min)

　②腮腺造影(+)

　③涎腺放射性核素检查(+)

(6)自身抗体:抗 SSA 或抗 SSB(+)(双扩散法)

(二)原发性干燥综合征

无任何潜在疾病的情况下,符合下述任 1 条则可诊断。

(1)符合上述 4 条或 4 条以上,但必须含有表 10-1 条目(4)(组织学检查)和/或条目(6)(自身抗体)。

(2)表 10-1 条目(3)、(4)、(5)、(6)四条中任三条阳性。

(三)继发性干燥综合征

患者有潜在的疾病(如任一结缔组织病),而符合表 10-1 条目(1)和(2)中任一条,同时符合条目(3)、(4)、(5)中任两条。

(四)必须除外

颈头面部放疗史,丙型肝炎病毒感染,艾滋病(AIDS),淋巴瘤,结节病,移植物抗宿主(GVH)病,抗乙酰胆碱药的应用(如阿托品、莨菪碱、溴丙胺太林、颠茄等)。

五、治疗

(一)对症治疗

用涎液替代品和人工泪液的替代物,改善干燥症状及处理相关疾病。

(二)人工泪液

干燥性角膜结膜炎:可用人工眼泪(成分是 0.5% 羧甲基纤维素溶液)加黏液溶解剂(5%～10%乙酰半胱氨酸),并且可以用电凝将鼻泪管闭合,含甲基纤维素润滑眼膏夜间使用保护角膜结膜。0.05%～0.4%环孢素乳化剂滴眼。

(三)人工涎液

口干燥症:患者应多喝水,盐酸毛果芸香碱,5 mg,3 次/天,促进腺泡分泌涎液,人工涎液制剂很多,含羧甲基纤维素、黏液素等成分可供使用。

(四)系统治疗

1.氯喹/羟氯喹

活动期给予有调节免疫和抗感染作用,调节淋巴增生,可改善眼部症状。

2.环磷酰胺、泼尼松

环磷酰胺可增加泪腺和唾液的分泌。有些假性淋巴瘤的患者对泼尼松和/或环磷酰胺的反应相当好,另一些则否。环孢素每天 5 mg/kg,内服 6 个月,可改善口腔干燥,阻止涎腺的损害。

3.非甾体抗炎药

对肌肉关节痛有效。

4.生物制剂

英夫利昔单抗（Rituximab），抗 CD_{20} 单克隆抗体，375 mg/m^2，每周 1 次，12 周后患者症状改善，涎液腺有残余功能，唾液流率增加。

（五）其他

中医治则为滋阴润燥，常用药有水牛角、丹参、紫草、绿豆、土茯苓、秦艽、玉竹、沙参、石斛等。

六、预后

本病多为良性，PSS 的病情进展非常缓慢，在不伴有淋巴瘤时，不会造成外分泌腺急进性破坏和功能丧失。一旦出现淋巴瘤和外分泌腺体以外的临床表现，预后就会很差。

（王　玮）

第四节　重叠综合征

重叠综合征又称重叠结缔组织病（overlap connective tissue disease，OCTD），是指患者同时或先后患两种或两种以上明确诊断的结缔组织病。一般为多发性肌炎（PM）、类风湿关节炎（RA）、系统性红斑狼疮（SLE）、干燥综合征（SS）、系统性硬化（SSc）中两种或两种以上的疾病重叠，继发性干燥综合征可见于多种 CTD 中，据报道其在 RA 及 SLE 中可达 30%。故国际上倾向于不将继发性干燥综合征列入 OCTD 范畴，如果临床诊断原发性干燥综合征，并逐渐出现了另一种诊断明确的 CTD，可以诊断 OCTD。原发性干燥综合征的眼干症、口干症和腺体肿大更明显，有其自身的诊断标准，可以和继发性干燥综合征相鉴别。

OCTD 不同于 MCTD，亦不属于 UCTD，尽管 MCTD 临床上有多种结缔组织病的重叠症状，但有其自身的诊断标准和特征，具体比较见表 10-2。未分化结缔组织病（UCTD）是指根据目前的临床表现和辅助检查不能明确该患者属于某种特定的结缔组织病。该病的共同特点是：雷诺现象、关节痛、肌痛、食管功能障碍和 ANA 阳性。此类患者中，部分最终分化为某种明确的CTD，部分可自行或经治疗后好转，部分始终维持未分化状态。在作出 UCTD 诊断之前，必须详细询问病史，全面的体格检查和必要的实验室检查，以免漏诊、误诊。对于某个患者是否倾向于分化为某种特定的 CTD，常常和特异性血清学结果及 MHC 类型相关。虽然大多数风湿病学家常以经典的 CTD 分类和诊断标准来评价疾病，但通过血清学特点和 HLA 类型可以更好地理解患者的临床特点、转归和预后，从而提高我们对 CTD 的临床异质性的认识。

表 10-2　OCTD 和 MCTD 的比较

	重叠综合征（OCTD）	混合性结缔组织病（MCTD）
SLE、PSS、PM/DM 或 RA 的诊断	确诊＋确诊	疑诊＋疑诊
ANA	阴性/阳性	阳性
抗 RNP 抗体	阴性或低滴度或高滴度	高滴度
抗 dsDNA 抗体	阳性/阴性	阴性/弱阳性

	重叠综合征（OCTD）	混合性结缔组织病（MCTD）
其他抗体	阳性	阴性
激素反应	不好的病例多	相对良好
肾病	多	少
5 年生存率	53％	93％
HLA	随重叠的疾病	DR2、DR4

一、硬皮病重叠综合征

SSc 存在广泛的异质性，临床表现为弥漫性皮肤病变、预后不良，或者仅有局限性皮损、预后相对良好。某些 SSc 患者表现为与其他结缔组织病有明显重叠。研究发现，系统性硬化重叠综合征同某些抗体相关。SSc 相关的抗体包括抗拓扑异构酶-1 抗体（Scl-70）、抗着丝点抗体（分为 CENPOA、CENP-B、CENP-C 和 CENP-D）、抗 hnRNP-Ⅰ抗体、抗 RA33 抗体、抗 p23 抗体、抗 p25 抗体、抗 RNA 多聚酶-Ⅰ（RNAP-1）抗体、抗 RNA 多聚酶-Ⅲ抗体、抗 Ku 抗体、抗 UI-RNP 抗体、抗 PM-Scl 抗体和抗 fibrilarin 抗体等。不同的抗体与临床表现有相关性。

在日本，一项对 75 例 SSc 患者的研究表明，在抗核抗体谱和器官受累之间有明显的相关性，且特异性抗体谱和发病率、死亡率相关。80％以上抗着丝点抗体阳性的患者存活 20 年，而抗 RNA 多聚酶抗体阳性的患者存活 5 年者少于 50％，患者多死于心脏、肾脏受累，临床表现为特异性硬皮病高血压危象。抗拓扑异构酶-1 抗体阳性的患者易患肺间质病变，而抗 U1-RNP 阳性的患者易出现肺动脉高压。抗着丝点抗体阳性患者的三种死亡原因中，两种同原发性胆汁性肝硬化有关。在欧洲的 SSc 患者中亦观察到抗体与器官受累的类似关联，大约 60％的 SSc 患者存在明显的滑膜炎，其中 35％类风湿因子阳性，但侵蚀性关节炎并不常见。据报道可以有 RA-SSc 重叠综合征。初步证据提示，SSc 的侵蚀性关节炎和抗 RA33 抗体有关。在重叠综合征患者中的 SSc 常常表现为不完全性 CREST。另一个和 SSc 有关的抗 hnRNP 中 60kD 的 hnRNP-Ⅰ抗体（一种倾向于在内含子 3'端附近的多嘧啶干上结合 RNA 的蛋白）。抗 hnRNP-Ⅰ抗体倾向于和早期弥漫性硬皮病和局限性硬皮病相关；此抗体很少和 RA 相关，也从未发现和 MCTD 或 SLE 相关。成为 SSc 和类风湿关节炎的重叠综合征患者与抗 Scl-70 阳性和 HLA-DR4、HLA-DR53、DQAl * 0301、DBQ1 * 04 单倍体相关。

局限性硬皮病和原发性胆汁性肝硬化（PBC）的重叠综合征常见。有文献报道，558 例 PBC 患者中，8.9％合并 CREST，CREST 的临床特征平均在 PBC 诊断前的 14 年（1～28 年）出现。PBC 的特异性抗体是抗线粒体抗体，高达 27％的 SSc 患者抗线粒体抗体阳性，且此类患者中 84％出现 PBC 的临床表现。与此相反，10％～29％的 PBC 患者抗着丝点抗体阳性，其中大约半数出现 CREST 综合征。因此这两种综合征的血清学重叠比临床表现的重叠更普遍。这种重叠综合征的患者常常合并干燥综合征和慢性甲状腺炎。

SSc 的特征性病理改变是血管内膜增生。而坏死性血管炎不常见，但在 CREST-SS 患者（常有抗 Ro 抗体阳性）中，可有坏死性血管炎。在抗着丝点抗体和抗组蛋白抗体均阳性的少数 SSc 患者，血管炎和肺动脉高压的发生率较高。SSc 的肌肉受累并不少见。据报道 50％～80％的患者出现肌肉受累。大多数患者其临床表现并不显著，PM-Scl 重叠综合征患者则有明显的肌病、肌无力。

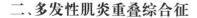

二、多发性肌炎重叠综合征

PM如果出现临床的重叠综合征,相关的特异性抗体有3种:即抗PM-Scl抗体、抗Ku抗体和抗U1-RNP抗体。日本患者的PM-Scl重叠综合征常常和抗Ku抗体有关,美国患者的PM-Scl重叠综合征更倾向于和PM-Scl抗体有关。抗PM-Scl抗体阳性的患者中带有如下临床表现:雷诺现象100%、指端硬化96%、关节炎和/或关节痛96%(其中28%的患者存在侵蚀性关节炎)、肌炎88%、限制性肺疾病78%、软组织钙化47%、干燥征34%。据报道,10%的肌炎患者抗Ku抗体阳性,这些PM患者亦存在PM-Scl重叠综合征,并和肺动脉高压,Graves病及抗RMP多聚酶Ⅱ抗体阳性有关。

某些PM的患者出现不常见的,但具有特异性的雷诺现象、炎性关节炎和间质性肺疾病。与PM相关的关节病变为特异性的残缺性半脱位(尤其是指骨间的关节和拇指),在这组患者中,间质性肺疾病可能在早期出现,是决定预后的主要因素。此综合征中抗氨基酰转移合成酶抗体阳性。此酶催化特异性氨基酸转移至其同源的Trna(Trna70),最常见的是抗Jo-1抗体(histidyl-tRNA合成酶)。据报道,265例SSc-PM患者中有4%存在针对信号识别颗粒的抗体(抗SRP),这些患者无雷诺现象、肺间质纤维化或关节炎,但肌炎严重,进展迅速。

三、中医诊疗

(一)概述

中医学无此病名,但早在汉代张仲景的《伤寒杂病论》中便从急性热病和杂病的角度,提出了"合病"的概念。说明中医学很早就十分重视从整体观去研究某一组疾病间的内在联系。现代有学者将这组疾病称之为"复合痹病"或"混合痹病",并从病因、病机、治疗等方面进行研究,提出了一些新的见解和认识。如病因学方面认为本病是内外因合而致病,内因是阴阳气血失衡,而外因则是毒热、寒湿、风邪等浸淫太过;由于病变侵及多脏,故临床表现及辨证分型繁杂。在治疗方面以扶正祛邪,调理阴阳,增强体质,纠正其偏盛偏衰的病体征象为本病基本的治疗原则,具体治法有益气养血,调补肝肾,活血化瘀通络以治其本;清热解毒,疏风祛湿以治其标,或标本兼治,一般疗效卓著。临床常用方剂有八珍汤,六味地黄丸、右归丸、血府逐瘀汤等。

(二)辨证治疗

1.寒凝血瘀证

主证:指(趾)端苍白或发绀,遇寒则甚,肢温下降,肌肤刺痛或硬肿,关节酸痛,游走不定;舌苔白,舌质有瘀斑瘀点,脉沉细。

治法:温阳散寒,活血通络。

方药:桂枝四物汤加减。制川乌9g(先煎),桂枝、赤芍、当归、川芎、红花、桃仁、炙地龙各9g,桑枝30g,生甘草3g,大枣5枚。加减:关节酸痛较甚者,酌加秦艽9g,威灵仙12g。

2.阳虚血瘀证

主证:面色苍白,口唇无华,肌肤凝滞硬化,畏寒肢冷,关节僵硬冷痛,胸闷不舒,腰酸乏力,纳呆便溏,女子经少或经闭,男子阳痿遗精。舌淡或青紫或舌体胖,脉沉缓。

治法:补肾壮阳,温经活络。

方药:右归饮加减。桂枝、制附片各10g,鹿角片、山茱萸、熟地黄、肉苁蓉各12g,威灵仙、秦艽各6g,丹参、益母草各30g,淫羊藿、路路通各15g。

加减：血瘀症状明显，刺痛剧烈者加三棱、莪术。

3.阴虚血瘀证

主证：手脚弥漫性肿胀，伴有毛细血管扩张，盘状局限性红斑或在手指关节背面有皮肌炎样的萎缩性红斑，指端粗厚，指关节伸侧面粗糙，甚至指端发生溃疡或坏死或面部伴有蝶形红斑样皮损等。常伴发热、关节疼痛、肌肉酸痛，周身倦怠等全身症状。苔薄舌红或有瘀点、瘀斑，脉细涩。

治法：养阴清热，益气活血。

方药：麦味地黄丸加减。天冬、麦冬各 9 g，生地黄 30 g，玄参 12 g，山茱萸 12 g，白花蛇舌草、鹿衔草、六月雪、虎杖、生黄芪、山药、丹参、鸡血藤各 30 g，炙地龙、乌梢蛇各 15 g。

加减：发热者，加生石膏 18 g，知母、黄柏各 9 g；自汗盗汗者加生牡蛎 30 g（先煎），生黄芪 20 g。

4.热毒痹阻证主证：高热，烦躁，面肤潮红，肌肉关节红肿热痛，皮肤紫斑，口渴饮冷，尿黄赤，便干；舌红苔黄腻，脉数。

治法：清热解毒，凉血通络。

方药：犀角地黄汤加减。水牛角（代犀角）30 g，生地黄 30 g，赤芍、牡丹皮各 15 g，青蒿、连翘、黄芩、大青叶、白花蛇舌草各 10 g，丹参 15 g，鸡血藤、忍冬藤各 30 g，生甘草 10 g。

加减：大便秘结加大黄、芒硝各 10 g，兼有湿邪，腹胀苔腻者加滑石、土茯苓各 15 g。

5.肝脾肾俱亏证

主证：疾病后期，低热起伏，易感冒，面色萎黄或晦暗，头昏目眩，口苦咽干，神疲乏力，腰膝酸软。女性多月经不调，男性常阳痿滑泄。或有面目四肢水肿，甚或伴有胸腔积液、腹水。舌质淡胖或紫暗，苔白，脉虚弱或沉细。

治法：养肝健脾益肾，兼活血化瘀。

方药：十全大补汤合二仙汤加减。党参、丹参、全当归各 30 g，生黄芪 60 g，白术、仙茅、淫羊藿、茯苓、枸杞子、黄柏各 9 g，炙甘草 6 g。

加减：胸闷加苏梗、瓜蒌各 10 g，月经不调者酌加茺蔚子、益母草各 20 g，肌肉酸痛加徐长卿、地骨皮各 10 g。

（三）专方治疗

1.活血壮阳方

由益母草、灵磁石、牡丹皮、桂枝、补骨脂、黄柏、丹参、川芎、肉苁蓉、广犀角粉（羚羊角粉代）、玄参、生甘草组成。秦万章报告用本方治疗 65 例，总有效率在 76% 以上。

2.人参养荣汤

由白芍、当归、陈皮、黄芪、桂心、人参、白术、炙甘草、熟地黄、五味子、茯苓、远志组成。田中政彦报道用本方提取剂口服，9.0 g/日，治疗 17 例，其中明显改善 3 例，改善 6 例，稍改善 3 例，无效 5 例，稍改善以上率为 70%。

3.还少丹

由地黄、山茱萸、巴戟天、楮实子各 12 g，山药、茯苓、金樱子、泽泻各 15 g，制附片、五味子、肉苁蓉、枸杞子各 9 g 组成。徐宜厚报道用本方加减治疗一女性 SLE＋PSS 患者，症状明显改善，病情逐渐减轻，治疗 153 天后，基本痊愈。

（四）单验方治疗

1.五痿汤

人参 3 g，白术 3 g，茯苓 3 g，甘草 15 g，当归 4.5 g，薏苡仁 10 g，麦冬 6 g，黄柏 6.5 g，知母 1.5 g，水煎服，每天 1 剂。运用于红斑狼疮-皮肌炎重叠综合征。

2.脱敏消癜汤

芥叶 10 g，乌梅 10 g，阿胶 10 g，当归 10 g，金银花 10 g，槐米 10 g，大枣 30 g，甘草 10 g，生大黄 5 g。水煎温服，每天 1 剂。适用于红斑狼疮-大动脉炎重叠综合征。

3.全鹿丸

鹿（去皮及头蹄）、人参、白术、茯苓、炙甘草、当归、川芎、生地黄、熟地黄、黄芪、天冬、麦冬、枸杞子、杜仲、牛膝、山药、芡实、菟丝子、五味子、锁阳、肉苁蓉、补骨脂、巴戟天、葫芦巴、续断、覆盆子、楮实子、秋石、陈皮、川椒、小茴香、沉香、青黛，炼蜜为丸。2～3 次/天，每次 10 g，温开水送下，用于红斑狼疮-硬皮病重叠综合征。

4.雷公藤制剂

每天口服药总量相当于生药 30～45 g，糖浆 10～15 mL，每天 3 次；或片剂 3～5 片，每天 3 次。

5.昆明山海棠片

每次 3～5 片，每天 3 次。

6.芪丹糖浆

黄芪、丹参糖浆，每次口服 10 mL，每天 3 次。

7.毛冬青制剂

（1）毛冬青注射剂：肌内注射，每次 2 mL，隔天 1 次。

（2）毛冬青糖浆或毛冬青片：口服，每天量相当于生药 30～60 g。

（五）针灸治疗

具体治疗方法取决于重叠综合征本身的各个结缔组织病，应依据病情辨证选穴加用局部阿是穴，配合相应的针刺手法，可改善症状，缓解病情。

（王　玮）

第五节　硬　皮　病

硬皮病（collagen thesaurismosis）是一种较常见的结缔组织病，发病率仅次于红斑狼疮。临床上分局限性和系统性两型，前者损害主要局限于皮肤，后者除皮损外，还可累及内脏系统。

一、流行特征

（一）时间分布

硬皮病的发病率呈逐渐上升的趋势。例如，澳大利亚系统性硬化症的患病率由 1975 年的 4.52/10 万逐渐上升到 1988 年的 8.62/10 万，在英格兰和威尔士 1968—1975 年的硬皮病发病率也在逐年增加（4.5/10 万～10/10 万），但美国近 20 年来硬皮病发病变化不大。硬皮病的发病无季节性。

(二)地区分布

硬皮病的发病遍及世界,但各地发病差异很大。在美国,系统性硬化症的发病率为1.9/10万,患病率为24/10万,而局限型硬皮病的发病率为2.7/10万,患病率为200/10万;在芬兰系统性硬化症的发病率为1.4/10万,而英国约为0.35/10万。

(三)人群分布

1.年龄

硬皮病可以发生于任何年龄,其发病率随年龄的增加而增加,好发年龄为30～50岁。据芬兰的调查发现,0～15岁儿童的硬皮病发病率为0.05/10万,而成人则为0.4/10万。

2.性别

硬皮病的发病女性高于男性,美国的一项调查发现男女之比为1：3.3,英国为1：6。育龄妇女的发病率更高,提示性激素可能对发病有一定作用。

3.种族

硬皮病的种族差异不是十分显著,但美国有调查显示,非洲女性的发病率高于其他种族。

二、病因和发病机制

本病病因和发病机制尚不清楚,主要涉及下列几方面。

(一)遗传因素

部分患者有家族史、HLA-B$_8$的频率增加、亲属中抗核抗体及染色体异常的发生率高。

(二)血管异常

血管异常特别在系统性硬皮病表现突出。患者多有雷诺氏现象,甲皱毛细管襻清晰度差,数目显著减少但明显扩张,血流缓慢。疾病早期血清中可以检出一种血管内皮细胞毒性因子使血管产生病变,由此活化血循中的一些细胞并释放出强效的递质促使组织纤维增生。在皮肤、肺、肾可以见到小动脉内膜下纤维化。此外在真皮和皮下组织的毛细血管周围Ⅰ型前胶原沉积增加,提示纤维化可能起始于毛细血管周围。

(三)免疫异常

在系统性硬皮病可测出多种自身抗体,有些具有特征性,但一般与发病机制关系不大。β细胞活性的提高与辅助性 T 细胞功能的增强有关。后者尚可刺激淋巴细胞产生可溶性因子,与其他单核细胞或巨噬细胞释放的递质一起,对成纤维细胞的趋化、核分裂和胶原合成起调节作用。

(四)胶原代谢的失调

在患者,循环的Ⅲ型胶原前肽及皮肤水肿期的Ⅲ型胶原增加,其成纤维细胞的Ⅰ型胶原和mRNA值增高。由于氨基前肽裂解缺陷促使细原纤维形成,并导致可以反馈控制胶原生物合成的游离的前胶原肽数量减少。此外,纤维连结蛋白能刺激成纤维细胞增殖,在患者纤维化部位的成纤维细胞和毛细血管周围其含量增高。

上述的一些异常并不是互相孤立的,而是在相互影响下导致病变的发生和发展。

三、病理

病理上分早期(炎症期)和晚期(硬化期)。在早期损害中,胶原纤维束肿胀和均一化。胶原纤维间和血管周围有以淋巴细胞为主的浸润,血管壁水肿,弹力纤维破碎。晚期真皮明显增厚,胶原纤维索肥厚硬化,排列紧密,成纤维细胞减少。除血管周围外,炎性浸润全消失。真皮内小血管壁增厚和硬化、管腔缩小,甚至阻塞。皮脂腺萎缩,汗腺减少,脂肪层变薄,皮下组织内大小血管壁均显著增厚,管腔狭窄。在系统型中,表皮萎缩,上皮脚消失,真皮深层和皮下组织中可见广泛钙质沉积。电镜检查患者皮肤显示有高度活性的成纤维细胞存在,这些细胞呈池状扩张,其中充满无定形物质。此外,由于胶原合成增加,细胶原纤维的比例明显增多。

在系统型中,平滑肌包括食管肌组织的肌纤维束呈均一性、硬化和萎缩。肌纤维束间结缔组织增生,小血管壁增厚,管腔缩小或闭塞。心肌和肠壁肌可发生广泛性萎缩和纤维变性,心肌内中小血管呈广泛硬化。

心内膜、心包、浆膜、食管和肠黏膜均可发生病理改变,早期为胶原的纤维蛋白样变性,伴炎性浸润;陈旧性损害的胶原呈均一性和硬化。

肺部显示广泛性间质和肺泡纤维化,并有囊性改变,肺内小动脉壁增厚。电镜下肺泡和微血管的基底膜增厚,是气体交换障碍的原因。

肾脏的主要变化为肾小叶间动脉内膜增生,肾小球入球动脉和血管丛纤维素样坏死,肾皮质梗死,和肾小管变性(萎缩或扩张)。

甲状腺可出现间质萎缩与纤维变性。

四、临床表现

发病年龄以 20～50 岁最多见,女性发病率约为男性的 3～8 倍。临床分局限性和系统性两型。

局限性和系统性硬皮病,两者无论在临床、组织病理学、组织化学、免疫学和电生理学上均无明显的本质上区别,故多认为,两者似属一个病理过程的不同的临床类型。

(一)局限性硬皮病

其也称局限性硬斑病,一般有斑状(包括泛发性硬斑病)、带状和点滴状 3 种。

1.斑状损害

初起为圆形、长圆形或不规则形、淡红或紫红色水肿性发硬片块损害。数周或数月后渐扩大,直径可达 1～10 cm 或更大,色转淡呈淡黄或象牙色,周围常绕淡紫或淡红色晕。表面干燥平滑,呈蜡样光泽,触之有皮革样硬度,有时伴毛细血管扩张。局部不出汗,亦无毛发,损害可单个或多个。经过缓慢,数年后硬度减轻,渐出现白色或淡褐色萎缩性瘢痕。可发生于任何部位,但以躯干为多见。在局限型中此形最为常见,约占 60%。

泛发性硬斑病罕见,其发生和发展类似斑状硬皮病,但特点为损害数目多,皮肤硬化面积大,分布广泛而无系统性损害。好发于胸腹及四肢近端,但面、颈、头皮、前臂、小腿等处亦可受累,常可合并关节痛、神经痛、腹痛、偏头痛和精神障碍。少数患者可转为系统性硬皮病。

2.带状损害

损伤常沿肢体或肋间呈带状分布,但头皮或面额部亦常发生,经过与片状损害相似,但皮损有明显凹陷,有时皮损下的肌肉,甚至骨骼可有脱钙、疏松、吸收变细。多见于儿童。

3.点滴状损害

其多发生于颈、胸、肩、背等处,损害为绿豆至黄豆大集簇性或线状排列的发硬小斑点。表面光滑发亮,呈珍珠母或象牙色,周围有色素沉着,时间较久,可发生萎缩。此型比较少见。

（二）系统性硬化症

这又可分为肢端型和弥漫型，其主要不同点在于肢端型开始于手、足、面部等处，受累范围相对局限，进展速度较缓，预后较好。鉴于两型的临床症状相似，现归纳叙述如下。

1.皮肤

可分水肿、硬化和萎缩三期。

（1）水肿期：皮肤紧张变厚，皱纹消失，肤色苍白或淡黄，肤温偏低，呈非凹陷性水肿。肢端型水肿常先从手、足和面部开始，向上肢、颈、肩等处蔓延。在弥漫型中，则往往由躯干部先发病，然后向周围扩展。

（2）硬化期：皮肤变硬，表面有蜡样光泽，不能用手指捏起。根据受累皮肤部位不同，可产生手指伸屈受限、面部表情固定、张口及闭眼困难、胸部紧束感等症状。患处皮肤色素沉着，可杂有色素减退斑，毛发稀少，同时有皮肤瘙痒或感觉异常。

（3）萎缩期：皮肤萎缩变薄如羊皮纸样，甚至皮下组织及肌肉亦发生萎缩及硬化，紧贴于骨骼，形成木板样硬片，指端及关节处易发生顽固性溃疡，并有患区少汗和毛发脱落现象。少数病例可出现毛细血管扩张。

上述皮肤损害在各种硬皮病中很为普遍，但值得指出的是，也有全无皮肤症状的硬皮病存在。

2.肌肉

肌肉受累并不少见，症状包括肌无力、弥漫性疼痛。有些病例可似多发性肌炎的临床表现，肌肉受累明显者可发生肌萎缩。

3.骨和关节

先有关节的红肿痛者约占12％，在病程中发展成关节改变的占46％，表现自轻的活动受阻至关节强直以致挛缩畸形。手的改变最为常见，手指可完全僵硬，或变短和变形，指端骨的吸收可呈截切状表现。

4.内脏

（1）消化系统：舌的活动可因系带挛缩受限，齿因根尖吸收变疏松，食管受累相当常见（45％～90％），表现为吞咽困难，多伴有呕吐、胸骨后或上腹部饱胀或灼痛感（因反流性食管炎所致），胃肠道受累可有食欲缺乏、腹痛、腹胀、腹泻与便秘交替等。

（2）心血管系统：约61％的患者有不同程度的心脏受累，心肌炎、心包炎或心内膜炎均有发生，临床表现为气急、胸闷、心绞痛及心律失常，严重者可致左心或全心衰竭（亦可因肺部损害导致肺源性心脏病引起右心衰竭），甚至发生心源性猝死。心电图有异常表现。

（3）呼吸系统：肺部受累时可发生广泛性肺间质纤维化，肺活量减少，临床表现为咳嗽和进行性呼吸困难。

（4）泌尿系统：肾脏受累约占75％，可发生硬化性肾小球炎，出现慢性蛋白尿、高血压及氮质血症，严重时可致急性肾衰竭。

（5）神经精神系统：少数病例有多神经炎（包括脑神经）、惊厥、癫痫样发作、性格改变、脑血管硬化、脑出血，以及脑脊液中蛋白增高和脑电图异常。

5.其他

尚可有雷诺氏现象（多发生于肢端）；在手指或其他关节周围或肢体伸侧的软组织内可有钙质沉积；部分病例在本病活动期有间歇性不规则发热、乏力和体重减轻等全身症状。

有学者把钙质沉积、雷诺氏现象、肢端硬化和毛细血管扩张称为"CRST 综合征",同时有食管受累者称为"CREST 综合征",认为是系统性硬化症的亚型,预后较好。

五、实验室检查

无论局限型或系统型,受累或未受累皮肤的感觉时值测定均较正常明显延长(延长5～12倍)。

系统型的血沉多数加快。部分病例血中可找到狼疮细胞。荧光抗核抗休阳性率可达95%左右,荧光核型以斑点状为多见,亦可见抗核仁型,在 CRST 中可见到抗着丝点染色。应用免疫扩散技术测抗 Scl-70 抗体对弥漫型有较大特异性。皮肤毛细血管镜检查甲褶处,显示多数毛细血管襻模糊,有渗出和水肿,血管襻数显著减少,血管支明显扩张和弯曲,血流迟缓,多伴有出血点。

X线检查:系统型患者往往显示如下:①牙周膜增宽。②食管、胃肠道蠕动消失,下端狭窄,近侧增宽,小肠蠕动减少,近侧小肠扩张,结肠袋呈球形改变。③指端骨质吸收。④两肺纹理增粗,或见小的囊状改变。⑤软组织内有钙盐沉积阴影。

六、诊断和鉴别诊断

本病根据皮肤硬化即可确诊。感觉时值测定,皮肤毛细血管镜和组织病理检查对本病的诊断有参考价值。

(一)局限性硬皮病鉴别诊断

1.斑萎缩

早期损害为大小不一的圆形或不规则形淡红色斑片,以后渐萎缩,呈皮色或青白色,微凹或隆起,表面起皱,触之不硬。

2.萎缩性硬化性苔藓

皮损为淡紫色发亮的扁平丘疹,大小不一,常聚集分布,但不互相融合,表面有毛囊角质栓,有时发生水疱,逐渐出现皮肤萎缩。

(二)系统性硬化症需鉴别诊断

1.成人硬肿病

皮损多从头颈开始向肩背部发展,真皮深层肿胀和僵硬。局部无色素沉着,亦无萎缩及毛发脱落表现,有自愈倾向。

2.混合结缔组织病

患者具有系统性红斑狼疮、硬皮病、皮肌炎或多发性肌炎等病的混合表现,包括雷诺氏现象、面、手非凹陷性水肿,手指呈腊肠状肿胀,发热,非破坏性多关节炎,肌无力或肌痛等症状。浸出性核抗原和 RNP 的抗体均可呈高滴度阳性反应。

七、治疗

本病目前虽无特效疗法,但部分病例治疗后可停止发展或缓解。两型在治疗上无多大差别。

(一)去除感染病灶

增加营养,特别注意肢端的保暖和避免妊娠、过度劳累及剧烈精神刺激。

（二）血管扩张药物

主要用以扩张血管、降低血黏度、改善微循环。丹参注射液（每毫升相当原生药 2 g）8～16 mL加入右旋糖酐-40500 mL 内静脉滴注，每天一次，10 次为 1 个疗程，连续或间歇应用，对皮肤硬化、张口吞咽困难、色素沉着、关节僵硬和疼痛以及雷诺氏征有一定效果。但有出血倾向或肾功能不全者不宜采用。胍乙啶开始 12.5 mg/d，渐增加至 25 mg/d，3 周后改为 37.5 mg/d，硝苯地平30～40 mg/d，对雷诺氏现象有效。甲基多巴 125 mg/次，日服 3 次（或 1～2 g/日）能改善症状。

（三）结缔组织形成抑制剂

1.青霉胺

青霉胺能干扰胶原子间连锁的复合物，抑制新胶原的生物合成。开始服 250 mg/d，逐渐增至全量1.0～1.5 g/d，连服 2～3 年。对皮肤增厚和营养性改变疗效显著，对微循环和肺功能亦有改善。本药对肾可有刺激，并能抑制骨髓，出现白细胞和血小板减少。

2.秋水仙碱

本病能阻止原胶原转化为胶原，抑制胶原的积聚。剂量为 0.5～1.5 mg/d，连服 3 个月至数年，对皮肤硬化、雷诺氏征及食管改变均有一定疗效。用药期间如有腹泻，可减量或给予半乳糖苷酶。

3.积雪苷

系中药落得打中提取的一种有效成分，能抑制成纤维细胞的活性，并具愈合溃疡，软化结缔组织的作用。制剂有片剂（每片含积雪苷 6 mg），日服 3 次，每次 3～4 片；针剂（每支 2 mL，含积雪苷20 mg），每周2～3 次，每次一支，肌内注射。对软化硬皮、消除组织水肿、缓解关节疼痛、愈合溃疡等均有相当效果。一般约一个月左右开始见效。

（四）抗炎制剂

1.皮质类固醇

此类药物对系统型早期的炎症、水肿、关节等症状有效。一般常先给泼尼松 40 mg/d，口服，以后渐减至维持量。如有蛋白尿、高血压或氮质血症等应避免应用。

2.其他

如苯丁酸氮芥（6 mg/d）、硫唑嘌呤（75～150 mg/d）、环磷酰胺（50～200 mg/d）等免疫抑制剂均可选用，对关节、皮肤和肾脏病变有一定疗效。与皮质类固醇合并应用，常可提高疗效并减少皮质类固醇用量。

（五）中医中药

按辨证施治法则：①以肾阳虚表现为主者，治则为壮阳通络活血软坚，药用淫羊藿、巴戟天、鸡血藤、丹参、红花、桂枝、桃仁、川芎、落得打、当归、赤芍、郁金等加减。②虚损现象不明显，仅有硬皮病表现者，治疗以益气养血、化瘀通络为主，药用党参、黄芪、熟地、首乌、鸡血藤、红花、丹参、赤芍、桂枝、落得打、生甘草等加减。如病已稳定，可改用中成药如全鹿丸、金匮肾气丸、十全大补丸、左归丸、右归丸，以及丹参片、刺五加片等。

（六）其他

封闭疗法、物理疗法（包括音频电疗、按摩和热浴等）、气功疗法、维生素 E、复合磷酸酯酶（502）片以及丙酸睾酮等均可适当配合应用。

八、卫生宣教

禁止吸烟,因吸烟可引起小动脉痉挛,加重指端缺血,促使病情加重。

九、预后

部分轻型病例可自发缓解。流产或顺产均促使病情恶化。一旦肺、心、肾等受累,病情迅速恶化,20%～40%患者死于肾衰竭。血清肌酐值大于 530.412 μmol/L(6 mg/dL)者,预后尤差。透析与肾移植对延长病者生命可能有助。

（王　玮）

第十一章 慢性水疱性皮肤病

第一节 疱疹样皮炎

疱疹样皮炎可能是在遗传素质的基础上,对谷胶饮食过敏而产生的一种自身免疫性疾病。皮疹为多形性、水疱壁厚、瘙痒剧烈。病程慢性,良性经过。

一、诊断

(一)临床表现

疱疹样皮炎多在中青年发病,偶见于 5 岁以下儿童。突然发生的水疱为绿豆至小指头大,常成群成簇发生,亦可排列成环状。水疱壁厚而紧张,不易破溃,糜烂面易愈合,尼氏征阴性。还可见红斑、丘疹和风团。皮损对称分布于四肢伸侧,如肩胛、膝前肘后、腰骶部及臀部,重时遍及全身,口腔黏膜不受累。自觉症状是难以忍受的瘙痒,搔抓常使水疱破裂,形成痂壳。病情常反复发生,一般患者全身情况不受影响,预后良好。

谷胶亦称谷蛋白,俗称面筋,小麦、大麦中含有较多。患者大多伴有谷胶过敏性肠病,若禁食谷胶饮食,数月后皮疹可获得明显缓解,并可减少淋巴瘤的发生。

(二)实验室检查及特殊检查

1.组织病理

真皮乳头浅层胶原束间水肿,乳头顶端有许多中性粒细胞集聚而成的微脓疡,乳头高度水肿,形成表皮下水疱。相邻乳头的水疱融合,形成大疱,疱内除中性粒细胞外,还有嗜碱性的纤维素沉积。由于溶酶体酶的作用,表皮下部角质形成细胞可发生棘突松解。时间稍长,疱液中和乳头周围的嗜酸性粒细胞增多,所以陈旧的水疱有时难与类天疱疮和妊娠疱疹区别。

2.免疫学检查

直接免疫荧光检查几乎所有患者皮损周围和无损害部位的皮肤真皮乳头顶部均有 IgA 呈颗粒状沉积,病变部位则为阴性。10%～15%的病例有基底膜带的 IgA 线状沉积。免疫球蛋白呈颗粒状沉积的形态比较固定,不受谷胶饮食和治疗的影响,成为本病诊断的可靠指标。20%～30%患者血清中有抗网状纤维抗体,其滴度与谷胶饮食和肠黏膜损害程度成正比。20%～30%患者出现抗甲状腺抗体。循环免疫复合物阳性率在 20%～100%。HLA-B$_8$ 阳性率为 85%～88%,与 IgA 在真皮乳头内沉积及小肠黏膜损害有关。

3.卤族元素检查

给疱疹样皮炎患者口服碘化钾 900 mg/d,会使病情加重。以 20%碘化钾软膏进行斑贴试验,24～48 小时出现阳性。其他卤族元素也有同样作用。

4.雌激素

在用雌激素和黄体酮后,可引起损害发作。

(三)诊断标准

根据临床表现、组织病理、直接免疫荧光检查以及卤族元素和雌激素可使病情加重可进行诊断。

(四)诊断疑点

在疾病的早期,出现水肿性红斑、丘疹及剧烈瘙痒,水疱较少时,易致误诊。皮疹发生的部位不典型时,也会给诊断带来困难。

(五)鉴别诊断

1.疱疹样天疱疮

皮损多形性而类似疱疹样天疱疮,棘突松解征阴性,瘙痒剧烈,但组织病理和免疫病理检查类似天疱疮。

2.线状 IgA 大疱病

临床表现类似疱疹样皮炎或类天疱疮,直接免疫荧光检查发现的是 IgA 呈线状沉积在表皮基底膜带上。

二、治疗

(一)常规治疗

忌用含谷胶的食物、含碘食物及含卤族元素的药物。氨苯砜(DDS)是首选药物,一般口服 100～150 mg/d,病情缓解后逐渐减至最低维持量。氨苯砜治疗无效时,则应用糖皮质激素口服,泼尼松 30～40 mg/d。局部可用糖皮质激素软膏等。

(二)治疗难点

由于本病有剧烈瘙痒,激素治疗效果不甚理想,常在激素减量中病情复发,此时不宜加大剂量,可加强抗组胺药的治疗。

(三)新治疗方法及新药

昆明山海棠制剂可减轻瘙痒,减少水疱的发生,与氨苯砜合用,疗效更佳。可用雷公藤多苷,30～60 mg/d,或用昆明山海棠片,每天 9 片,亦可用磺胺甲氧嗪,症状控制后逐渐减至小剂量维持治疗。不良反应有全身性斑丘疹,血红蛋白含量和白细胞计数下降,步态不稳及共济失调。发生率为 13.5%。

(四)特殊用药

柳氮磺胺吡啶可作为 DDS 无效的治疗药物。每次口服 0.5～1.0 g,每天 2～4 g,最大每天 4～6 g,病情好转后减量为每天 1.5 g。长期服药可发生恶心、呕吐、药疹、药物热和白细胞下降。服药期间应查血常规。肝、肾病患者慎用。该药还可影响精子活动能力,致男性不育症。不能与抑制肠道菌群的药物合用,特别是广谱抗生素。

三、循证医学证据

(1)尚未见系统评价或荟萃(Meta)分析证据。

(2)病例对照研究(Bardella MT,2003)38 名经病理活检检查确诊为疱疹样皮炎患者接受平均 8 年无谷胶饮食,结果显示患者临床症状明显缓解并且肠道正常。38 名患者又将饮食中加入谷胶并同意再次皮肤和肠道病理活检,结果显示 31 名患者在平均两个月内出现皮疹;7 名患者未见临床和组织学复发。

(3)病例报道(Shah SA 等,2000)1 例严重疱疹样皮炎患者经氨苯酚、柳氮磺胺吡啶、系统使用糖皮质激素、硫唑嘌呤治疗无效;但使用肝素、四环素、烟碱效果明显。

(4)病例报道(Willsteed E,2005)3 例疱疹样皮炎患者对氨苯砜和无谷胶饮食治疗效果不明显,但对柳氮磺胺吡啶治疗有明显效果。

(5)回顾性研究(Lewis HM,1996)在 487 名疱疹样皮炎患者中 8 例有淋巴瘤形成,所有淋巴瘤均发生于疱疹样皮炎已经控制但未联合无谷胶饮食治疗少于 5 年的患者。结果提示无谷胶饮食在疱疹样皮炎患者的淋巴瘤形成中的保护作用,进一步支持建议患者长期坚持无谷胶饮食的观点。

（毕建僖）

第二节　连续性肢端皮炎

连续性肢端皮炎又名匍行性皮炎、肢端脓疱病、Hallopeau 连续性肢端皮炎、持久性肢端皮炎。好发于肢端的指、趾部位,皮损为无菌性脓疱,其病因尚不明确。常反复发作,慢性经过。有作者认为是外伤或局部感染引起,亦可由感染性变应性所致,目前属于无菌性脓疱性皮病一组疾病,是疱疹样脓疱病的异型。

一、诊断

(一)临床表现

本病好发于中年妇女,初发损害主要在肢端指、趾的末节背侧皮肤和甲周,常因外伤后感染诱发,该处出现小脓疱和小水疱,破后形成糜烂结黄痂,脱痂后遗有红斑,反复出现脓疱,有时融合成脓湖,可有瘙痒与灼热感,迁延数月数年并逐渐波及掌跖、手、足背部、腕、肘等,甚至泛发全身,在持久的炎症过程中,受累指、趾骨脱钙吸收致手足及指、趾萎缩、畸形,甲变形失去光泽、萎缩,甚至脱落,也常伴有沟纹舌的表现,严重者也有全身症状,也有转成疱疹样脓疱病或泛发性脓疱性银屑病的患者。

(二)实验室检查

(1)脓疱内容细菌镜检及培养均阴性。

(2)组织病理:其表现与疱疹样脓疱病或脓疱性银屑病的改变极其相似不能区别。

(三)诊断要点

(1)有外伤史。

(2)好发于肢端指、趾部位,病程缓慢。

(3)皮损形态为指、趾末端与甲周在红斑基础上有脓疱、水疱与糜烂面,覆有脓痂。也可延及手背和腕部,指甲变形萎缩与脱落。

(4)病理改变为表皮内海绵脓疱,与疱疹样脓疱病相同。

(四)诊断疑点

本病病理表现与泛发性脓疱性银屑病及疱疹样脓疱病不能区别,若肢端损害泛发并播散全身时则可转变为上述疾病,因此本病可能是前两病的异型。

(五)鉴别诊断

本病应与限于肢端的湿疹继发感染时进行鉴别。由于湿疹感染时经抗感染治疗后脓疱会迅速消失,而且其皮损以水疱与糜烂为主,局部瘙痒剧烈,按湿疹治疗效果良好,必要时可做活检,湿疹组织学无海绵脓疱。

二、治疗

(一)系统治疗

泛发型的治疗一般应卧床休息、镇静、纠正贫血、物理降温、调整低血钙、补充液体或清蛋白以促进其自然恢复。局部可采用温和制剂,如依沙吖啶炉甘石洗剂;有糜烂及继发感染者外用依沙吖啶糊剂;无感染者可外用弱效糖皮质激素制剂。对非妊娠妇女及轻、中度患者可首选雷公藤或雷公藤多苷 20 mg/d,3~4 次。无肝损、血常规正常者可加用氨苯砜 25 mg 每天 3 次,逐渐增至 50 mg,每天 2 次以及四环素族药物 250~500 mg,每天 4 次,或加用甲砜霉素口服 250~500 mg,每天 3~4 次;也可肌内注射或静脉滴注 1.5~2 g,每天分 2 次滴注。由于此病与泛发性脓疱性银屑病为同类疾病,不主张选用糖皮质激素治疗,只有在威胁生命时方可考虑应用,因为此剂疗效虽好,但停药不但会复发,而且会反跳,使病情会更加严重。

(二)局部治疗

可每晚用复方益康唑霜或复方咪康唑膏加 5% 黑豆油软膏局部封包 8 小时,次日改用依沙吖啶糊剂。也可每晚用卡泊三醇软膏加复方咪康唑软膏封包 8 小时,次日改用依沙吖啶糊剂封包。

(三)新药治疗

Mozzanica 对 1 例曾用各种糖皮质激素及维 A 酸等以及内用 MTX、羟基脲等治疗无效的患者,用卡泊三醇软膏外用,每天 2 次,经治 4 个月完全缓解。Emtestam 用阿维 A 酯 0.7 mg/(kg·d)微效;用秋水仙碱 0.2 mg/(kg·d)治疗无效;局部用卡泊三醇软膏 1 g:50 μg ,每天 2 次,停用其他所有用药 6 周后皮损明显减少,18 个月后基本痊愈。

(毕建僖)

第三节　疱疹样脓疱病

疱疹样脓疱病为一少见的、泛发表浅性的脓疱性皮病,并伴有系统性病变。此病常在月经前加重,由黄体酮和氯米芬激发并加重,病因未明。Griffths(2004)认为本病是妊娠期的泛发性脓疱性银屑病的同义名。但也有从妊娠期的泛发性脓疱性银屑病分离出来作为独立性疾病的。由于本病与泛发性脓疱性银屑病和连续性肢端皮炎在临床上有很多共同特点:①在红斑基础上出现浅表的无菌性脓疱。②病程缓慢反复发作。③可见沟纹舌。④同一患者此三类疾病可互相转变。⑤组织病理学均表现有 Kogoj 海绵状脓疱。因此 Lever 认为此三个病是代表同一疾病过程，仅在发病方式和皮损分布上有所区别，而 Ackerman 则认为此三个病与 Reiter 病可能均为银屑病的不同变型。本病常出现低血钙，因此曾认为本病与甲状旁腺功能紊乱及妊娠引发低血钙有关，但也有正常血钙的患者。

一、诊断

（一）临床表现

本病起病急，好发于间擦部位，皮损为在红斑基础上出现广泛的、针头大小无菌性脓疱，常周期性成批性发作，红斑扩展后形成环状或多环状，其上的小脓疱可互相融合成较大的脓湖，干涸后形成黄痂，痂下见糜烂面与脓性分泌物并在痂下再出现脓疱。

口腔黏膜有沟纹舌。慢性经过者其指甲变脆、增厚、变灰甚至脱落，急性期可见同形反应，并伴有稽留性或持续性高热，寒战和全身不适等症状，轻症可数月缓解，重症可因高热、心力衰竭，尿毒症继发感染而死亡。妊娠妇女可引发流产和死胎。在两次妊娠期间反复发作，也可无任何原因发病。

（二）实验室检查

无诊断性实验室检查。一般常有贫血，血沉快，白细胞升高，轻度嗜酸性粒细胞增多。多数患者伴有低血钙、蛋白电泳中 α、β 球蛋白显著升高。组织病理：表皮角化不全，棘层不规则增厚，表皮内海绵状脓疱形成，内含大量中性粒细胞，崩溃的表皮细胞和嗜酸性粒细胞，真皮浅层毛细血管扩张，周围有淋巴细胞、中性与嗜酸性粒细胞浸润。

（三）诊断疑点

本病是否为泛发性脓疱型银屑病的一型仍有争议、属于病因未明的疾病，过去曾认为中年孕妇好发，但男性患者也有发病。

二、治疗

（一）轻症患者

主张保守治疗。特别对儿童，一般应卧床休息、镇静、纠正贫血、物理降温、调整低血钙、补充液体或清蛋白以促进其自然恢复。局部可采用温和制剂，如依沙吖啶炉甘石洗剂；有糜烂及继发感染者外用依沙吖啶糊剂；无感染者可外用弱效糖皮质激素制剂。对非妊娠妇女及轻、中度患者可首选雷公藤或雷公藤多苷 20 mg/d，3～4 次。无肝损、血常规正常者可加用氨苯砜 25 mg 每天3 次，逐渐增至 50 mg，每天 2 次以及四环素族药物 250～500 mg，每天 4 次，或加用甲砜霉素口服 250～500 mg，每天 3～4 次；也可肌内注射或静脉滴注 1.5～2.0 g，每天分 2 次滴注。由于此病与泛发性脓疱性银屑病为同类疾病，不主张选用糖皮质激素治疗，只有在威胁生命时方可考虑应用，因为此剂疗效虽好，但停药不但会复发，而且会反跳，使病情更加严重。

（二）重症患者

（1）甲氨蝶呤（MTX）静脉注射，用量根据严重情况而定，一般用 7.5～15 mg 每周静脉滴注 1 次，一般每次不超过 25 mg。亦可选用或加服秋水仙碱 0.5 mg 每天 2 次。Kalla 对 1 例用一般疗法无效的4 岁男性患儿，改为口服 MTX 初量为 2.5 mg 每周 1 次，治疗 2 次即明显改善，逐渐增加用量，1 个月后治疗成功。

（2）阿维 A（acitretin）用量为 0.5～1.0 mg/（kg·d），用药前及治疗过程中应注意肝功能检测。

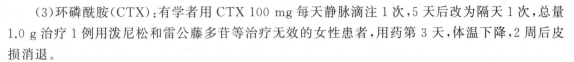

（3）环磷酰胺（CTX）：有学者用 CTX 100 mg 每天静脉滴注 1 次，5 天后改为隔天 1 次，总量 1.0 g 治疗 1 例用泼尼松和雷公藤多苷等治疗无效的女性患者，用药第 3 天，体温下降，2 周后皮损消退。

（三）治疗难点

（1）妊娠的妇女，中、重度患者，考虑对婴儿的影响，采用糖皮质激素治疗。此外可用人绒毛膜促性腺素 500～1 000 U，每周 2 次肌内注射，可缩短病程并预防妊娠时再发。

（2）同时合并严重继发感染或因反复发作造成心、肾衰竭患者加上严重的全身症状，处理难度很大，全面检查后针对不同情况处理心肾衰竭，控制继发感染为重。

（3）控制本病的反复发作是一难点，主要在治愈后，减药要慢，要维持治疗一段时间，具体维持多久要根据不同的情况个体化。

（四）新治疗方法与新药

（1）对严重患者可采用 阿维 A（acitretin）0.5～1.0 mg/（kg·d），用药过程中注意肝功能监测。

（2）用环孢素（CsA）5～6 mg/（kg·d），用药期间注意血压与肾功能的监测。

（3）他克莫司即 FK506，为新的免疫调节剂，其免疫抑制作用比 CsA 强 10～100 倍。其应用于本病尚在试验中。

（毕建僖）

第四节　副肿瘤性天疱疮

副肿瘤性天疱疮（paraneoplastic pemphigus，PNP）因天疱疮与肿瘤伴发而得名。是 Anhalt 于1990 年首先描述的一个自身免疫性重症皮肤病，如不治疗或治疗不及时，死亡率很高。冉玉平等（1994）报告 1 例糖皮质激素治疗无效而死亡的天疱疮病例，经尸体解剖发现伴发胸腺瘤，即为 PNP。我们自 1999 年确诊了首例 PNP 后，至今已收治了 20 余个病例，说明本病并非罕见。预后主要取决于早期诊断、早期手术切除肿瘤，因此提高对本病的认识，是十分重要的。

一、诊断

（一）临床表现

本病好发于中青年，男女均可。最先出现的症状是口唇及口腔黏膜的糜烂与溃疡。开始仅为局限性的糜烂及溃疡，逐渐发展为广泛的糜烂与溃疡，包括颊黏膜、舌黏膜、咽喉部黏膜，分泌物明显增多。口唇黏膜糜烂，由于真皮浅层淋巴细胞呈苔藓样浸润，常呈紫红色，其上常附血性结痂。口腔黏膜广泛的病变及疼痛使患者不能正常进食，导致体重下降，机体一般状况变差。除口腔黏膜损害外，患者还可有眼结膜及外阴部黏膜的糜烂。患者眼睑及眼结膜明显充血，糜烂，分泌物增多。男性龟头、包皮黏膜及阴囊皮肤可出现大片糜烂，女性阴唇黏膜糜烂。

皮肤损害常发生在口腔黏膜损害出现数月后，皮疹呈多形性，可见天疱疮样皮损、多形红斑样皮损或扁平苔藓样皮损，天疱疮皮损为皮肤上出现薄壁、松弛的水疱及大疱，尼氏征阳性，水疱破溃后成为糜烂面。多形红斑样皮损常见于四肢远端,为浮肿性的钱币状斑丘疹,个别损害可呈靶形,双手掌、足跖有红斑、角化;由于患者口唇及口腔黏膜广泛糜烂,可误诊为重症多形红斑或Stevens-Johnson综合征。扁平苔藓样损害可见于躯干、四肢,为紫红色斑丘疹,或紫褐色斑。此外,患者还可出现药疹样皮疹,全身泛发充血性斑疹,若同时伴有表皮的大片坏死及糜烂,可误诊为中毒性坏死性表皮松解症。

患者如不能正确诊断,及时将肿瘤切除,易发生肺部感染,或出现胸闷、憋气等阻塞性支气管炎的症状。早期一般表现为轻度的咳喘,咳痰、胸闷等,后期胸闷、憋气严重,上楼、跑步均感到憋气,睡觉时不能平卧。

患者均伴发肿瘤,发生大多为隐匿,以淋巴增生性肿瘤最为多见,可良性、也可恶性。Anhalt报告 PNP 患者发生肿瘤的依次为:①非霍奇金淋巴瘤(42%)。②慢性淋巴性白血病(29%)。③Castleman 瘤(10%)。④胸腺瘤,良性或恶性(6%)。⑤肉瘤(6%)。⑥巨球蛋白血症(6%)。肿瘤多为椭圆形,瘤体表面较光滑,一般有完整包膜,呈结节状实体瘤。

(二)实验室检查

1.组织病理

主要特点为表皮内棘细胞层松解、个别坏死的角质形成细胞、基底细胞液化变性、真皮浅层较为致密以淋巴细胞为主的浸润。真皮浅层血管扩张,常可见血管外红细胞。取材自水疱或大疱性皮损,主要特点为表皮内棘刺松解性疱,棘刺松解大多发生在基底细胞层上方,在棘刺松解性疱的上方表皮内,常可见坏死的角质形成细胞。个别棘刺松解发生在颗粒细胞层,与红斑性天疱疮所见相同。取材自多形红斑样皮损,主要特点为基底细胞液化变性,表皮内有散在坏死角质形成细胞。取材自扁平苔藓样皮损,则可见基底细胞液化变性,真皮浅层较为致密以淋巴细胞、组织细胞为主的炎性浸润及散在的噬黑素细胞。

2.免疫学检查

具有自身免疫性皮肤病的特点。

取患者皮肤黏膜作直接免疫荧光(DIF)检查,可见到 IgG、C_3 在表皮细胞间沉积,也可伴表皮基底膜带 C_3 颗粒状沉积。

以大鼠膀胱的移行上皮为底物行间接免疫荧光(IIF)检查,可见膀胱上皮棘细胞间荧光,表明患者血清中有 IgG 抗体存在。IIF 也可用其他鳞状上皮和移行上皮如猴舌或食管的切片为底物。IIF 最为敏感,对怀疑为 PNP 的病例,建议先取患者血以 IIF 作为过筛试验,阳性者再进一步作 CT 等系统检查。

以人表皮蛋白提取物为底物,行免疫印迹实验或免疫共沉淀,患者血清可识别多种表皮棘细胞间连接蛋白,主要是斑素蛋白系列。最常见的是 envoplakin(壳斑蛋白,分子量 210 KD)、periplakin(周斑蛋白,190 KD),其次为 desmoplakin Ⅰ(桥粒斑蛋白Ⅰ,250 KD)和 desmoplakin Ⅱ(桥粒斑蛋白Ⅱ,210 KD),有的还可识别 BPAG1(大疱性类天疱疮抗原Ⅰ,230 KD)、Plectin(300 KD)。

3.其他检查

如胸片、腹部及盆腔 CT,了解有无肿瘤。有呼吸道症状者,应定期拍胸片,并做肺功能检查。

(三)诊断标准

(1)持久性、难治性、疼痛性口腔(含口唇)黏膜广泛的糜烂与溃疡,及皮肤的多形性皮损。需

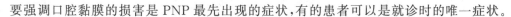

要强调口腔黏膜的损害是 PNP 最先出现的症状,有的患者可以是就诊时的唯一症状。

(2)皮肤组织病理学:表皮内棘细胞松解、可见个别坏死角质形成细胞、基底细胞液化变性、真皮浅层较为致密以淋巴细胞为主的浸润。

(3)直接免疫荧光(DIF):表皮细胞间 IgG 或 C$_3$ 沉积,也可伴有表皮基底膜带 C$_3$ 颗粒状沉积。间接免疫荧光(IIF):血液中具有可与复层鳞状上皮、移行上皮和单层柱状上皮,尤其是鼠膀胱上皮中抗原成分发生特异结合的 IgG 抗体,免疫印迹:常可见 3 条条带,分子量分别为230 kDa、210 kDa、190 kDa。

(4)伴发肿瘤。

(四)鉴别诊断

1.寻常型天疱疮

口腔黏膜的水疱与糜烂多见于颊黏膜及上腭黏膜,对糖皮质激素反应较好。自身抗体是分子量为 160 kDa 的桥粒芯糖蛋白 3,IIF 为阴性。组织病理为基底细胞上棘层松解性水疱,无基底细胞液化变性,表皮内亦无散在坏死角质形成细胞。免疫印迹试验可发现 PNP 患者血清识别不同的斑素蛋白条带,而寻常型天疱疮患者的血清仅识别桥粒芯糖蛋白。

2.大疱性类天疱疮

大疱性类天疱疮以老年人多见,以张力性大疱为特点,很少侵犯黏膜。组织病理检查示表皮下水疱,疱内及疱下真皮内有数量不等嗜酸性细胞浸润。自身抗体沉积于基底膜带。靶抗原是 BPAG1 和 BPAG2。

3.扁平苔藓

扁平苔藓是一种常见的炎症性疾病,临床上表现为紫红色的扁平多角形丘疹。口腔黏膜损害一般呈网状或者溃疡性。组织学改变与 PNP 苔藓样皮损的组织学改变相似,但扁平苔藓皮损颗粒层楔形肥厚、角化亢进。作 IIF 可容易区别开。

4.重症多形红斑(Steven-Johnson 综合征)

一般急性发病,与感染、药物和其他因素诱发有关。皮疹泛发,出现水疱、大疱,口腔黏膜、眼结膜等受累。以皮质激素治疗反应良好。免疫学检查易与 PNP 相鉴别。

二、治疗

肿瘤切除前,对糖皮质激素和免疫抑制剂等治疗反应较差。肿瘤切除后,辅以中等剂量泼尼松治疗皮肤损害即迅速好转,黏膜损伤经过一段时间也逐渐恢复,全身状况会明显改善。因此,早期诊断,早期手术切除是本病治疗的关键。

(一)常规治疗

1.支持疗法

由于口腔黏膜的广泛糜烂与溃疡,严重影响进食,患者常在短期内体重明显下降,体质较差,有的出现低蛋白血症,因此术前的支持疗法很重要。给予高蛋白流质饮食,必要时术前输血或蛋白。

2.糖皮质激素

一般术前给予泼尼松 40～60 mg/d。术后给予 40 mg/d,以后视皮肤黏膜好转情况逐渐减量。

3.手术治疗

手术治疗是关键,应及早予以手术切除。由于认识到肿瘤中的 B 细胞能分泌致病性免疫球蛋白,在肿瘤内储存了大量抗体,为了减少和避免手术中瘤体内的抗体释出到患者血循环,因此术中应首先切断肿瘤的血液供应,减少挤压肿瘤。同时在术前、术中及术后给予大剂量静脉内免疫球蛋白,为1~2 g/kg。

4.局部治疗

对症处理。

(二)治疗难点

(1)早期诊断,发现肿瘤是关键。

(2)手术过程中及手术后大剂量静脉给予免疫球蛋白,对防止阻塞性支气管炎的发生至关重要。一旦出现阻塞性支气管炎的表现,则预后不乐观。

(三)特殊用药

手术过程中及术后大剂量静脉给予免疫球蛋白对改善患者预后,预防阻塞性支气管炎的发生至关重要。

(毕建僖)

第五节　大疱性类天疱疮

大疱性类天疱疮其基本特征是皮肤上出现不易破溃的厚壁水疱,可有口腔损害。目前认为大疱性类天疱疮是一种自身免疫性疾病,其发病机制可能系基底膜带透明板部位的抗原抗体反应,在补体的参与下,吸引白细胞释放各种炎性介质,导致表皮下水疱形成。药物和紫外线可能是致病的诱因。

一、诊断

(一)临床表现

本病多见于60~70岁的老年人,男女发病相当。常在水肿性红斑的基础上发生张力性半球形水疱,疱壁厚,不易破裂,疱破裂后留下糜烂易愈合。有时红斑中央消退,边缘发展并在其上起水疱。水疱可为圆形、椭圆形或不规则形,直径为1~2 cm,疱液可为浆液性或血性。口腔黏膜可出现水疱、血疱和糜烂。极个别可能出现食管和胃黏膜的损害,引起消化道症状。患者有不同程度的瘙痒和烧灼感,一般无全身症状。

(二)实验室检查及特殊检查

1.免疫学检查

直接免疫荧光检查见表皮基底膜带透明层免疫球蛋白呈线状沉积,以 IgG 为主,其次是 IgM 和 IgA,极少数是 IgE 和 IgD,补体成分几乎全是 C_3,60%~70%有纤维蛋白和纤维蛋白原沉积。间接免疫荧光检查可见 70%~80%的患者血清中有抗表皮细胞基底膜带的抗体,以 IgG 最多见,IgM 和 IgA 少见。

血清抗体滴度与病情活动度、皮肤和黏膜损害程度之间无平行关系。用免疫沉淀及免疫印迹法能证实类天疱疮抗原(BP Ag)有两种,是由表皮细胞合成,BP Ag1分子量240 000,是构成半桥粒致密板的主要成分,BP Ag2分子量180 000,是一个跨膜蛋白。据新近研究,有230 000蛋白抗体阳性组,泼尼松单日剂量明显小于180 000蛋白抗体阳性组。另一报告为结合165 000靶抗原的病例临床症状较轻,控制病情所需糖皮质激素量较小,复发时水疱较小。

2.组织病理

水疱发生于表皮下,为单房性。疱顶为正常表皮,疱腔内有嗜酸性细胞为主的浸润和纤维蛋白聚集。真皮乳头水肿,小血管周围炎细胞浸润。在重型病例,血管壁及其周围组织内有较多嗜酸性细胞和单核细胞及少许中性粒细胞浸润,有时可见核尘,似变应性血管炎改变。浸润细胞扩展至整个乳头时,可见乳头顶部出现嗜酸性细胞微脓疡。

3.电镜及免疫电镜检查

电镜检查可见表皮基底膜模糊、增厚和断裂。水疱位于基底膜带透明板上;免疫电镜检查发现透明层和半桥粒上 C_3 和 IgG 呈线状沉积。

(三)诊断标准

(1)临床表现:发生于老年人的张力性水疱或血疱,疱壁厚,不易破裂,尼氏征阴性。糜烂面易愈合。

(2)新鲜水疱活检见表皮下水疱,疱内有较多嗜酸性细胞浸润。

(3)直接免疫荧光检查可见表皮基底膜带有 IgG 和/或 C_3 线状沉积,间接免疫荧光检查可见患者血清中有抗表皮细胞基底膜带的抗体。

(四)诊断疑点

大疱性类天疱疮临床表现不典型,仅有红斑瘙痒,水疱极少或无水疱时,应取活检协助诊断。

(五)鉴别诊断

1.疱疹样皮炎

在水肿性红斑上发生环形或成群排列的半球形水疱,约绿豆至小樱桃大小,有剧烈的瘙痒。组织病理显示表皮下水疱。直接荧光免疫显示真皮乳头层有 IgA 的颗粒状沉积。

2.寻常型天疱疮

中年好发,在正常皮肤上发生松弛性水疱,疱壁薄,易破,糜烂面不易愈合,尼氏征阳性。组织病理显示水疱发生在基底细胞上方,疱顶由表皮的大部分组成,疱内能见到棘突松解细胞。

3.大疱性多形红斑

大疱性多形红斑多见于年轻人,皮疹为多形性。在水肿性红斑基础上发生水疱,可见到靶样损害。眼、口及生殖器黏膜均可受累,且常较重。起病较急,常有发热等全身中毒症状。组织病理除可见到表皮下水疱外,还可见到基底细胞的液化变性。

4.获得性大疱表皮松解症

获得性大疱表皮松解症多见于老年人,水疱好发在肢端和易受摩擦的部位。组织病理改变亦为表皮下水疱,但以中性粒细胞浸润为主,而非嗜酸性细胞浸润。用 1 mol/L NaCl 裂解皮肤作间接免疫荧光检查,本病的荧光沉积发生在分离皮肤的真皮侧,而大疱性类天疱疮的荧光则在分离皮肤的表皮侧。

二、治疗

(一)常规治疗方法

常用泼尼松 40～60 mg/d,水疱停止新发后 2 周可以逐渐减量,其维持量较天疱疮为小,一般为泼尼松 10～15 mg/d,连续服药 2～3 年考虑停药。局部治疗可选 20% 紫草油或黄连扑粉,如瘙痒剧烈则可选用激素类软膏外涂。

(二)治疗难点

由于多发于老年人,所以常伴有其他的老年性疾病,如糖尿病、结核病、高血压等。激素会加重和诱发这些疾病,所以尽管大疱性类天疱疮病情较天疱疮为轻,但也会因并发症而造成死亡。在有激素禁忌证的患者,可选用氨苯砜(DDS)100～150 mg/d,或用免疫抑制剂,如雷公藤总苷(30～60 mg/d),硫唑嘌呤(100～150 mg/d),环磷酰胺(100～150 mg/d)。治疗期间应密切观察血、尿常规和肝、肾功能。

(三)新治疗方法及新药

1.血浆置换疗法

对有激素禁忌证的或激素治疗效果不佳的患者,可采用该疗法。

2.白细胞去除法

白细胞去除法适用于对激素或其他免疫抑制剂有抵抗的或禁忌的患者。该疗法免疫血浆置换法中常出现反跳、低蛋白血症及低血压等不良反应。

3.烟酰胺及四环素

大剂量烟酰胺及四环素口服治疗该病有效,烟酰胺剂量为 1 500 mg/d,四环素为 500 mg/d。对局限型大疱性类天疱疮,可仅用该法治疗,泛发型可加小剂量激素。

(四)特殊用药

环孢素是一种非细胞毒免疫抑制剂,可有效地治疗大疱性疾病,常与糖皮质激素合用,以减少激素用量。亦有单用环孢素的报告。由于大疱性类天疱疮患者年龄较大,常用较低剂量,即 6～8 mg/(kg·d)。待病情控制后逐渐减量,维持 1～2 年可以停用。肾毒性是最主要的不良反应,可出现急性和慢性肾功能不全。其次是神经系统反应、中枢神经系统症状,常并发高脂血症和牙龈纤维增生。

三、循证医学证据

(1)初始泼尼松剂量分别为 0.75 mg/kg($n=26$)和 1.25 mg/kg($n=24$),泼尼松初始大剂量并不优于常规剂量。

(2)等效剂量甲泼尼龙($n=28$)和泼尼松($n=29$)对症状改善率相当。

(3)中度病情(每天新发水疱少于 10 个)外用 0.05% 丙酸氯倍他索组($n=77$),初始剂量 40 g,bid,与口服泼尼松组($n=76$)0.5 mg/kg 比较,总生存率、第 3 周的病情控制率及不良反应的发生率均无差异。重度病情(每天新发水疱多于 10 个):外用 0.05% 丙酸氯倍他索组($n=93$)比口服泼尼松组($n=95$),1 年生存率更高,且不良反应更少。

(4)泼尼松($n=13$)加硫唑嘌呤与泼尼松($n=12$)比较:随访 3 年后的死亡率无统计学差异。另一组泼尼松加硫唑嘌呤组($n=36$)与泼尼松组($n=31$)比较,在 6 个月随访后前者在疾病的控制以及不良反应上并不优于后者。

(5)泼尼松加血浆置换组($n=22$)的病情控制程度优于泼尼松组($n=15$)。

(6)泼尼松加硫唑嘌呤组($n=31$)的病情控制程度、死亡率及总不良反应发生率并不优于泼尼松加血浆置换组。

(7)泼尼松组($n=6$)与四环素加烟酰胺组($n=12$)痊愈率和比较病情改善率比较无差异。

（毕建僖）

第十二章 皮肤附属器疾病

第一节 痤 疮

痤疮是一种常见的毛囊皮脂腺的慢性炎症性疾病,好发于青春期男女。

一、病因和发病机制

痤疮是一种多因素疾病,其发病主要与雄激素及皮脂分泌增加、毛囊皮脂腺导管角化异常、痤疮丙酸杆菌增殖及继发炎症反应四大因素相关。

(一)内分泌因素

青春期发病、青春期后减轻或自愈、月经前皮疹加重以及阉割者从不发病,这些现象都证明雄激素在痤疮的发病过程中起着重要的作用;雄激素水平增高还可使皮脂腺增大、皮脂分泌增加。

(二)毛囊皮脂腺导管角化异常

毛囊皮脂腺导管角化过度,会导致管口变小、狭窄或堵塞,影响毛囊壁脱落的上皮细胞和皮脂的正常排出,形成粉刺。

(三)微生物因素

早期痤疮并无感染,皮脂在痤疮丙酸杆菌、卵圆形糠秕孢子菌、表皮葡萄球菌等脂酶的作用下,甘油三酯水解为甘油及游离脂肪酸,刺激毛囊及毛囊周围发生非特异性炎症反应,诱导产生趋化因子、补体、氧自由基及白介素1等炎症介质;另外由痤疮丙酸杆菌产生的一些低分子多肽可趋化中性粒细胞,后者产生的水解酶也可使毛囊壁损伤破裂,上述各种毛囊内容物溢入真皮,引起毛囊周围程度不等的炎症,出现从炎性丘疹到囊肿性损害的一系列临床表现。

(四)遗传因素

痤疮的发生有一定的遗传性,如有家族聚集现象。

(五)其他因素

饮食因素如脂肪、糖类、可可等可改变表面脂类成分或增加皮脂的产生。刺激性食物如辣椒、烈酒、油煎食品与某些患者痤疮加重相关;过度劳累、精神紧张也可使皮疹加重。

二、临床表现

寻常痤疮是痤疮的最常见临床类型,皮损好发于面颊、额部,其次为胸部、背部及肩部,多为对称性分布,常伴有皮脂溢出。痤疮的各种类型皮损均是由毛囊不同深度的炎症以及其继发性反应造成的,包括因毛囊皮脂腺导管阻塞所致的粉刺、发生于毛囊口处的表浅脓疱、炎性丘疹、结节、囊肿及瘢痕等(图 12-1)。

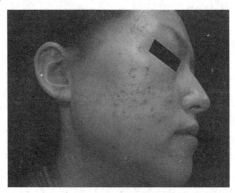

图 12-1 寻常型痤疮

初发损害为与毛囊一致的圆锥形丘疹,如白头粉刺(闭合性粉刺)及黑头粉刺(开放性粉刺)。白头粉刺可挑出黄白色豆腐渣样物质,而黑头粉刺系由脂栓表面部分氧化所致;皮损加重后可形成炎性丘疹,顶端可有小脓疱;继续发展可形成大小不等的暗红色结节或囊肿,轻压时有波动感,经久不愈可化脓形成脓肿,破溃后常形成窦道和瘢痕。各种损害大小深浅不等,常以一到两种损害为主。本病一般无自觉症状,炎症明显时可有疼痛。痤疮病程慢性,时轻时重,部分患者至中年期病情逐渐缓解,但可遗留或多或少的色素沉着、肥厚性或萎缩性瘢痕。

临床上采用 Pillsbury 分类法将痤疮分为 I ~ IV 级(表 12-1)。

表 12-1 痤疮的严重程度分类

严重程度	临床表现特点
I 度	散发至多发的黑头粉刺,可伴散在分布的炎性丘疹
II 度	+炎症性皮损数目增加,出现浅在性脓疱,但局限于颜面
III 度	+深在性脓疱,分布于颜面、颈部和胸部部
IV 度	+结节、囊肿,伴瘢痕形成,发生于上半身

除寻常痤疮外,尚有许多特殊类型。

聚合性痤疮属痤疮中较严重的类型,好发于青年男性,发病机制中免疫学因素可能更主要,机体对病原微生物的高度敏感是可能病因之一。临床表现(图 12-2)为严重结节、囊肿、窦道及瘢痕,全身症状轻微,偶见低热及关节痛,病情顽固,常持续多年。当本病与化脓性汗腺炎、头部脓肿性穿凿性毛囊周围炎发生于同一患者时,称为反常性痤疮。

暴发性痤疮的临床特点是发病突然,皮损以胸背部为主,亦可出现在面部,表现为毛囊性炎症性丘疹、脓疱,有剧烈炎症反应,局部疼痛明显,结节囊肿性皮损较少,并出现发热、关节痛、食欲缺乏、头痛、贫血等全身症状,本病预后可在局部留有色素沉着和浅表性瘢痕,但预后良好。

高雄激素性痤疮包括多囊卵巢综合征性痤疮、月经前加重性痤疮、迟发性或持久性痤疮。这类痤疮与血清睾酮水平增高有关,病程持续至 30~40 岁或更久,临床表现为面部油脂分泌过多,毛孔粗大,以炎症性丘疹为主,可伴有结节、囊肿、瘢痕形成,有时可伴有多毛、月经周期紊乱等。

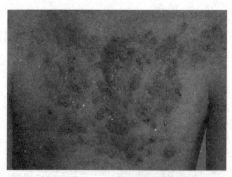

图 12-2 聚合性痤疮

此外,雄激素、糖皮质激素、卤素等所致的痤疮样损害称为药物性痤疮;由于母体雄激素在胎儿阶段进入胎儿体内,可引起婴儿发生丘疹、脓疱样皮疹,称婴儿痤疮;多种化妆品、香波、防晒剂、增白剂、发胶及摩丝等均可引起皮脂分泌导管内径狭窄、开口处机械性堵塞或毛囊口的炎症,引发化妆品痤疮。

三、诊断和鉴别诊断

根据好发年龄、皮疹特点、好发部位等易于诊断。

本病应与酒渣鼻、颜面播散性粟粒性狼疮等进行鉴别。酒渣鼻好发于中年人,皮损分布以鼻尖、两颊、额及颏部为主,患部有毛细血管扩张、丘疹、脓疱,晚期形成鼻赘。颜面播散性粟粒性狼疮好发于成年人,皮损主要为半球形或略扁平的丘疹或小结节,呈暗红或褐色,触之柔软,中心坏死,玻片按压丘疹时,可以显出黄色或褐色小点,对称分布在眼睑,鼻唇沟及颊部为多,在下眼睑往往融合成堤状。

四、预防和治疗

治疗原则包括抑制毛囊皮脂腺导管的异常角化、抗雄激素、减少皮脂分泌、抑制微生物增殖、抗炎等,早期有效的治疗可防止痤疮瘢痕形成。

(一)一般治疗

应注意清洁,宜用温水及中性肥皂清洁面部以减少油脂附着于面部堵塞毛孔;忌用手挤压及搔抓粉刺,在泌油高峰尚未得到控制之前,原则上不应使用油性化妆品;尽可能避免辛辣刺激性食物,慎用溴、碘类药物。

(二)外用药物治疗

1.维 A 酸类

0.025%~0.05%维 A 酸(全反式维 A 酸)霜或凝胶,有助于粉刺溶解和排出,初用药时有轻度刺激反应,但适应后逐渐消失,故应从低浓度开始,每天晚上使用一次,症状改善后每周外用一次;第三代维 A 酸类药物如 0.1%阿达帕林凝胶、0.1%他扎罗丁凝胶,可每天晚上使用一次,对轻中度痤疮有较好疗效。维 A 酸外用有一定刺激性,阿达帕林凝胶刺激性较弱。

2.过氧苯甲酰

此药为过氧化物,外用后缓慢释放出新生态氧和苯甲酸,可杀灭痤疮丙酸杆菌,并具有溶解粉刺及收敛作用,可配制成 2.5%、5%和 10%不同浓度的洗剂、乳剂或凝胶,应从低浓度开始应用。含5%过氧苯甲酰及3%红霉素的凝胶可提高疗效。过氧苯甲酰有一定刺激性。

3.抗生素

常用红霉素、氯霉素或克林霉素，用乙醇或丙二醇配制，浓度为1%～2%，疗效较好。1%克林霉素磷酸酯溶液系不含油脂和乙醇的水溶性乳液，适用于皮肤干燥和敏感的痤疮患者。

4.壬二酸

能减少皮肤表面、毛囊及皮脂腺内的细菌，尤其有抑制痤疮丙酸杆菌的作用及粉刺溶解作用，对不同类型的痤疮均有效。可配成15%～20%霜外用。其不良反应为局部轻度红斑与刺痛。

5.其他

2.5%二硫化硒洗剂具有抑制真菌、寄生虫及细菌的作用，可降低皮肤游离脂肪酸含量；5%硫黄洗剂、1%～2%水杨酸制剂能杀菌或改善毛囊口的角化异常，对痤疮也有一定的疗效。

(三)系统药物治疗

1.抗生素

口服抗生素是治疗中、重度痤疮有效的方法之一。结合抗生素的药代动力学特点，特别是选择性分布于皮脂溢出部位，应首选四环素类，其次是大环内酯类，其他如甲硝唑也可酌情使用。通常优先选择新型四环素如米诺环素、多西环素等。米诺环素的用法为口服0.1 g/d，可一次或分两次口服，连服6～12周。

2.异维A酸

口服异维A酸是治疗重度痤疮的标准方法，可作用于痤疮发病的所有病理生理环节，减少皮脂分泌，控制异常角化和黑头粉刺的形成，并抑制痤疮丙酸杆菌，对结节性、囊肿性和聚合性痤疮效果好，一般剂量为0.25～0.5 mg/(kg·d)，3～4个月1个疗程，不良反应有皮肤黏膜干燥、脱屑、血脂升高、抑郁等，故应注意血液学、肝、肾功能、情绪等变化，另外本药还有致畸作用，育龄期男女服药期间应避孕。

3.抗雄激素药物

(1)复方醋酸环丙孕酮:每片含醋酸环丙孕酮2 mg和乙炔基雌二醇0.035 mg，本药有抗雄激素作用，同时又能抑制排卵兼有避孕作用，适用于患有痤疮而月经不正常或月经前痤疮皮损加剧的女性患者。其用法为:在月经来潮第1天开始，每天1粒;连服21天，停药7天为1个疗程，月经再次来潮时再继续上法服用，3～4个疗程后有较明显疗效。

(2)螺内酯:轻度抗雄性激素作用，60 mg/d，对部分患者有效，可与其他药物合用，应定期查血钾和测血压。

(3)西咪替丁:可与二氢睾酮竞争雄激素受体，用法0.6 g/d口服。

4.糖皮质激素

小剂量糖皮质激素具有抗感染作用，适用于严重结节性痤疮、聚合性痤疮、囊肿性痤疮的炎症期和暴发性痤疮，常用泼尼松15～30 mg/d。对严重的结节或囊肿性痤疮可选用皮损内注射糖皮质激素，常用复方倍他米松或曲安奈德混悬液0.3～1.0 mL皮损内注射，每2～3周一次，可根据患者情况注射3～4次，不宜长期反复使用，以免出现不良反应。

(四)物理治疗

1.光动力治疗

联合应用红蓝光照射以及5-氨基酮戊酸，可通过光动力学效应破坏痤疮丙酸杆菌和减轻炎症反应。主要不良反应有疼痛、结痂、红斑和色素沉着。

2.痤疮瘢痕的激光治疗

应于痤疮得到基本控制的年龄阶段后期对瘢痕进行治疗。萎缩性瘢痕可进行铒激光或超脉冲二氧化碳激光磨削术。

3.果酸治疗

果酸的作用机制是降低角质形成细胞的黏着性,加速表皮细胞的脱落及更新,同时刺激真皮胶原合成。治疗方案为果酸浓度逐步提高,每2～4周1次,4次为1个疗程。

4.痤疮的其他辅助治疗

粉刺可用特制的粉刺挤压器将内容物挤出,较大的化脓性皮损有时需切开引流。

痤疮的治疗应当根据患者情况综合考虑,建议进行分级治疗、联合治疗及维持治疗,在治疗过程中根据患者的情况及时调整,体现个体化治疗原则。一般轻度痤疮以局部治疗为主,如外用维A酸类药物,外用过氧苯甲酰或外用抗生素;中度痤疮常需要联合系统治疗,如联合口服抗生素、女性患者可联合方醋酸环丙孕酮。重度痤疮除外用药物外,可选用口服异维A酸,对炎症性丘疹脓疱较多者,也可联合系统应用抗生素,个别炎症剧烈者可短期应用糖皮质激素,部分患者可用光动力疗法。在症状得到改善后,不应立即停药,可进行维持治疗以防复发,维持治疗方案包括局部外用维A酸、过氧苯甲酰等,维持治疗往往需要3～6个月。

(刘　影)

第二节　酒渣鼻

酒渣鼻又称玫瑰痤疮,是一种累及面部皮肤血管和毛囊皮脂腺单位的慢性炎症性皮肤病。发生在颜面中部,以皮肤潮红、毛细血管扩张及丘疹、脓疱为主要表现。

一、病因和发病机制

病因不明,与毛囊虫感染、皮脂溢出、血管异常等有关,此外,日晒、嗜酒、辛辣食物刺激、高温及寒冷刺激、情绪激动、内分泌障碍等均可促使发病。发病机制可能是在皮脂溢出的基础上,由于感染和冷热刺激等因素造成颜面血管运动神经失调,毛细血管长期持续扩张,继而形成皮损。

毛囊蠕形螨可能在酒渣鼻的发病机制中起作用。在酒渣鼻患者皮疹中,蠕形螨感染率较面部健康者明显升高,颊部螨密度最高,包括毛囊蠕形螨和皮脂蠕形螨,寄居于毛囊皮脂腺单位。螨虫通过自身酶分解上皮蛋白及皮脂为其生存提供营养物质,其分解产物可导致毛囊周围的炎症反应。而皮损区毛细血管扩张、血流增加又可加重螨入侵、繁殖。

二、临床表现

本病多见于30～50岁的中年人,女性多于男性,但严重病例一般见于男性。常并发痤疮及脂溢性皮炎,无明显自觉症状(图12-3)。根据皮损的类型,2004年美国国家酒渣鼻协会专家委员会提出酒渣鼻的临床分型标准,将患者分为红斑毛细血管扩张型、丘疹脓疱型、鼻赘型和眼型。

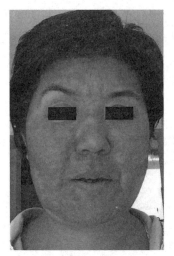

图 12-3　酒渣鼻

(一)红斑毛细血管扩张型

面中部特别是鼻部、两颊、前额、下颏等部位对称发生红斑,尤其在刺激性饮食、外界温度突然改变及精神兴奋时更为明显,自觉灼热。红斑初为暂时性的,反复发作后持久不退,并在鼻翼、鼻尖及面颊等处出现如树枝状的毛细血管扩张,使面部持久性发红,常伴毛囊口扩大及皮脂溢出等。

(二)丘疹脓疱型

病情继续发展时,在红斑基础上成批出现针头至绿豆大小丘疹、脓疱、结节,毛细血管扩张更为明显,纵横交错,鼻部、面颊部毛囊口扩大明显。皮损时轻时重,常此起彼伏,可数年或更久。中年女性患者皮损常在月经前加重。

(三)鼻赘型

病期长久者鼻部皮脂腺及结缔组织增生,致使鼻尖部肥大,形成大小不等的紫红色结节状隆起,称为鼻赘,其表面凹凸不平,毛囊口明显扩大,皮脂分泌旺盛,毛细血管显著扩张。从红斑期发展至鼻赘期需要数十年。仅见于少数患者,几乎均为 40 岁以上男性。

(四)眼型

很少单独发病,通常在以上三型中出现,多见于绝经期后的女性和鼻赘期的男性。表现为眼睑炎、结膜炎、角膜炎、复发性睑板腺囊肿等,患者可出现眼睛干燥、异物感、流泪、畏光、视力模糊等症状,甚至发生视物模糊、视力丧失。

三、组织病理学

轻型酒渣鼻组织学改变常仅限于血管扩张和轻度水肿。随着疾病发展,会出现血管周围及毛囊周围淋巴组织细胞浸润。某些患者皮脂腺增生很明显,并可见弹性组织溶解。无粉刺形成,炎症最严重的可见到毛囊周围非干酪样上皮样肉芽肿。

四、诊断和鉴别诊断

根据鼻部和面中央部发生典型皮损,结合实验室检查容易诊断。

本病需与寻常痤疮、脂溢性皮炎、激素性皮炎等进行鉴别。

长期外用激素特别是含氟糖皮质激素制剂所致面部毛细血管扩张及口周皮炎改变可与酒渣

鼻皮损相似,称为酒渣鼻样激素性皮炎(SIRD),它与传统的酒渣鼻不同,与长期外用糖皮质激素有关,是停止外用糖皮质激素后出现的一种反跳现象。根据长期用药病史,皮损较稳定,无阵发性加重充血等特点可与之鉴别。

五、治疗

(一)一般治疗

去除病灶,纠正胃肠功能,调整内分泌,避免过冷过热刺激及精神紧张,忌饮酒及辛辣食物。注意劳逸结合。避免长时间日光照射。

(二)外用药物治疗

可以使用复方硫黄洗剂、2.5%硫化硒洗剂,每天 2～3 次;外用维 A 酸有助于真皮乳头层和网状层的结缔组织重塑,并可减轻真皮炎症浸润;0.03%他克莫司软膏可通过对钙调磷酸酶抑制作用而抑制炎性细胞因子释放;5%过氧苯甲酰凝胶对毛囊蠕形螨和细菌有杀灭作用;外用0.75%甲硝唑凝胶、1%甲硝唑霜可以杀灭毛囊虫,也可外用含 1%～3%甲硝唑的硫黄洗剂;脓疱多时应使用抗生素制剂如 2%～4%红霉素醑,1%林可霉素醑等。可同时配合温和护肤品外用,如维生素 E 乳膏等,减轻药物对皮肤的刺激。有眼部受累者,可选择四环素眼药膏、金霉素眼药膏等。

(三)内用药物治疗

对自主神经功能不稳定或紊乱,尤其是女性在月经前或月经期面部易发生阵发性潮红者,可内服谷维素、地西泮等。对于镜检有较多毛囊虫的患者,可用甲硝唑 0.6 g/d,连服 2 周后减为 0.4 g/d,共服 1 个月。炎症明显的患者,可用四环素 1.0 g/d,连服 2 周后减为 0.5 g/d,共服 1 个月,也可选用多西环素或米诺环素。对于四环素不耐受或禁用患者,可选用克拉霉素、阿奇霉素等大环内酯类。如经以上治疗仍效果不佳者,可选用口服小剂量的维 A 酸类药物治疗,特别是严重的肉芽肿型、鼻赘型、爆发型酒渣鼻的治疗。丘疹脓疱型酒渣鼻患者服用0.2～0.5 mg/(kg·d)即可收到较好疗效。

(四)其他疗法

光动力疗法、强脉冲光以及脉冲染料激光可以去除毛细血管扩张。对毛细血管扩张期及鼻赘期可用切割术,即以手术刀片按纵、横方向,浅划局部以切断毛细血管网。鼻赘期损害也可采用外科手术切除整形。

(刘　影)

第三节　斑　秃

斑秃为一种突然发生的局限性斑片状脱发,可发生于身体任何部位。

一、病因和发病机制

病因尚不完全清楚,目前认为可能与遗传、情绪应激、自身免疫等因素有关,约25%患者有家族史,神经精神因素被认为是重要的诱发因素。

斑秃常与一种或多种自身免疫性疾病并发,桥本甲状腺炎、糖尿病、白癜风患者及其亲属患本病的概率比正常人明显增高,斑秃患者体内存在自身抗体;有学者认为斑秃的发病与生长期毛囊丧失免疫赦免有关。

二、临床表现

本病可发生于任何年龄,以青壮年多见。典型表现为突然出现的圆形或椭圆形、直径 1～10 cm、数目不等、边界清楚的脱发区,患处皮肤光滑,无炎症,无鳞屑,无瘢痕(图 12-4)。按病期可分为进展期、静止期及恢复期,进展期脱发区边缘头发松动,很易拔出(轻拉试验阳性),拔出头发,光镜下可见毛干近端萎缩,呈上粗下细的惊叹号样,如损害继续扩大,数目增多,可互相融合成不规则的斑片;静止期时脱发斑边缘的头发不再松动,大多数患者在脱发静止 3～4 个月后进入恢复期;恢复期有新毛发长出,最初出现细软色浅的绒毛,逐渐增粗,颜色变深,最后完全恢复正常。

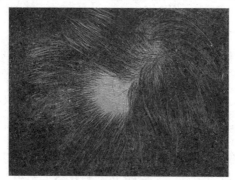

图 12-4　斑秃

病程可持续数月至数年,多数能再生,但也能再次发生;脱发愈广泛,复发机会愈多痊愈机会愈少。头皮边缘部位(特别是枕部)毛发较难再生。斑秃继续发展出现头发全部脱失,称为全秃,严重者眉毛、睫毛、腋毛、阴毛和全身毳毛全部脱落,则称为普秃。全秃和普秃病程可迁延,发病年龄越小,越难恢复。

三、诊断和鉴别诊断

根据临床突发性斑状秃发易于诊断。本病应与假性斑秃及头癣鉴别。假性斑秃是一种多发性圆形、椭圆形或不规则形头皮萎缩性斑片,往往由扁平苔藓等导致,逐渐出现毛囊萎缩和永久性脱发,秃发部位皮肤萎缩变薄,毛囊口消失,秃发区境界清楚,但边缘不规则。头癣仅发生于儿童,为不完全脱发,毛发易折断,残留毛根,附有鳞屑或癣痂,断发中可查到真菌。

四、预防和治疗

(一)一般治疗

去除可能的诱发因素,注意劳逸结合。向患者解释病程及预后,绝大多数斑秃可在 6～12 个月内自行痊愈。对秃发范围广或全秃、普秃患者,可戴假发。

(二)局部治疗

1.2％或 5％米诺地尔酊剂或霜剂、10％辣椒酊等,可改善头皮局部血液循环、促进毛发生长,一般每天外用 2 次,2～3 个月可有毛发新生。

2.秃发区用泼尼松龙混悬液或复方倍他米松注射液进行多点皮内注射,每 3～4 周 1 次,一般3～4 次后可见效。

(三)系统药物治疗

可用胱氨酸、泛酸钙、B 族维生素等口服。对于精神紧张、焦虑、失眠的患者可给予镇静剂如地西泮等。对急性期重度斑秃包括全秃及普秃可口服泼尼松,每天 10～20 mg/d,数周后逐渐减量,维持数月,一般 1 个月内即有头发生长,宜缓慢减量,减药过快或停药过快易致复发,应注意长期应用糖皮质激素的不良反应。

(刘　影)

第四节　雄激素性秃发

雄激素性秃发又称男性型秃发是男性秃发的最常见类型,但也可发生于女性,具有高度遗传性状。特征是进行性脱发,主要影响头顶中央的头发。雄激素性脱发影响人类各个种群,中国男性的患病率约为 20%,女性约为 6%。患病率随着年龄的增大而逐渐增加。

一、病因和发病机制

本病常有家族史,雄激素在本病的形成中发挥重要作用。在头皮秃发区域,二氢睾酮、5α 还原酶和雄激素受体的浓度明显增加。二氢睾酮可使毛囊逐步缩小,最后导致终端毛囊转变为毳毛,形成临床上的秃发。

二、临床表现

多从青春期开始发病。常见的脱发模式是额颞区和头顶弥散性脱发。一般前额双侧头发开始变得稀疏而纤细,逐渐向头顶延伸,额部发际线向后退缩,头顶头发也逐渐开始脱落。随着病情进展,前额变高,头发呈 M 字形(图 12-5)。最后额部与头顶秃发区融合成片,仅两颞和枕部保留剩余头发。脱发处皮肤光滑,仅可见少量毳毛。本病无自觉症状,女性脱发模式与男性有所不同,多为头顶部毛发稀疏,前额发际线不后移。国际上常用改良的 Norwood-Hamilton 分类法,将男性分为七类和四种特殊的变型,女性用 Ludwig 法分为Ⅰ、Ⅱ、Ⅲ级。

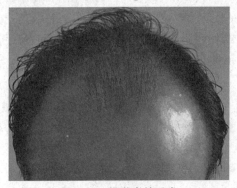

图 12-5　雄激素性秃发

三、诊断和鉴别诊断

典型的慢性脱发病史；头发稀疏，主要累及额部、头顶部区域。家族史有助于诊断雄激素性脱发。女性患者应注意评估是否有内分泌功能紊乱。

本病一般不需要实验室检查，尤其是男性患者。45岁以上的男性患者开始非那雄胺治疗前应进行前列腺特异性抗原检测。对女性患者进行实验室检查的主要目的是为了排除任何潜在的内分泌功能紊乱性疾病，尤其是多囊卵巢综合征。可化验游离雄激素、脱氢表雄酮和催乳素。必要时可进一步检测排除罕见的先天性肾上腺皮质增生症。

四、治疗

口服非那雄胺（仅适用于男性）和外用米诺地尔（适用于男性和女性）是雄激素性秃发的标准治疗方法。

非那雄胺是Ⅱ型5α-还原酶抑制剂，可以抑制睾酮转化为二氢睾酮。口服非那雄胺1 mg/d，可以改善男性轻中度雄激素性秃发。需服用六个月至一年。女性一般无效。

外用2%或5%米诺地尔可有效抑制本病的进展和改善病情。推荐女性外用2%米诺地尔，男性外用5%米诺地尔。常见不良反应是多毛症，有时有刺激性和接触性皮炎。

其他治疗方法包括毛发移植等。

（刘　影）

第五节　多　毛　症

多毛症是指血液循环中雄激素生成增多，造成体毛密度增加变长变多，超过正常生理范围的症状。

一、病因和发病机制

（一）卵巢疾病导致的多毛症

最常见于多囊卵巢综合征，占多毛症的90%，其典型临床表现为月经失调、不育、肥胖和多毛。

（二）肾上腺疾病导致的多毛症

1.先天性肾上腺皮质增生

先天性肾上腺皮质增生为常染色体隐性遗传，以21-羟化酶缺乏最为常见。由于此酶缺乏，使皮质醇合成减少，反馈促进促肾上腺皮质激素分泌以代偿皮质醇合成之不足，继而导致其中间产物雄激素大量合成和分泌。

2.肾上腺肿瘤

单纯分泌雄激素的肾上腺肿瘤临床少见，多伴有男性化表现。

3.库欣综合征

无论是肾上腺皮质肿瘤、异位内分泌肿瘤或垂体分泌过量ACTH的库欣病，都可促使皮质醇及其中间产物雄激素的过量分泌,诱发多毛症。

(三)药物性多毛症

外源性雄激素可导致多毛症。甲睾酮、丹那唑和其他合成类固醇都可能引发毛发过度生长和痤疮。

(四)特发性多毛症

特发性多毛症指不能确定病因的多毛症。5%~6%的多毛症患者属此类。

二、临床表现

毛发生长过盛,主要表现为颜面、耳前、口周、胸前、乳头周围、腋窝、背部、下腹部、阴毛多而浓密。

三、诊断和鉴别诊断

多毛症的诊断一般不难,在体毛稀少部位出现多毛者即应考虑诊断。应注意与多囊卵巢综合征、肾上腺皮质增生、肾上腺皮质腺瘤、肾上腺皮质癌、卵巢肿瘤及异位 ACTH 综合征等鉴别诊断。

四、预防和治疗

治疗原则为寻找和去除诱因,积极寻找原发病灶,广泛多毛症可系统应用抗雄激素药物。

(一)药物治疗

1.抑制肾上腺皮质增生药物

有迟发型先天性肾上腺皮质增生时,可用糖皮质激素类药物,如泼尼松每晚 2.5 mg 口服,或用地塞米松 0.25~0.5 mg,每晚睡前口服。

2.抑制卵巢雄激素分泌药物

口服避孕药:多用于治疗特发性多毛症,可用复方炔诺酮片,每片含炔雌醇 0.35 μg 加炔诺酮 0.5 mg,每天 1 次,21 天为 1 个周期,疗程约半年至 1 年。

3.其他拮抗雄激素作用的药物

(1)螺内酯:一般每天用量为 60~180 mg,分 3 次口服。

(2)环丙孕酮:一般每天用量为 10~100 mg,连用 5~14 天。可与其他药联合应用,如与炔雌醇30 μg/d合用,对合并有痤疮的女性多毛症效果较佳。

(二)脱毛

应用红宝石、半导体激光、Nd:YAG 激光或强脉冲光照射治疗,疗效肯定。不良反应常见局部红肿、红斑、瘀斑、色素沉着等。

(刘　影)

第六节　多　汗　症

多汗症是指在正常生活环境和条件下患者局部或全身皮肤异常多汗。全身性多汗症少见,常发生在身体的某些部位。

一、病因和发病机制

多汗症的原因可分为疾病性和功能性失调两种。前者见于内分泌失调或激素紊乱,如甲状腺亢进、垂体功能亢进、妊娠、糖尿病、神经系统疾病等;功能性多汗则与精神性因素有关,为交感神经功能失调所致。

本病的发生可能为各种因素导致交感神经冲动增加,乙酰胆碱分泌量增多而导致多汗;或由于汗腺神经紧张性增加,对于正常强度的神经性和非神经性刺激的出汗反应增强。服用大剂量糖皮质激素时也常出现多汗。

二、临床表现

多汗症可分为两型,局限型多汗和泛发型多汗。

(一)局限型多汗

男女均可发生。多见于掌跖、腋下、腹股沟、会阴部,其次为前额、鼻尖和胸部,其中以掌跖最为常见,无明显季节区别。常初发于儿童或青春期,一般持续数年,至 25 岁以后常自然减轻。患者常伴有末梢血液循环功能障碍,如手足皮肤湿冷、青紫或苍白、易患冻疮等。足部多汗由于汗液蒸发不畅,致足底皮肤浸渍发白,伴脚臭,并易继发细菌和真菌感染。腋窝部及阴部多汗时,同时伴有臭汗症。由于该部位皮肤薄嫩,经常潮湿摩擦,易发生擦烂性红斑,伴发毛囊炎、疖等。

(二)泛发型多汗

泛发型多汗主要由于其他疾病引起的全身广泛性多汗,如感染性高热,由于神经系统的调节或口服退热剂,通过出汗进行散热。其他如中枢神经系统损伤(包括皮质及基底神经节)、脊髓及周围神经损伤也可发生全身多汗。

三、预防和治疗

避免精神紧张及情绪激动,由其他疾病导致者应针对病因进行治疗。

(一)外用药物治疗

注意保持皮肤清洁。常用收敛性药物如 5% 明矾溶液、5% 鞣酸溶液或 2%～4% 甲醛溶液,腋部多汗者可外用 20% 氯化铝乙醇溶液,用药前应先将腋部擦干,每晚睡前外用,连续 7 天。

(二)系统药物治疗

某些镇静药如溴剂、苯巴比妥、氯丙嗪、谷维素等对情绪性多汗症有效。抗胆碱能药物如阿托品、颠茄、溴丙胺太林等内服有暂时效果,但可致口干、皮肤潮红、心悸等不良反应。

(三)注射治疗

A 型肉毒杆菌毒素(BTA)可用于治疗腋窝多汗症,对掌跖多汗症亦有效。BTA 可通过阻止胆碱能神经元释放乙酰胆碱发挥作用。注射部位的皮肤 4～6 个月基本不出汗,常见不良反应为注射部位疼痛和肌无力,均为暂时性。

(四)物理治疗

用自来水及直流电进行电离子透入疗法,适用于手足多汗症。

(五)手术治疗

其他治疗无效时可以考虑手术治疗。切除汗腺对腋部多汗症通常有效,交感神经切除术对手足多汗症有良好疗效。

(刘　影)

第七节 甲 病

一、厚甲症

厚甲症临床症状为甲板明显肥厚性增大、变硬、变脆、失去光泽,易破裂。可将它分为先天性厚甲症和后天性厚甲症两大类。

(一)病因和发病机制

先天性厚甲症为一罕见的外胚叶缺陷病,系常染色体显性遗传,主要分为两型,均和编码角蛋白的基因突变有关。第Ⅰ型也称 Jadassohn-Lewandowsky 型,主要与角蛋白 6A(KRT6A)或角蛋白 16(KRT16)基因突变有关;第Ⅱ型亦称 Jackson-Lawler 型,与角蛋白 6B(KRT6B)或角蛋白 17(KRT17)基因突变有关。后天性厚甲症常为慢性甲病、甲板外伤或老年性的一种病变。甲板外伤、真菌感染或不良刺激(如长期鞋子不合适)可引起厚甲,某些皮肤病如银屑病、毛发红糠疹、毛囊角化病等也可伴发厚甲。

(二)临床表现

先天性厚甲症主要表现为生后一岁内即开始出现所有指(趾)甲对称性增厚、变硬,或生后数年内甲板变厚、变黄呈楔形,甲前缘最厚,甲质硬脆,由于甲下堆积物可使甲远端翘起。有的病例伴有掌跖角化过度或广泛的毛周角化,有的则伴有类似毛发营养不良表现或角膜角化、白内障、杵状指等发生。

后天性厚甲症常伴其他疾病,多见于成人,出现厚而极度坚硬的指(趾)甲,甲的修剪极为困难,亦可合并掌跖角皮症。

(三)预防和治疗

先天性厚甲症尚无有效治疗方法,后天性厚甲症可以在治疗原发疾病时试用维 A 酸类乳膏涂搽患处。厚甲行拔除术只能暂时缓解症状。去除甲母质无益于疗效。角化性皮损可局部应用角质溶解剂,如乳酸洗液,水杨酸和尿素制剂等。

二、甲萎缩

甲萎缩临床表现为一个、几个甚至全部指、趾甲的甲板变薄且小。

(一)病因和发病机制

本病可为先天性或后天性。先天性的甲萎缩可见于先天性外胚叶发育不育症、大疱表皮松解症、色素失禁症。后天性甲萎缩与甲基质不可修复的损伤有关,多由于外伤、溃疡、烧伤和瘢痕引起,麻风、梅毒、扁平苔藓、毛囊角化病、甲状腺功能亢进、闭塞性血栓性脉管炎、雷诺病、风湿病、脊髓空洞症等也可引起本病。长期服用阿维 A 酯或 13-顺维 A 酸也可发生甲萎缩。

(二)临床表现

一个或多个甲停止生长,变薄,变短,最后出现萎缩,有时可使甲脱落。有时可有部分软甲症和无甲症(图 12-6)。

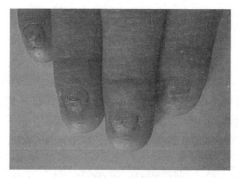

图 12-6 甲萎缩

（三）预防和治疗

先天性甲萎缩无特殊治疗方法。后天性甲萎缩则主要治疗原发病。

三、嵌甲症

嵌甲症是指甲板侧缘长入附近的软组织中，类似异物插入甲沟而引起疼痛，常见于大踇趾趾甲。

（一）病因和发病机制

引起嵌甲的原因较多，主要为：①遗传因素，甲的曲度和轴向与嵌甲的发生有关；②机械性损伤、碰撞、挤压等，使甲板侧缘更接近甲沟软组织而形成嵌甲；③某些疾病引起的畸形甲，如先天性踇趾外翻、甲营养不良、厚甲症或甲真菌病等；④穿鞋不当、穿鞋过紧、多由穿尖头高跟鞋挤压足趾引起，趾甲侧缘受压迫而向甲沟软组织内生长，并摩擦软组织使之肿胀，使嵌甲加重；⑤修甲过短过深为最常见的病因。甲侧缘没有剪齐，剪得过短、过深、使趾甲像硬刺般地刺向甲沟里的软组织。嵌甲症与职业也有一定关系，多见于长期站立工作者。

（二）临床表现

嵌甲为甲侧缘嵌入甲沟，容易继发感染，引起甲沟炎，伴持续疼痛，严重时可影响患者的工作与日常生活。绝大多数嵌甲发生于足踇趾甲，尤其以外侧多见，部分患者足踇趾双侧嵌甲或双踇趾双侧嵌甲。

（三）预防和治疗

避免修甲过短、过深和甲外伤，穿宽松的鞋。及时纠正甲畸形，尽量避免长久站立。

1.非手术治疗

非手术治疗适用于炎症轻、病程短者，局部轻度红、肿、痛时，可用碘酒局部外涂，每天 2～3 次，局部合并细菌感染严重者，可适当口服抗生素。

2.手术治疗

手术治疗适用于嵌入严重、非手术治疗无效者，或局部反复感染者。可行嵌甲根治术。术后卧床休息，抬高患肢，适当口服抗生素，酌情应用止痛剂。进行嵌甲根治时，必须将相应的甲根组织彻底刮除，否则日后嵌甲可重新出现。

四、甲沟炎

甲沟炎是指甲周围组织的炎症，包括两侧的旁甲沟和底部近侧甲沟，表现为红、肿、热、痛，严重时化脓。

(一)病因和发病机制

甲沟炎分为急性甲沟炎与慢性甲沟炎。急性甲沟炎的发生均源于甲床部分的微小创伤,如肉刺、修剪指甲等,这些微小的创伤可以使甲周正常的皮肤屏障破坏,导致细菌定植在甲周皮中。常见病菌为金黄色葡萄球菌,少数为白念珠菌。慢性甲沟炎可能与患者反复暴露于同一刺激因子有关。家庭主妇、调酒师、理发师、厨师、游泳者、护士等出现慢性甲沟炎的概率较高。其他内科疾病,如糖尿病、免疫抑制状态等均容易导致患者出现慢性甲沟炎。白念珠菌是慢性甲沟炎最为常见的病原菌。

(二)临床表现

急性甲沟炎病程小于 6 周,初期症状为指甲局部红肿,轻触红肿部分即会产生刺痛。约数天后开始化脓,并可能延伸至指甲下方。后期甲周皮肤脓肿波动可能扩散至甲下,累及对侧甲上皮和甲周皮。在甲板下可见脓肿形成,将甲板从甲床基质中推离分开。慢性甲沟炎通常病程超过 6 周,表现为皮肤红、肿、痛,但程度通常轻于急性甲沟炎。患者的临床症状也可呈现突然间加重。甲周近端皮肤褶皱会抬起,并和下方的甲板分离。通常还会出现甲形态的变化,如隆起、沟槽、褪色、甲板变圆等。

(三)预防和治疗

急性甲沟炎的治疗取决于炎症影响的范围和脓肿是否形成。对有轻微炎症反应而无明显脓肿形成者,可使用温肥皂水、醋酸铝溶液或者氯己定进行冲洗。对轻度红肿但无脓肿形成的甲沟炎,在采用上述治疗的同时,可加用抗生素治疗。通常手术治疗急性甲沟炎仅适用于有明确的脓肿形成、保守治疗失败或者炎症广泛累及甲上皮者,手术方法包括脓肿引流、拔甲等。

慢性甲沟炎治疗:去除慢性刺激因素,局部使用抗真菌药物或联合局部使用激素类药物。手术治疗仅适用于反复发作病例,术式包括切除或抬高受累及的甲上皮组织等。

五、甲营养不良

甲营养不良是多因素引起的甲损害。常累及所有指、趾甲。患者指(趾)甲变薄,浑浊,变形,易碎。甲表面失去光泽,粗糙。常有纵嵴及甲剥离。

(一)病因和发病机制

甲营养不良可以是先天性甲形成不全的结果,也见于后天性甲营养障碍。许多皮肤病如银屑病、扁平苔藓、梅毒、系统性硬皮病、毛囊角化病、掌跖角化病及早老症等均可伴随甲的营养障碍。全身性疾病如营养缺乏、甲状腺机能低下、中毒等也可引起。其他如外伤、冻疮、烧伤及许多局部因素也可造成甲营养不良。

(二)临床表现

临床多见甲营养不良,表现为 20 个甲板均变薄或增厚,且表面有表浅细小线纹纵嵴,如砂纸样外观,甲板无光泽呈乳白色浑浊,有切迹或纵嵴。甲下及甲周无改变。18 岁以下青少年多见,多数到成人消退;少数可成人发病。也有患者表现为数个指甲无光泽,砂纸样外观,无皮肤、毛发、牙齿及口腔黏膜的病变。

(三)预防和治疗

无特异疗法。建议合理摄入营养物质;治疗系统性疾病。合理补充维生素 A 和 E、钙、铁等。

(刘　影)

第十三章 色素障碍性皮肤病

第一节 雀 斑

雀斑(freckles)是一种好发于女性面部的常染色体显性遗传性色素沉着性皮肤病,又称夏日斑。

一、病因

系常染色体显性遗传,日晒可加重本病。

二、临床表现

多见于女性,常在4~5岁时开始出现皮损,随着年龄增大而数目逐渐增多,颜色加深,至青春期达最高峰,老年后逐渐减退。好发于面部,以鼻梁、颧部、颊部多见,也见于颈、手背、胸、背部及前臂伸侧等处。皮疹为针头至米粒大小的圆形或椭圆形黄褐色或棕褐色斑点,表面光滑,数目不等,互不融合,多密集或散在对称分布,无自觉症状。日晒后皮疹数目增多,颜色加深。冬季皮疹淡而少。

三、诊断

根据发病年龄、好发部位、皮损特征、与季节的关系不难诊断。

四、预防及治疗

(一)预防
减少日晒,夏季外出需外搽遮光剂,如5%二氧化钛霜、5%对氨基苯甲酸软膏或5%奎宁软膏。

(二)局部治疗
外用脱色剂,如3%~10%过氧化氢溶液,5%~10%氧化氨基汞软膏,5%氢醌与0.1%地塞米松、0.1%维A酸配成的乳剂等。局部腐蚀及破坏性疗法如苯酚或30%~50%三氯醋酸溶液点涂局部,但应严格掌握浓度、范围及深度,以防形成瘢痕及色素沉着。

(三)其他疗法
液氮冷冻可使雀斑剥脱,需防止过深或继发感染。严重病例可用皮肤磨削术。

(李政君)

第二节 黄 褐 斑

黄褐斑(chloasma)又称肝斑、妊娠斑,是由多种因素,如日晒、口服避孕药、妊娠、妇科疾病、内分泌等作用所致的一种好发于面部的对称性、色素沉着性皮肤病。

一、病因及诱因

本病男女均可发生,多见于女性,从青春期到绝经期均有发生,特别多开始于妊娠期第 2～5 个月,分娩后来月经时即渐消失,可能与体内孕激素水平增加有关;在应用口服避孕药的妇女中,随着所服剂量及时间,20％的人在服用 1～20 个月后可发生,此由于雌激素刺激黑素细胞分泌黑素体,孕激素促使黑素体的转运和扩散;本病也可见于月经不调、痛经、慢性盆腔炎、慢性肝功能不全、慢性肾上腺皮质功能不全、慢性乙醇中毒、结核病、癌症等患者,可能与卵巢、垂体、甲状腺等内分泌因素有关;长期服用氯丙嗪、苯妥英钠亦可诱发本病;此外日光、热刺激、化妆品、外用药也可为促发因素。

二、临床表现

常见于中青年女性,皮损多对称分布于面部,尤以颧部、鼻、上唇、眶周、前额等处多见,呈淡褐色或淡黑色斑,形状不规则,大小不定,边缘清晰。皮损冬轻夏重,一般无自觉症状及全身不适,病程呈慢性经过。

三、实验室检查

皮肤组织病理检查:显示表皮色素过度沉着,真皮嗜黑素细胞有较多色素。血管和毛囊周围可有少数淋巴细胞浸润。

四、诊断及鉴别诊断

根据多见于妇女,发生于面部的黄褐色斑片、无自觉症状等容易诊断。需鉴别的疾病有:①雀斑:色素斑点较小,分布散在不融合,多发生于青少年女性,有家族史,夏季明显,冬季变淡;②艾迪生病:弥漫性青黑或红褐色斑片,除面部外还见于乳晕,外生殖器等处,有全身症状如体重减轻、乏力、血压下降等;③瑞尔黑变病:好发于前额、颧部和颈侧,色素斑上常有粉状鳞屑;④盘状红斑狼疮:皮损为红斑,有萎缩及鳞屑。

五、治疗

(一)一般治疗

(1)积极寻找病因,做相应处理。

(2)对光照射影响较明显的患者,外出时可应用太阳伞或太阳帽及外涂遮光剂(如防晒霜、5％二氧化钛霜等)。

(3)避免色斑加重,应合理选用化妆品,勿使用易过敏及有毒不良反应的化妆品。

（4）维生素类：维生素 C 有减少色素生成的作用,维生素 E 可减少色素沉着,故可食用含有较多维生素 C 和维生素 E 的食品。含维生素 C 较多的蔬菜和水果有白萝卜、冬瓜、西红柿、白菜、苹果、柠檬等;含维生素 E 的食物有花生、莴苣、瘦肉、豆芽菜等。少吃酱油、虾、咖啡、酒等饮食。

(二)局部治疗

1.3％氢醌霜

氢醌可抑制黑素小体形成并促使其分解,导致黑素细胞破坏,具有较好的脱色作用。但有轻度刺激性,外用浓度不宜超过 5％。常用 3％氢醌霜,每天 2 次,外涂皮损局部。

2.壬二酸

比氢醌刺激性小,为一种新的褪色剂,其性质较稳定,作用机制可能是减少功能性(如抑制酪氨酸酶的可逆性)黑素细胞的数量和减少黑素小体向角质形成细胞转运的数量。常用 20％壬二酸霜,每天 1～2 次,外涂皮损局部,初期应用可有轻度皮肤刺激和皮肤干燥不适感。

3.SOD 复合酶乳剂

SOD 为超氧化物歧化酶,通过抑制和清除自由基可减少黑素合成。每天 2 次,外涂皮肤色素沉着皮损处,连用 10 周,有明显效果。报道有效率可达 88.8％～91.4％。

4.维 A 酸

近年实验证明维 A 酸可抑制体外培养黑素瘤细胞的酪氨酸酶诱导作用,其减轻色素的作用机制尚不清楚。临床上常用 0.1％维 A 酸霜外涂色素处,每天 1～2 次,连用 24 周,可有明显改善。但应注意维 A 酸亦有引起光敏及色素沉着的不良反应。

5.曲酸霜

为一种黑素抑制剂,治疗黄褐斑有较好效果,每天外涂 1～2 次皮损局部。

6.3％过氧化氢溶液

有脱色素作用,外涂皮损局部每天 2 次。

7.倒膜

本疗法通过使用药物制成乳剂或凝胶剂(如氢醌)使药物充分渗透吸收,提高局部药物浓度,达到治疗效果。每天倒膜 1 次,术后每晚薄涂 1 次倒膜药物。

8.剥脱疗法

剥脱疗法的原理,是采用化学药物或物理疗法使表皮不同程度坏死结痂脱落以达到剥脱作用,包括化学剥脱和物理剥脱。化学剥脱多采用 35％三氯乙酸,为抑制炎症后色素沉着。用 4％氢醌水溶液、1％醋酸氢化可的松或 0.05％维 A 酸霜外擦,用至皮肤恢复正常为止,物理剥脱可采用液氮冷冻疗法,使表皮坏死后剥脱;或采用磨削术将表皮磨去一层,待创面愈合后应使用遮光防晒剂可提高疗效。也可采用 Q-开关红宝石激光治疗。但上述疗法必须认真操作,掌握深浅度,防止瘢痕形成及色素沉着和脱失。

(三)全身治疗

1.维生素类

应用大剂量维生素 C 静脉滴注或口服,有改善血管通透性,增强抵抗力的作用。维生素 C 静脉滴注每次 3.0 g,每天 1 次;口服 0.3～0.6 g/d。维生素 E 口服每次 0.1 g,每天 3 次,有抗氧化、维持毛细血管通透性、改善周围循环等作用。

2.谷胱甘肽

有抑制酪氨酸活性作用,应用谷胱甘肽 400 mg,静脉注射,每周 2 次。

3.中药治疗

根据辨证施治,宜滋阴补肾,调和气血、活血化瘀为准则,常用六味地黄丸、逍遥丸或桃红四物汤加减。

(李政君)

第三节 蒙 古 斑

蒙古斑又称"胎记",是发生于婴儿腰骶部的蓝灰色斑,出生即有,几年后自然消退。常见于黄种或黑种人儿童,白种人少见。

一、病因

蒙古斑的发生与隐性遗传和显性遗传因素有关,是真皮网状层黑素细胞产生色素增多的结果。本病是由于胚胎时黑素细胞从神经嵴到表皮移行期间。未能穿过真皮与表皮之交界,停留在真皮深部,延迟消失所致,故又称真皮黑变病。蒙古斑特殊的灰青色或蓝色是由于黑色颗粒位于真皮较深处所致。

二、临床表现

在我国,患幼儿皮肤病调查中,蒙古斑发病率最高,而 4 岁以后的蒙古斑仍不少见。呈浅蓝灰色、蓝色或黑蓝色,圆形、椭圆形或不规则形斑,色泽一致,边界不清,无自觉症状,损害处皮肤柔软,通常肤色较黑的人,皮损色泽更黑。直径大小从数毫米至十几厘米。通常是单个的,损害也有多发广泛分布,被称为泛发性皮肤黑素细胞增生症或皮肤黑素细胞错构瘤。腰骶部及臀部是最常见的好发部位,股侧甚至肩部也有发生,极少发生于胸、腹、四肢、背和面部。蒙古斑如发生于眼睑、球结膜、巩膜时,则相同于太田痣。大多数病例在儿童期 5~7 岁时自发性消退,不留痕迹,偶有持续到成年或扩大。

裂唇痣是指唇部蒙古斑伴有腭裂。

三、鉴别诊断

蒙古斑与蓝痣的鉴别是后者颜色更深,为高出皮面的结节,病理见嗜黑素细胞。

四、治疗

直径小于 1 cm 多年无变化的不需治疗;大于 1 cm 者,可切除。

(李政君)

第四节 太 田 痣

太田痣亦称眼上腭部褐青色斑痣、眼真皮黑素细胞增多症、眼皮肤黑变病、眼黏膜与皮肤的黑素细胞增多症等。1939年由太田首先描述。最常见累及单侧三叉神经第一和第二分支支配部位。

一、病因与发病机理

发病病因与蒙古斑相同,可能是常染色体显性遗传,为真皮黑素细胞错构瘤。但也有学者认为,其按周围神经分布的特点提示黑素细胞可能来源于局部神经组织。

二、临床表现

60%的患者出生时即有皮肤损害,余者大多数在10～20岁内出现,偶有晚发或在妊娠时出现。主要见于亚洲人和深肤色种族人,80%发生于女性。本病常发生于颜面一侧的上下眼睑、颧部及颞部,约2/3的患者同侧巩膜蓝染。双侧病变少见(5%～10%),常伴有其他部位的持久性蒙古斑。病变广泛者可波及眼睑、眼结合膜、眼内结构(虹膜、眼底、视神经)、球后组织和眶脂膜,也有累及颊、额、头皮、鼻翼及耳,上腭及颊黏膜也可受累。皮损为淡青色、深蓝色或蓝黑色斑片,大多数为单侧性,有的患者结膜、巩膜亦青蓝色,多自幼发病,皮损的颜色因日晒、劳累、月经期、妊娠而加重。有的青春期变深扩大。

太田痣可分如下四型。

(1)轻型:①轻眼眶型,淡褐色斑,仅限于上下眼睑;②轻颧骨型,淡褐色斑,仅限于颧骨部。

(2)中型:深蓝色至紫褐色,分布于眼睑、颧骨及鼻根部。

(3)重型:深蓝色至褐色,分布于三叉神经的第一、二支支配区。

(4)双侧型约占3%。

此外,还有多种分类方法。两侧性分布的分为:对称型(中央型、边缘型)、非对称型。根据颜色分为:褐色型、青色型。根据组织学特点分为:浅在型(黑素细胞位于真皮浅层,多呈褐色)、深在型(黑素细胞位于真皮深层,多呈青紫色)、弥漫型(黑素细胞位于真皮全层,多呈紫青色)。根据年龄分为:早发型(出生后数年内)、迟发型(青春期以后)。

太田痣可合并持久性蒙古斑,并发伊藤痣、蓝痣和血管瘤,亦有报道前房角因色素增生受阻而导致青光眼,合并神经性耳聋、眼球后退综合征,同侧先天性白内障和上肢萎缩。太田痣为良性色素沉着斑,一般不会自发消退,无自觉症状。但恶性黑素瘤亦有发生,据报道,恶变病例中白种人发病率最高,最常见的恶变部位是脉络膜。

三、治疗

本病使用液氮冷冻、红宝石激光可有效去除或减轻皮损。脉冲激光治疗具有无瘢痕,无色素脱失,技术操作简便的优点。一般发病年龄越轻消退越快。

（李政君）

第五节 色素性毛表皮痣

一、概述

色素性毛表皮痣又称 Becker 痣是一种较常见的病变,多见于青年人,在儿童期出现。随年龄增长的斑状色素沉着。

二、临床表现

儿童时期开始出现,随着年龄增长,经日晒后逐渐明显,为一不规则的斑状色素沉着。好发于肩、前胸或肩胛骨区域,但也可发生于前臂、腕、面颈等其他部位。新发生的色斑可相互融合,可达手掌大小或更大,1～2 年后出现粗毛。边界不规则,呈地图状。有时痣不明显,需要和相对称的部位仔细比较才能查出。在皮损部位可合并其他皮内痣或表皮痣。

三、实验室检查

组织病理:表皮增厚,表皮突和真皮乳头可延长,轻微角化过度。基层和棘细胞层色素沉着增加,但黑素细胞数目正常。

四、诊断及鉴别诊断

据儿童期出现、随年龄增长、日晒后明显、出现 2 年后痣上出现粗毛,结合组织病理检查不难诊断,易与其他色素沉着鉴别。

五、治疗

无须处置。

（李政君）

第六节 颧部褐青色痣

颧部褐青色痣主要特点为颧部对称分布的黑灰色斑点色素沉着。

一、病因

在胚胎发育期,黑素细胞由神经嵴向表皮移行时,由于某种原因未能通过表皮、真皮交界,停留在真皮内,从而形成病变。

二、临床表现

多发于女性,发病年龄多在 16～40 岁,部分患者有家族史。发病部位在面部,绝大多数在颧部,少数也可在眼睑、鼻翼部,为直径 1～5 mm 的灰褐色、黑灰色或黑褐色色素沉着斑,圆形、椭圆形或不正形,境界比较清楚,数目不等,可为几个到几十个,平均 10～20 个,皮疹不凸出或凹陷皮肤表面,绝大多数双侧对称分布。眼、口腔黏膜无损害。患者一般无自觉症状。

三、诊断与鉴别诊断

根据临床表现可以诊断,需与下列疾病鉴别。

(一)太田痣

临床少见,大多为单侧分布,沿三叉神经眼、上颌支部位走行,发病早,大多在出生时或 1～2 岁前发生,皮损为融合性色素沉着,常合并有眼、口腔黏膜损害。

(二)雀斑

皮损为黄褐色斑点,相对较小,发病早,多在 5 岁以内发生,有明显的季节性,夏季晒后加重。

四、治疗

外用脱色剂以及剥脱疗法效果不显,用 694 nm Q 开关脉冲红宝石激光、755 nm Q 开关紫翠玉激光、1 064 nm Nd∶YAG 激光治疗有较好疗效,但治疗周期较长,须经 2 次以上的治疗方可达到满意效果,每次治疗间隔 3 个月左右。

（李政君）

第七节　职业性黑变病

职业性黑变病是一组表现为皮肤色素沉着的色素代谢障碍性皮肤病,可以是职业性的,也可以是非职业性的。职业性黑变病是指在劳动或作业环境中存在的致病因素引起的皮肤黑变病,占职业性皮肤病的 2％～5％,散发于各行业中。

一、病因

职业性黑变病有明显的外因,与发病有关的外源性致病物主要有三大类:煤焦油、石油及其分馏产品;橡胶防老剂及橡胶制品;某些颜料、染料及其中间体。这些因素所致的病例占全部病例的 90％左右。此外,本病的发生与个体的内在因素也有明显关系。一般认为内分泌紊乱和神经精神因素可能是本病发生的诱因,总之皮肤黑变病的发病机制尚不完全清楚,但从临床资料可以看出,本病是多因素的,是由复杂的内因和/或外因引起的,不同的患者可由不同的外因或内因导致色素代谢障碍而发病。

二、临床表现

其特点为色素沉着出现前或初期,常有不同程度的阵发性红斑或瘙痒,色素沉着较明显时,上述症状减轻或消失。色沉多见于面颈等暴露部位,亦可发生在躯干、四肢或呈全身性分布。皮损形态多呈网状或斑(点)状,有的可融合成弥漫性斑片,界限不清楚。颜色呈深浅不一的灰黑色、褐黑色、紫黑色等。在色沉部位表面往往有污秽的外观。矿物油引起的皮肤黑变病,前臂多伴有毛孔角化现象。脱离接触后色沉消退较慢,恢复接触仍可复发。

三、诊断和鉴别诊断

诊断职业性黑变病,首先要排除非职业性因素引起的皮肤黑变病,这主要靠职业接触史,另外必须与光毒性皮炎继发的色素沉着加以区别,后者发生在光毒性皮炎的暴露部位,有较明显的界限,呈弥漫性的色素沉着,停止接触致病物和避光照后色素消退较快。

四、治疗

(1)确诊后调换工种,避免继续接触致病物。一般情况下在脱离接触后,病情可逐渐好转,但色素沉着消退较慢。

(2)维生素 C 有抑制黑色素形成的作用,可以采用口服或注射,方法:维生素 C 5 g 加入 10% 葡萄糖液 500 mL 中静脉滴注效果较好。每天一次,连用 3 周,接着服中药六味地黄丸一周,共 4 周为 1 个疗程,可连续治疗 3～4 个疗程。

(3)青霉胺、巯乙胺等巯基络合剂也常用于黑变病的治疗,但疗效不如维生素 C。

(4)局部涂药常用的有 3% 氢醌霜,但往往收效不明显。

(李政君)

第八节　白　癜　风

一、白癜风的中西医定义

白癜风是一种较为常见的后天性、获得性、特发性色素脱失斑,以表皮、黏膜和其他组织内黑素细胞丧失为特征。祖国医学称之为"白癜""白驳风"。如《诸病源候论》白癜候记载:"白癜者,面及颈项身体皮肉色变白,与肉色不同亦不痒痛,谓之白癜。"《医宗金鉴·外科心法要诀》白驳风记载:"此症白面及颈项,肉色忽然变白,状类斑点,并不痛痒。若因循日久,甚至延及遍身。"此病自古即存在,各种族均可发病,无明显性别差异。自然人群发病率为 1%～2%,在美国居民中患病率不少于 1%,我国居民患病率较低,约为 1%,农村为 0.2%～1%,城市约为 0.3%,部分患者可有家族史。

二、白癜风的中西医病因

白癜风的病因尚不十分清楚,目前对病因及其发病机制倾向于用多种因素进行综合解释,如自身免疫学说、黑素细胞自身破坏学说、神经学说、遗传学说、黑素细胞生长因子缺失学说、精神神经因素、外伤因素等。祖国医学认为,七情内伤,肝气郁结,气机不畅,复感风邪,搏于肌肤,致令气血失和而发病,即风邪袭腠,气血失和。

三、白癜风的中西医分型

(一)西医临床分型

1.局限型

白斑单发或群集某一部位。

2.散发型

白斑散在,大小不一,但多对称分布。

3.泛发型

常有前两型发展而来,总面积可大于体表50％以上,甚至波及全身,只余少数色素正常皮肤。

4.节段型

白斑按皮节或某一神经分布。

5.肢端颜面型

白斑发生于面部、手足指跖暴露部位。

(二)中医辨证分型

1.肝郁气滞型

皮损表现为白斑色泽明暗不等,无固定好发部位,情绪压抑或急躁易怒等情绪因素可诱发加重病情。妇女月经不调,痛经,经行乳房胀痛,苔薄白,脉弦。

2.肝肾不调型

皮损表现为明显脱色性白斑,界清,色纯白,白斑内毛发可变白,病程长,伴头晕目眩,腰膝酸软,耳鸣耳聋,夜尿增多,舌淡,脉细无力。

3.气血不和型

病程日久,发展缓慢,白斑色淡,边界不清,兼有体倦乏力,面色㿠白,舌淡苔白,脉细沉。

四、白癜风病史回顾和危险因素界定

了解白癜风进展可能的相关危险因素,对控制白癜风进展具有重要意义。

(一)病史回顾

治疗前对患者进行病史回顾,详细了解发病情况,如白癜风的首发时间、诱发和加重因素、伴发疾病、与季节的关系、有无家族史。对家族史发病者,详细询问与先征者的关系,并了解阳性家族成员的临床症状。

(二)危险因素的界定

1.精神因素

发病或白斑进展前一个月内,出现家庭问题(家庭纠纷、婚变、丧失亲人,家庭成员患病等)、个人问题(失业、工作进度紧张劳累、经济压力、职位变动等)。

2.同行反应

即机械性或热损伤(划伤、擦伤、手术刀口、动物咬伤、烧伤、电灼伤等)、皮肤病诱发(冻伤、皮肤感染、各种皮炎破溃)、过敏或刺激物反应(接种疫苗、染发、文身等)及治疗(各种射线照射)后,局部皮肤色素脱失出现白斑。

3.家族史

一级亲属为父母、子女和兄弟姐妹;二级亲属为祖父母、外祖父母、伯叔、姑舅、侄外甥;三级

亲属为表兄弟姐妹。

4.季节因素

其发病或白斑进展与季节有关,其中春季和夏季较为多见。

五、白癜风的注意事项

(一)一般注意事项

白癜风是一种慢性而又难治的疾病,加上发病机制复杂,不同患者对同一种药物的治疗反应也各不相同。治疗白癜风一般没有特效药,虽然治疗方法很多,但疗效欠满意,应给患者更多解释,告知其患病对患者的寿命无任何影响,消除心理阴影,减轻其社会压力,树立长期坚持治疗疾病的信心。一般 1 个疗程为 3 个月,疗程结束后方能评价药物是否有效,如果有效则继续治疗几个疗程,不要在短时间内改变治疗方法,否则不好评价是药物未出现作用还是用药疗程不够。有时小面积白斑未经治疗可自行消失,有些患者皮损在夏季热晒之后白斑中心或边缘有色素再生,但到冬季色素又可消退。

(二)饮食注意事项

(1)增加富含酪氨酸食物的摄入,进而氧化成黑色素。酪氨酸主要来源于食物,酪氨酸酶则需要有铜、锌等微量元素参与,其活性才能增强,故应食用富含酪氨酸和铜、锌的食物。如动物的肝脏、瘦肉、蛋类、豆类和新鲜蔬菜等。

(2)减少富含谷胱甘肽食物的摄入。近年来科学家发现,饮食中长期缺乏谷胱甘肽,可使皮肤内的酪氨酸活性增强,因此,白癜风病患者应少吃或不吃富含谷胱甘肽的食物,如洋葱、大蒜、西红柿、鱼、虾、羊肉、辣椒等。尤其不应饮酒,否则会使病情加重,白斑扩大。

(3)少吃富含维生素 C 的食物,因为维生素 C 能降低血清铜或血清铜氧化酶。多吃富含维生素 C 的食物,能降低酪氨酸酶的活性,不利于黑色素形成,因此应避免服用维生素 C 及少吃富含维生素 C 的蔬菜和水果,如青椒、西红柿、柑橘、柚子、柠檬、山楂、鲜枣等。

(4)不宜吃菠菜,因为菠菜含有大量的草酸,易使患处发痒及影响铜的吸收。

六、临床治疗机制及疗效判定

(一)临床治疗机制

绝大多数白斑处色素恢复首先表现为毛囊口出现色素点逐渐扩大形成色素岛并扩大融合成片,直至白斑恢复。白斑处的毛发变白,其原因可能是变白毛发的毛囊外根鞘遭受损坏,其中的毛囊黑素细胞同时受累,不能被激活,更不能繁殖、游移及色素形成等。若白斑波及无毛发的皮肤,如手掌、足趾及口腔黏膜等处,则白斑恢复较困难,原因是没有毛发便没有毛囊黑素细胞,所以黑素形成便困难。白斑若为瓷白色,患处毛囊口闭塞,则治疗效果差;如经药物调治毛囊口恢复正常,治疗效果可能会变好。

(二)疗效判定

全国中西医结合皮肤性病学会色素病学组制定的白癜风疗效标准。

痊愈:白斑部分全部消退,皮肤肤色恢复正常。

显效:白斑部分缩小或部分消退,皮肤肤色恢复正常的面积超过皮损面积的 10%。

有效:白斑部分缩小或部分消退,皮肤肤色恢复正常的面积占皮损面积的 10%～50%。

无效:白斑部分范围扩大或无色素再生,皮肤肤色恢复正常的面积低于皮损面积的 10%。

总有效率＝(治愈例数＋显效例数＋有效例数)/治疗例数×100％。

七、临床常用中西医治疗方法

(一)外用药物

1.肝素软膏

含有低分子肝素、尿囊素、玻璃酸钠及月桂氮䓬酮等成分的水包油性乳剂。低分子肝素容易被皮肤吸收,可以增进局部毛细血管通透性,改善微循环。尿囊素有增强细胞活力,促进新陈代谢的作用。玻璃酸钠为大分子酸性黏多糖,有保湿、润肤作用。月桂氮䓬酮为临床常用的药物透剂,可使药物容易通过皮肤角质层并且更好吸收。每次外涂患处,并且按摩 5～10 分钟。每天 3 次,连续治疗 2 个月为 1 个疗程,可以连用 3～6 个疗程。

2.补骨脂酊

补骨脂为豆科植物补骨脂的果实,性味苦辛温,功能补骨壮阳,温脾止泻。先将氮酮 20 mL 加入 75％乙醇 1 000 mL 中,然后加入补骨脂 300 g,浸泡 1 周后过滤密封即可。用棉签蘸搽患处,白天涂药后在日光下照晒,开始晒 5 分钟,适应后逐日增加到 20 分钟。如局部出现水疱暂停用药,不需处理,待自行吸收后继续治疗。

3.复方补骨脂酊

75％乙醇 1 000 mL 加入氮酮 20 mL,然后加入乌梅、首乌、石榴皮、紫草、菟丝子、补骨脂、白芷等中药浸泡 15 天后过滤密封备用。涂搽药液后在日光下照晒,照晒的起始时间为 5 分钟,以后根据照晒后局部皮损的反应来调整时间。补骨脂可增加皮肤的光感性,从而增加酪氨酸酶的活性及黑色颗粒的运转,刺激黑色素细胞形成较多的黑色素。补骨脂含有补骨脂素和异构补骨脂素等物质,可提高皮肤对紫外线的敏感性;白芷含有欧芹属素乙和异欧芹属素乙,亦能提高对紫外线的敏感性,促进黑色素细胞的代谢;菟丝子、紫草等也具有一定的光敏性。

4.吡美莫司乳膏

白癜风的发病存在细胞免疫机制,主要表现在外周血 $CD4^+$ 细胞下降,而皮损局部浸润以 $CD8^+$ 为主。与他克莫司类似,吡美莫司是一种前炎性细胞因子产生和释放的细胞选择性抑制剂,可与(FKBP-12)结合,抑制钙依赖性钙调节神经磷酸酶,通过阻断 T 细胞的早期细胞因子转录而抑制 T 细胞的活化,抑制 T 细胞 IL-2 和 IFN-γ 合成,还可抑制 IL-4 和 IL-10 的合成。每次涂于患处,每天 2 次,4 周为 1 个疗程。

5.维生素 D_3 衍生物

可与角质形成细胞(KC)表面表达的 1,25-二羟维生素 D 受体结合,调控细胞内 DNA 和角蛋白合成;抑制细胞增殖,诱导细胞正常分化,调节免疫细胞内细胞因子释放,抑制炎症细胞因子的产生,从而产生治疗银屑病的抗炎抗增生作用。治疗白癜风的作用机制与黑素细胞的 1,25-二羟维生素 D 受体有关,该受体可调节黑素合成,能激活该受体或改善皮损区黑素细胞钙的转运,加强酪氨酸酶活性和黑素产生;另外,对免疫系统细胞具有免疫抑制作用,通过调节 KC、淋巴细胞产生和释放细胞因子而对白癜风发挥局部免疫作用。临床常用药物有卡泊三醇、他卡西醇,每次外涂患处,每天 2 次,3 个月为 1 个疗程。

6.复方乌梅酊

乌梅性酸、涩、平,归肝、脾、肺、大肠经,具有敛肺、涩肠、生津、安蛔之功效。配制时取优质乌梅加入装有 70％乙醇的玻璃瓶中密封,浸泡 2 周后过滤备用。按照每 1 000 mL 浸出液加入山莨菪碱注射液 0.3 g、氮酮 20 mL 的比例配制成复方乌梅酊。每次外涂患处,每天 2 次,1 个月为 1 个疗程,可以连用 3～6 个疗程。乌梅可以通过刺激毛囊外根鞘内无功能的黑素细胞发生分裂增殖,使其沿着毛囊表面向上移动进入表皮,进入表皮的黑素细胞以毛囊口为中心继续向周围扩展,从而形成临床所见的毛囊性色素小岛。

7.祛白酊

祛白酊是中西药复方外用制剂,由补骨脂、栀子、乌梅、菟丝子和氢化可的松等药物配制而成。临床主要用于静止期寻常型局限性和散发性白癜风的治疗。每天早晚各 1 次涂布于白斑区域,涂后按摩局部5～10分钟,连续治疗 3 个月为 1 个疗程,可以连用 2～3 个疗程。方中补骨脂、菟丝子补肾助阳,滋养精血;栀子利湿通络;乌梅生津养阴,补阴血润肌肤;加入糖皮质激素醋酸氢化可的松。可以增强对黑素细胞的保护作用,也可以抑制局部皮损的免疫反应,抑制病情发展扩散;月桂氮䓬酮、二甲亚砜作为混合透剂,可以明显提高补骨脂素、异补骨脂素和氢化可的松的吸收促进作用,从而更好地发挥疗效。

8.复方白芷酊

以补骨脂、白芷等为主要成分配制而成。方中蒺藜、防风、秦艽、蛇床子散风行气,活血通脉,养血和血,祛风止痒;栀子、马齿苋逐瘀行血;冰片辛凉,芳香走串,通络开窍,促进皮肤对药物的充分吸收作用;甘草调和诸药。诸药合用,共奏调和气血、活血化瘀、祛风通络之功效,明显促进白斑区域皮损复色。每次外涂后行日光照射或窄谱中波紫外线照射,每天 1 次,每次照射 15～30 分钟,4 周为 1 个疗程,可以连续治疗 3～5 个疗程。

9.赤菟酊

将赤芍、川芎、菟丝子、刺蒺藜、补骨脂等用乙醇浸泡配制而成,每天早晚外用 2 次,1 个月为 1 个疗程,可以连用 3～5 个疗程。方中赤芍、川芎、菟丝子、刺蒺藜可增加酪氨酸酶的活性,促进黑素合成;赤芍疏肝清热和营,川芎养血活血化瘀,菟丝子养肝补肾固精,刺蒺藜散风平肝疏郁,补骨脂滋养肝肾。以上诸药均为临床治疗白癜风的常用中药。

10.自拟复方补骨脂酊

将补骨脂、白芷加入 75％乙醇密封浸泡 7 天,取浸出液 100 mL,加地塞米松注射液、月桂氮䓬酮备用。每次涂擦患处,每天 2 次,6 个月 1 个疗程。方中补骨脂为豆科植物补骨脂的果实,性味苦辛温,功能补肾壮阳,温脾止泻;白芷为伞形科植物杭白芷和祁白芷的根,性味辛温,功能解表散寒、祛风止痛、除湿解毒;地塞米松为糖皮质激素药物,可通过抗炎、免疫抑制作用起到治疗白癜风的作用;月桂氮䓬酮为皮肤外用制剂常用的促透剂,可明显促进治疗药物的吸收。

11.黑素生成素

从胎盘中提取,可以促进黑素细胞增殖和黑素合成,提取物为无毒、无刺激、不过敏的无色液体,外搽联合红外线照射治疗可取得较好疗效。黑素生成素中的胎盘脂质成分通过酪氨酸酶及相关蛋白的表达诱导黑素生成。每次外涂后采用红外线照射,每天 2 次,每次 20 分钟,1 个月为 1 个疗程,可以连用 3～5 个疗程。

12.人胎盘组织液

其成分为人胎盘多肽、多种氨基酸、免疫球蛋白、细胞因子等。其中碱性成纤维细胞生长因子通过增加黑素细胞 P125 表达,促进黑素细胞迁移。每天早晚各外用 1 次,每次外用后采用 250 W 红外线灯泡自行照射 15～20 分钟,1 个月为 1 个疗程,可以连用 3～5 个疗程。

13.人胎盘脂多糖

其成分为人胎盘脂多糖、核酸、多种蛋白质、细胞因子、微量元素等。胎盘多肽与胎盘蛋白质均能增强酪氨酸基因表达,刺激黑素合成。每天早晚各外用1次,每次外用后使用250 W红外线灯泡内行照射20～30分钟,1个月为1个疗程,可以连用3～5个疗程。

14.胎盘脂质

通过诱导P38MAPK的磷酸化,进一步激活TYR启动子的活性,从而促使黑素生成。每次外涂皮损采用红外线照射,每天2次,每次20分钟,1个月为1个疗程,可以连用3～6个疗程。

15.卤米松乳膏

国产的商品名为澳能,进口的商品名为适确得,主要成分是卤米松,每克乳膏含有卤米松水合物0.5 mg,属于强效的皮质类固醇类药物,具有良好的抗炎、抗表皮增生、抗过敏、收缩血管及止痒等作用。以薄层涂于患处,依症状每天1～2次,并缓和地摩擦、按摩。如已发生严重的刺激性过敏症状,应终止治疗。连续用药可超过2～3周。为减少其不良反应,可连续使用5天停2天,直至整个疗程。局部使用皮质类同醇激素适用范围广,可应用于各种类型的白癜风。局部长期使用类固醇皮质激素可引起皮肤出现萎缩如皱纸状、毛细血管扩张、局部毛发增多增粗等。

16.他克莫司

他克莫司又名FK506,是一种具有免疫活性的大环内酯类抗生素,有很强的免疫抑制作用,T淋巴细胞是他克莫司作用的主要靶细胞,而白癜风的发病与T细胞免疫功能异常亢进有关。外用他克莫司进入细胞后,先与其受体蛋白FKBP结合为FK506-FKBP复合物,后者与钙调神经磷酸酶高亲和性结合并抑制其活性,从而抑制其诱导的活性T淋巴细胞因子(NF-AT)去磷酸化,从而抑制各种T细胞炎症因子的表达,是他克莫司治疗白癜风的免疫学机制。他克莫司软膏可分为0.03%和0.1%两种浓度,成人使用0.03%、0.1%他克莫司乳膏在皮损处涂上薄薄一层,轻轻擦匀,并完全覆盖,儿童使用0.03%的他克莫司,每天2次,3个月为1个疗程。外用白后可能会引起局部症状,如皮肤烧灼感或痛痒。他克莫司为非激素制剂,面部及皱癟褶部位可以使用,儿童可长期使用。

17.复方卡力孜然酊

复方卡力孜然酊为中药复方制剂,其主要成分为驱虫斑鸠菊,与补骨脂等光敏感药物科学配方、精制加工而成。组方具有温肤散寒、祛风燥湿、舒经活络及活血化瘀等功效。能激活酪氨酸酶活性,改善局部微循环障碍,提高皮肤光敏作用。同时通过局部皮损直接补充微量元素,使气滞血瘀、经络阻滞及肌肤失养状态恢复正常功能。方中驱虫斑鸠菊,祛风燥湿、舒经活络、活血化瘀;补骨脂、防风、蛇床子、白鲜皮、何首乌等散寒止痛,化瘀消肿,杀虫祛斑;其含有大量稀有元素,可改善局部微循环障碍,调节免疫。每次外涂皮损20分钟后,局部日光照射15～30分钟,每天3次,1个月为1个疗程,可以连用3～5个疗程。根据照射后白斑情况,调节照射时间,如果微红则时间正好,如红肿明显或有水疱则停止照射或缩短照射时间。

18.甲氧沙林液

甲氧沙林液为0.75%的8-甲氧沙林(8-MOP)的乙醇溶液,补骨脂素的衍生物,属光敏剂,与表皮细胞结合后,易被波长在320～400 nm的长波紫外线激活,诱发光化学反应,使黑色素中的酪氨酸酶活力增强,促使黑色素形成,还能促使毛囊中的黑素细胞向表皮中移动,从而使皮肤上出现色素沉着,达到治疗白癜风的目的。外涂药液1～2小时后日晒,时间从5分钟开始逐渐延长,最长不超过30分钟,用药后部分患者皮损处出现红斑、丘疹,但仍可继续治疗。若出现红肿、水疱、渗出、糜烂则不能继续治疗。

19.盐酸氮芥制剂

(1)治疗白癜风的药理机制:氮芥在临床上治疗白癜风应用较早,它为双功能烷化剂,主要抑制 DNA 合成,同时对 RNA 和蛋白质合成也有抑制作用。其作用机制是氮芥可与鸟嘌呤第 7 位氮呈共价结合,产生 DNA 的双链内交叉连接或 DNA 的同链内不同碱基的交叉联结,阻止 DNA 复制造成细胞损伤或死亡。氮芥为免疫抑制剂,能抑制白癜风自身免疫反应,从而能维护黑素细胞免遭自身免疫损伤,有利黑素形成;氮芥外涂局部,进入人体内后形成乙烯亚胺基,与巯基结合,从而使酪氨酸酶活性增高,加速黑色素合成。氮芥外用后可使表皮朗格罕斯细胞减少,通过朗格罕斯细胞介导的免疫反应的改变而减少皮肤中黑素细胞的消失。

(2)治疗方法:每天头、面、身部位搽药水 2～3 次,手、足部位 4～5 次,每次用棉签蘸取适量药水在患处来回涂搽 2～3 下,趁药液未干时再重复涂搽一遍。白斑消失的部位必须继续巩固治疗,而且药水还不能少搽。毳毛已白、手足部位白斑治疗效果较差。患者在用药期间,必须每周全身检查 1 次,尤其是发际内、腋窝、肛门、阴囊下方等隐匿处要注意检查。发现新增白斑属正常现象,必须及早发现,及时搽药治疗。药水开启或配制后,气温超过 25 ℃以上,药水最好设法冷藏,否则易变质成为红色,所有药水都要避光保存。在外用氮芥制剂的过程中出现红、痒、发硬、脱皮,均为迟发性变态反应,应停用药水,改用糖皮质激素药膏外涂,必要时口服抗组胺药物。待变态反应完全消失后再使用药水,此时所用药水应该降低其浓度或在其中增加脱敏药物的量。如果接触部位出现明显水疱、糜烂、坏死、溃疡或全身出现风团样皮疹,则建议停止使用氮芥制剂,改用他法。如无不良反应则应坚持治疗,不可随意更换药物。一般以 3 个月为 1 个疗程,务必在 1 个疗程结束后再作疗效评价。

(3)疗效判断及注意事项:在治疗中白斑区出现轻微红斑或白斑区边缘出现褐色晕环均为正常现象。白斑的边缘由模糊不清转为清晰,周围色素加深,边缘或中央出现毛囊性黑点,逐渐变大增多,此时应继续治疗,以取得最佳疗效。氮芥制剂不建议长期大面积使用。防止其过多吸收导致白细胞减少、肝肾功能损坏,同时防止局部皮损因反复刺激而形成皮肤恶性肿瘤。

(4)盐酸氮芥酊(市售):主要成分为盐酸氮芥,50 mL,含有 25 mg 氮芥。在用药过程中患处发黑、变红属正常现象。如发现患者局部皮损有肿、痒现象,可在本药液中加入盐酸异丙嗪注射液(2 mL∶50 mg)3～5 支进行脱敏治疗。如能脱敏则继续使用,否则停止使用。每次用药后需密闭,如药液变为黄色,即停止使用。对氮芥过敏者、孕妇及哺乳期妇女、婴儿禁用,每天 1～2 次。

(5)复方氮芥酊的步骤和注意事项:①95％乙醇 1 000 mL 加入氮酮 20 mL 配制成为 95 酮乙醇液。②配备两个 30 mL 的窄口塑料瓶,一个塑料瓶加入氮芥注射液 0.5 mL,用保鲜膜密封后拧紧瓶盖,另一塑料瓶加入 95 酮乙醇液 5 mL。③使用时将 95 酮乙醇液 5 mL 倒入装有氮芥注射液 0.5 mL 的塑料瓶中,然后依次加入氢化可的松注射液 5 mL,地塞米松注射液 1 mL。④药水配好后摇匀,一般要求放置 1 小时,易过敏者放置 24 小时。配好后超过 7 天的药水不再使用,必须重新配置。如配好的药水不够用 7 天,则用完即配。⑤儿童及面部等娇嫩部位皮损,可加入氢化可的松注射液 10 mL,地塞米松的注射液 2 mL。⑥以后每配完两瓶依次先减少地塞米松注射液 1 mL,后减少氢化可的松注射液 1 mL。如果减量过程中出现皮肤红痒、发硬、脱皮,应停止外用药水,改用糖皮质激素药膏外搽,待皮损恢复 2 周后再涂药水,此时应多加入氢化可的松及地塞米松注射液各 1 mL。⑦如果患者在加入氢化可的松注射液 10 mL,地塞米松注射液 2 mL 的情况下仍然发生变态反应,可用以下方法:95 酮乙醇液 1 000 mL 中加入甘草 50 g、红花

50 g,密封浸泡 1 周后过滤配成甘红酊。用甘红酊代替 95 酮乙醇液和氮芥注射液进行配制,并按上法逐渐减量。⑧患处白斑皮损呈微微发红、无瘙痒、无干燥及皮肤肥厚为最佳治疗浓度,此时效果最好。

(二)物理疗法

1.高能超脉冲 CO_2 激光

临床适用于自体表皮移植的配合治疗。使用高能超脉冲 CO_2 激光扫描磨去白斑表皮配合自体表皮移植治疗静止期局限性白癜风,比冷冻法、吸疱法和用牙钻机磨削术等方法更为简便、精确。能有效控制激光对组织的热弥散,对皮损部位的创面产生很小的热损伤,无明显焦痂产生。治疗时用碘伏消毒局部皮损,利多卡因局部浸润麻醉,手控掌握扫描范围,根据皮肤厚薄不同,采用汽化 1～2 次,以汽化后用纱布拭去组织碎屑出现出血点为最佳治疗深度。

2.窄谱中波紫外线

窄谱 UVB 是相对于宽谱 UVB 而言的,指滤除其他波长紫外线所产生的波长为 311 nm 左右的中波紫外线,简称 NB-UVB;NI3-UVB 照射疗法是目前治疗白癜风的有效治疗方法之一,主要治疗机制为通过表皮单位面积的黑素细胞体积增大。酪氨酸酶活性加强,黑素合成增多;红斑量紫外线照射可抑制皮肤接触变态反应和延迟性超敏反应,从而调节炎症反应和变态反应;UVB 照射刺激人角质形成细胞产生多种细胞因子、白三烯等刺激毛囊毛根鞘多巴胺阴性的无色素黑素细胞增殖,产生黑素并移行到脱色部位至色素恢复。起始照射剂量为 0.2 J/cm^2,每周 2 次,每次递增 0.02 J/cm^2。若出现轻度红斑、瘙痒,则原剂量照射直至症状消失。若出现疼痛性红斑、水疱,则必须待皮损消退后再进行照射治疗,减少 10% 的照射剂量,连续治疗 3 个月为 1 个疗程。口服 8-甲氧补骨脂后再照射 NB-UVB,更容易发生红斑效应,色素沉着,而且口服 8-甲氧补骨脂可导致食欲减退、贫血、血白细胞减少及中毒性肝炎等不良反应。通过局部外涂 8-甲氧补骨脂溶液后再作 NB-UVB 照射治疗,可以减少口服药物的不良反应,明显提高单纯 NB-UVB 照射的效果。治疗过程中应注意保护,并且避免过度暴晒。

3.单频准分子光

准分子光是指受激二聚物所产生的光,由于其不是稳定分子,故称之为准分子光。其光源是由氙原子和氯原子所组成的分子,氯原子可以接受来自氙原子的一个电子,被激活后两个原子处于一种不稳定的结合状态,从而产生了 308 nm 准分子光。308 nm 准分子光属于 UVB 紫外光,它与目前窄波 UVB 相近,具有相似的临床治疗作用,但由于是非相干性的单频光源,且能量较窄波 UVB 强,因此在临床治疗时具有一定的优势,是治疗儿童白癜风的一种安全、有效、依从性高的治疗方法。治疗时初始剂量为 0.60～0.75 J/cm^2,每周 1 次,以后每次剂量增加 10%,至最大安全剂量时维持治疗。连续治疗 10%～30% 次为 1 个疗程,治疗期间注意保护患者的眼睛和外生殖器。

(三)自体黑素细胞移植疗法

移植纯黑素细胞能为白癜风皮损区域提供新的黑素细胞来源,通过增殖扩散,使白斑区域复色。采用黑素细胞选择性 Hu16 为培养基,使用黑素细胞的天然促分裂剂 bFGF 代替 TPA,在体外成功培养出移植所需的黑素细胞,生物安全性比较可靠。黑素细胞生长需三种主要因素,即血清、生长因子与 CAMP。节段型白癜风的移植效果明显好于寻常型白癜风。治疗时经过表皮细胞悬液制备、黑素细胞培养、黑素细胞移植等程序,最后外敷含 F12 培养液的湿纱布,包扎固定,平卧休息,7～10 天去除纱布,1 个月后复查。

(四)药物局部注射疗法

从小牛胸腺中分离一组多肽类物质并命名为胸腺素以来,通过进一步纯化获得具有调节 T 淋巴细胞的胸腺素组分-5。该组分能使淋巴组织产生白细胞介素-2 等多种活性物质,增加膜白细胞介素-2 受体表达,与 α-干扰素、β-干扰素协同激活 NK 细胞活性。对人体外周血中 T 细胞有刺激增强作用,促进分化、成熟为具有免疫功能的 T 细胞,从而改善免疫机能的紊乱状态,提高机体的免疫功能。每次治疗时取 20 mg,常规碘伏消毒皮损,于白斑皮损内呈点状皮内封闭注射,使皮丘直径达 3~5 mm。如果皮损面积较大,可以行多处封闭注射,直至药液注射完为止。每天 1 次,1 个月为 1 个疗程,可以连用 2~3 个疗程。

(五)薄刃厚表皮移植手术疗法

治疗时在股上 1/3 外侧处,用双面刀片取薄刃厚皮片,并立即移植于 CO_2 激光所预制的受皮区,表皮边缘用 3/0 号丝线缝合固定,并且打包加压包扎。术后给予抗生素和糖皮质激素口服以预防感染和同形反应,术后 10 天拆线。临床适用于边缘不规则、含有色素岛的不完全白斑皮损和表面不平整的皮损的治疗。该疗法移植的皮片成活率较高,较少发生皮片成活延迟、色素不均匀的现象。

(六)梅花针扣刺疗法

梅花针叩刺治疗白癜风是以经络学说为指导,以瘀血学说为依据,通过弹刺局部皮损处,放取局部皮损瘀血,从而达到疏通经络、活血化瘀、调和气血之功效,同时通过促进局部皮损区的血液循环,从而有利于黑素细胞的生成。治疗时常规 75% 乙醇消毒局部皮肤,用梅花针在局部白斑区适当扣刺至轻度出血为止,再用无菌棉球擦去血液。每周 1 次,连续治疗 1 个月为 1 个疗程,可以连用 3~5 个月。

(七)系统用药

1.白癜风颗粒

由黄芪、补骨脂、白蒺藜、何首乌、当归、白芷、川芎、丹参、无花果、桃红、红花、甘草、赤芍等 15 味主要中药配制而成。每次 10 g,饭后温水冲服,每天 3 次,15 天为 1 个疗程,可以连用 2~3 个疗程。方中补骨脂、白蒺藜、白芷为中药呋喃香豆素类光敏剂,光毒性作用小,能增强皮肤对紫外线的敏感性。激活黑素细胞内的酪氨酸酶活性,加速黑素的生物合成;当归、川芎、郁金等行气活血,明显改善机体的微循环,降低血液黏稠度,促进黑素的运转及扩散;黄芪有双向调节机体免疫功能的作用。诸药合用,共奏调和营卫、活血化瘀、滋补肝肾之功。

2.白补何紫汤

由白蒺藜、补骨脂、何首乌、紫草、鸡血藤、荆芥、防风、天麻、甘草等主要成分组成。每天 1 剂,水煎分早晚口服,1 个月为 1 个疗程,可以连用 3~6 个疗程。此方是根据治病求源、标本同治的治疗原则而制定的组合方剂。方中补骨脂内含补骨脂甲-乙素、补骨脂色烯素、异补骨脂素等,有致敏作用;白蒺藜行气、补血、祛风通络疏肝;何首乌补肝益肾、养血、祛风;紫草清热、凉血、活血、行气、散风。诸药合用,共奏疏肝理气、滋补肝肾、祛风活血之功。

3.白二丸

由白蒺藜、川芎、赤芍、黄芩、白芷、蜂蜜等中药配制而成的小蜜丸。每次口服 9 g,每天 2 次,服药 1 个月为 1 个疗程,可以连用 3~6 个疗程。方中白蒺藜平肝疏肝、祛风止痒;赤芍清热凉血;川芎活血行气、祛风;黄芩清热、泻火;蜂蜜补中缓急,润燥解毒;白芷解表散风。诸药合用,共奏疏肝祛风止痒、清热凉血、活血之功效。

4.降白丸

由白蒺藜、海螵蛸、白薇、苍术、降香、红花、何首乌、重楼等中药组成。每次口服 50 粒,每天 2 次,1 个月为 1 个疗程,可以连用 3～6 个疗程。方中白蒺藜、海螵蛸、白薇祛风开腠达表,苍术健脾祛风燥湿;何首乌、重楼补益肝肾,滋补精血,又能抑制祛风燥湿药伤阴,达扶正祛邪祛风功效;降香、红花、桃广祛风活血,理气化湿。诸药合用,共奏祛风活血、理气化湿之功效。

5.加味桃红四物汤

由黄芪、生晒参、当归、丹参、生地、红花、桃仁、白芍、川芎、女贞子、旱莲草等中药配制而成的口服制剂。每次口服 10 mL,每天 3 次,4 周为 1 个疗程,可以连用 2～3 个疗程。方中黄芪、生晒参补益脾胃,气旺血行,祛瘀通络;当归活血化瘀;桃仁、红花活血祛瘀;川芎、赤芍、生地、丹参、女贞子、旱莲草养血活血,滋补肝肾,补益精血。组方以补气药、活血化瘀药、补肝肾药相配伍,共奏补益肝肾、调和气血、活血通络之功效。

6.白蚀丸

由补骨脂、何首乌、刺蒺藜、红花、丹参、牡丹皮、紫草、灵芝、苍术、龙胆草、甘草等加工成水丸制剂。每丸 9 g,5～8 岁儿童每次 1/2 丸,每天 3 次;9～14 岁儿童每次 2/3 丸,每天 3 次;14 岁以上者每次 1 丸,每天 3 次。1 个月为 1 个疗程,可以连用 3～6 个疗程。方中何首乌、灵芝、丹参、红花、补骨脂、刺蒺藜、甘草补益肝肾,活血祛瘀,养血祛风,可增强机体免疫功能,增加局部皮损吸收紫外线的能力,促进黑素沉着;方中何首乌、补骨脂滋补肝肾、养益精血;灵芝养心安神,补气养血,增强机体免疫功能;丹参活血化瘀、生新;刺蒺藜、红花祛风散结,平肝载郁。诸药合用,共奏滋补肝肾、活血化瘀、养血祛风之功效。

7.增色丸

由沙苑子、菟丝子、紫河车、补骨脂、旱莲草、桑葚、制首乌、黑芝麻、黄芪、灵芝、当归、丹参、紫草、乌梢蛇、白芷、刺蒺藜、浮萍、甘草等组成。每次口服 15 g,每天 3 次,1 个月为 1 个疗程,可连续治疗 3～6 个疗程。方中补骨脂、沙苑子、菟丝子、紫河车补肾益精;旱莲草、桑葚、制首乌、黑芝麻、黄芪、灵芝益精养血、补气;当归、丹参、紫草、乌梢蛇、白芷、刺蒺藜、浮萍活血化瘀,祛风通络;甘草调和诸药。诸药合用,共奏滋补肝肾、祛风通络、益气养血之功效。

8.丙种球蛋白

通过静脉注射丙种球蛋白,可以在较短时间内使血液循环中的 IgG 浓度达到正常人的 3～6 倍,极大地提高抗病毒、抗细菌或抗其他病原微生物感染的能力,而且其天然自身抗体和独特型抗体能形成复杂的免疫网络,同时具有免疫替代和调节免疫的双重作用。该疗法安全性能好,毒副作用小,临床适用于儿童泛发型白癜风的治疗。治疗时静脉滴注丙种球蛋白 400 mg/(kg·d),开始滴液为 1～2 mL/min,10～15 分钟后如无不良反应则可逐渐加快滴速,但不超过 3 mL/min,在 4～6 小时内滴完,首次治疗连续给药 3～5 天,以后每月治疗 1 次,每次治疗 1 天,连续治疗 4～5 个月为 1 个疗程。

9.卡介菌多糖核酸

卡介菌多糖核酸是一种免疫活性物质,能够作用于多种免疫细胞及所合成分泌的免疫分子,通过调节机体内的细胞/体液免疫,激活单核巨噬细胞功能,从而增强机体抗病能力。同时还具有诱生白介素、干扰素-γ、提高血清 C_3 含量,提高 Th_1/Th_2 比值,稳定肥大细胞膜和封闭 IgE,从而达到抗过敏的作用,对白癜风患者机体的免疫调节功能有一定作用,但临床治疗时间较长。每次肌内注射 2 mL,隔天 1 次,1 个月为 1 个疗程,可以连用 3～5 个疗程。

10.白斑汤加减

由黄芪、党参、白术、何首乌、北沙参、当归、川芎、丹参、补骨脂、菟丝子、女贞子、旱莲草、黑芝麻、白芷、浮萍、刺蒺藜、乌梅、甘草等中药组成。血瘀明显者,加红花、鸡血藤;阳虚者,加灵芝;血虚明显者,加当归、白芍;阴虚明显者,加生地、麦冬;四肢明显厥冷者,加桂枝;月经不调者,加益母草、鸡血藤;胃纳不佳者,加厚朴、陈皮。每天1剂,水煎分早晚口服,1个月为1个疗程,可以连用3~6个疗程。方中黄芪补气益血;补骨脂温补肝肾之阳;旱莲草、黑芝麻、女贞子滋补肝肾之阴;玉竹、北沙参;首乌滋阴养血;丹参、刺蒺藜等养血活血,化瘀祛风;浮萍疏散风邪;甘草调和诸药。诸药合用,共奏补肝益肾、滋阴补血、活血化瘀之功效。

11.首乌生黑汤

临床适用于泛发性白癜风的治疗,由何首乌、黄芪、女贞子、菟丝子、白蒺藜、补骨脂、白芷、红花、浮萍、甘草等中药组成。每天1剂,水煎分早晚两次服用,4周为1个疗程,可以连用3~6个疗程。方中何首乌补肝肾、益精血;红花活血通血;补骨脂、菟丝子、女贞子滋补肝肾;白蒺藜、浮萍、白芷祛风解表;黄芪益气固表;甘草调和诸药。诸药合用,共奏补肝益肾、祛风活血、益气养血、润肤生发之功效。

12.薄芝糖肽注射液

采用深层发酵法培养出灵芝属薄树芝菌丝体,经分离纯化而得糖肽无菌水溶液,具有多种生理活性及药理效应,同时对机体有着双向调节免疫、抗自由基氧化等作用。白介素-2主要是由Th_1细胞产生,主要介导细胞免疫,通过促进B细胞分化,以增强其分泌抗体的能力。另外,还可以通过增强自然杀伤细胞的活性,增强人体细胞及体液免疫,促进白介素-2的生成。每次肌内注射2 mL,每天1次,2周为1个疗程,可以连用2~3个疗程。

13.匹多莫德

匹多莫德是一种全新结构的免疫促进剂,是由焦谷氨酸和硫代脯氨酶合成的类二肽,可以促进巨噬细胞和中性粒细胞的吞噬活性,激活自然杀伤细胞,通过刺激和调节细胞介导的免疫反应,促进有丝分裂原引起淋巴细胞增殖,升高辅助性T细胞$CD4^+$和抑制性T细胞$CD8^+$的比例,并能通过刺激白介素-2和γ-干扰素促进细胞免疫反应。口服成人每次0.8 g,每天1次;儿童每次0.4 g,每天1次,连续用药1个月为1个疗程,通常总疗程为2个月,临床不良反应较少见。

14.白癜风浓缩丸

由黄芪、山药、当归、香附、刺蒺藜、乌梢蛇、川芎、丹参等组成。方中黄芪、山药、当归补益气血;香附、刺蒺藜疏肝解郁;乌梢蛇祛风通络;川芎、丹参、桃仁、红花活血化瘀。诸药合用,共奏祛风活络、活血化瘀之功效。治疗时口服,12岁以下每次3丸,12岁以上每次6丸,每天2次,3个月为1个疗程,可连用2~3个疗程。

15.补益祛白汤

由当归、白芍、鸡血藤、制首乌、黑豆、生地、熟地黄、黑芝麻、牡丹皮、赤芍、女贞子、菟丝子、香附、陈皮、白术、炙甘草等中药组成。气虚少气懒言者,加党参、黄芪;失眠者,加酸枣仁、茯神;腰膝酸软者,加杜仲、桑寄生;心烦者,加栀子;便秘者,加生大黄。每天1剂,水煎分早晚口服,15天为1个疗程,可连用2~3个疗程。方中当归甘温质润,补血活血;制首乌甘涩微温,养血养肝,固精益肾,乌髭发;白芍、黑芝麻、女贞子、菟丝子等补肝益精血亏虚,补血益阴,固涩精气;鸡血藤味甘苦温,补血活血。诸药合用,共奏滋补肝肾、补血养阴、活血化瘀之功效。

16.驱虫斑鸠菊注射液

驱虫斑鸠菊是菊科植物驱虫斑鸠菊的成熟果实,有化瘀消肿、散寒止痛、杀虫祛斑的功效。不仅含有斑鸠菊苦素、斑鸠菊酸、斑鸠菊酯醇,而且含有大量的 Na、K、Mg、Cu、P 及稀有元素 Sr、Li 等,可有效激活酪氨酸酶活性,提高局部皮损对紫外线的敏感性,改善局部皮肤血液循环,免疫调节和补充微量元素的功能。可以通过调节机体的体液免疫,从而减少进展期血清中抗酪氨酸酶 IgG、IgM 抗体滴度。治疗时于每天早晨肌内注射 1 次,每次 2 mL,注射 30 分钟后外出晒太阳或局部皮损照射窄谱中波紫外线,连续治疗1个月为1个疗程,可以连用 3~6 个疗程。

17.甘露聚糖肽胶囊

甘露聚糖肽胶囊是从正常人咽喉部分离的甲型溶血性链球菌 33 株的深层培养液中经乙醇提取得到的一种。α-甘露聚糖肽,可以提升外周白细胞,增强网状内皮系统吞噬系统,活化巨噬细胞及淋巴细胞,升高 CD4$^+$、CD4$^+$/CD8$^+$,降低 CD8$^+$,诱导胸腺淋巴细胞产生活性物质,改善和增强机体免疫功能和应激能力。每次口服 10 mg,每天 3 次,1 个月为 1 个疗程,可以连用 3~6 个疗程。

18.乌龙散

由红花、地龙、麦冬、桃仁、黄芪、桂枝、当归、龙胆、墨旱莲、苍术等 21 味组成。有调和营卫、活血祛风、健脾益肾功效。每次 1 袋温水冲服,每天 2 次,治疗脾肾不足所致的白癜风。

19.苏孜阿甫片

主要成分为芸香草、紫草、苦艾,味苦涩,有活血化瘀、理气开窍功效,增加皮肤色素。可用于治疗动脉硬化、冠心病、肝脏疾病、白癜风、水肿、胃病等,每次口服 4~6 片,每天 3 次。

20.芪枣口服液(颗粒)

主要成分为黄芪、大枣,主治益气补血、健脾和胃,可刺激与造血有关的细胞因子,升高骨髓造血细胞、白细胞、红细胞和血红蛋白,增进非血红素铁的吸收。对 T 细胞和 B 细胞分别介导的细胞免疫和体液免疫均有增强,从而促进淋巴细胞杀伤肿瘤细胞的作用。用于白细胞减少症及病后体虚,肝脏亏损所致的免疫力下降等症。口服每次 10~20 mL 或 15~30 g,每天 3 次。

21.复方驱虫斑鸠菊丸

主要成分为驱虫斑鸠菊、阿纳其根、干姜、盒果藤根。主要熟化和清除异常黏液质,温肤着色,用于白热斯(白癜风)。组方具有燥湿祛风,舒经活络,活血化瘀,改善病灶皮肤的微循环,增加皮肤光敏作用。同时特有的药材驱虫斑鸠菊和组方本身含有微量元素的双重作用,促进黑色素的合成,恢复白斑处的皮肤颜色。每次口服 4~6 g,每天 3 次。治疗期间尽量不食辛辣等发物。

22.糖皮质激素疗法

(1)糖皮质激素治疗机制:类固醇皮质激素治疗白癜风的机制可能是多方面的,主要是通过抗炎、免疫调节起作用。白癜风是因为自身免疫原因造成自体黑素细胞损伤,系统使用糖皮质激素对自身免疫型白癜风治疗有效,可以抑制自身免疫,抑制黑素细胞抗原抗体反应,控制病情发展,从而使白斑不再扩展,并使白斑着色。类固醇皮质激素可以采用皮损部外用,常规剂量或小剂量皮质激素口服或肌内注射。皮损内局部注射糖皮质激素是早期使用的手段,由于容易造成局部萎缩等不良反应,现在已经很少应用,进展期白癜风患者可以采用糖皮质激素系统治疗。在治疗过程中,通过选择患者、给药方式、疗程的长短,可以在尽量降低激素用量情况下取得满意的最佳治疗效果。儿童白癜风对糖皮质激素的反应性较好,为儿童白癜风的首选疗法。

263

（2）糖皮质激素禁忌证和不良反应：对激素及甾体激素类药物过敏者禁用；严重的精神病和癫痫；活动性消化道溃疡；新近的胃肠吻合手术；骨折、角膜溃疡、高血压病、糖尿病、霉菌感染、较重的骨质疏松症等。常见不良反应：医源性库欣综合征面容和体态，体重增加、下肢水肿、紫纹、易出血倾向、创口愈合不良、痤疮、女性月经紊乱、股骨头缺失性坏死、骨质疏松及骨折、低血糖综合征、消化道溃疡或穿孔、青光眼、白内障等。

（3）小剂量糖皮质激素口服：泼尼松 0.3 mg/(kg·d)，连续 2 月，第 3 个月剂量减半，以后每个月在上个月剂量的基础上减半，总疗程为 5 个月。一般激素疗法 2~3 个月为 1 个疗程，若服用 2 个月无效，可以停药改换其他疗法，在停药前应逐渐减量，一般每 2~3 周减量 1 次，每次减量相当于泼尼松 5 mg。泼尼松口服时要求将 1 天的总量于晨间 8 时左右顿服，此时人体肾上腺皮质功能最活跃，会减轻激素对肾上腺皮质的反馈性抑制并减少激素的不良反应。

（4）长效糖皮质激素肌内注射：①得宝松是由一种高度溶解性和一种低溶解性的倍他米松酯类构成的复合制剂，具有较强抗炎及抑制作用。注射后，可溶性倍他米松磷酸酯能被很快吸收而迅速起效，而微溶性的二丙酸倍他米松可储存起来缓慢吸收维持疗效，可抑制抗黑色素抗体产生，降低皮损周围 T 细胞及朗格罕斯细胞数目及其活性，保护黑色素细胞不受破坏，促进受破坏的黑色细胞功能得到恢复。成人每次肌内注射 1 mL，每月 1 次，连用 3 次。②醋酸曲安奈德注射液：为微细颗粒的混悬液，静置后微细颗粒下沉，振摇后成均匀的乳白色混悬液。使用时摇匀，成人每次肌内注射 50 mg，每 2 周 1 次，连用 4~6 次。

（八）中药离子导入疗法

将白蒺藜、白芷、补骨脂、红花、生地榆等用水醇法提取备用，使用时用多层无菌纱布制成与白斑面积大小相当的药垫，浸湿药液后湿敷于皮损部位，以稍拧不出水为度，同时白斑侧手拿电极棒，左右交换电极，每侧电极通电 15 分钟，电流大小以局部稍有麻刺感并可耐受为宜。通过电离子将中药药液直接导入局部皮损，可达到增强药物对局部皮损的渗透性，疏通经络阻滞的作用。每周治疗 2 次，8 周为 1 个疗程，可以连用 2~3 个疗程。

（九）单株毛囊移植疗法

临床适用于毛发部位的静止期白癜风的治疗，白斑停止扩散 2 年以上效果更好。正常毛囊存在着两种黑素细胞，即成熟型和静止型黑素细胞，并且静止的黑素细胞可以通过移植随着表皮的再生逐渐成熟分化。由于白癜风患者的色素恢复来源于毛囊的黑素细胞，当白斑区色素恢复时，外毛根鞘部静止黑素细胞数量明显增加，可以发现成熟黑素细胞出现，去除毛球部的毛囊移植在移植区可出现色素恢复。治疗时通过获取毛囊、受皮区皮肤的准备、单株毛囊移植术等程序，最后以无白菌凡士林纱布覆盖，包扎固定，3 天后观察毛囊的生长情况。

（十）自体表皮移植疗法

1.具体操作步骤

自体表皮移植法是目前国内、国际治疗静止期白癜风应用最广的外科疗法之一。为了将患者正常皮肤移植到白斑处，一般都采用负压抽吸法在供、受皮区分别形成水疱，以供区疱顶作为移植片置于受区水疱底部，并加以包扎固定。常规消毒皮肤，根据皮损大小形态选择合适的负压吸引罩，供、受皮区负压吸引面积大致相等，移植的皮片一般以 0.5~1 cm 为宜。负压吸引时间根据皮损部位有所不同，当产生水疱接近吸引罩则停止吸引。剪除受皮区将疱壁弃去，用刮匙除去创面的角栓及毛根，再剪下供皮区疱壁，在生理盐水中用镊子除去附于疱壁真皮面的纤维膜，把表皮贴于受皮区，覆以无菌纱布加压包扎。

2.术前病例、取皮部位选择

负压吸疱自体表皮移植治疗白癜风,具有移植后黑色素细胞成活率高,在供、受皮区不形成瘢痕,见效快、损伤小,无后遗症、无须长期用药的优点。对于进展期白癜风的患者,不仅没有任何治疗作用,相反还可能出现同行反应,导致白斑面积扩大扩散。治疗时以选择腹部、大腿部位皮肤为最佳供皮区,上臂内侧部位也是理想的供皮区,可以通过提高吸疱温度以减少吸疱所用的时间。

3.疗效判断标准

疗效标准为:白斑基本恢复正常为痊愈;被移植的白斑区出现色素面积大于原白斑面积50%,为显效;被移植的白斑区出现色素并逐渐向外扩大,为有效;未出现色素或色素出现后又消失,为无效。

4.术后注意事项

自体表皮移植术后 7 天内应加压包扎,尽量减少局部的活动,以防止移植的表皮片发生移位、脱落,尤其是口周、眼睑、关节附近和发际边缘处等部位比较难固定,应特别注意。自体表皮移植的同时给予烟酸片口服,有利于烟酸扩张皮损局部的毛细血管,从而改善微循环,进而改善皮肤营养,有利于移植皮片的成活以及缩短色素生成时间,并且促进色素恢复。

(十一)中医辨证施治

1.肝郁气滞型

治宜疏肝解郁,活血祛风,方以逍遥散加减,药用:当归 10 g,白芍 10 g,郁金 10 g,八月札 15 g,益母草 10 g,白蒺藜 15 g,苍耳草 15 g,茯苓 10 g,灵磁石 30 g。

2.肝肾不调型

治宜滋肝补肾,养血祛风,方以六味地黄丸加减,药用:首乌藤 30 g,补骨脂 15 g,黑芝麻 6 g,女贞子 15 g,覆盆子 15 g,当归 10 g,苏叶 6 g,远志 10 g,枸杞子 10 g,白蒺藜 15 g,丹参 10 g。

3.气血不和型

治宜调和气血,疏散风邪,方以白驳丸加减,药用:首乌藤 15 g,鸡血藤 15 g,防风 10 g,苍术 10 g,苏梗 6 g,旱莲草 15 g,当归 10 g,桂枝 3 g,白芍 10 g,甘草 6 g。

目前中医治疗白癜风以补肝肾法较为多见,中医对白癜风的实验研究大部分停留在对黑色素细胞酪氨酸酶的调节上。当白癜风处于稳定期时,白斑处黑素细胞遭到破坏,通过补肝肾等中药治疗仍然有效,补肝肾法在白癜风治疗中产生的主要作用可能为促进皮肤毛囊外毛根鞘无活性黑素细胞动员、活化、分裂、移行。另外,补肝肾法在白癜风治疗的多个环节起作用,补肝肾法可成为治疗白癜风的基本治疗方法。

八、临床常用的治疗方法

(1)婴儿可单独使用卤米松乳膏,2 岁以上使用卤米松乳膏和他克莫司软膏交替序贯涂搽按摩局部皮损,每天 2 次,连续用 5 天后停 2 天。

(2)2 岁以上使用自配复方氮芥酊外涂,外涂 30 分钟后涂搽按摩卤米松乳膏,每天 2 次。

(3)对盐酸氮芥酊(市售)和自配复方氮芥酊过敏者,可选用甘红氮芥酊。若甘红氮芥酊也发生变态反应,则改用自制中药光敏制剂(补骨脂酊、复方补骨脂酊)、复方卡力孜然酊、甲氧沙林液外用,涂药后日光照射 5 分钟,以后根据照射后皮损颜色而增减照射时间。

(4)对小面积皮损,有条件者可购买便携式 NB-UVB 治疗仪,在家自行辅助治疗。注意照射时间和保护眼睛、生殖器。

(5)对于治疗 3 个月以上无效的小面积患者,且白斑固定 1 年以上,可采用自体表皮吸疱移植疗法。

(6)对于面部或进展期白癜风,可用醋酸曲安奈德注射液每次肌内注射 50 mg,每 2 周 1 次;或得宝松每次肌内注射 1 mL,每月 1 次;或泼尼松每次 15～20 mg,每晨 8 时顿服,每天 1 次,并每周减量 1 次,总疗程为 2～3 个月。

(7)若患者对中药制剂的依从性好,可加用中药口服。免煎中药配方颗粒的剂量易掌握、宜携带、口服极为便利,患者的依从性好,治疗效果好;其次是中药饮片、中成药。以桃红四物汤为基础自拟中药处方:焯桃仁 10 g(1 包),当归 10 g(1 包),川芎 6 g(1 包),白芍 10 g(1 包),熟地黄 10 g(1 包),白芷 6 g(1 包),炒蒺藜 10 g(1 包),酒女贞子 10 g(1 包),盐补骨脂 10 g(1 包),甘草 6 g(2 包),黄芪 10 g(1 包),党参 10 g(1 包),墨旱莲 10 g(1 包)。此风方用量为成人 1 天常用剂量,沸水冲开后分早晚两次服用,儿童酌减,3 个月为 1 个疗程。临床上根据白斑部位辨证加减,如白斑发生于面部者,可加柴胡 10 g(1 包)、白芷 10 g(1 包);发于头部者,加羌活 10 g(1 包)、川芎 10 g(1 包);发于项背部者,加葛根 10 g(1 包);发于腰骶部,加续断 10 g(1 包);发于上肢者,加姜黄 10 g(1 包);发于下肢者。加牛膝 10 g(1 包);泛发者,加威灵仙10 g(1 包);进展期,加乌梅 10 g(1 包)、醋五味子 10 g(1 包)。

(刘　丹)

第十四章　遗传性皮肤病

第一节　先天性发育异常

一、成人早老症

成人早老症又称 Werner 综合征,是一罕见的遗传性疾病,病因未明,以老化为特征。应与自然老化相鉴别,研究已发现其有结缔组织异常和染色体异常,是常染色体隐性遗传,男女发病率相同。

(一)临床表现

本病有 12 个主要特征:①身材矮小,特殊体型;②灰发症(头发长成灰色);③早秃;④硬化性皮肤异色病;⑤小腿营养性溃疡;⑥幼年型白内障;⑦性腺发育不良;⑧糖尿病倾向;⑨血管钙化;⑩骨质疏松;⑪转移性钙化;⑫同胞易感性。其他特征有喉畸形和尿透明质酸排出增多。杂合子患者唯一可能的表现是灰发症和癌症发生率增加。

特殊体型有时为矮胖躯干、瘦小四肢,呈鸟样外观。皮肤表现为萎缩、硬皮病样斑块、皮下组织消失。皮肤角化常发生于骨隆突处和跖部,常破坏皮肤并形成溃疡。癌症高危性与其他染色体不稳定综合征相同。主要死因为恶性肿瘤、心肌梗死和脑血管意外。

(二)鉴别诊断

成人早老症的一些特征类似于儿童早老症、Rothmund-Thomson 综合征、肌强直性营养不良和硬皮病。儿童早老症的特点是发病较早,缺乏白内障、角化过度、皮肤溃疡和糖尿病。Rothmund-Thomson 综合征发病年龄较小,有特征性皮肤改变(毛细血管扩张、鳞屑形成、皮肤变色)。肌强直性营养不良为常染色体显性遗传,显著肌营养不良和肌强直外貌。硬皮病有其特征性的胃肠道、呼吸道、肾脏和心脏异常表现。

(三)治疗

尚无特殊治疗。处理包括治疗白内障、皮肤溃疡和糖尿病。

二、儿童早老症

儿童早老症亦名 Hutchinson-Gilford 综合征,是一种原因未明的以早老为特征的罕见病,主要影响皮肤、骨骼、心脏和血管。

至1989年,世界上已有70多例报道。美国的发病率是1/800万,男女比例为3∶2。由于患者不能生育,遗传模式的确定非常困难。最可能的方式为常染色体显性遗传伴散发性突变。

(一)病因与发病机制

1.透明质酸代谢异常

由于透明质酸可明显抑制血管生长,故其大量增多可能导致生长障碍和加快衰老。

2.成纤维细胞异常

成纤维细胞的其他异常包括:纤维连接蛋白和胶原蛋白产生增多,细胞生长、有丝分裂活动、DNA合成和克隆效率降低,以及原癌基因表达异常。

(二)临床表现

1.发病特征

患者在2岁左右便停止生长及出现秃发。典型者身材矮小,体重低于正常者。除耻骨区外,其他部位皮下脂肪减少。颅面比例失调(大颅、小脸、钩鼻)形成鸟形貌(图14-1)。由于软组织萎缩和秃发,头皮静脉显露。由于小眼眶致眼球突出。均有小下颌和迟生的异常牙列。其他常见的表现有毛发稀少、前囟未闭、面中部发绀、薄唇、无耳垂大耳、嗓音高尖。智力正常,性发育不良。

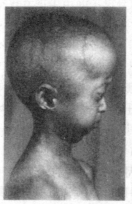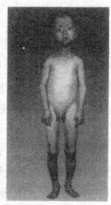

图14-1 儿童早老症

秃发,皮下脂肪萎缩,头皮静脉显露,鸟样面容

2.皮肤病变

皮肤病变从紧张、光滑到松弛、多皱。此外,可出现硬皮样斑块。这些变化最常见于下腹部、双胁、大腿上部和臀部。受日光照射的部位有时出现色素沉着。1例患者四肢有许多增生性瘢痕。少汗、指(趾)甲营养不良常见。

3.骨骼发育不良

胸呈梨形,锁骨短小且发育不良。患者呈一"骑马"姿态和蹒跚步态。肢体细小,关节大而僵硬。其他常见骨骼畸形有髋外翻、骨质疏松、骨质溶解、透X线的末节指骨。

4.系统损害

进行性心血管并发症是主要的死因。患者有明显的动脉粥样硬化伴主动脉瓣、二尖瓣、冠状动脉和主动脉钙化,冠状动脉疾病导致心肌缺血和梗死,心肌纤维化和心肌病亦有报道。平均死亡年龄为13岁,最长的活到45岁。

（三）实验室检查

实验室检查中唯一恒定的异常实验室检查为高透明质酸尿，代谢、内分泌和血脂研究的结果不一，未能确定染色体缺陷。

硬皮病样皮肤的组织病理检查显示正常或表皮角化过度伴基层黑素增加。真皮增厚伴结构异常和胶原纤维束玻璃样变。毛囊及皮脂腺减少，但汗腺无变化。血管正常或轻度减少，但有时见血管壁增厚。部分皮下脂肪被真皮胶原沉积所取代。

（四）治疗

目前尚无有效治疗，曾有人试用甲状腺和垂体生长提取物、睾酮、硫氧嘧啶（抗甲状腺药）及紫外线照射方法治疗，但均无明显疗效。

三、厚皮性骨膜病

厚皮性骨膜病以头和肢端皮肤增厚，额、颊和头皮深皱纹（回状颅皮），长骨骨膜肥厚，杵状指（趾），以及手足铲状增大为特征，为常染色体显性遗传，但许多病例无明显遗传性。

（一）临床表现

手足增粗、增大、皮肤增厚，呈铲状，常伴有多汗。杵状指（趾）（图14-2），严重者指（趾）末端呈球状。面部皮肤增厚，皱纹明显，头皮肥厚、折叠，状如脑回（图14-3）。皮脂腺过度增生、脂溢性皮炎和手足湿疹性皮炎常见。

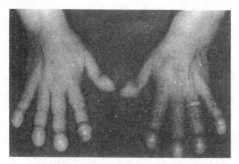

图 14-2　**厚皮性骨膜病：杵状指**

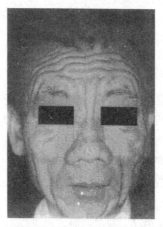

图 14-3　**厚皮性骨膜病：面部和头皮皱纹加深**

Touraine 等将本病分为三型：①完全型，具有本病的全部表现；②不完全型，无回状颅皮，余者同完全型;③顿挫型,无骨膜病变或病变极轻微,有回状颅皮及皮肤肥厚等。

(二)鉴别诊断

本病需与下述疾病鉴别。

1.肢端肥大症

系功能性垂体肿瘤所致,表现为颅骨、手、足过度生长,可发生舌增大和回状颅皮,蝶鞍拍片异常。

2.回状颅皮

单独的回状颅皮可见于正常个体,约50%患者为原发性或特发性。

(三)治疗

无特殊疗法,面部皮肤可用手术矫正。

(杜红阳)

第二节　遗传性大疱性皮肤病

一、大疱性表皮松解症

大疱性表皮松解症(epidermolysis bullosa,EB)亦称遗传性大疱性表皮松解症(inherited epidermolysis bullosa,IEB),是一组少见的,成谱系的遗传性皮肤病,由于表皮和真皮或连接出现异常。特点是受轻微机械性损伤后形成大疱。有20多种不同类型的机械性大疱性皮病,由于遗传方式、临床表现的不同,可见不同的类型,从非常轻微到很严重的残疾,甚至致命。

(一)病因与发病机制

(1)单纯型EB:是以表皮内裂隙为特征,通常是细胞溶解的结果。所有亚型均与角蛋白5和角蛋白14基因突变有关。

(2)交界型EB:是以透明板内的裂隙为特征。它是由层粘连蛋白-5基因突变所致。

(3)营养不良型EB:裂隙发生在紧邻致密板下方的锚纤维处。这种亚型是由Ⅶ型胶原基因突变所致。

大疱性表皮松解症的电镜观察见图14-4。

(二)临床表现

根据水疱的位置可分为主要的三种类型。近年来,超微结构研究表明,各型水疱发生的位置不同(表14-1)。本组疾病有三个共同特征:①皮肤脆性增加;②自发性或轻微创伤后,发生水疱及糜烂;③具有遗传性。

1.单纯性大疱性表皮松解症(EB simplex,EBS)

(1)基本损害:手、足、肘、膝等处摩擦后,发生紧张性大疱或水疱,尼氏征阴性,轻度瘙痒,愈后不留瘢痕。

(2)发病特征:为常染色体显性遗传,多在生后1年内发病。组织病理示表皮内大疱。

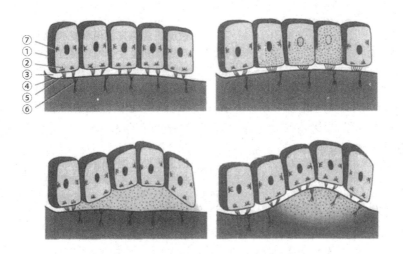

图 14-4 大疱性表皮松解症的电镜观察

A.表皮真皮交界处的正常结构:①基底细胞膜;②半桥粒;③透明板;④锚细丝;⑤基板;
⑥锚原纤维;⑦桥粒。B.单纯型:表皮内大疱,由基底细胞溶解所致。C.交界型:交界处
松解性大疱。D.显性和隐性营养不良型:真皮松解性大疱

表 14-1 遗传性 EB 的分型及其水疱形成部位

EB 类型	水疱形成部位	
	光镜	电镜
单纯性 EB	棘层下部(EBSS 在角层下方)	基层内(EBSS 在粒层水平)
交界性 EB	表皮下	透明板内
营养不良性 EB	表皮下	致密板下方

注:EBSS.表浅性单纯性大疱性表皮松解

2.交界型大疱性表皮松解症(junctional EB,EBJ)

(1)基本损害:一般均出现水疱、糜烂、结痂、萎缩性瘢痕(图 14-5)。口腔受累导致小口及舌
系带短缩。釉质发育不全和甲营养不良、秃发、食管、上呼吸道受累。

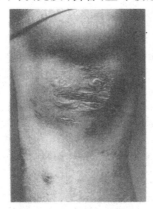

图 14-5 EBJ 基本损害

(2)发病特征:为常染色隐性遗传,发生于新生儿或婴儿。死亡原因包括气道梗阻、败血症及

心律失常。

3.营养不良性大疱性表皮松解症(dystrophic EB,DEB)

(1)基本损害:水疱(尼氏征阴性)、糜烂、结痂、萎缩性瘢痕、粟丘疹、甲营养不良或无甲。一般在出生时即发病。

(2)发病特征。①显性遗传型 DEB:皮肤病变常泛发,大多数无皮肤外受累,仅部分出现食管狭窄。②泛发性 DEB:患者有正常寿命,鳞状细胞癌的发生率不增加。③隐性遗传型 DEB:常泛发,皮肤外病变严重,寿命缩短,皮肤癌的发生率明显增加。隐性遗传性重型 DEB(RDEB gravis),几乎在所有上皮衬里器官均可发生水疱,假性并指(趾)多见,指(趾)肌肉萎缩、骨质吸收;膝、肘挛缩,关节功能丧失。

(三)诊断与鉴别诊断

有遗传史,自幼发病,常有家族史,电镜及免疫组化基因定位进一步明确诊断,蛋白印迹、Northern 印迹,限制性片段长度多态分析(RELP)和 DNA 测序可检测突变的基因。

新生儿和幼儿病例(特别是缺乏家族史者)应与下述疾病鉴别,如单纯疱疹、先天性卟啉病、色素失禁症、其他水疱性疾病和获得性大疱性表皮松解症。

(四)治疗

本病无特效疗法。

1.一般疗法

保护皮肤,防止摩擦和压迫。避免外伤,依据不同类型,疾病严重程度采用治疗方案。对所有类型的 EB,治疗包括预防创伤、大疱的减压和防治感染。

2.药物治疗

(1)重组生长因子:可能促进伤口愈合。

(2)苯妥英钠:是一种胶原酶合成抑制药,100 mg,3 次/天,但有争议。

(3)维 A 酸:对胶原酶活性有影响。

(4)维生素 E:100 mg,3 次/天。

(5)四环素 0.5 g,3～4 次/天,适用于 12 岁以上患者。

3.手术治疗

食管狭窄和尿道狭窄需行扩张术,气管喉部病变行气管切开术,软组织挛缩和假性并指(趾)可行组织松解术,长期不愈的糜烂或溃疡应行分层皮片移植。

4.基因治疗

对 EB 或 EB 亚型治疗正在探索研究,可参考美国营养不良型大疱性表皮松解症研究协会网站介绍。

(五)预后

预后较差,除了新生儿暂时性大疱性皮肤松解症之外,其余类型的遗传性 EB 患者均在一生中反复出现水疱和糜烂(愈合缓慢)。

各型 EB 在理论上均可引起婴儿或儿童死亡率增加,特别是泛发性 EB,但 Fine 等于 1994 年发现儿童早期死亡的高危性主要局限于泛发性 JEB 患儿。

二、家族性良性慢性天疱疮

家族性良性慢性天疱疮又名 Hailey-Hailey 氏病,为不规则常染色体显性遗传,70%患者有家族史。

(一)临床表现

常始于青壮年,在红斑或正常皮肤上发生成群的水疱,水疱松弛易破,露出颗粒状增殖的糜烂面或结痂,损害有向周边扩展倾向,由水疱和结痂组成匐行状或环状边缘,中心愈合,留色素沉着,尼氏征多为阳性,有瘙痒或灼痛。好发于颈、腋下、腹股沟,其次为肘窝、肛周、乳房下和躯干。病程慢性,夏季加重,冬季减轻或缓解,愈合不留疤痕,复发多在原部位,黏膜损害罕见。本病应与寻常型天疱疹、疱疹样皮炎、毛囊角化病相鉴别。

(二)组织病理

棘层松解性裂隙、水疱,棘细胞属不完全松解,故彼此仍连在一起,如倒塌的砖墙,可见绒毛和角化不良细胞。

(三)治疗

避免外界刺激及感染,抗生素(如四环素)、氨苯砜、皮质类固醇均可选用。试用软 X 线照射,病灶切除植皮有良效。

(杜红阳)

第三节　鱼鳞病及鱼鳞病样皮肤病

一、鱼鳞病

鱼鳞病是一组以非炎性鳞屑为特征的遗传性疾病。目前已经发现至少有 15 个不同的基因与鱼鳞病相关。这些影响鱼鳞病的基因控制结构蛋白、脂质代谢、蛋白分解代谢、过氧化物酶体传送和加工处理及 DNA 的修复。

(一)病因与发病机制

发病机制复杂,总的可归纳为两个共同途径(图 14-6):一是角层细胞滞留(如寻常型鱼鳞病、X 性连锁鱼鳞病);二是表皮过度增生(如先天性鱼鳞病样红皮病、大疱性鱼鳞病、Sjögren-Larsson 综合征和 Refsum 病)。鱼鳞病样皮肤病可分为以下几组类型:以皮肤表现为主要特征的先天性疾病;皮肤损害仅是系统性疾病的一个表现;皮损为获得性的。

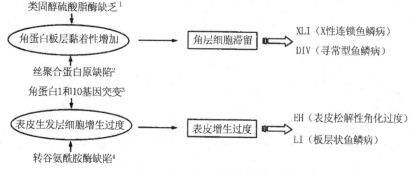

图 14-6　鱼鳞病发病机制

1.导致 XLI 的发生;2.导致 DIV 的发生;3.导致 EH 的发生;4.导致 LI 的发生

(二)分类

1.先天性鱼鳞病

(1)寻常鱼鳞病:①显性遗传寻常鱼鳞病;②性连锁遗传寻常鱼鳞病。

(2)鱼鳞病样红皮病:①显性遗传先天性鱼鳞病样红皮病(表皮松解角化过度型鱼鳞病);②隐性遗传先天性鱼鳞病样红皮病(板层鱼鳞病、火棉胶婴儿、丑胎)。

(3)红斑性鱼鳞病:①显性遗传可变性红斑角化症;②隐性遗传迂回线状鱼鳞病。

2.获得性鱼鳞病

鱼鳞病可发生在某些系统性疾病中,如甲状腺功能减退、麻风、重度营养不良、霍奇金病、蕈样肉芽肿、多发性骨髓瘤及癌。

3.伴发鱼鳞病的综合征

Rud综合征、Conradi综合征、Netherton综合征、Sjögren-Larsson综合征、Refsum综合征、Child综合征。

(三)临床表现

先天性鱼鳞病有4种主要类型,见表14-2。

表14-2　先天性鱼鳞病4种类型

分类	遗传方式	遗传缺陷	发病年龄	分布部位	鳞屑类型	组织病理	伴有特征
表皮更替过程正常的鱼鳞病							
寻常型鱼鳞病	显性(1q21)	中间丝相关蛋白/中间丝相关蛋白原	儿童	躯干四肢伸侧为主,屈侧和褶皱部位少	细碎鳞屑,白色至浅褐色,半透明	角化过度,粒层变薄或消失,皮脂腺汗腺减少	毛周围角化,掌跖角化增厚
性连锁遗传鱼鳞病	隐性(Xp22.3)	胆固醇硫酸酯酶	出生	以面两侧,头皮和颈部最为严重,屈侧和褶皱部位常受累,不累及掌跖	鳞屑粗大呈褐色,似皮垢	角化过度,真皮血管周围淋巴细胞浸润,汗腺略减少	角膜点状浑浊,精神抑郁,性腺功能减退,骨骼异常
表皮更替过程加快的鱼鳞病							
板层状鱼鳞病	隐性(14q11、17p13)	转谷氨酰胺酶1	出生,火棉胶婴儿	红皮病,眼睑外翻,大量粗糙鳞屑,掌跖肥厚	5~15 mm四边形棕黑色中央黏着四边游离	角化过度,灶性角化不全,粒层正常或稍增厚,棘层肥厚,真皮浅层炎症浸润	弥漫性红斑,1/3眼睑外翻
表皮松解性角化过度	显性(12q11~13、17q12~21)	角蛋白1和10	出生	泛发,以四肢屈侧和掌跖	厚的角化性的疣状鳞屑	角化过度,棘层肥厚,表皮颗粒状变性,真皮浅层少许炎症细胞浸润	弥漫性红斑,婴幼儿期大疱、水疱

1.寻常型鱼鳞病或显性遗传寻常鱼鳞病

(1)发病特征:常染色体显性遗传,常在生后3~12个月内发病。分布于背及四肢伸面,下肢尤甚,屈侧常不受累;幼儿可累及前额及面部。无自觉症状,冬季加重,轻症患者仅在冬季表现皮肤干燥;严重者类似于板层样鱼鳞病。夏季减轻,患者可有湿疹、鼻炎和哮喘,部分患者随年龄增长可改善。

(2)皮肤损害:细小、白色鳞屑,呈菱形或多角形鳞屑(图 14-7),对称紧贴皮肤上,其边缘轻度游离,头皮可有糠状脱屑,臀及四肢伸面出现毛囊性角化丘疹,掌跖常有角化过度、线状皲裂和掌纹加深。

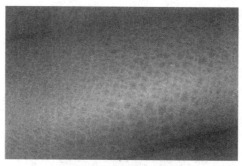

图 14-7 寻常型鱼鳞病

(3)组织病理:可见表皮角化过度,毛囊角栓形成,颗粒层变薄或缺如。真皮正常或血管周围有淋巴细胞浸润。

2.性连锁鱼鳞病或性连锁遗传寻常鱼鳞病

(1)发病特征:属隐性遗传,女性杂合子虽常发病,但男性病情较重,患者均在 1 岁之前发病。在温暖、潮湿的气候中,皮损可明显消退。皮损不会随年龄增长而减轻,有时反而加重。

(2)皮肤损害:轻度的全身性鳞屑形成可在出生时存在或在生后立即出现。以颈、面和躯干受累最重;皱褶部位可中度受累,掌跖外观正常或轻微增厚。鳞屑厚、大,呈褐色(图 14-8),黏性较大,间隔以表面正常的狭窄皮肤区。

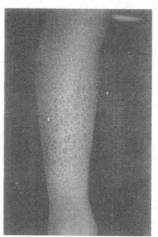

图 14-8 性连锁鱼鳞病

(3)组织病理:表皮轻度增生,粒层正常或稍厚;致密的板层样角化过度亦可出现并能堵塞附属器的开口。

3.板层状鱼鳞病

板层状鱼鳞病又名隐性遗传先天性鱼鳞病样红皮病,非大疱性先天性鱼鳞病样红皮病。

(1)发病特征:常染色体隐性遗传。出生后或生后不久发病,经过缓慢,可持续终生。至成年期,鳞屑仍存在,红皮症可减轻。

(2)皮肤损害:皮损为全身对称性弥漫潮红,上有大片灰棕色或灰白色菱形或多角形鳞屑,中央黏着,边缘游离,重者鳞屑厚如板状或铠甲(图14-9,图14-10)。好发于肘窝、腋窝和外阴部。常有掌跖角化过度或眼睑外翻。

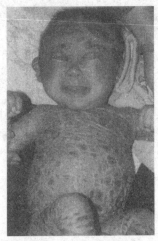

图14-9 板层状鱼鳞病

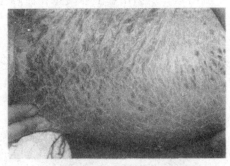

图14-10 板层状鱼鳞病

(3)组织病理:见表皮角化过度,灶性角化不全,颗粒层和棘层增厚,表皮突延长,毛囊口有角栓。真皮上部血管周围炎症细胞浸润。

4.火棉胶婴儿

(1)发病特征:火棉胶婴儿不是一种疾病,而是许多不同疾病的临床表现。

(2)皮肤损害:患儿在出生时即有一层由增厚的角层形成的火棉胶样外壳覆盖全身,故称为火棉胶婴儿。此膜光亮紧张,无弹性,常使下睑和唇外翻。火棉胶薄膜在生后立即开始脱落,于15～30天内全身脱屑,头颅和肢端脱屑最晚。鳞屑和红斑累及全身,皱褶处亦不例外。

5.丑胎

丑胎又名胎儿鱼鳞病。

(1)发病特征:为常染色体隐性遗传。是胶样婴儿更严重的一型,极罕见,大多数患儿为死产或在生后数天至数周内死亡。长期存活者的智力发育似为正常,但生长发育迟缓。

(2)皮肤损害:患儿在出生时有奇异的外貌。僵硬的铠甲包被体表(图 14-11,图 14-12),使面部变形,有严重的睑、唇外翻,以及耳郭缺如和末节指(趾)骨坏疽。铠甲由 2~5 cm 大小的黄褐色角化性斑块组成,黏着牢固,其在生后不久破裂,形成深达真皮的裂隙。

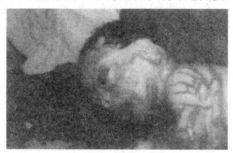

图 14-11　丑胎

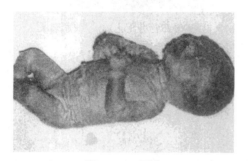

图 14-12　丑胎

6.表皮松解角化过度症

表皮松解角化过度症又称显性遗传先天性鱼鳞病样红皮病或大疱性先天性鱼鳞病样红皮病。

(1)发病特征:好发于四肢屈侧或皱襞部位,因皮损擦烂可继发感染。发病初期数年内可有水疱或大疱出现,以后逐渐减少消失不再发生,但也有持续至成年者。

(2)皮肤损害:出生时即有皮肤发红、湿润、触痛和表皮剥脱,泛发性水疱病数天内可形成厚的疣状鳞屑(图 14-13,图 14-14)。

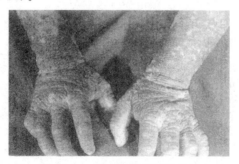

图 14-13　表皮松解角化过度症

掌跖有轻至中度增厚,而面部鳞屑较不明显。甲可发生营养不良性改变。

(3)组织病理:见表皮松解性角化过度,颗粒层明显增厚。细胞内水肿致表皮细胞松解,也可见网状空泡化。真皮上部有炎性细胞浸润。

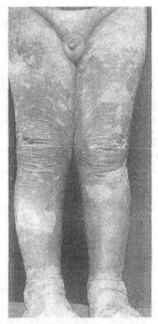

图 14-14 表皮松解角化过度症

（四）诊断与鉴别诊断

各型先天性鱼鳞病依据表 14-2 临床皮损特征组织病理可以诊断。其鉴别诊断如下。

（1）寻常型鱼鳞病：四种主要类型的先天性鱼鳞病，一些系统疾病的鱼鳞病亚型、获得性鱼鳞病。

（2）X 性连锁鱼鳞病：四种主要类型的先天性鱼鳞病，Conradi 病（点状软骨发育不良），Rud 综合征。

（3）板层状鱼鳞病：四种主要类型的先天性鱼鳞病，相关鱼鳞病综合征。

（4）火棉胶婴儿：胎儿鱼鳞病、表皮松解性角化过度。

（5）胎儿鱼鳞病：火棉胶儿，严重火棉胶儿可出现显著眼口外翻。

（6）表皮松解角化过度症：四种主要类型的先天性鱼鳞病，遗传性大疱性表皮松解症、色素失禁症、落叶型天疱疮和较厚的角化性皮肤，依电镜才能鉴别。

（五）治疗

1.寻常型鱼鳞病

尚无特效疗法，仅对症处理。润肤剂和温暖、潮湿的大气环境可改善角层水合，有益于治疗。10％乳酸铵软膏疗效显著，亦可用卡泊三醇软膏（50 μg/g）、10％～15％尿素霜或软膏、3％～5％水杨酸软膏、他扎罗汀、阿达帕林、30％鱼肝油软膏或 40％丙二醇水溶液外搽。可服阿维 A 0.5～1.0 mg/(kg·d)或阿维 A 酯 0.75～1 mg/(kg·d)。忌用碱性强的肥皂洗澡，以免加重皮肤干裂。

2.X 性连锁鱼鳞病

治疗同寻常型鱼鳞病，另可加外用 10％胆固醇霜。

3.板层状鱼鳞病

本型应加强防干燥和抗感染作用,以缓解表皮屏障功能低下引起的水分丢失增多及红皮病。治疗除了应用寻常型鱼鳞病的药物,可加用糖皮质激素软膏,能减轻炎症,系统治疗亦可采用维 A 酸类药物。

4.火棉胶婴儿

患儿须置于育儿箱,保持适当的湿度,防止皮肤皲裂和感染,避免使用角层溶解剂,随着婴儿皮损的改变转变为其他各型鱼鳞,采用相应治疗。

5.丑胎

治疗同火棉胶婴儿,可口服维 A 酸类药物。

6.表皮松解角化过度症

有报道用维 A 酸或 MTX 有效,外用糖皮质激素可减轻症状,须用抗生素控制化脓性感染。

(六)循证治疗选择

湿化浸泡,润滑、霜剂、软膏,局部水杨酸,尿素,乳酸胺,局部维 A 酸,局部他扎罗汀,局部卡泊三醇,系统异维 A 酸,系统阿维 A。

(七)预后

各型鱼鳞病预后不同,长期存在,但多数为良性过程。丑胎常发生死胎或生后不久死亡,部分积极治疗有生存期超过 9 年,长期存活者生长发育迟缓。

二、获得性鱼鳞病

获得性鱼鳞病(acquired ichthyosis,AI)是一种非遗传性皮肤病,且多在成人期发病,其临床表现和组织学变化类似于常染色体显性遗传性寻常型鱼鳞病。本病通常与多种全身性疾病有关,也可能与使用某些药物有关。

(一)病因与发病机制

1.角化过程破坏

当皮肤的角化过程遭到破坏,引起表皮角化过度、鳞屑形成及角质层屏障功能异常时,可发生鱼鳞病。当细胞进入角质层加速或角化细胞在角质层停留过长时,均可引起角质层增厚。

2.基因突变——丝聚合蛋白突变

目前已发现有多种鱼鳞病样皮肤病。这些鱼鳞病样皮肤病均有角化异常。寻常性鱼鳞病是一种最常见的遗传性鱼鳞病,其发生是由于丝聚合蛋白突变所致。丝聚合蛋白突变则导致角化异常和角质层屏障功能紊乱,从而引起鱼鳞病。

3.角质层微环境改变

角化过程是复杂的和多步骤的。在角质层的形成和退变的过程中,需要多种酶的相继参与。角质层的形成和脱落过程必须得到精细的平衡。如形成速度超过脱落速度,将引起角质层的进行性增厚,从而发生鱼鳞病。基因突变或角质层微环境的改变,如含水量改变或细胞间脂质成分改变,均可影响这些酶的功能。

4.皮肤脂质屏障破坏

一些药物,如降胆固醇药物中的烟酸或曲帕拉醇,能破坏皮肤脂质屏障中的关键成分。这突显了一些脂质分子及与脂质分子密切相关的一些酶类在维持角质层屏障的完整性中的重要作用。与脂质分子密切相关的酶类主要包括以脂质分子为底物的酶类(如类固醇硫酸酯酶)和需要脂质分子辅助才能发挥最佳功能的酶类。

5.酶代谢、肿瘤或自身免疫

由于获得性鱼鳞病与多种遗传性鱼鳞病样皮肤病有许多相同的表现,因此,获得性鱼鳞病的临床表现可能与这些关键酶中的任何一种酶受到代谢性、肿瘤性或自身免疫性损害有关。

6.恶性肿瘤

据报道,获得性鱼鳞病可能与多种恶性肿瘤相关。这些肿瘤包括霍奇金病、非霍奇金淋巴瘤、平滑肌肉瘤、皮肤 T 细胞淋巴瘤、多发性骨髓瘤、Kaposi 肉瘤、卵巢癌、乳腺癌、肺癌以及宫颈癌等。当获得性鱼鳞病与恶性肿瘤相关时,其皮损的严重程度常可反映出恶性肿瘤病程的长短。

7.营养缺乏性疾病

据报道,营养不良、吸收不良、必需脂肪酸缺乏、Shwachman 综合征(胰腺功能不全)及乳糜泻均可继发获得性鱼鳞病。

8.传染性疾病

获得性免疫缺陷综合征(AIDS)可并发获得性鱼鳞病。一项研究发现,在 117 例 AIDS 患者中,有36 例出现了鱼鳞病或干燥病,而且皮损的加重往往与病情的恶化相一致。

9.药物

西咪替丁可引起获得性鱼鳞病。西咪替丁除了具有抗组胺效应外,还是一种二氢睾酮竞争性拮抗药。该药引起鱼鳞病可能与其抗雄性激素活性有关。氯法齐明可引起获得性鱼鳞病。氯法齐明是一种抗麻风药,当其使用剂量达 100 mg/d 时,可引起获得性鱼鳞病。降胆固醇药曲帕拉醇和烟酸也与获得性鱼鳞病相关。新型的3-羟基-3-甲基戊二酰辅酶 A(HMG-CoA)还原酶抑制药也是引起鱼鳞病和干燥病的少见原因。

(二)临床表现

获得性鱼鳞病最主要的特征为大多于成年期发病,而在其他方面与遗传性鱼鳞病很难区别。临床表现为皮肤出现对称性鳞屑,其严重程度从轻度的皮肤粗糙、干燥到显著的板层状脱屑。鳞屑的颜色可呈白色、灰色至棕色,直径从<1 mm 至>1 cm。鳞屑主要累及躯干和四肢,典型鳞屑主要分布于伸侧,而屈侧面较少,受累部位一般下肢比上肢更明显。

1.匐行性回状红斑

匐行性回状红斑与获得性鱼鳞病可以同时出现,这种现象的可能解释是肿瘤组织分泌的转化生长因子 α 具有促角质形成细胞有丝分裂作用。有趣的是,虽然匐行性回状红斑确实是一种较少见的疾病,但尚无黑棘皮病(一种较常见的角质化副瘤性疾病)与获得性鱼鳞病有关的报道。

2.正圆形秕糠疹

正圆形秕糠疹是获得性鱼鳞病的一种变型。据报道,正圆形秕糠疹与一些恶性肿瘤(如血液系统恶性肿瘤、胃癌、食管癌及前列腺癌)、传染病(如结核)、营养不良、肝脏疾病(肝细胞癌)或肺部疾病有关。正圆形秕糠疹在组织病理学上与获得性鱼鳞病相似,表现为银屑病样增生、致密的正角化以及颗粒细胞层变薄。

3.皮肤 T 细胞淋巴瘤

皮肤 T 细胞淋巴瘤是另一种可能与鱼鳞病样皮病有关的恶性肿瘤。皮肤 T 细胞淋巴瘤以皮肤出现单克隆的嗜表皮 T 淋巴细胞增生为特征。

4.系统性红斑狼疮

获得性鱼鳞病的发生可能与血循环中出现抗丝聚合蛋白原的抗体有关。原因有:①所有的获得性鱼鳞病病例均发生于 SLE 的活动期；②获得性鱼鳞病患者的病理学显示颗粒细胞层减少或消失；③针对 SLE 进行治疗后获得性鱼鳞病皮损会消退。

5.干燥综合征

干燥综合征初期常表现为干燥病。事实上，干燥综合征可出现广泛而严重的皮肤干燥，以致临床上很容易与获得性鱼鳞病混淆。

（三）组织病理

组织学上，获得性鱼鳞病和寻常性鱼鳞病一样，通常表现为致密的或片层状的正角化过度，颗粒层减少或缺如，而棘层厚度正常。典型的病理改变表现为真皮内缺乏炎性细胞浸润，但有时也可观察到表皮萎缩和真皮乳头层有轻度血管周围淋巴细胞浸润。

（四）诊断

对于成年阶段发生的鱼鳞病，应首先排除其他迟发性鱼鳞病，如寻常型鱼鳞病、干燥病、Refsum病，然后才可以考虑获得性鱼鳞病。所有其他遗传性鱼鳞病基本上在 13 岁之前发病，因而容易与迟发性鱼鳞病相鉴别。一旦诊断为获得性鱼鳞病，应积极寻找其潜在性病因。

（五）治疗

一般来说，水合疗法、润肤霜及角质松解剂均是治疗获得性鱼鳞病的有效方法。

水合作用通过增加角质层对机械力的易损性和增加水解酶的活性而促进脱屑。应用诸如乳酸、羟基乙酸及丙酮酸之类的保湿剂，即可达到上述的水合作用效果。延长沐浴时的浸泡时间也是一种有效增加水合作用的方法，而且沐浴浸泡后应立即使用一些富含油脂的润肤剂（如凡士林、亲水软膏或油膏等）。

一些角质松解剂，如水杨酸、尿素、丙二醇和乳酸等，可促进角化细胞的解聚，因而可用来去除角质层鳞屑。

一旦诊断出基础性疾病，就应对基础性疾病进行针对性治疗。

（六）预后

视基础疾病的纠正和改善而定。

（刘玉芳）

第四节　神经皮肤综合征

神经皮肤综合征，亦称斑痣性错构瘤病，是一组以神经和皮肤异常为特征的疾病，可能有共同的胚胎来源，其中大多数为遗传性疾病。

该综合征是源于外胚层组织的器官发育异常而引起的。病变不仅累及神经系统、皮肤和眼，还可累及中胚层、内胚层的器官，如心、肺、骨、肾和胃肠等。临床特点为多系统、多器官受损。常见的有神经纤维瘤病、脑面血管瘤病（Sturger-Weber 综合征）或脑三叉神经血管瘤病和结节性硬化症。

一、着色性干皮病

着色性干皮病（xeroderma pigmentosum，XP）为常染色体隐性遗传，部分为性联遗传，是一种以 DNA 脱氧胸腺嘧啶二聚体切除修复缺陷及极度光敏感、雀斑和皮肤癌为特征的疾病。

(一)病因与发病机制

着色性干皮病是一种罕见的常染色体隐性遗传病,由 DNA 损伤修复缺陷所致。

1.基因缺陷

目前发现着色性干皮病共有 7 个互补组(XpA、XpB、XpC、XpD、XpE、XpF、XpG)和 1 个变异型,其中 7 个互补组与核苷酸切除修复缺陷有关,1 个变异型与跨损伤合成缺陷有关。

2.修复功能缺陷

因于基因的缺陷,使得对 DNA 损伤修复功能缺陷,不能修复被紫外线损伤皮肤的 DNA,而导致皮肤光损伤炎症,皮肤癌发生率几乎是 100%。

着色性干皮病(XP)发病机制见图 14-15。

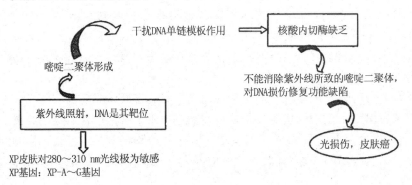

图 14-15　着色性干皮病(XP)发病机制

(二)临床表现

1.光敏感

患者有明显的光敏素质,皮肤对 280～310 nm 的光线极为敏感,特征为暴露部位发生皮损。约 75% 患者于出生后 6 个月至 3 岁开始发病。对光敏感,本病与机体对紫外线照射引起的 DNA 损伤修复缺陷有关。

2.皮肤病变

皮肤损害可分 3 期:①雀斑和干燥期,即面部、双手出现淡棕色至棕色的大小不等斑点,密集分布。颈、小腿、球结膜甚至躯干均可累及,皮肤严重干燥。②放射性皮炎样期,毛细血管扩张,血管瘤,皮肤萎缩,脱色性萎缩斑。结痂、溃疡、疣状物和光化性角化病,尚有水疱大疱,呈皮肤异色病样外观。③恶性肿瘤期,皮肤癌常在 10 岁前发生,如基底细胞癌或鳞状细胞癌(45%)、黑色素瘤(5%)等。皮损好发于暴露部位,80% 患者有眼损害,约 2/3 的患者 20 岁以前死亡。应与雀斑相鉴别。

3.皮肤外病变

(1)眼病变:畏光、睑外翻或内翻、结膜炎、角膜炎、角膜薄翳、溃疡浑浊。

(2)神经异常:小头、智力障碍、舞蹈手足徐动症、小脑性共济失调、耳聋。

(3)其他:口腔组织萎缩、癌变,内脏肿瘤,身材矮小,性腺发育不全。

(三)诊断与鉴别诊断

依据近亲婚配史,对日光高度过敏,特征性三期临床表现易于诊断。本病应与雀斑、着色性干皮病、Cockayne 综合征、先天性皮肤异色综合征、Peutz-Jegher 综合征鉴别。

(四)治疗

光防护极为重要,避免日晒,外用遮光剂,如5％对氨基苯甲酸搽剂或5％二氧化钛霜。修复DNA,将DNA修复酶导入角质形成细胞中,有报道外用T4核酸V酯质软膏。使用1年显著降低光化性角化过度及基底细胞癌发生。疣状增生损害外用氟尿嘧啶软膏,疑为恶性肿瘤应手术切除。异维A酸(每天2 mg/kg),长期服用可减少皮肤癌发生。

(五)循证治疗选择

避免日晒,当肿瘤样皮损或癌前皮损出现时应行手术切除(如估计皮损为多发性则采取非手术治疗),维A酸类药物治疗,将DNA修复酶导入角质形成细胞中,磨削术。

(六)预后

大量的病例研究表明,仅5％的XP患者存活至45岁以上。当时(1975年)的平均死亡年龄比一般美国人群者少30年,少数患者有正常寿命。癌症、感染和其他各种并发症是死亡的原因,其中以癌症最常见。

二、神经纤维瘤病

神经纤维瘤病(neurofibromatosis,NF)又称多发性神经纤维瘤或Von Reclinghausen病。本病是由畸变显性基因引起的神经外胚叶异常,属常染色体显性遗传病。损害常累及皮肤、神经系统、骨骼和内分泌腺,可发生一系列先天性畸形、肿瘤和错构瘤。

(一)病因与发病机制

神经纤维瘤病的基因缺陷引起肿瘤抑制功能丧失,导致神经嵴细胞发育异常,而引起本病。NF_1型基因位于染色体17q12,NF_2型基因位于染色体22q12,缺陷导致皮肤神经、眼、内脏各种病变。

神经纤维瘤病(NF)发病机制见图14-16。

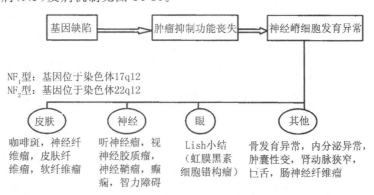

图14-16 神经纤维瘤病(NF)发病机制

(二)临床表现

本病可分成两大类型:①经典的Von Recklinghausen神经纤维瘤病,简称NF_1;②中枢神经纤维瘤病或听神经瘤病,简称NF_2,两者均有咖啡斑和神经纤维瘤,但NF_2还发生双侧性听神经瘤,而NF_1只是部分发生单侧性的听神经瘤。对NF_1具有诊断意义的一个特征是色素性虹膜错构瘤(即Lisch结节)。

表现为神经系统、骨骼和皮肤的发育异常。

1.1 型神经纤维瘤病

本型占 85% 以上的病例,患者表现为泛发神经纤维瘤(图 14-17)、咖啡牛奶斑(图 14-18)、腋窝雀斑、巨大色素性毛痣、骶骨多毛症、回状头皮和巨毛症。在 1/4 的 6 岁以下患者和 94% 的成年人患者中,虹膜上可见 Lisch 结节(表 14-3)。

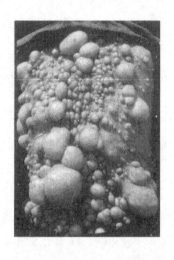

图 14-17 神经纤维瘤病

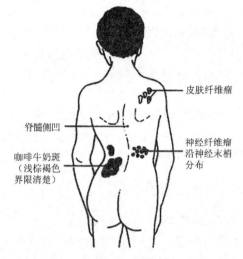

图 14-18 神经纤维瘤的皮肤表现

表 14-3 NF$_1$ 的主要临床表现

肿瘤	其他特点	肿瘤	其他特点
神经纤维瘤	皮肤	骨病变	脊柱侧弯
	结节		降低高度
	丛状		巨脑
胶质瘤	视神经胶质瘤		假关节
	星形细胞瘤		蝶骨翼发育不良
	多形性胶质母细胞瘤	神经系统	智力障碍
肉瘤	神经纤维肉瘤		癫痫
	横纹肌肉瘤		神经疾病
	蝶螈瘤		脑积水(导水管狭窄)
神经内分泌肿瘤	嗜铬细胞瘤	纤维病变	纤维肌肉增生症(肾动脉)
	类癌	造血系统肿瘤	幼年性慢性髓样白血病

2.2 型神经纤维瘤病

即中枢或听神经瘤病,以双侧听神经瘤为特征,通常没有皮肤损害,但神经纤维瘤和神经鞘瘤可能发生。NF$_2$ 的主要临床表现:①神经鞘细胞病变,如神经鞘瘤(包括双侧听神经);②脑膜病变,如脑膜瘤、脑膜血管瘤病;③胶质病变,如脊髓室管膜瘤、星形细胞瘤、胶质错构;④其他病变,如球后混浊、大脑钙化。

3.3 型(混合型)和 4 型(变异型)

与 2 型相似,常染色体显性遗传。

(三)组织病理

色素斑的表皮基底层有黑素沉积增加。肿瘤无包膜,由神经鞘细胞和波浪形无髓神经纤维和网状纤维组成,排列疏松呈旋涡状或螺旋状。

(四)诊断

1.多发性神经纤维瘤(1 型)的诊断标准

具备下述两项即可确诊,具备一项为可疑诊断。

(1)咖啡牛奶斑≥6 个,最大直径>5 mm(青春期前个体)或>15 mm(青春期后个体)。

(2)腋窝或腹股沟区雀斑。

(3)任何类型神经纤维瘤≥2 个或 1 个丛状神经纤维瘤。

(4)Lisch 小结≥2 个。

(5)视神经胶质瘤。

(6)独特的骨性损害,如蝶骨翼发育不良或长骨皮质变薄,伴有或不伴有假关节。

(7)多发性神经纤维瘤(1 型)的一级亲属。

2.多发性神经纤维瘤(2 型)的诊断标准

具备下述一项即可确诊。

(1)用适当影像技术见到双侧听神经瘤。

(2)有多发性神经纤维瘤(2 型)的一级亲属和下述任一:①单侧听神经瘤;②下述两种病变,如神经纤维瘤、脑膜瘤、神经胶质瘤、青年型后囊下晶状体混浊。

(五)治疗

1.皮肤损害治疗

(1)皮肤神经纤维瘤:手术切除,但邻近组织可发生新皮损;电干燥法或激光(CO_2、Nd：YAG)每次可治疗 100 个以上皮损;面部皮损可用磨削术治疗,但较深损害可复发。

(2)丛状神经纤维瘤:外科手术治疗。

(3)咖啡牛奶斑:手术切除、皮肤磨削和激光(脉冲染料、YAG、红宝石)均可选用,由于复发率至少达 50%,故应优先选择激光治疗。

2.系统损害治疗

(1)酮替芬:由于神经纤维瘤常有丰富的肥大细胞,而肥大细胞分泌物可能促进肿瘤生长,故用酮替芬(肥大细胞阻滞药)(1 mg,1 次/天~3 次/天)治疗可使患者瘙痒和疼痛减轻、肿瘤生长减慢。

(2)神经胶质瘤、嗜铬细胞瘤及神经发育障碍、内分泌障碍,请有关专家会诊决定治疗。

3.矫形外科

脊柱侧弯胫骨弓形突出,面部不对称整形。

(六)循证治疗选择

外科切除,CO_2 激光汽化,透热法,酮替芬,法尼酰基转移酶抑制药,维 A 酸。

(七)预后

凡发病早而增长快者表示预后不良,而广泛波及泌尿道、胃肠道或中枢神经系统者也提示预后差。妊娠有时可致原有损害很快发展并有新损害发生。

三、结节性硬化症

结节性硬化症属常染色体显性遗传,是外胚叶和中胚叶细胞遗传性程序性增生所致,可累及皮肤、中枢系统、心脏、肾脏和其他器官,最主要的是皮肤损害、智力缺陷、癫痫三大特征。属于错构瘤样增生。

(一)病因与发病机制

结节性硬化症是由两种不同基因的突变所致(图 14-19):位于 9q34 的 TSC1 和位于 16p13 的 TSC2,它们分别编码肿瘤抑制蛋白 hamartin(错构蛋白)及 tuberin(薯球蛋白)。这两种蛋白可以相互作用,是细胞生长及增殖的重要调节因子。患者基因呈现杂合性丢失,而使肿瘤抑制基因功能丧失,导致多器官错构瘤和组织构成缺乏,引起皮肤损害、癫痫、智力缺陷三大特征。

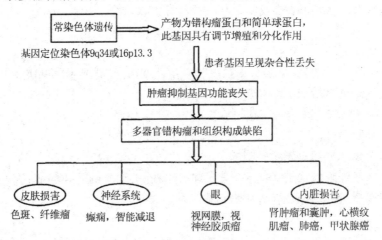

图 14-19　结节性硬化症发病机制

(二)临床表现

1.皮肤损害

多在幼年出现,也有至青春期才发生者。

(1)面部血管纤维瘤:或 pringle 皮脂腺瘤,发生率 47%,常在 5 岁前出现。为特征性损害,表现为针头至黄豆大较硬的丘疹,表面光滑,呈黄色或棕红色,并常有毛细血管扩张。镜下可见有增生的结缔组织和血管、皮脂腺或不成熟的毛囊。皮损密集对称分布于两颊、鼻、鼻唇沟及颏部,也可见于眼睑、前额(见前额斑块)等处。

(2)前额斑块:是一种大的血管纤维瘤,前额及头皮有硬的纤维瘤样斑块;颈周及腋部有软的带蒂的纤维瘤。

(3)甲周纤维瘤:Koenen 瘤,发生率 20%,10 岁后出现,为一种指状突起的肿物。类似纤维瘤见于嘴唇、上腭和牙龈(见牙龈纤维瘤)。

(4)叶状白斑:是一种色素减退斑,见于 90% 患者,有三种类型(图 14-20)。①多角形斑,0.5~2.0 cm;②叶状白斑(图 14-21),1.0~3.0 cm,为本病最典型病损;③五彩纸屑样斑,1~3 mm,在 Wood 灯下最易发现。

(5)鲨革样斑:即结缔组织痣,发生率约 50%,常在 2~3 岁内出现 1~8 cm,为真皮结缔组织组成,腰、骶部可有鲨鱼皮斑,是一种不规则增厚高起的软斑块。

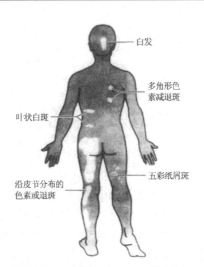

图 14-20 结节性硬化症的各型白斑

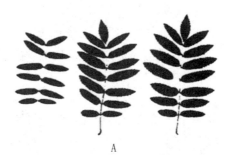

A

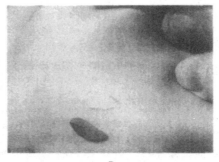

B

图 14-21 结节性硬化症

A.桉树叶;B.叶状白斑

(6)其他:咖啡牛奶斑、皮赘、痣、黏膜纤维瘤、牙凹陷,以及头发、眉毛和睫毛变白亦可出现,但无诊断意义。

2.系统损害

(1)神经系统损害有智力迟钝以致痴呆,但智力也可正常。多数患者有癫痫史,癫痫发作常在 2 岁前。患者可有精神改变,多在 6 岁前或随癫痫而出现。

(2)颅内"结节性"肿瘤是神经胶质瘤,直径可达 3 cm,年龄大时往往发生钙化。

(3)肾脏,有肾囊肿和血管肌脂瘤。

(4)心脏,心横纹肌瘤。

(5)眼部视网膜晶状体瘤。但多数患者仅表现一个症状,而尸检病变只局限一个器官者却甚少。

(三)实验室检查

系统损害相关检查包括神经系统、眼科、脑电图、心电图、肾脏、头胸 CT 及头 MRI。Wood灯检查色素减退斑,其发射波峰 360 nm 的蓝光,可被表皮色素吸收,若此处不含色素,则呈无色素表现而有别于周围皮肤。

(四)诊断与鉴别诊断

本病典型者诊断不难,但早期及不完全型的诊断有时较难。凡有下列条件之一可予诊断:①面部血管纤维瘤或皮脂腺瘤;②视网膜晶状体瘤;③智力发育迟钝或癫痫,或两者皆有,以及家族中有①或②项者;④智力发育迟钝、癫痫和放射学检查证实有颅内局限性钙化。此外叶状白斑、鲨鱼皮斑、甲周纤维瘤的存在以及婴儿痉挛经 ACTH 治疗无效均应疑有本病。鉴别诊断在面部皮损时尚须与毛发上皮瘤、皮脂腺腺瘤相鉴别。

(五)治疗

遗传咨询,监测并发症。脑部损害有皮质结节、白质异常和室管膜下结节,CT 和 MR 可显示,由神经科处理。皮脂腺瘤可用冷冻或激光治疗,手术切除、环钻切除、皮肤磨削,对于体内肿瘤有时须手术治疗。

(六)预后

本病的预后取决于器官的受累情况及其病变程度。在一组 49 例死亡病例报道中,47%者死于脑畸形(10 例肿瘤,13 例严重智力障碍并发症)。肾病变占死亡原因第二位。

四、脑面血管瘤病

脑面血管瘤病又称脑-三叉神经血管瘤病或 Sturge-Weber 综合征,多为散发病例,部分为常染色体显性或隐性遗传。临床主要表现面部三叉神经分布区域内有不规则血管斑痣,癫痫样发作,偏瘫,智力减退,青光眼等。

(一)病因及病理

本病发生在胚胎发育的不同阶段,外胚层及中胚层结构有不同程度的发育障碍,导致皮肤、软脑膜、硬脑膜及颅骨的血管系统发育异常。主要表现为:①面部血管瘤:为毛细血管扩张;②软脑膜的血管瘤:通常发生于面部血管瘤同侧的顶枕区,病变部位脑膜增厚,血管瘤下的脑皮质萎缩、钙化、胶质增生。

(二)临床表现

1.神经系统症状

约 90%的患者有癫痫样发作,多为面部血管瘤对侧肢体部分性发作,全身性发作较少见,偶有复杂部分性发作,30%～50%的患者有对侧肢体轻瘫,部分患者有智力减退,包括精神不集中、记忆减退、语言障碍、行为改变等。

2.皮肤症状

皮肤血管瘤一般出生后即可发现,呈红葡萄酒色或紫红色扁平血管痣,压之不褪色,多为单侧,也可双侧,常沿三叉神经第Ⅰ支范围分布,偶可累及Ⅱ、Ⅲ支分布区,严重者可累及面、颈部及躯干,少数可累及口腔黏膜,其分布不随年龄增长而改变。

3.眼部症状

36%～70%的患者可出现眼部疾病,包括青光眼、偏盲、角膜血管翳、晶状体混浊、视网膜血管瘤等。

(三)辅助检查

头颅平片可显示特征性脑回双轨状钙化影,CT检查可显示皮质萎缩及钙化,MRI可见软脑膜血管瘤。

(四)诊断

根据典型的面部血管瘤、癫痫样发作、智力减退、青光眼等可作出临床诊断,头颅平片、CT、MRI可协助诊断。

(五)治疗

无特殊治疗,主要为对症治疗,包括控制癫痫发作、治疗青光眼、预防血管出血;面部血管瘤可行整容手术或激光治疗。

五、视网膜小脑血管瘤病

视网膜小脑血管瘤病又称 Von Hippel-Lindau 综合征(Von Hippel-Lindau syndrome,VHL),是一种以小脑的血管母细胞瘤伴发视网膜血管瘤为特征的神经系统遗传病。

(一)病因及病理

本病呈常染色体显性遗传,致病基因定位于3p25,是一种肿瘤抑制基因。50%～70%的患者有视网膜血管瘤,常伴有小脑、延脑、脊髓血管瘤,小脑血管瘤通常位于一侧小脑半球,多数位于小脑蚓部或第四脑室底部,幕上者罕见。也可伴有肝、肾、胰囊肿或肿瘤,肿瘤可出现炎症、出血、钙化等病理改变。

(二)临床表现

较少见,发病年龄在20～30岁之间。常见症状有眩晕、呕吐、头痛、视盘水肿等颅高压症状,伴眼球震颤、共济失调等;视网膜血管瘤常位于视网膜周边部,多为单发,1/3双眼发病,表现为视力下降、视网膜出血,甚至失明;部分患者有皮肤色素痣,咖啡牛奶斑等,少数可伴有肝、肾、胰囊肿或肿瘤。

(三)诊断

CT、MRI可显示小脑实质囊性病灶伴壁结节强化,结合临床表现可作出诊断。

(四)治疗

可行外科手术切除小脑血管瘤,早期手术治疗预后较好。

(汪蓉瑛)

第十五章　营养及代谢障碍性皮肤病

第一节　维生素缺乏病

一、维生素 A 缺乏症

维生素 A 缺乏症又称蟾皮病,是一种因缺乏维生素 A 引起的营养缺乏性皮肤病。以皮肤干燥、四肢伸面有非炎性的棘刺状毛囊丘疹,伴有眼干燥、角膜软化或夜盲为特征。多见于儿童及青少年,男多于女。属中医"藜藿之亏""雀目"的范畴。

(一)诊断要点

(1)皮肤广泛性干燥,尤以股和上臂伸侧出现较早,逐渐向臀、肩、背及腰等部扩展,而胸、腋、会阴和手足很少累及。

(2)背部和四肢伸侧有密集或分散的非炎性毛囊角化丘疹,毛发干枯、稀疏、易脱落、指(趾)甲出现纵嵴、点状凹陷及变脆。

(3)暗适应能力减退,有夜盲、眼干燥及角膜软化。

(4)实验室检查血浆中维生素 A 含量不足。

(5)组织病理学示表皮角化过度,毛囊上部有角质形成,汗腺和皮脂腺萎缩。

(二)鉴别诊断

1.毛周角化病(毛发苔藓)

毛周角化病常见于青壮年,好发于四肢伸侧,为散在的指尖大小毛囊角化丘疹,无眼部症状。

2.小棘苔藓

小棘苔藓多见于男性儿童,损害为具有棘刺的毛囊角化丘疹,主要分布于颈、肩及臀部外侧,不伴发眼部症状。

3.毛发红糠疹

皮损为密集成片的毛囊角化丘疹,掌跖部皮肤角化明显,无眼部症状。

(三)治疗方法

1.一般治疗

(1)全身治疗:①饮食中补充含维生素 A 或胡萝卜素丰富的食物,如奶、蛋、肝、胡萝卜、蔬菜及水果等;②大剂量补充维生素 A,可口服或肌内注射,同时酌情补充其他维生素,如核黄素及复合维生素 B 等。

（2）局部治疗：①皮肤症状可选用 3％～5％柳酸软膏、15％尿素脂或维生素 A 酸软膏外涂；②眼部症状可选用润舒眼膏、素高捷疗眼膏或珍珠明目液滴眼。

2.中医治疗

（1）辨证施治：①阴虚血燥证，治以滋阴养血，方用养血润肤汤加减；②气血两虚证，治以益气养血，方用八珍汤加减；③肝肾不足证，治以滋补肝肾，方用杞菊地黄汤加减。

（2）中成药：①六味地黄丸 10 g，口服，每天 3 次；②杞菊地黄丸 10 g，口服，每天 3 次。

（3）外治疗法：①可选用洋甘菊、地骨皮、郁李仁各 30 g，五灵脂、谷精草、木贼草、白芍、甘松各 15 g，煎水外洗或全身浸泡；②桃仁、杏仁及胡麻仁适量，捣烂如泥，加入薄荷油搅匀后外搽，或用白杨膏外搽，每天 1 次。

（4）其他治疗：①熟鸡蛋黄加入适量植物油煎熬后涂搽患处；②蓖麻油、桃仁油、茉莉油或玫瑰油适量，加入温水中浸泡全身或搽洗患处。

（四）预防与护理

（1）加强营养，食用含维生素 A 或胡萝卜素丰富的饮食，平时多吃水果。

（2）注意锻炼身体，增强体质，如有其他慢性疾病，应积极治疗。

二、维生素 B_1 缺乏症

维生素 B_1 缺乏症又称脚气病，是一种因机体内缺乏维生素 B_1 而导致神经系统受累的营养缺乏病。临床上以上升性、对称性周围神经炎、四肢肌肉酸痛无力为主要表现，并可累及心脏为特征。多见于以米食为主的地区。饮食不当，淘米和烹煮方法不正确，以及一些慢性、消耗性疾病，均可导致维生素 B_1 的吸收障碍，而发生本病。

（一）诊断要点

1.上升性、对称性周围神经炎

起病多从下肢开始，自足踝部出现感觉过敏、灼痛、针刺样或蚁行感，下肢皮肤微红。其后损害逐渐向上发展而累及双上肢。

2.四肢肌肉病变

四肢肌肉出现酸痛，以腓肠肌最著，肌力下降，腱反射减退或消失，并可发生肌肉挛缩。

3.心血管系统病变

可出现心悸、气促、水肿，心包、胸腔积液或腹水，心脏扩大等，严重者可出现心力衰竭。

（二）鉴别诊断

1.维生素 B_6 缺乏症

维生素 B_6 缺乏症的主要表现为精神萎靡、嗜睡、忧郁、面部脂溢性皮炎改变，而无四肢肌肉酸痛及心血管系统病变。

2.维生素 B_{12} 缺乏症

维生素 B_{12} 缺乏症的临床表现有四肢远端对称性麻木和感觉异常，肢体无力，行动困难等表现，但常伴有贫血、呕吐、腹泻等表现。

3.病毒性心肌炎

病毒性心肌炎常有心脏扩大、心律失常、心功能减退等表现，但发病前有病毒感染病史，一般无上升性、对称性周围神经炎的症状。

(三)治疗方法

1.一般治疗

(1)全身治疗:①应多食糙米类、麦类和其他含维生素 B_1 丰富的食物;②口服维生素 B_1 每次 5～10 mg,每天 3 次,或维生素 B_1 每次 100 mg,肌内注射,每天 1 次,同时应注意补充其他水溶性维生素。

(2)局部治疗:①皮肤红斑,干燥,可用维肤膏外涂,每天 1～2 次;②四肢肌肉酸痛,可用红外线、超短波理疗。

2.中医治疗

(1)辨证施治:①湿热下注证,治以清热利湿,方用当归拈痛汤加减;②寒湿阻络证,治以温阳通络,方用当归四逆汤加减;③气滞血瘀证,治以理气活血,桃红四物汤加减;④肝肾不足证,治以滋肝补肾,方用六味地黄汤加减。

(2)中成药:①血塞通片 4～6 片,口服,每天 3 次;②六味地黄丸 10 g,口服,每天 2～3 次;③龟鹿二仙膏 10 mL,口服,每天 2 次。

(3)外治疗法:①四肢远端皮肤感觉异常,可用透骨草、牛膝、姜黄、桂枝、艾叶各 30 g,川椒 15 g,煎水外洗,每天 1 次;②四肢肌肉酸痛,可用透骨草、徐长卿、石菖蒲、络石藤、海风藤、鸡血藤各 30 g,煎水外洗,每天 1 次。

(四)预防与护理

(1)注意稻米加工、淘米及烹煮方法,避免维生素 B_1 由淋米、米汤中损失。

(2)多食糙米、麦类、玉米和其他含维生素 B_1 丰富的食物。

(3)积极治疗可导致维生素 B_1 缺乏的慢性、消耗性疾病。

(4)在青春期、妊娠、哺乳、长期发热、甲状腺功能亢进和剧烈劳动等情况下,尤应注意适当补充维生素 B_1。

三、维生素 B_2 缺乏症

维生素 B_2(核黄素)缺乏症是因机体内核黄素缺乏而引起的一种以阴囊、舌、唇和口角为主要损害的营养缺乏性皮肤病。以阴囊炎、舌炎、唇炎、口角炎或面部脂溢性皮炎的综合病征为特征,患者一般系集体生活者,个人单独发病罕见。中医对此无确切病名,但可属"肾囊风""唇风""口丫疮"等范畴。

(一)诊断要点

(1)常有集体发病情况。

(2)阴囊炎为本病主要损害。表现为阴囊一侧或对称性红斑,边缘清楚,或成片的黄豆大小丘疹,常覆以棕褐色薄痂,或有渗液、浸润,间有裂隙,有瘙痒或痛感。

(3)舌炎表现为舌尖或中部发红,早期乳头肥厚,晚期萎缩。裂纹深浅、纵横长短不一,有痛感。

(4)唇炎表现为干燥、脱屑、微肿或发红、糜烂,间有裂隙,稍有痛感。

(5)口角炎表现为糜烂、浸渍或裂隙,有灼痛感。

(6)面部皮肤干燥,缺乏滋润感,或有淡红斑和糠秕状鳞屑等脂溢性皮炎的表现。

(7)实验室检查血浆维生素 B_2 水平降低,24 小时尿中核黄素含量减少。

(8)组织病理学示阴囊皮损处表皮角化,真皮水肿。舌、唇等上皮有角化,舌乳头萎缩。

（二）鉴别诊断

1.阴囊湿疹

皮损以红斑、丘疹、渗液为主,有剧烈瘙痒,常反复发作,病程长,无舌炎、唇炎及口角炎。

2.阴囊瘙痒症

初起无原发性皮损,继则出现明显苔藓样变,瘙痒剧烈,阵发性发作,病程较长。

3.剥脱性唇炎

以口唇部红肿、痒痛、干燥,日久干裂、溃烂流黄水为特征,无阴囊及皮肤损害。

（三）治疗方法

1.一般治疗

（1）全身治疗:首先应注意调整饮食结构,给含维生素 B_2 丰富的饮食,如动物肝、蛋类、蔬菜、黄豆、糙米及乳类等。然后,可选择维生素 B_2 10 mg 口服,每天 3 次,同时酌情给予其他维生素类和酵母。

（2）局部治疗:①阴囊皮炎,可选用 1：2 000 醋酸铅溶液外洗,或用复方硼酸软膏、氧化锌糊剂外涂;②唇炎或口角炎,可以外用 1％硝酸银溶液或 2％甲紫溶液。

2.中医治疗

（1）辨证施治:①脾胃失健证,治以健脾和胃,方用参苓白术散加减;②阴虚内热证,治以养阴清热,方用知柏地黄汤加减;③气血亏虚证,以补气养血,方用人参养荣汤加减。

（2）中成药:①六味地黄丸 10 g,口服,每天 3 次;②归脾丸 10 g,口服,每天 3 次。

（3）外治疗法:①阴囊红斑、丘疹及湿烂,可先用三黄洗剂外洗,再用青黛、黄柏及苍术共研细末,以麻油调搽患处;②唇、口角糜烂、浸渍,可选用黄柏搽剂涂搽患处,或外用锡类散及珠黄散每天 1～2 次,如皮损干燥,有裂隙,可用黄柏霜外涂,每天 1～2 次。

（4）其他治疗:①小檗碱片研细末,加入麻油适量,调匀后外搽患处;②金银花、白菊花、甘草,煎水后含漱。

（四）预防与护理

（1）注意改善饮食的烹调方法,调整饮食结构,寻找并除去有关病因。

（2）加强营养,给予含维生素 B_2 丰富的食物,禁饮酒。

（3）加强体育锻炼,增强体质。

四、维生素 B_{12} 缺乏症

维生素 B_{12} 缺乏症是一种因机体内缺乏维生素 B_{12} 所致的贫血、神经系统和皮肤黏膜病变的营养缺乏病。临床上以巨幼细胞性贫血、神经障碍、舌炎和皮肤广泛对称性色素沉着为特征。供给不足,胃切除和萎缩性胃炎、胰腺功能不全,肠道疾病以及一些慢性、消耗性疾病,均可导致维生素 B_{12} 缺乏而发生本病。

（一）诊断要点

（1）贫血,严重者有发热、皮肤巩膜黄染、肝大、脾大。

（2）神经障碍,可出现手足对称性麻木和感觉异常,四肢无力,行动困难,共济失调。

（3）精神症状,可出现健忘、易激动、抑郁、淡漠甚至痴呆。

（4）消化道症状,有呕吐、腹泻等。

（5）舌炎,舌面初为苍白,继之红绛光滑,舌乳头萎缩,舌面有小疱或溃疡,自觉疼痛。

(6)皮肤有广泛对称性棕色色素沉着,主要位于手掌、手背、腕部、前臂和下肢。

(7)实验室检查,血清维生素 B_{12} 水平低于正常。血常规和骨髓象提示大细胞正色素性贫血。

(二)鉴别诊断

1.DP 酸缺乏症

DP 酸缺乏症主要有巨幼细胞性贫血、唇炎、舌炎、口炎性腹泻、智力退化和精神症状。暴露部位皮肤呈灰褐色色素沉着,并有脂溢性皮炎样皮损。

2.维生素 B_1 缺乏症

上升性、对称性周围神经炎是其主要特征,尚伴有四肢肌肉酸痛、腱反射减退或消失,以及血管系统病变等。

3.维生素 B_6 缺乏症

颜面部有脂溢性皮炎样改变,并可扩展至身后,阴囊和会阴部,并有唇炎、舌炎、口腔炎和舌乳头肥大。但无巨幼细胞性贫血等表现。

(三)治疗方法

1.一般治疗

(1)全身治疗:去除病因,改善营养,适量补充维生素,可给予维生素 B_{12} 100 μg,肌内注射,每天 1 次,连续2 周后,改为 1 次/周,连用 4 周。同时可酌情配合其他维生素等治疗。

(2)局部治疗:①皮肤广泛性色素沉着,可外涂 3% 氢醌霜或 3% 过氧化氢等脱色剂;②舌炎等黏膜损害,可外用四环素混悬液或皮质类固醇制剂。

2.中医治疗

(1)辨证施治:①心脾两虚证,治以健脾养心,方用归脾汤加减;②虚火上炎证,治以滋阴降火,方用知柏地黄汤加减;③气血不足证,治以补气养血,方用八珍汤加减。

(2)中成药:①归脾丸 10 g,口服,每天 3 次;②六味地黄丸 10 g,口服,每天 3 次;③驴胶补血冲剂20 g,开水冲服,每天 2 次。

(3)外治疗法:①手足部皮肤有棕褐色色素沉着,可选用紫河车粉、绿豆粉各 50 g,白茯苓、白芷、白及各 30 g,白附子 15 g,煎水外洗后,再用二白药膏外搽;②舌质红绛,有小疱或溃疡,可先用金银花、白菊花各 30 g,甘草 15 g 煎水后含漱,再外用冰硼散。

(四)预防与护理

(1)注意饮食营养,多食含维生素 B_{12} 丰富的肉、兔、虾、蛋、奶等食品。

(2)对胃切除、萎缩性胃炎,肠道疾病等慢性病患者,应适当补充维生素 B_{12},进行预防性治疗。

(3)积极锻炼身体,增强体质,保持精神舒畅。

五、维生素 C 缺乏症

维生素 C 缺乏症又称坏血病,是一种体内长期缺乏维生素 C 引起的营养缺乏病。以毛囊角化性丘疹、牙龈炎和毛细血管壁损害产生的皮肤、黏膜渗血、出血为特征。一般不易发生此病。妊娠、发热、慢性消耗性疾病等对维生素 C 需要量增加,如不及时补充,就易患此病。属中医"青腿牙疳"的范畴。

(一)诊断要点

(1)早期表现:为四肢伸侧发生毛囊角化性丘疹以及螺旋状毛发。皮肤干燥。

(2)牙龈炎表现:齿龈红肿,常有糜烂或溃疡、出血,口腔恶臭。

(3)毛囊周围皮肤有皮下瘀斑及瘀点,或在肌肉、关节等处形成血肿,多发生于小腿后侧,股及臀部。

(4)一般有贫血、水肿、抵抗力下降、极易感染、创口出血和愈合慢等。少数可出现鼻出血、便血、血尿或月经过多等。

(5)实验室检查血常规中有血红蛋白减少。空腹血清维生素C的浓度下降,毛细血管脆性试验阳性。

(二)鉴别诊断

1.维生素A缺乏症

皮肤广泛性干燥,躯干和四肢伸侧有毛囊角化性丘疹,并有夜盲、眼干燥或角膜软化,无皮下瘀斑、瘀点和出血倾向。

2.毛周角化病(毛发苔藓)

毛周角化病常见于四肢伸侧,为散在的毛囊角化性丘疹,无牙龈炎及皮下瘀斑、瘀点,也无出血倾向。

3.过敏性紫癜

起病急剧,皮下瘀斑及瘀点好发于双下肢及躯干部,无毛囊角化性丘疹和牙龈炎。

(三)治疗方法

1.一般治疗

(1)全身治疗:补充含维生素C丰富的饮食,多食新鲜蔬菜和水果。另外应口服或静脉注射大量维生素C。同时给予其他对症处理。

(2)局部治疗:①皮肤干燥,有毛囊角化性丘疹,可酌情选用复方苯甲酸软膏、维生素A酸软膏外涂;②牙龈红肿、糜烂或溃疡,可用1‰硝酸银溶液外涂或用0.2%甲紫溶液外涂。

2.中医治疗

(1)辨证施治:①阴虚血燥证,治以滋阴润燥,方用养血润肤汤;②阴虚血热证,治以滋阴清热,方用知柏地黄汤加减;③气血两虚证,治以补气养血,方用八珍汤加减。

(2)中成药:①六味地黄丸10 g,口服,每天3次;②杞菊地黄丸10 g,口服,每天3次;③归脾丸10 g,口服,每天3次。

(3)外治疗法:①皮肤广泛干燥,可选用鲜黄瓜皮、鲜西瓜翠衣各200 g,紫河车粉及珍珠粉各50 g,加入温水中浸泡后作全身沐浴;②牙龈红肿可外搽珍珠散,龈腐流脓、疼痛者,可外用冰硼散,每天1次。

(4)其他治疗:①局部皮肤干燥,可外搽珍珠杏仁膏、润肌膏之类;②口腔恶臭,可选用金银花、白菊各50 g,甘草15 g,水煎后加入适量冰硼散含漱。

(四)预防与护理

(1)注意改进烹调方法,多食含维生素C丰富的饮食,如各种新鲜蔬菜和水果。

(2)对维生素C需要量增加者,如妊娠、发热、慢性消耗性疾病、早产和人工喂养的婴儿,应注意补充维生素C。

(3)保持口腔清洁卫生,预防或治疗继发感染,避免创伤。

六、维生素 D 缺乏症

维生素 D 缺乏症是一种长期缺乏维生素 D 所引起的营养缺乏病。主要使体内钙磷代谢紊乱而影响骨骼系统,在婴幼儿中引起佝偻病,成人中发生骨软化病。患佝偻病的儿童,以皮肤多汗、烦躁不安,枕部头发稀疏脱落及囟门闭合延迟等,甚则发生骨骼畸形为特征。软骨病者一般无明显皮肤病症。日光照射不足、生长迅速的婴幼儿、慢性消耗性疾病、饮食不当等,均有可能导致维生素 D 的不足,引起维生素 D 缺乏症。属中医"五迟""五软"等范畴。

(一)诊断要点

(1)有引起维生素 D 缺乏的病史,如长期日光照射不足、慢性消耗性疾病及饮食不当等。

(2)佝偻病表现为头颈和背部常大量出汗、烦躁不安、头部不停转动、枕和项部头发稀疏或脱落,囟门闭合延迟,严重者可发生骨骼畸形等。

(3)软骨病表现为骨骼疼痛、软弱无力、步态蹒跚、手足搐弱,或自发性、多发性骨折等。

(4)实验室检查血清钙、磷减低,碱性磷酸酶增高。

(二)鉴别诊断

1.维生素 A 缺乏症

维生素 A 缺乏症以皮肤广泛性干燥、头发干枯、躯干和四肢有密集的毛囊角化性丘疹为特征,有夜盲、眼干燥或角膜软化,但无骨软化或畸形等骨骼系统病变。

2.核黄素缺乏症

核黄素缺乏症主要表现为阴囊炎、舌炎、唇炎和口角炎等皮肤黏膜损害,而无骨软化或畸形等骨骼系统病变。

(三)治疗方法

1.一般治疗

(1)全身治疗:给予含维生素 D 丰富的食物,如动物肝脏、蛋及牛奶等。同时选择口服或注射维生素 D 制剂,或服浓缩鱼肝油。并注意补充钙剂。

(2)局部疗法:①日光浴,让尽可能多的暴露部位直接晒太阳或人工紫外线照射;②颈、项、背部多汗,可单纯扑粉,如痱子粉或去汗粉;③骨骼畸形严重者,可于病情静止后行矫形手术。

2.中医治疗

(1)辨证施治:①脾肾虚弱证,治以健脾补肾,方用扶元散加减;②肾气亏损证,治以补肾益气壮骨,方用补益地黄丸加减。

(2)中成药:①参苓白术散 6 g,口服,每天 3 次;②归脾丸 10 g,口服,每天 3 次;③六味地黄丸 10 g,口服,每天 3 次。

(3)外治疗法:①小儿佝偻病,2～3 岁仍不能行走者,可选用草乌头 10 g,当归、地龙、木鳖子各 20 g,紫贝草、椒目、葱须、荆芥各 30 g,煎水后倒入浴盆中洗浴;②成人软骨病,周身疼痛者,可选用艾叶、杜仲、续断、牛膝、姜黄、桂枝各 30 g,肉苁蓉、透骨草、鸡血藤、狗脊各 60 g,煎水后倒入浴盆中浸泡全身,每天 1 次。

(4)其他治疗:①龙牡壮骨冲剂,开水冲服;②醋炒鱼骨、炒鸡蛋壳、胎盘粉及白糖,共研细末,开水冲服;③乌贼骨焙干研粉,加入等量白糖,开水冲服。

(四)预防与护理

(1)增强营养,给予含维生素 D 丰富的饮食,适当参加户外活动,增加日光照射。

（2）对人工喂养及生长迅速的婴幼儿，应适当补充维生素 D 或鱼肝油，平时让暴露部位尽量多晒太阳。

（3）积极治疗慢性疾病，注意保养身体，防止受凉或呼吸道及肠道感染。

（唐红利）

第二节　皮肤黄色瘤

皮肤黄色瘤是由于含有脂质的组织细胞和巨噬细胞浸润、脂蛋白的沉积，在皮肤或肌腱上出现黄色或橙色的丘疹、斑块或结节，患者常因伴有全身性脂质代谢紊乱和其他系统的异常而出现一系列的临床症状，故称为皮肤黄色瘤病。

一、临床特点

根据发病机制的不同，将皮肤黄色瘤分为原发性和继发性皮肤黄色瘤两大类。临床上根据皮损形态、大小、好发部位等的不同，又分为多种类型，常见的有以下几种。

（一）结节性黄色瘤

结节性黄色瘤始发于任何年龄段人群，皮疹为大小不等的丘疹、结节，单发或多发，扁平或隆起，呈黄色或橙黄色，好发于四肢关节伸侧皮面，尤其是肘、膝关节伸侧和臀部。

（二）扁平黄色瘤

扁平黄色瘤为扁平或稍隆起的境界清楚的斑块，呈褐色或橘黄色，多发于手、足及间擦部位，亦可呈弥漫性，常有脂质代谢异常或继发于胆汁淤积、多发性骨髓瘤、白血病、淋巴瘤等疾病。

（三）腱黄色瘤

直径为 2～25 mm 的丘疹或结节，与皮肤不粘连，多发于跟腱和伸指（趾）肌腱，常伴有脂质代谢异常，亦可伴发动脉粥样硬化。

（四）睑黄斑瘤

睑黄斑瘤又称睑黄疣，是皮肤黄色瘤中最常见的一种，皮疹为橘黄色、柔软的长条形斑块，可融合成片，好发于上眼睑内眦部，对称分布，多见于中年人，尤其是有肝胆疾病的中年女性，本型可有或无高脂蛋白血症。

（五）发疹性黄色瘤

发疹性黄色瘤少见，皮疹初起时炎症明显，周围有红晕，突然成批或分批出现，后炎症逐渐消失，转变为直径 1～4 mm 的黄色或橙黄色丘疹。好发于手、臂、膝和臀的伸侧，亦可泛发全身，数周后皮疹自行消退，留有色素性瘢痕。本型患者常有高乳糜微粒血症。

二、病因与发病机制

皮肤黄色瘤是由于脂蛋白酯酶的异常、肝清除或分解脂蛋白代谢异常或低密度脂蛋白分解代谢异常，导致三酰甘油分解成脂肪酸和一酰甘油的代谢降低，脂蛋白在血浆中积聚或在组织中沉积，沉积在皮肤组织中，表现为各种皮肤黄色瘤。

三、实验室检查

大部分患者血脂水平升高或有高脂蛋白血症,脂蛋白电泳分析以极低密度脂蛋白升高、高密度脂蛋白降低最常见。部分患者葡萄糖耐量试验异常。必要时尚需测定免疫球蛋白、总蛋白、清蛋白等。

四、组织病理

各型皮肤黄色瘤的组织病理改变基本相同,表皮正常或变薄,真皮中群集组织细胞浸润,细胞内常含有脂质(称为泡沫细胞或黄色瘤细胞),常见 Touton 多核巨细胞。早期损害以炎症细胞浸润为著,晚期以纤维化为明显,有时可见到核呈环状排列的多核巨细胞(Touton 细胞)。冷冻切片偏振光显微镜检查可见细胞内双折光脂滴,猩红或苏丹红染色泡沫细胞内含胆固醇和胆固醇酯。电镜检查发现泡沫细胞表面粗糙,核椭圆形并有切迹,含多数吞噬溶酶体的巨噬细胞为其形态学特征。

五、诊断与鉴别诊断

根据皮疹的特点,特别是皮疹的颜色和分布部位,临床诊断不难,特征性组织病理改变有助于确定诊断。重要的是要确定有无伴随的脂质代谢异常和基础疾病,应仔细询问病史,了解黄色瘤出现的时间、家族史以及其他系统的症状,进一步作血脂检查、脂蛋白电泳和免疫球蛋白测定等,以作出正确诊断。组织病理有辅助诊断价值。

六、预防与治疗

本病无特效治疗。高脂血症不少是由于饮食不当所致或继发于一些内分泌和代谢性疾病,因此,饮食控制和原发病的及早发现和治疗对防止本病的发生十分重要。对血脂过高者予以低脂饮食,同时服用降脂药物;对皮疹数目少或影响美容者可考虑三氯醋酸点涂、液氮冷冻疗法、二氧化碳激光或手术切除等。

(毕建僖)

第三节　皮肤淀粉样变性

一、概述

皮肤淀粉样变性是一种由于淀粉样物质沉着于皮肤组织中引起的慢性皮肤病。以皮肤出现多数黄褐色圆锥形的坚硬丘疹,成念珠状排列,轻度鳞屑,呈苔藓样淀粉样变性,自觉剧痒为特征。一般认为与遗传因素有关,好发于青壮年,男性多于女性。属于中医"松皮癣"的范畴。

二、临床表现及诊断

(1)好发于小腿伸面及上背部,广泛的可波及上肢伸侧,常呈对称性分布,进展缓慢。

（2）皮损为半球形、圆锥形的黄褐色或浅褐色的坚硬丘疹,针头至黄豆大小,表面粗糙,密集而不融合,常排列成念珠状。

（3）自觉剧烈瘙痒。

（4）组织病理学示真皮乳头层有紫红色淀粉样蛋白沉积。

（5）实验室检查刚果红皮内试验常阳性。

三、鉴别诊断

（一）神经性皮炎

损害为典型苔藓样变,表面扁平、光滑,好发于颈项及四肢伸侧。

（二）慢性湿疹

慢性湿疹多发于四肢屈侧,皮肤肥厚,色素沉着,常有渗出史。

（三）黏液性水肿性苔藓

瘙痒不明显,丘疹蜡状皮色,组织病理学可见亮蓝色的黏蛋白。

四、治疗

（一）一般治疗

1.全身治疗

全身治疗可选用维生素 A 或维生素 A 酸类制剂口服或肌内注射,也可试服氯喹。少数皮损泛发者可静脉滴注右旋糖酐-40。

2.局部治疗

局部治疗以软化、剥脱为原则。①皮损局限者,可用类固醇皮质激素软膏封包,如 1％氢化可的松软膏及0.075％地塞米松霜剂等;或于皮损内注射类固醇皮质激素,如泼尼松龙及曲安西龙等。②皮损粗糙、增厚者,可选用 10％间苯二酯水杨酸软膏、10％糠馏油软膏或 10％硫黄煤焦油软膏外涂。

（二）中医治疗

1.辨证施治

（1）气滞血瘀证,治以活血化瘀,方用桃红四物汤加减。

（2）脾虚湿阻证,治以健脾祛湿,方用参苓白术散或除湿胃苓汤加减。

（3）血虚风燥证,治以养血祛风、滋阴润燥,方用养血润肤汤加减。

（4）肝肾不足证,治以滋肾养肝,方用六味地黄汤加减。

2.中成药

（1）血塞通片 4～6 片,口服,每天 3 次。

（2）参苓白术散 6～10 g,口服,每天 3 次。

（3）六味地黄丸 10 g,口服,每天 3 次。

3.外治疗法

（1）皮损泛发者,可选用透骨草、石菖蒲、地骨皮、丹参各 60 g,红花、桂枝、皂角、刺五加、黄精各 30 g,川椒 15 g,煎水后搽洗患处,每天 1 次。

（2）皮损局限者,可外涂黄柏霜、薄肤膏或外搽斑蝥醋,每天 2 次。

4.其他治疗

(1)轻粉、冰片及密陀僧各适量,分别研细末后和匀,以生菜油调成糊状外敷患处。

(2)鲜石榴皮,蘸明矾末,外搽患处。

(3)梅花针疗法,以七星针在患处来回移动击针,以少量出血为度。

五、预防与护理

(1)平时多以温水洗浴,保持皮损区清洁,避免过度搔抓,防止感染。

(2)增加营养性食物,多食新鲜蔬菜和水果,保持大便通畅,忌食辛辣食物。

(3)避免不良刺激、保持心情舒畅,积极参加体育锻炼。

(毕建僖)

第四节　皮肤钙质沉着症

皮肤钙质沉着症是指沉着在组织中的不溶性钙盐所产生的疾病。沉积的钙盐主要为无定形磷酸钙和少数碳酸钙。

一、病因

皮肤钙沉着原因有多种:①特发性,原因不明;②营养不良性,与组织损伤或退行性变化有关;③转移性钙沉着,由于钙和磷代谢异常所致;④医源性,偶由静脉注射钙盐引起的并发症。

二、临床表现

任何原因引起的皮肤钙质沉着,有类似的症状,表现为结节或斑块,大小不一,可自绿豆、蚕豆到胡桃大小,初起不痛,其上皮肤正常并不与损害粘连,而可自由移动。随后团块与其上覆皮肤粘连,发红,疼痛或压痛,最后可以穿破、溃烂流出具有特征性的石灰样、奶油样或脓样物质,主要为磷酸钙和少量碳酸钙(图 15-1~15-3)。溃疡后可继发感染,创口经久不愈。症状与钙质沉着的部位有关,如发生于指尖的常有明显的疼痛和触痛。转移性钙质沉着有发生于关节周围的倾向,致关节活动受限,对伴有血钙或血磷增高的转移性钙质沉着症,患者应注意其他内脏如肾、胃、肺、大血管等是否同时伴有钙质沉着和结石的可能。

三、组织病理

真皮内有散在颗粒状和小块状钙盐沉积,皮下脂肪组织中有较大无定形团块,亦可为密集小球状,HE 染色呈深蓝色(图 15-4),Von Kossa 染色则为黑色。大团块周围有异物肉芽肿样反应,有巨噬细胞和多核巨细胞浸润,真皮内胶原纤维增生、变性。血管壁有钙化,皮下脂肪变性或坏死,脂肪细胞中有颗粒状钙盐沉积。

四、实验室检查

必要时测血钙、磷、维生素 D 值、碱性磷酸酶及尿钙等,24 小时甲状旁腺激素(PTH)值。

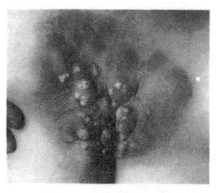

图 15-1　钙质沉着病(骶部)

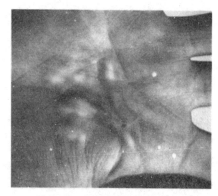

图 15-2　钙质沉着病(手掌部)

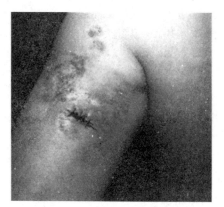

图 15-3　钙质沉着病(臂部)

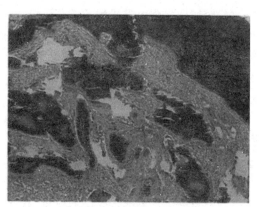

图 15-4　钙质沉着病组织病理

五、诊断和鉴别诊断

根据皮肤及皮下组织中的坚硬丘疹或结节以及破溃后排出的砂粒状或白垩样物质,结合组织病理及实验室检查容易诊断。

六、治疗和预防

寻找病因对治疗起重要作用。如高维生素 D 血症、肾衰、乳-碱综合征引起的钙化以及肿瘤性钙化,只要经过适当的治疗可以使其缩小或消退。对原发性泛发性损害可试用乙二胺四乙酸二钠 1 g 加入 5% 葡萄糖液中静脉滴注,每天 1 次。减少摄入富含钙和磷的食物,口服硫糖铝可结合肠道的磷阻止磷的吸收,较大的钙化皮损可以手术切除。

(毕建僖)

第五节 胫前黏液性水肿

胫前黏液性水肿又称局限性粘液性水肿,是由于黏蛋白沉积所致的胫前皮肤病变,伴有甲状腺功能亢进或发生于甲状腺切除术后。

0.4%～0.5%弥漫性甲亢(Graves)患者伴发本病,Graves血清中有长效甲状腺刺激因子,其与胫前黏液性水肿的出现呈高度相关。

一、诊断要点

(1)胫前区出现边界清楚的结节或斑块,常为双侧性,可扩展至下肢其他部位。

(2)斑块为非凹陷性,肉色至红色、褐色或淡黄色,蜡样外观;毛囊孔常扩张,使之呈橘皮状;严重者呈象皮病样。晚期损害可呈疣状、疼痛和瘙痒。

(3)可分为局限型、弥漫型、象皮病型。

(4)轻度病变可自发性消退。

(5)组织病理,真皮水肿,大量黏蛋白沉积,使真皮增厚和胶原纤维束分离。

二、治疗

甲亢治疗不能改善皮损,本病一般在甲亢治疗后发生。

(1)糖皮质激素泼尼松30～40 mg/d,分次口服,停药后可复发。

(2)己酮可可碱每次400 mg,每天3次,餐后服用,最大量可达2.2 g/d。

(3)PUVA:8-MOP 0.6 mg/kg,口服2小时后照射UVA,0.4 J/cm²,开始每周2次,以后减少,持续8个月,皮损可望改善。

(4)抗癌药物苯丁酸氮芥每天0.1～0.3 mg/kg,分2～4次口服,总量400～500 mg;或环磷酰胺200 mg/d,逐渐减至500 mg/d,总量约8 g。

(5)外用0.05%丙酸倍他米松软膏封包、局部压迫包扎。

(6)曲安西龙悬液(5 mg/mL)皮损内注射每个部位1 mL,每次总量＜40 mg,每3～4周1次。

(毕建儅)

第六节 肠病性肢端皮炎

肠病性肢端皮炎是一种常染色体隐性遗传性疾病。其特征为腔口周围和四肢末端的特殊皮疹、脱毛、慢性腹泻和生长发育迟缓等。其发病诱因可能与锌缺乏等有关。

一、临床表现

本病多发生在 3～18 个月的婴幼儿,平均发病年龄为 9 个月,可随年龄增长而逐渐减轻。皮损好发于口腔周围如口、鼻、眼、肛门、耳道等周围,以及四肢末端和骨突出部位,皮损为炎性基础上发生小水疱,继发感染后为脓疱,或融合成大疱,周围有红晕,几天后干燥、结痂,并出现鳞屑,酷似银屑病。常成批出现,成群对称分布。易继发感染如白色念珠菌感染等。

常伴有毛发改变如毛发枯焦、稀疏和脱落甚至全秃,可伴有口角炎、口腔炎、鼻炎及睑缘炎。

大多数患儿出现不同程度的胃肠道功能障碍症状,顽固性腹泻为主,一般每天腹泻 3～5 次,水样便,有泡沫。病情严重时可有精神淡漠和反应迟钝。

二、实验室检查

(1)化验检查:血浆锌水平常低于正常(正常值 7.65～22.95 μmol/L)。

(2)皮肤组织病理检查:无特异性。Loembeck 等进行肠道活检,示肠道嗜酸粒细胞的超微结构有损害。

三、诊断与鉴别诊断

依据临床表现及实验室检查诊断不难,需与大疱性表皮松解症、泛发性皮肤念珠菌病、连续性肢端皮炎等鉴别。

(一)大疱性表皮松解症

皮损发生与外伤和碰撞有关,故好发于易受外伤的部位。水疱 Nikolsky 征阳性或阴性。

(二)泛发性皮肤念珠菌病

泛发性皮肤念珠菌病多发生在肥胖或有腹泻的婴儿。皮损多分布于颈、腋、腹股沟等皱褶部位或躯干部。真菌镜检阳性。

(三)连续性肢端皮炎

连续性肢端皮炎常先有局部外伤史,皮损常开始于一侧一处指端,而后向其他指(趾)部及对侧指部发展。重者可有黏膜损害,无脱毛、慢性腹泻等。

四、治疗

(一)一般治疗

人乳喂养,注意皮肤清洁卫生,防止继发细菌或真菌感染。注意补充维生素、水、电解质和输血。

(二)全身治疗

1.补锌制剂

(1)硫酸锌糖浆或片剂:①用法与用量,4 个月以上者婴儿,50 mg,每天 3 次,口服。常引起食后胃肠道反应,目前逐渐被淘汰。②作用,属无机锌制剂,锌参与多种酶的合成与激活,对蛋白质、核酸合成、肠道蛋白的吸收和消化发挥重要生理功能。③不良反应,本品有胃肠道刺激性,口服可有轻度恶心、呕吐、便秘,服用 0.2～2 g 可催吐。偶见皮疹、胃肠道出血,罕见肠穿孔。④药物相互作用,本品与铝、钙、锶、硼砂、碳酸盐和氢氧化物(碱)、蛋白银及鞣酸等有配伍禁忌。锌盐与青霉胺共用可使后者作用减弱。

（2）有机锌，如葡萄糖酸锌、乳酸锌、谷氨酸锌、醋酸锌、甘氨酸锌。一般有机锌的吸收利用率比无机锌高，毒不良反应也比较小。用法与用量：以元素锌计算，0.5～1.0 mg/(kg·d)，分 2～3 次口服。

2.双碘喹啉

（1）用法与用量：小儿每次 10 mg/kg，每天 3 次，口服。成人每次 0.6 g，每天 3 次，口服。症状缓解后逐渐减量。

（2）作用：可增加锌的吸收和生物利用率。

（3）注意事项：出现持久性腹泻应停药。肝、肾功能不良和对碘过敏者禁用。

3.B 族维生素或酵母片

给予 B 族维生素或酵母片口服，儿童每次 1 片，每天 3 次。

4.其他

磺胺二甲基嘧啶，静脉滴注水解蛋白等治疗。

（三）局部用药

对症处理，可外用锌氧糊。

五、预后

患者如不及早治疗，可因反复发作，营养不良和继发感染而死亡。补充锌制剂后，可获长期缓解或消退。

（毕建僖）

第七节 月 经 疹

月经疹又名自身免疫性孕酮皮炎，是一种与月经周期密切相关的皮肤炎症性疾病。

一、病因

本病可能是妇女月经来潮前体内孕甾醇水平迅速升高，机体对孕酮或其代谢产物产生自身免疫反应所致。

二、临床表现

一般在月经来潮前 1～3 天出现皮损，随着月经开始与结束而减轻、消退，如此每次在月经期反复发生，也可以间断发生。皮损对称分布于面部、躯干与四肢，部分患者仅发生在口周或外阴。表现为皮肤疱疹与大疱，也可以出现多形红斑样皮损或风团、紫癜，陈旧皮损出现色素沉着。自感不同程度瘙痒。

三、诊断和鉴别诊断

根据发生时间与规律，皮损特点，可以初步诊断。反复发生在口周与外阴周围的疱疹与水疱须与复发性单纯疱疹鉴别，还需与药物引起的多形红斑鉴别。

四、治疗

一般常规治疗均无效。对自身免疫性孕酮皮炎采用人工合成雌激素的治疗有良效。

(1)皮质类固醇:常用泼尼松,每天 10～20 mg,分 2～3 次口服。

(2)雌激素:对本病有一定的疗效,可减轻瘙痒及减少皮疹复发的次数。常用己烯雌酚口服,每次 1 mg,每晚 1 次,从月经最后一天开始服用,连续 21 天为 1 个疗程。

(3)抗组胺药物:有抗炎症介质、抗过敏的作用,可减少皮疹的发作及减轻瘙痒等症状。可选用西替利嗪、氯雷他定等口服,均为每次 10 mg,每天 1 次;酮替芬口服,每次 1～2 mg,每天 2 次;其他抗组胺药亦可选用。

对于月经疹的治疗单纯采用西医的治疗效果不佳。采用中医或中西医结合疗法,可标本兼治,治疗效果较好。

(毕建僖)

第八节　叶酸缺乏症

叶酸缺乏症是因机体叶酸不足引起的一种以皮肤发生色素沉着为主要表现的营养缺乏性皮肤病。以暴露部位的皮肤色素沉着,伴有舌炎及唇炎等黏膜损害,或有巨幼红细胞性贫血为特征。一般不易患此病。食欲缺乏、妊娠及某些抗痉挛药物的使用,可导致叶酸不足;剥脱性皮炎可使叶酸大量丧失,均可引起叶酸缺乏症。

一、诊断要点

(1)颜面和手足等暴露部位的皮肤和掌纹处有灰褐色色素沉着,掌跖处可表现为斑点状。

(2)黏膜损害有舌炎或唇炎,患处疼痛、充血或有溃疡,舌面平滑,乳头消失。女性阴道也可受累。

(3)可发生巨幼红细胞性贫血,伴发脂溢性皮炎。

(4)实验室检查:血常规中可呈大细胞性贫血,血清中叶酸含量减少。

二、鉴别诊断

(一)瑞尔黑变病

瑞尔黑变病好发于颜面、颈部、前臂、手背等暴露部位,为片状的灰褐色色素斑,多见于中年妇女,无舌炎或唇炎等黏膜损害,不发生巨幼红细胞性贫血。

(二)地图舌

早期舌面发生扁豆大小红斑,丝状乳头消失,蕈状乳头存在或更显著。损害逐渐扩大融合成地图状,多见于儿童和妇女。不发生皮肤色素沉着。

(三)剥脱性唇炎

损害为口唇部红肿、痒痛、干燥,有裂隙或溃疡。无皮肤色素沉着。

三、治疗方法

(一)一般治疗

1.全身治疗

给予含叶酸丰富的饮食,如动物肝、肾、蛋类、蔬菜及水果等。另外应选择叶酸口服或肌内注射,同时配合维生素 C、维生素 B_{12} 或复合维生素 B 等治疗。

2.局部治疗

(1)皮肤色素沉着,可外用 3% 氢醌霜或 5% 氧化氨基汞软膏。

(2)舌炎或唇炎等黏膜损害,可外用 1% 硝酸银溶液或 4% 硼酸软膏。

(二)中医治疗

1.辨证施治

(1)肝郁脾虚证,治以疏肝健脾,方用逍遥散加减。

(2)虚火上炎证,治以滋阴降火,方用知柏地黄汤加减。

(3)气血不足证,治以调补气血,方用八珍汤加减。

2.中成药

(1)六味地黄丸 10 g,口服,每天 3 次。

(2)杞菊地黄丸 10 g,口服,每天 3 次。

3.外治疗法

(1)颜面及手足部皮肤有色素沉着,可选用洋甘菊、白芷、白及、白石脂各 30 g,绿豆粉、紫河车粉各 15 g,煎水外洗每天 1～2 次。也可用二白药膏外搽,每天 1～2 次。

(2)舌、唇等黏膜处灼痛、充血,或有溃疡,可先用金银花、白菊花各 30 g,甘草 15 g,煎水后含漱,或外搽,再外用冰硼散。

4.其他治疗

(1)局部皮肤色素沉着,可用鲜黄瓜汁外搽或黄瓜片外贴。

(2)唇、舌溃疡、糜烂,可用西瓜霜片含服。

四、预防与护理

(1)积极治疗原发疾病,婴儿期应合理喂养,及时添加辅助食品。妊娠期妇女应注意营养,多吃新鲜蔬菜和水果。

(2)对慢性贫血患者或长期服用抗癫痫药物者,应给叶酸预防性治疗。

(3)加强体育锻炼,增强体质和抗病能力。

(毕建僖)

第十六章 性传播疾病

第一节 概　　述

性病是一组古老而流行广泛的疾病,过去也称为花柳病,意思是寻花问柳,男女间性关系混乱而得来的病。在经典著作中是指一组由性交直接传染,而具有明显的生殖器官损害症状的全身性疾病。梅毒、淋病、软下疳及性病性淋巴肉芽肿通常被称为四大经典性病。后来又将腹股沟肉芽肿列入性病范畴,称为第五性病。

顾名思义,性病是由性接触而传播的疾病。人们通常认为性病仅仅发生在性器官。其实,这是一种误解。虽然性病主要由性交传染,但是性病所发生的病变绝不仅仅累及器官,它可以通过淋巴系统侵犯性器官附属的淋巴结、全身的皮肤黏膜,还可以通过血液循环播散而累及全身重要的器官和组织。

随着社会和医学科学的发展,国际上对性病的概念有了发展。1975 年,世界卫生组织常任理事会决定,将各种可以通过性行为或类似性行为而传播的疾病,统称为"性传播疾病"。

现代性传播疾病的病种明显增多,除原有 5 种经典性病外,至少有 30 余种病原体可以通过性行为或类似性行为传播,因此性传播疾病包含了各种性行为(正常的、非正常的、病态的、同性恋的)所致直接或非直接接触的传染性疾病,从而取代了以往性病的概念,但在国内目前人们仍习惯将该组疾病统称为性病。

随着性病病种的增多,病原菌的种类也在增多,这些都为性病的诊断和治疗带来许多新课题。

根据中华人民共和国卫健委颁布的《传染病防治法》和《性病防治管理办法》的规定,淋病、梅毒、艾滋病为法定性病;非淋菌性尿道炎(非淋)、软下疳、性病性淋巴肉芽肿、尖锐湿疣、生殖器疱疹为检测性病;其他有关疾病尚未列入性病范畴。

一、病原体

人体,尤其是在人体的会阴部、尿道、阴道、肠道和口腔内,多种微生物、原虫和寄生虫等可以通过多样化的性行为,如接吻、拥抱、手淫、口淫、性交、肛交以及变态性行为而传播,造成疾病。性病涉及皮肤、泌尿、妇产等多个学科(引起性病的病原体概括见表 16-1)。

引起性病的病原体几乎包括了医学微生物的全部范畴。这些病原体唯一的共同点是可以引起生殖器疾病或通过性接触传染疾病。

表 16-1　性传播疾病(性病)病原分类及其产生的疾病

病原分类	病原体	疾病名称
螺旋体	梅毒螺旋体	梅毒
细菌	淋病奈瑟菌	淋病
	杜克雷嗜血杆菌	软下疳
	肉芽肿荚膜杆菌	腹股沟肉芽肿
	阴道加特纳菌	细菌性阴道病
		非淋菌性尿道炎、阴道炎
病毒	人类乳头瘤病毒	尖锐湿疣
	单纯疱疹病毒	生殖器疱疹
	传染性软疣病毒	传染性软疣
	巨细胞病毒	巨细胞包涵体病
	乙型肝炎病毒	病毒性乙型肝炎
	甲型肝炎病毒	病毒性甲型肝炎
	人类免疫缺陷病毒	艾滋病
	Ⅰ型人类嗜 T 细胞	
	逆转录病毒	成人 T 细胞白血病
支原体	分解尿素支原体	非淋菌性尿道炎
	D、K 型沙眼衣原体	宫颈炎
衣原体	L_1、L_2、L_3 型	性病性淋巴肉瘤
真菌	白色念珠菌	念珠菌病
	浅部真菌	股癣
寄生虫	人疥螨	疥疮
	阴虱	阴虱病
其他	多种病原体	瑞特病

二、流行概况

世界范围,性病的流行相当广泛,其流行情况显示病原体和性病种类增多;感染率逐年上升;流行范围不断扩大;危害程度日益严重。经典性病未被有效控制,以病毒感染为主的现代性病流行日益明显。在一些国家的疾病构成中,性病占重要地位,居传染性疾病的首位。在发展中国家,成人性病发病率为5%～10%。我国性病发病率以平均每年 2.29 倍的速度上升,其中淋病的发病率最高,其次为尖锐湿疣,梅毒发病也出现明显上升势头。

目前我国性病流行从区域分布来看,流行地区正从沿海开放城市逐渐向内地农村和牧区发展,某些城市性病发病情况已经达到较严重程度。性病都是人传染给人,又是主要通过性行为传播,纵观国内外几十年性病的消长史,它的发生、发展、预防和消灭,无不与整体的社会因素密切相关。我国人口众多,给全面开展性病的监测和预防工作带来一定的困难,性病的流传与传播仍是一个相当严重的问题。

三、流行模式

由于性病的临床症状多诡秘不显和亚临床感染存在，以及社会、家庭和民众对性病及性病患者的鄙视，生物、社会及心理诸多因素的影响，使性病的流行具有与其他传染病迥然不同的形式。

(一)瘟疫型流行模式

在人类近代史中不乏性病瘟疫肆虐的事例，20世纪40年代梅毒在世界各地广泛传播；20世纪70年代英美和西方国家淋病和生殖器疱疹感染流行，20世纪80年代艾滋病全球蔓延。这种流行模式的特点是蔓延迅速；波及面广；感染率和发病率高；死亡人数多；在有性能力的人群中造成巨大心理冲击，成为严重的社会问题。东非的乌干达现有1/5居民感染上艾滋病病毒，其首都3/4的孕妇也已被感染，使这个国家受到被艾滋病灭绝的威胁。

(二)潜流型流行模式

在特定地区(如沿海开放城市、旅游地区、少数民族地区、毒品集散地)的某些特殊人群中，性病的感染和发病已达到一定水平，但是隐匿不露，也不为人们警觉和重视，认为对整个社会还没有构成显著的威胁。流行就像地下的潜流在悄悄扩散发展，隐伏着巨大危险性。这种流行模式与社会因素关系极大，如预防策略和措施得当，可有效地防止流行向瘟疫型发展。

(三)静寂型流行模式

某些疾病(如艾滋病)感染率高，潜伏期长，在流行初期虽已有相当多的感染者和散发患者，但未能被检测发现和诊断报道，因此其流行特点是貌似平静，实际上人群中存在大量感染者，但仍被认为是"没有发病和造成严重后果"的地区，而进一步转化成瘟疫型流行已不可避免。如果众多患者相继出现，则形成一触即发、一发难收的流行格局。

四、传染源

在性病中，患者是主要传染源。但是，由于一些患者临床症状匿而不显，不易被患者本人、他人甚至医师所发现。约有半数男性淋病患者及80%的女性淋病患者无明显临床症状而未曾就诊；3/5的非淋菌性尿道炎因分离不出病原菌而不能确诊；尖锐湿疣皮损不明显，而且无特殊感觉，其亚临床感染难以肉眼辨认。许多性病患者虽然已经自我发现，但出于某种原因或目的隐而不告或不肯就医，并且不为其性伴侣所察觉。

性病患者能够被发现、确诊者仅为少数。一些病毒所引起的性病还存在无症状感染者，这些患者可长期携带病毒，是危险的传染源。

五、传播途径

性病在世界上广为流传，其社会因素繁杂，传播途径也复杂。

(1)性行为是性病传播的主要途径。接吻、触摸和性交等多样化性行为均可传播性病，但性交是最主要的途径，95%以上的患者因此而得病。

(2)除性行为传播外，非性行为直接或间接传染也构成性病的另一条传播途径，如接触患者，接触病变部位或分泌物及接触被患者污染的衣物、被褥、用具、食品，偶尔也能受感染。接受梅毒、艾滋病、乙型肝炎等患者的血液可以发生感染，孕妇患性病，病原体能通过胎盘经产道的羊水逆行感染，胎儿分娩时胎儿通过产道，产妇阴道内的病原体可以感染。

(3)医疗工作中，医务人员因接触病原可能发生感染，也可能通过医务人员而感染其他患者。

(4)除上述方式外,通过人工授精、器官移植、昆虫叮咬、文身等,偶尔可能传播性病。

六、感染部位

(1)性病常见的感染部位以生殖器为主。由于性模式的改变以及同性恋等异常性行为,生殖器以外感染也经常可见。除手指、舌、唇、鼻等部位外,一些引发性病的病原体可以通过口-生殖器、口-直肠或生殖器-直肠接触,使咽部或直肠感染。

(2)生殖器外感染由于症状不典型,而且发生在非预料部位,给医师诊断造成困难。

七、人群分布特点

多数性病的发病率男性较高。在我国,男性患者约为女性患者的 1.3 倍,非淋菌性尿道炎在中年男性多发,生殖器疱疹和生殖器疣以年轻女性多见。沿海开发地区性病的发病特点先是女性患者增多,而后男性患者增加,这是性病由外传入的初期特征。

性病多发生于性活跃期的人群中,我国性病患者集中于 20～39 岁年龄组。令人担忧的是,近年来性病发病年龄有前移迹象,20 岁以下患病率有升高趋势,女性感染年龄提前尤为明显。

性病患者的职业构成以工人居多,供销人员次之。应该指出,不同地区性病的人群分布不尽相同,因而防治工作的重点人群也有所不同。

八、高危人群

流行病学特征显示,性病的高危人群主要包括卖淫者和与之有染的男性。据我国几个省市的调查结果显示,卖淫女的性病感染率为 28%～98%。由此可见,卖淫女这个性病高危人群是性病的"中转站"。在日本,男妓也是性病的高危人群。

开放地区、旅游中心的小商贩、特殊服务人员、出租汽车司机以及采购供销人员中,性生活紊乱者,感染性病的机会也多。

同性恋是当代性病发病率上升的一个因素。男性同性恋者乙型肝炎抗原的阳性率比自愿献血者高50倍,美国和欧洲的艾滋病患者中,70%是同性恋或双性恋。近年来,我国已有同性恋者感染性病的报道。

此外,吸毒尤其是静脉药瘾者是艾滋病的高危人群。经常接受输血或血液制品者,感染艾滋病的可能性也比较大。

为了从人群中发现性病的传染源,应根据性病的流行病学特征,对高危人群进行选择筛检。

九、性病的危害

如果只从病因看,性病是一组生物医学疾病,而从本质上分析,性病更是一组典型的社会病,它不仅危害个人,还给家庭、下一代及社会带来极为严重的影响。

性病给患者躯体造成直接痛苦显而易见,严重者甚至造成残疾或死亡。而性病给患者及家属带来的精神压力,则是一般人所无法了解的。

通过性行为或类似性行为,患者可将疾病传染给性伴侣,或通过污染的物品传染给他人,造成疾病传播。

孕妇患者,其病原可以通过胎盘传染胎儿,引起早产、死产及先天畸形。分娩时通过母亲产道感染,可以造成新生儿眼部或肺部感染,增加新生儿死亡率。

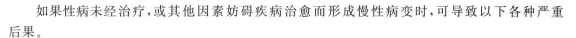

如果性病未经治疗,或其他因素妨碍疾病治愈而形成慢性病变时,可导致以下各种严重后果。

(一)不育症

梅毒患者可引起输卵管和输精管硬化。淋病可引起男性尿道炎、输精管炎、精囊炎、前列腺炎,以至晚期发生的尿道狭窄,这些可导致男性不育症。女性阴道炎、宫颈炎、子宫内膜炎、输卵管炎所引起的生殖道狭窄和闭锁,可继发不育症。

(二)生殖器畸形和缺损

由溃蚀性硬下疳、梅毒树胶肿及软下疳坏死引起阴茎缺损和畸形,女性的引起阴阜、阴蒂、大小阴唇的组织缺损,形成瘢痕性外观。睾丸和附睾的梅毒树胶肿可破坏睾丸和附睾的正常组织,而发生组织缺损和纤维化。男性慢性淋病可导致尿道狭窄。

(三)毁容

晚期梅毒树胶肿可形成颜面部溃疡,组织缺损,瘢痕或空腔性损害,导致毁容。颜面部树胶肿愈合后可形成表面凹凸不平的病变或瘢痕,由于瘢痕的收缩可使患者口歪、眼不能闭合等畸形。树胶肿如果累及骨骼组织可引起面部塌陷。耳郭部的树胶肿可致耳郭缺损。鼻部树胶肿晚期可出现鼻翼、鼻梁缺损或塌陷,还可引起鼻中隔及鼻根部缺损。严重时可使整个鼻缺损,面部中央出现三角形的空洞,俗称"杨梅升天"。唇树胶肿可引起唇缺损,同时可累及上颌及下颌骨,造成骨缺损和齿槽破坏,导致牙齿脱落。口角树胶肿可致口角缺损。眼部树胶肿可引起眼睑闭合不良、眼部瘢痕、失明等。

(四)性征后遗症

性征后遗症是由于性病累及睾丸及卵巢后,使睾丸和卵巢组织破坏、纤维化,导致其功能丧失,不能分泌雄激素或雌激素所致。男性可逐渐变得肥胖,性欲逐渐减退并丧失,喉结萎缩变小,声音尖细,胡须脱落;以后阴毛、腋毛、胸毛及腿毛相继脱落,乳房肿大,出现女性化。因睾丸正常组织被破坏可形成瘢痕或萎缩,使阴茎变得细小,无勃起功能,不能性交。女性首先出现的症状是闭经,以后相继出现其他症状,性欲减退,最后消失,厌烦性生活,性交缺乏快感;乳房缩小,外阴萎缩,阴唇变薄,阴蒂不能勃起;上唇可长出软的胡须,声音变得低沉粗糙,但喉结无明显增大;性格变得易激惹、急躁,体型较前肥胖,自觉无力。

(五)危及生命

晚期梅毒的脏器损害可累及全身各器官,引起相应症状。晚期梅毒主动脉瘤破裂可引起患者突然死亡。艾滋病患者的免疫功能缺陷,使患者对外界各种刺激丧失免疫力,导致各种感染及肿瘤,由于极度衰竭,最终死亡。

总之,性病患者如不及时治疗,将会造成各种严重后果。

十、现代性病的新特点

随着全球性病患者不断增多,性病的表现出现了一些新特点。

(1)各种抗生素的广泛应用,使淋球菌耐药菌株不断出现,给淋病的治疗带来许多新问题。20世纪30年代用磺胺药治疗淋病有效,到20世纪40年代产生耐药性;青霉素在初期用于淋病极为有效,后来也逐渐产生耐药,1976年发现产生青霉素酶的淋球菌,目前治疗淋病中使用青霉素已达到初期使用剂量的100倍。虽然淋病的发病率在部分地区有所下降,但耐药菌株不断增多,非洲和东南亚部分地区耐药菌株达到50%以上。四环素、红霉素、大观霉素(壮观霉素)等多种药物的耐药菌株也被发现。耐药菌株的出现给疾病的治疗带来严重的问题。

全世界非淋菌性尿道炎的发病患者数急剧增加,仅美国每年就有 250 万人以上,居性病的首位。衣原体是非淋菌性尿道炎的主要病原体,有 40％～50％的病例由其引起。美国每年有 100 万有症状的非淋菌性尿道炎患者,而 60％的女性与 50％的男性患者无症状,40％可上行感染并发盆腔炎。

(2)由病毒引起的性病逐渐增多,以生殖器疱疹与尖锐湿疣为明显,美国每年约有 70 万新发病例。近 10 年美国本病的发病患者数增加了 5 倍。这类疾病可引起孕妇流产和新生儿死亡,并与某些癌肿的发病有关。尖锐湿疣还存在亚临床感染及潜伏感染,各种治疗都不易根除,极易复发。感染尖锐湿疣的孕妇分娩时可传染给新生儿。

(3)性病性盆腔炎增加。美国 20 世纪 70 年代一项报道显示,在 44％急性盆腔炎的妇女中可分离出淋球菌;在输卵管炎和子宫内膜炎患者中 75％以上发现了淋球菌和沙眼衣原体。盆腔炎的并发症很多而且很重。由于盆腔、输卵管炎症后产生闭锁,使发生异位妊娠(宫外孕)的危险增高了 7～10 倍。盆腔炎发作一次者,不育的可能为 10％;发作两次者为 36％;发作 3 次者,不育的可能性达到 75％。

(4)从世界范围来看,艾滋病发病的重点逐渐向亚洲转移,国内艾滋病患者及人类免疫缺陷病毒感染者逐渐增多。艾滋病的出现增加了性病的复杂性;性病患者被人类免疫缺陷病毒感染的机会增加,由于性病产生的生殖器溃疡或炎症,易发生和促进人类免疫缺陷病毒的感染;人类免疫缺陷病毒感染使某些性病的病程发生改变,症状更趋复杂;由于艾滋病危害性的增加,性病的预防进一步引起全世界的重视。1994 年 12 月 1 日在巴黎召开的 42 国政府首脑会议发表了《巴黎宣言》,要求各国政府行动起来,制止艾滋病的蔓延。

十一、加强性病感染的警觉性

性病是一组疾病,症状很多,如果出现以下症状,同时有婚外性行为或配偶有性病史时,应引起重视,及时去医院找专科医师咨询或就医。

(一)皮疹

皮疹为性病的常见症状,如果在外生殖器、肛门、口唇、乳房、手指等部位出现单个或多个溃疡,不痛不痒,触摸时硬如软骨;腹股沟出现无触痛无破溃的淋巴结肿大时,应高度怀疑Ⅰ期梅毒。四肢躯干出现圆形或椭圆形玫瑰色,直径 1～2 cm 互相不融合的皮疹;或掌跖部出现暗红斑及脱屑性斑丘疹,不痛不痒;口腔发生黏膜斑,境界明显,潮红,表面灰白色,应怀疑Ⅱ期梅毒。

(二)泌尿道症状

尿道口红肿、发痒及轻微刺痛,有稀薄透明黏液流出,1～2 天后分泌物变黏稠,并伴有尿痛、尿急、尿频、尿道口流脓、会阴部坠痛。女性除有尿道刺激症状外,还出现外阴瘙痒,白带增多,有脓性分泌物,挤压尿道旁腺有黏液溢出,应考虑感染了淋病。如果以前患过淋病,现在又出现尿道瘙痒感,排尿时有灼热感或轻度刺痛,尿流变细,排尿无力,滴尿,清晨尿道口有少量浆液痂封口等,要考虑是否存在非淋菌性尿道炎。

(三)赘生物和水疱

外生殖器和肛门周围出现丘疹、水疱、破溃、糜烂伴有疼痛,或出现粉红色或灰白色大小不等、质软的赘生物,其外形呈丘疹、鸡冠状或菜花状,触之易出血,应怀疑生殖器疱疹或尖锐湿疣。

（四）原因不明的全身症状

体重明显减轻，3～6 个月内减轻 10% 以上；持续高热 38 ℃ 以上超过一个月；持续腹泻每天多于 3～5 次一个月以上；口腔出现鹅口疮，全身淋巴结肿大等应怀疑艾滋病。

出现以上症状应怀疑是否感染了性病，应及时就医，避免疾病的进一步发展。

（刘宪国）

第二节　淋　病

淋病（gonorrhea）是淋病奈瑟菌（简称淋球菌）感染导致的以泌尿生殖系统化脓性感染为主要表现的性传播疾病，也可导致眼、咽、直肠感染和播散性淋球菌感染。男性最常见的表现是尿道炎，而女性则为宫颈炎。

一、流行病学

淋病是重要的全球性公共卫生问题，据估计全球每年新发病例达到 8 800 万，是我国，同时也是美国的第二大性传播疾病。近年来世界淋病有明显增加的趋势。

二、病因和发病机制

淋球菌，属奈瑟球菌科，奈瑟球菌属。淋球菌呈肾形，两个凹面相对，大小一致，长约 0.7 μm，宽 0.5 μm。它是嗜二氧化碳的需氧菌，革兰染色阴性，最适宜在潮湿、温度为 35℃、含 5% 二氧化碳的环境中生长。常存在多形核白细胞内，椭圆或球形，常成双排列，无鞭毛、无荚膜、不形成芽孢，对外界理化条件的抵抗力差，对干燥环境敏感，在完全干燥环境中 1～2 小时即可死亡。在高温或低温条件下都易致死。对各种化学消毒剂的抵抗力也很弱。

人是淋球菌的唯一天然宿主。淋球菌主要侵犯黏膜，尤其对单层柱状上皮和移行上皮所形成的黏膜具有较高亲和力。淋球菌感染后侵入男性前尿道、女性尿道及宫颈等处，通过其表面菌毛含有的黏附因子黏附到柱状上皮细胞的表面进行繁殖，并沿生殖道上行，经柱状上皮细胞吞噬作用进入细胞内繁殖，导致细胞溶解破裂。淋球菌内毒素及外膜脂多糖与补体结合后产生化学毒素，能诱导中性粒细胞聚集和吞噬，引起局部急性炎症，出现充血、水肿、化脓和疼痛。如果治疗不及时，可成为慢性感染。

三、传播途径

淋病主要通过性接触传播，淋病患者是其传染源。少数情况下也可因接触含淋球菌的分泌物或被污染的用具而被感染。儿童感染者多有被性虐待史，患淋病的母亲可经产道感染新生儿。

四、临床表现

淋病可发生于任何年龄，但主要发生在性活跃的青、中年；潜伏期一般为 2～10 天，平均 3～5 天；潜伏期患者具有传染性。

（一）无并发症的淋病

1.男性急性淋病

5％～10％的男性感染淋球菌后无明显症状。有症状的患者通常在暴露 2～7 天后出现尿道刺激征，很快出现尿道口红肿，有稀薄黏液流出，24 小时后病情加重，分泌物变为脓性或脓血性，且量较前增多。有明显症状和体征的患者，即使未经治疗，一般在 10～14 天症状逐渐减轻，1 个月后症状基本消失，但并未痊愈，可继续向后尿道或上生殖道扩散，甚至发生并发症。一般全身症状较轻，少数可有发热、全身不适、食欲缺乏等表现；并发症少见。

2.女性急性淋病

50％～60％的女性感染淋球菌后症状轻微或无症状。常因病情隐匿而难以确定潜伏期。有症状的患者通常在暴露 3～5 天后发生宫颈炎和尿道炎。淋球菌性宫颈炎的分泌物初为黏性，后转为脓性，体检可见宫颈口红肿，伴触痛；可有外阴刺痒和烧灼感。淋球菌性尿道炎表现为尿道口红肿，有脓性分泌物，伴触痛；主要症状为尿道刺激征。

3.儿童淋病

男童多发生尿道炎和包皮龟头炎，有尿痛和尿道分泌物；检查可见包皮红肿、龟头和尿道口潮红，有尿道脓性分泌物。幼女表现为外阴阴道炎，有尿痛、尿频、尿急，阴道脓性分泌物；检查可见外阴、阴道、尿道口红肿，阴道及尿道口有脓性分泌物。

4.淋球菌性肛门直肠炎

男性同性恋者多发，女性主要由淋球菌性宫颈炎的分泌物直接感染肛门直肠所致。轻者可表现为肛门瘙痒、烧灼感、排出黏液和脓性分泌物；重者有里急后重，可排出大量脓性和血性分泌物。检查可见肛管和直肠黏膜充血、水肿和糜烂。

5.淋球菌性咽炎

主要见于口交者。可表现为急性咽炎和急性扁桃体炎，偶伴发热和颈淋巴结肿大，有咽干、咽痛和吞咽困难等表现。检查可见咽部黏膜充血、咽后壁有黏液或脓性分泌物。

6.淋球菌性结膜炎

成人多因自我接种或接触被污染的物品而感染，多为单侧；新生儿多为通过母亲产道感染，多为双侧。表现为眼结膜充血水肿，分泌脓性分泌物，体检时可见角膜成云雾状，重者可发生角膜溃疡或穿孔。

（二）有并发症的淋病

1.男性淋病的并发症

男性淋球菌性尿道炎患者因治疗不当、酗酒或性交等因素的影响，导致感染进一步发展和蔓延至后尿道，导致后尿道炎、前列腺炎、精索炎和附睾炎等。炎症反复发作形成瘢痕后可引起尿道狭窄。

2.女性淋病的并发症

女性淋病的主要并发症为淋球菌性盆腔炎，包括急性输卵管炎、子宫内膜炎、输卵管卵巢囊肿、盆腔腹膜炎、盆腔脓肿以及肛周炎等。

（三）播散性淋病

即播散性淋球菌感染，罕见，占成人淋病患者的 1％～3％，多见于月经期妇女。淋球菌通过血管、淋巴管播散至全身，可表现为轻度或重度疾病。临床表现为发热、寒战和全身不适等。50％～75％血培养阴性。可累及关节，引起脓毒性关节炎；常在四肢关节附近出现皮损，表现为瘀斑基础上出现脓疱、血疱和坏死,呈散在分布,数量通常不多。

五、诊断

应根据流行病学史、临床表现和实验室检查结果进行综合分析,慎重作出诊断。疑似病例为符合流行病学史以及临床表现中任何一项者。确诊病例为同时符合疑似病例的要求和实验室检查中任何一项者。

(一)接触史

患者有冶游史或不洁性接触史,配偶有感染史,与淋病患者(尤其家中淋病患者)共用物品史,新生儿母亲有淋病史。

(二)临床表现

淋病的主要症状有尿频、尿急、尿痛、尿道口流脓或宫颈口阴道口有脓性分泌物等。或有淋菌性结膜炎、直肠炎、咽炎等表现,或有播散性淋病症状。

(三)实验室检查

1.革兰染色涂片

男性尿道分泌物涂片革兰染色,镜下可见大量多形核白细胞,多个多形核白细胞内可见数量多少不等的革兰阴性双球菌,特异性超过99%,敏感性超过95%。革兰染色涂片对宫颈、直肠和咽部感染检出率低,不推荐应用。

2.淋球菌培养

为确诊试验,可应用于各种临床标本,可明确诊断,并可做药敏试验。

3.核酸试验

可用于检测多种多样的标本,包括宫颈拭子、阴道拭子、尿道拭子、尿液拭子等,通常核酸扩增检测生殖道和非生殖道淋球菌的敏感性优于培养。

六、鉴别诊断

淋菌性尿道炎应与沙眼衣原体性尿道炎相鉴别。女性淋菌性宫颈炎应与沙眼衣原体性宫颈炎鉴别。由于淋菌性宫颈炎可出现阴道分泌物异常等症状,因此还应该与阴道滴虫病、外阴阴道念珠菌病和细菌性阴道病鉴别。

七、治疗

(一)治疗原则

应尽早确诊,明确临床类型,明确有无耐药,明确是否合并衣原体或支原体感染;应及时治疗,治疗方案或药物应正确、足量、规则;应严格考核疗效并追踪观察;应同时检查和治疗其性伴侣。

(二)一般注意事项

未治愈前禁止性行为。注意休息,有并发症者须维持水、电解质、碳水化合物的平衡。注意外阴局部卫生。

(三)药物治疗

头孢曲松 250 mg 单次肌内注射在尿道和直肠感染的治愈率为99.2%,咽喉部感染的治愈率为98.9%;目前推荐使用单剂 250 mg 头孢曲松治疗单纯性宫颈、尿道和直肠淋球菌感染;同时,还有一些替代方案。

八、疗效评价

治疗结束后 2 周内,在无性接触史的情况下符合如下标准为治愈。

(1)症状和体征全部消失。

(2)在治疗结束后 4～7 天内从患病部位取材,复查淋球菌阴性。

九、预防

(1)进行健康教育,避免非婚性行为。

(2)提倡安全性行为,推广使用安全套。

(3)注意隔离消毒,防止交叉感染。

(4)认真做好患者性伴的随访工作,及时进行检查和治疗。

(5)执行对孕妇的性病检查和新生儿预防性滴眼制度(0.5％红霉素眼膏,外用 1 次),防止新生儿淋菌性眼炎。

(6)对高危人群定期检查,以发现感染者和患者,消除隐匿的传染源。

(刘宪国)

第三节　梅　　毒

梅毒(syphilis)是梅毒螺旋体感染所引起的一种慢性全身性疾病,是经典的性病之一。几乎可引起人体全身所有组织和器官的损害和病变,产生功能障碍,组织破坏乃至死亡。另一方面,梅毒又可能很多年无症状而呈潜伏状态。梅毒主要通过性交传染,也可以通过胎盘传给下一代发生先天梅毒。先天梅毒患儿内脏损害常较严重,存活率低。

一、病因和发病机制

梅毒螺旋体,又称苍白螺旋体,为一种小而纤细的螺旋状微生物,长6～14 μm,直径 0.5～0.3 μm,平均有 8～14 个规则的密螺旋。因其透明而不易被染色,在普通显微镜下不易发现,只有在暗视野显微镜下才能观察到。梅毒螺旋体的特征:①螺旋整齐,数目固定;②折光性强,较其他螺旋体亮;③运动缓慢而有规律,有三种运动方式:围绕其长轴旋转运动,或伸缩其螺旋间距离移动,或弯曲扭动如蛇行。人是梅毒螺旋体的唯一自然宿主。梅毒螺旋体尚不能在体外培养繁殖。最适生存温度是37 ℃,离开人体很快死亡,煮沸、干燥、肥皂水以及一般的消毒剂如双氧水、乙醇等很容易将其杀灭。梅毒的发病与梅毒螺旋体在体内大量繁殖及其引起宿主免疫反应密切相关。性接触过程中,梅毒螺旋体可通过破损的皮肤黏膜由感染者传给性伴。梅毒螺旋体侵入人体后,经 2～4 周的潜伏期,在此期间,梅毒螺旋体在入侵部位大量繁殖,通过免疫反应引起侵入部位出现破溃,即硬下疳。由于局部免疫力的增强,硬下疳经3～8 周可自行消失。螺旋体在原发病灶大量繁殖后,可侵入附近的淋巴结,再经血液播散到全身其他组织和器官,出现梅毒疹和系统性损害如关节炎。如不经治疗,部分患者的病情可进一步发展到晚期阶段,发生心血管或神经系统损害,以及皮肤、骨与内脏的树胶肿损害。梅毒感染后,机体产生抗心磷脂抗体和抗梅毒螺旋体抗体,但这些抗体对机体无免疫保护作用。早期梅毒治愈后,可再感染梅毒;而晚期梅毒则不发生再感染,可能与机体已产生细胞免疫有关。

二、传播途径

传染源主要是早期活动性梅毒和潜伏梅毒患者。传播途径有以下几种。

(一)性接触

这是最主要的途径。在感染梅毒后第一年内,患者具有很强的传染性。随着病期的延长,传染性越来越小;感染后 4 年,通过性接触无传染性。

(二)母婴传播

梅毒螺旋体可通过胎盘感染胎儿。一般认为,在妊娠前 4 个月,由于胎盘细胞滋养层的保护,胎儿不易受感染;4 个月后由于细胞滋养层萎缩,梅毒螺旋体易透过胎盘。

(三)其他

在少数情况下,梅毒可通过输血或某些间接方式传播。

三、病程与分期

根据传染途径,分为后天梅毒(获得性梅毒)和先天梅毒(胎传梅毒);根据不同病期,分为早期梅毒(一期和二期梅毒)和晚期梅毒(三期梅毒);根据有无临床表现,可分为显发梅毒和潜伏梅毒(隐性梅毒)。

(一)后天梅毒

1.早期梅毒

感染后病期在 2 年以内,包括一期梅毒、二期梅毒和早期潜伏梅毒。

2.晚期梅毒

感染后病期超过 2 年,又称三期梅毒,包括晚期良性梅毒(皮肤黏膜、眼、骨等梅毒)、心血管梅毒、神经梅毒、内脏梅毒和晚期潜伏梅毒。

(二)先天梅毒

1.早期先天梅毒

出生后 2 岁以内发病,约 2/3 的病儿在出生后 3～8 周发病。

2.晚期先天梅毒

出生后 2 岁以后发病,多在 5～8 岁发病。

四、临床表现

(一)一期梅毒

主要表现为硬下疳与近卫淋巴结肿大。

1.硬下疳

发生于性交后 2～4 周。多发生于外生殖器部位,也可见于宫颈、肛周、口唇、咽、舌、乳房、手指等处。男性多见于包皮、冠状沟、包皮系带、阴茎体、龟头;男同性恋者常见于肛周、直肠。女性多见于阴唇、阴唇系带、子宫颈、阴道前庭、阴道壁。开始为红色斑疹,迅速变成丘疹,并很快破溃,形成糜烂或浅溃疡,即硬下疳。典型的硬下疳表现为:①单个溃疡;②溃疡呈圆形或卵圆形,直径1～2cm大小,境界清楚,边缘稍隆起,呈肉红色,表面清洁,上有少量渗出物;③触诊时软骨样硬度;④无自觉疼痛与触痛(无继发感染时);⑤未经治疗可在3～8周内自然消失,不留痕迹或留有浅表瘢痕和色素沉着。硬下疳也可不典型,如多个溃疡、深溃疡、自觉疼痛、包皮龟头弥漫性红肿渗液等。

2.近卫淋巴结肿大

硬下疳出现后1～2周,腹股沟淋巴结常肿大,多为双侧。淋巴结肿大的特点为:常为多个,大小不等,质硬,有弹性,不粘连,可活动,彼此不融合,无疼痛及触痛,表面无红、肿、热,不化脓破溃,穿刺液中含有梅毒螺旋体。

(二)二期梅毒

一般发生在感染后7～10周,或硬下疳出现后6～8周。常伴头痛、头晕、恶心、乏力、关节痛、肌痛、低热和浅表淋巴结肿大等前驱症状。

1.二期皮肤黏膜损害

皮疹多样,分布广泛而对称,无自觉症状或自觉症状轻微,对组织破坏性小,传染性强,可自行消退。二期梅毒疹有下列几种。

(1)皮疹:以斑丘疹为最常见,亦可表现为斑疹(玫瑰疹)、丘疹、丘疹鳞屑性疹、毛囊疹、丘脓疱疹、脓疱疹、砺壳状疹、溃疡等。多分布于躯干和四肢。掌跖皮损为暗红色或淡褐色环状脱屑性斑疹,具有特征性。

(2)扁平湿疣:好发于肛周、外生殖器等皮肤互相摩擦和潮湿的部位,为扁平丘疹,可融合成斑块状,高出皮面,界限清楚,表面湿润,呈灰白色或暗红色,内含大量梅毒螺旋体,传染性强。

(3)梅毒性脱发:头部圆形或椭圆形脱发,呈虫蚀状,脱发区的边缘境界不清楚,多发生于颞部、顶部或枕部,一般无自觉症状,病愈后毛发能重新长出。

(4)黏膜斑:多见于口腔、咽、喉和鼻腔,少数见于生殖器部位的黏膜。典型的黏膜斑是浅表的糜烂性损害,呈圆形、扁平、发亮、灰白色或粉红色,周围有暗红色晕,黏膜损害中含有大量梅毒螺旋体,有较强的传染性,黏膜斑一般持续2～3周。

(5)梅毒性甲病:表现为甲床炎、甲沟炎。

2.全身浅表淋巴结肿大

发生率为50%～85%,全身浅表淋巴结肿大,质硬,孤立,不与周围组织粘连,不化脓,不破溃,可活动。

3.二期骨关节损害

包括骨损害(骨膜炎、骨炎)及关节损害(关节炎、滑膜炎、腱鞘炎),以骨膜炎和关节炎为常见。一般无自觉症状,少数可出现疼痛,一般白天和活动时疼痛减轻,晚间和休息时疼痛加重。

4.二期眼梅毒

包括虹膜炎、虹膜睫状体炎、脉络膜炎、视神经炎和视网膜炎等。

5.二期神经梅毒

分为无症状神经梅毒、梅毒性脑膜炎、脑血管梅毒和脑实质梅毒等,其中以无症状神经梅毒居多。

6.二期内脏损害

包括肝炎、肾病、脾大、胃肠道疾病等。

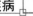

7.二期复发梅毒

二期损害消退后可复发,常发生在感染后1～2年内,多因抗梅毒治疗剂量不足或患者免疫力降低所致。可有血清复发以及皮肤黏膜、眼、神经系统、骨关节、内脏损害复发,以血清复发多见。皮肤黏膜损害与二期梅毒疹相似,但数量少,分布局限而不对称,皮疹较大,形态奇异,对组织的破坏性较大。皮损好发于前额、口角、颈部、掌跖、会阴及皱褶部位。

(三)晚期梅毒

1.晚期良性梅毒

(1)三期皮肤黏膜梅毒。其特点有:皮损数目少,不对称;有树胶肿性浸润所致的硬结;易发生溃疡,有中心愈合、向四周蔓延的倾向,溃疡呈环形、多环形、马蹄形或肾形;炎症现象及全身症状轻微;传染性较小而破坏性大,愈后有萎缩性瘢痕,边缘有色素沉着;病程缓慢,可自愈;抗梅毒治疗后愈合较快。

结节性梅毒疹:多见于头面部、四肢伸侧、肩胛与肩胛间等处。为圆形、褐色或紫色的皮下小结节,直径为0.3～1 cm,稍高出皮面,单发或多发,发生后数周逐渐扩大成片,结节可溃破,溃疡愈后遗留浅瘢痕和色素沉着,边缘部位可又出现新的损害。

树胶肿:是三期梅毒的特征性损害,多见于小腿、前额、头部、胸骨部及臀部等处。先为皮下小硬结,逐渐扩大,坚实而硬,呈紫褐色,直径可达3～5 cm,无疼痛感,与周围组织粘连,形成浸润性斑块,中心逐渐软化有波动感,随后发生溃破,流出黏稠的脓液。溃疡较深,呈穿凿形,境界清楚,边缘锐利硬韧,基底为红色肉芽组织,表面有黄色胶样物质。愈后留瘢痕和色素沉着。

近关节结节:发生于髋、肘、膝等大关节附近的皮下结节,对称发生,直径1～2 cm,质硬,无自觉症状或稍有压痛,不破溃,可持续数年。

黏膜损害:为口腔、舌、上腭、鼻、咽喉部的树胶肿或软骨膜炎。上腭及鼻中隔黏膜树胶肿可侵犯骨质,排出死骨,造成上腭及鼻中隔穿孔和鞍鼻。

(2)骨梅毒:以骨膜炎为多见,其次是骨髓炎和骨炎等,晚期关节梅毒包括关节炎和滑囊炎。晚期骨梅毒的特点:有钝性疼痛,晚间或温暖时加重,白天或寒冷时减轻;损害一般为增生性的,发生骨赘、骨疣和骨质增生等;损害发展缓慢,病程较长;一般无全身症状;有自愈倾向;抗梅毒治疗效果好。

(3)眼梅毒:包括间质性角膜炎、虹膜睫状体炎、视网膜脉络膜炎、视神经炎等。

2.神经梅毒

早期梅毒未经正规治疗,是导致神经梅毒的重要因素。大多数患者在感染后5～20年出现神经系统症状和体征。临床上以无症状性神经梅毒、梅毒性脑膜炎、脑血管梅毒、实质性神经梅毒(包括脊髓痨和麻痹性痴呆)为常见。

(1)无症状神经梅毒:无任何神经系统症状和体征,但脑脊液有异常变化。

(2)脑膜神经梅毒:①梅毒性脑膜炎:可出现发热、头痛、恶心、呕吐、颈项强直、克氏征阳性和视盘水肿等。部分患者可出现颅神经麻痹,第3、6、7、8对脑神经易受累。②梅毒性硬脊膜炎:少见,表现为臂和手放射痛、感觉异常、腱反射消失和肌肉萎缩、受累部位以下节段感觉缺失、强直性轻瘫和颈项强直。

(3)脑膜血管梅毒:①脑血管梅毒:梅毒性动脉内膜炎造成动脉梗死,闭塞性脑血管综合征是脑血管梅毒的特征。表现为偏瘫、截瘫、失语、癫痫发作、阿-罗(Argyll-Robertson)瞳孔(瞳孔小而固定,散瞳药不能散大瞳孔,对光反射消失,调节反射存在)等。发病前,可有前驱症状,如头痛、失眠、记忆力减退、情绪异常等。②脊髓脑膜血管梅毒:少见,基本过程是慢性脊髓脑膜炎,引起脊髓实质退行性变。

(4)脑实质梅毒麻痹性痴呆:发生于感染后 10～20 年,为大脑皮质弥漫性的实质性损害而导致进行性精神衰退。精神症状有智力减退,注意力不集中,判断力与记忆力下降,情绪变化无常,兴奋、躁狂或抑郁,妄想;神经症状有震颤(特别是唇、舌及手),口吃及发音不清,共济失调,癫痫发作,四肢瘫痪及大小便失禁,可有阿-罗瞳孔。

脊髓痨:发生于感染后 5～30 年,为脊神经后根及脊髓后索发生变性及萎缩所致。可发生闪电样痛(多见于下肢),感觉异常(束带感、蚁走感、感觉过敏),触痛觉及温度觉障碍,深感觉减退及消失,腱反射减弱及消失,共济失调,阿-罗瞳孔,排尿困难,尿潴留及性欲减退,内脏(胃、喉、膀胱或直肠)危象,夏科(Charcot)关节(无痛,非炎症,关节肿胀变形,反复损伤致骨生长过度)。

(5)视神经萎缩:罕见,表现为进行性视力丧失,开始为一侧,以后另一侧也发生。

3.心血管梅毒

发生于感染后 10～30 年,损害呈破坏性,危害大,病死率较高,即使经过治疗,也难以完全恢复。

(1)单纯性梅毒性主动脉炎:梅毒螺旋体侵犯主动脉壁的滋养血管,引起炎症损害。常发生于升主动脉。可有胸骨后不适感或疼痛。有的有阵发性呼吸困难。

(2)梅毒性主动脉瘤:多发生于升主动脉及主动脉弓,由于动脉壁的破坏,失去弹性,产生梭状或囊袋状动脉瘤,可产生胸痛和压迫邻近组织的症状,严重者血管瘤可突然发生破裂,导致患者猝死。

(3)梅毒性主动脉瓣闭锁不全:可产生动脉血反流引起的一系列症状,临床可见舒张期吹风样杂音,左心室肥大,脉压大,水冲脉,指端甲床毛细血管搏动,收缩期杂音等,严重时可发生心力衰竭。

(4)梅毒性冠状动脉口狭窄或阻塞:炎症累及冠状动脉所致,可引起心绞痛和心肌梗死。

(5)心肌树胶肿:少见,多发生于左心室壁和室中隔,预后不良,可发生猝死。

4.其他晚期内脏梅毒

包括呼吸道、消化道、肝脾、泌尿生殖系、内分泌腺梅毒等。

(四)潜伏梅毒

有梅毒感染史,无任何临床症状,或临床症状已经消失,梅毒血清反应阳性。可能是患者虽未经治疗但感染轻,或抵抗力强,或治疗剂量不足引起。

(五)梅毒合并 HIV 感染

由于免疫系统受损,早期梅毒可不出现皮肤损害、关节炎、骨炎等,但却处于活动阶段,且病程进展快,迅速从一期发展到三期,甚至出现快速进展的恶性梅毒。HIV 感染还可增加早期神经梅毒的发生,而且影响抗梅毒治疗效果。

(六)先天梅毒

1.早期先天梅毒

(1)营养障碍:消瘦、皮肤松弛貌似老人,发育迟缓。

(2)皮肤黏膜损害:与成人相似,但不发生硬下疳。包括水疱-大疱型皮损(梅毒性天疱疮)及斑丘疹、丘疹鳞屑性损害等;在皱褶部位(特别是肛周)损害可发生糜烂,形成扁平湿疣;在口角、鼻孔及肛门周围可发生线状皲裂性损害,愈后成为特征性放射状瘢痕。

（3）上呼吸道炎症：鼻炎为最常见的早期症状，可因流涕、鼻塞以致哺乳困难；喉炎可造成声音嘶哑；口腔内有黏膜斑。

（4）骨损害：骨髓炎、骨软骨炎、骨膜炎，多发生于长骨，疼痛，肢体不敢活动，如同肢体麻痹，故称为梅毒性假性麻痹。发生梅毒性指炎时，手指呈梭状肿胀。

（5）其他损害：包括淋巴结肿大、肝脾大、贫血及血小板减少，也可有脱发、甲沟炎、甲床炎等。

2.晚期先天梅毒

（1）畸形：为早期（包括在母体子宫内）或晚期病变对身体发育造成的损害所遗留。损害无活动性，具有特征性。骨骼畸形，颅面部畸形、前额圆凸、方颅、鞍鼻、佩刀胫、锁胸关节骨质肥厚（Iigoumenakis 征）等；牙齿畸形，赫秦生（Hutchinson）齿、桑葚齿（Moon 齿）；口腔周围皮肤放射状瘢痕及视网膜炎等。

（2）炎症损害：损害仍有活动性，包括间质性角膜炎、神经性耳聋、脑脊液异常、肝脾大、鼻或腭树胶肿、克勒顿（Clutton）关节（对称性无痛性膝肘关节肿胀，关节积水，活动受限，易继发损伤）、骨膜炎、指炎及皮肤黏膜损害。

3.先天潜伏梅毒

未经治疗，无临床症状，梅毒血清试验阳性。

（七）妊娠期梅毒

指妊娠期发生或发现的活动性梅毒或潜伏梅毒。孕妇早期活动性梅毒的传染性强，如不治疗，几乎 100% 可引起不良妊娠后果，导致流产、死胎、早产和先天梅毒儿；孕妇晚期梅毒的传染性较弱。

五、实验室检查

（一）暗视野显微镜检查

查梅毒螺旋体。取硬下疳、扁平湿疣、皮肤斑丘疹、黏膜斑或羊水做暗视野显微镜检查，找到形态典型和具有特征性运动方式的梅毒螺旋体，即为阳性结果，具有确诊价值。

（二）非梅毒螺旋体抗原试验

检测血清中的抗心磷脂抗原的抗体（反应素），包括性病研究实验室（VDRL）试验、不加热血清反应素（USR）试验、快速血浆反应素（RPR）试验，此类试验操作简便，可用于筛查，还可做定量试验用于疗效评价。

（三）梅毒螺旋体抗原试验

包括梅毒螺旋体血球凝集试验（TPHA）、梅毒螺旋体颗粒凝集试验（TPPA）和荧光螺旋体抗体吸收试验（FTA-ABS）等，敏感性和特异性均高，可用于确证，但不能作为观察疗效的指标。

（四）血清学检查注意事项

（1）梅毒的诊断、分期、活动性判定、疗效观察等，需结合梅毒螺旋体检查、梅毒血清学试验、脑脊液检查及临床表现综合分析。

（2）暗视野显微镜检查结果，受患者不规则服用抗生素或局部使用消毒剂等因素的影响。如果检查阴性而临床怀疑有梅毒时，可于以后 2 天内复查；或用直接免疫荧光试验或其他检查螺旋体的实验室方法检查。

（3）非梅毒螺旋体抗原血清学定量试验应在同一实验室，用同一方法（如 VDRL 或 RPR）作连续观察。如果两次试验的滴度相差 4 倍（即两个稀释度，如从 1∶16 到 1∶4，或从 1∶8 到

1：32)，说明滴度有显著变化。不同试验的定量结果不能直接比较(RPR 滴度通常稍高于 VDRL 滴度)。

(4)梅毒合并 HIV 感染时，梅毒血清反应常有异常变化。可滴度过高或过低、假阴性，或滴度上下波动，或阳性反应推迟。若临床上提示梅毒而血清学试验阴性，做暗视野显微镜检查、皮损活检或直接免疫荧光试验有助于诊断。

(5)梅毒血清反应假阳性：非梅毒患者的梅毒血清学试验呈阳性，此现象称为梅毒血清反应假阳性。由于血清标本保存不当(如细菌污染或溶血)、试剂质量差或过期、实验室操作不正确所造成技术性假阳性。生物学假阳性则是由于其他疾病或生理状态发生变化所致。可分急性生物学假阳性和慢性生物学假阳性。

急性生物学假阳性，见于多种感染性疾病，如风疹、麻疹、水痘、传染性单核细胞增多症、病毒性肝炎、细菌性肺炎、猩红热、亚急性细菌性心内膜炎、活动性肺结核、斑疹伤寒、丝虫病、锥虫病、疟疾、回归热、钩端螺旋体病等。非梅毒螺旋体抗原血清学试验滴度低，一般不超过 1：8，多在 6 个月内转阴，FTA-ABS 试验或 TPHA 试验阴性。

慢性生物学假阳性，可持续 6 个月以上或数年，甚至终身。①非梅毒螺旋体抗原试验假阳性，可见于：某些结缔组织病及伴有自身抗体的疾病，如系统性及盘状红斑狼疮、类风湿性关节炎、风湿性心脏病、麻风病、肝硬化、自身免疫性贫血、结节性多动脉炎、桥本甲状腺炎、干燥综合征、慢性肾炎、进行性系统性硬化症等，血清学试验滴度低；吸毒成瘾者，其中绝大多数为静脉注射海洛因者，其滴度可达 1：64～1：128；少数孕妇及老年人，也可出现低滴度假阳性反应，一般人群中假阳性率为 1%～2%。②梅毒螺旋体抗原试验假阳性，较少见。可见于系统性及盘状红斑狼疮、药物诱发的红斑狼疮、类风湿性关节炎、混合结缔组织病、硬皮病、肝硬化、淋巴肉瘤、脑膜瘤、自身免疫性溶血性贫血、莱姆病、结肠癌、麻风病、糖尿病，还见于静脉注射海洛因者和妊娠妇女。以系统性红斑狼疮多见。

梅毒血清反应假阳性的处理：技术性假阳性经过重复试验即可除外。急性生物学假阳性，应做梅毒螺旋体抗原血清试验。出现慢性生物学假阳性时，应对患者做全面检查，密切随访，注意有无自身免疫性疾病、麻风病、吸毒成瘾等。对于孕妇，如梅毒血清反应阳性，但又不能排除梅毒，为保护胎儿，应做抗梅毒治疗。

(6)梅毒血清反应假阴性：①硬下疳早期：一般在感染后 3～4 周机体才出现反应素，故在硬下疳早期，非梅毒螺旋体抗原血清试验可阴性。②感染后及时治疗和部分晚期梅毒：由于血清反应素浓度低，非梅毒螺旋体抗原血清试验可阴性。③二期梅毒前带现象时：在少于 1% 的二期梅毒中非梅毒螺旋体抗原血清学试验可阴性，但血清稀释后可出现阳性反应。④技术操作错误或试剂质量问题。

(7)梅毒治疗后血清学变化：①非梅毒螺旋体抗原试验。接受充分治疗后，一期梅毒多数可阴转，二期梅毒阴转的机会也较多，部分二期复发梅毒可出现血清固定，晚期梅毒血清固定多见。②梅毒螺旋体抗原试验。不管梅毒患者治疗与否，此试验通常终生阳性。但在一期梅毒阶段接受治疗的患者，15%～25% 在 2～3 年后可转阴。

(8)前带现象：在非梅毒螺旋体抗原试验中，有时出现弱阳性、阴性结果，而临床上又表现为二期梅毒的症状和体征，将此血清稀释后再做此试验便出现阳性结果，此现象称为前带现象。原因是血清中抗心磷脂抗体量过多，抑制了阳性反应的出现。

(9)血清固定：是指经过抗梅毒治疗后，非梅毒螺旋体抗原试验在一定时期内不转阴(多低于

1：4）。一期梅毒在1年以内,二期梅毒在2年以内转阴均属正常。少数梅毒患者治疗后,血清学反应可持续低滴度(随访3年以上)可判为血清固定。早期梅毒的血清固定,与治疗剂量不足或治疗不规则、复发、再感染或发生神经梅毒有关。晚期梅毒的血清固定,与梅毒的类型及开始治疗早晚有关。晚期梅毒经过正规足量治疗后,即使再予以更多的治疗也不能使血清反应滴度降低。在对此类患者进行详细的检查,特别是除外神经、心脏与其他内脏梅毒后,应停止治疗,做定期随访。

(10)血清复发:指非梅毒螺旋体抗原试验由阴性转为阳性,或滴度上升4倍以上。

六、组织病理学检查

(一)一期梅毒

典型硬下疳,在真皮淋巴管和血管周围有淋巴细胞和浆细胞浸润,小动脉壁肥厚甚至闭塞。用银染色法或荧光抗体染色法可发现梅毒螺旋体。

(二)二期梅毒

斑疹性梅毒疹多无特征性病理变化;丘疹性梅毒疹真皮血管内皮肿胀,周围有大量浆细胞浸润,呈袖口状,有一定诊断意义;扁平湿疣内可见到大量梅毒螺旋体。

(三)三期梅毒

皮疹表现为典型的肉芽肿病变,含大量淋巴细胞、浆细胞、组织细胞、成纤维细胞和上皮样细胞,可有巨细胞。血管管壁增厚,内皮细胞增生,致使管腔狭窄甚至闭塞,发生干酪样坏死。结节性梅毒疹的肉芽肿病变限于真皮内,干酪样坏死一般不广泛。树胶肿的肉芽肿病变较广泛,累及真皮和皮下组织,有大量的上皮样细胞和巨细胞,中央有大片干酪样坏死,皮下大血管病变明显。

七、诊断标准

(一)一期梅毒

1.病史

有非婚性接触史或配偶感染史,潜伏期一般为2～4周。

2.临床表现

(1)硬下疳:直径为1～2 cm,圆形或椭圆形,边缘稍隆起,呈肉红色的轻度糜烂或浅表溃疡,疮面较清洁,分泌物少,不痛不痒,触诊时有软骨样硬度。一般单发,也可多发。多见于外生殖器部位,也可见于肛周、宫颈、口唇、舌、咽等部位。

(2)腹股沟或患处近卫淋巴结可肿大,常为数个,大小不等,质硬,不粘连,不破溃,无痛。

3.实验室检查

(1)暗视野显微镜检查:皮肤黏膜损害或淋巴结穿刺液查见梅毒螺旋体。

(2)梅毒血清学试验阳性,如感染不足3～4周,非梅毒螺旋体抗原试验可阴性,应于2周后复查。

(二)二期梅毒

1.病史

有非婚性接触史及配偶或性伴感染史,可有一期梅毒史,病期2年以内。

2.临床表现

(1)皮疹呈多形性,包括斑丘疹、斑疹、丘疹、鳞屑性皮疹、毛囊疹及脓疱疹等,常泛发对称;掌跖易见暗红斑及脱屑性斑丘疹;外阴及肛周皮疹多为湿丘疹及扁平湿疣等,不痛,可有瘙痒。可有虫蚀样脱发。二期复发梅毒,皮损局限,数目较少。

(2)口腔可发生黏膜斑,也可有眼损害、骨损害、内脏及神经系统损害等。

(3)全身可有轻微不适及浅表淋巴结肿大。

3.实验室检查

(1)暗视野显微镜检查:二期皮疹尤其扁平湿疣、湿丘疹及黏膜斑查见梅毒螺旋体。

(2)梅毒血清学试验阳性。

(三)三期梅毒(晚期梅毒)

1.病史

有非婚性接触史及配偶或性伴感染史,可有一期或二期梅毒史。病期大于2年。

2.临床表现

常见结节性皮疹、近关节结节及皮肤、黏膜、骨骼树胶肿等。系统受累时以梅毒性脑膜炎、脊髓痨和麻痹性痴呆多见。

3.实验室检查

(1)梅毒血清学试验:非梅毒螺旋体抗原试验大多阳性,梅毒螺旋体抗原试验为阳性。

(2)组织病理学检查:有三期梅毒的组织病理学特点。

(3)脑脊液检查:若不伴神经梅毒,脑脊液检查无异常。

(四)潜伏梅毒(隐性梅毒)

1.病史

有非婚性接触史及配偶或性伴感染史,可有一期、二期或三期梅毒病史。

2.临床表现

无任何梅毒的症状和体征。

3.实验室检查

非梅毒螺旋体抗原试验2次以上阳性,梅毒螺旋体抗原试验阳性(需排除生物学假阳性)。脑脊液检查正常。

4.分期

病期2年内为早期潜伏梅毒,2年以上为晚期潜伏梅毒。

(五)神经梅毒

1.病史

有非婚性接触史或配偶感染史,可有一期、二期或三期梅毒病史。

2.临床表现

梅毒的任何阶段都可能发生中枢神经系统病变。以出现视觉或听觉症状、颅神经麻痹、脑膜炎、脊髓痨和麻痹性痴呆多见。也可为无任何神经系统表现而脑脊液异常的潜伏神经梅毒。

3.实验室检查

(1)梅毒血清学试验阳性。

(2)脑脊液检查,白细胞计数$>10\times10^6/L$、蛋白定量>500 mg/L,脑脊液的 VDRL 试验为阳性。在除外血清污染的情况下,脑脊液 VDRL 阳性对神经梅毒有诊断意义,但也可为阴性;脑脊液 FTA-ABS 的敏感性高,若阴性,一般可除外神经梅毒。

(六)心血管梅毒

1.病史

有非婚性接触史或配偶感染史,可有一期、二期或三期梅毒病史。

2.临床表现

梅毒性主动脉瘤早期可无症状,病情发展时可出现胸痛或压迫邻近组织的症状,梅毒性冠状动脉病可出现心绞痛或猝死。主动脉瓣闭锁不全时可出现脉压增大、水冲脉、甲床毛细血管搏动、舒张期吹风样杂音。

3.实验室检查

梅毒血清学试验阳性。

(七)先天梅毒(胎传梅毒)

1.生母为梅毒患者

2.临床表现

(1)早期先天梅毒(2 岁以内):与后天性二期梅毒类似,但皮损常有红斑、丘疹、糜烂、水疱、大疱、皲裂和软骨炎、骨炎及骨膜炎,可有梅毒性鼻炎及喉炎、淋巴结肿大、肝脾大、贫血、发育迟缓等。

(2)晚期先天梅毒(2 岁以上):与后天性三期梅毒类似,但以间质性角膜炎、赫秦生齿、鞍鼻、神经性耳聋等较常见,还可出现皮肤、黏膜树胶肿及骨膜炎等,X 线摄片见到干骺端溶骨性破坏和骨骺分离等改变。

(3)先天潜伏梅毒:无临床表现。

3.实验室检查

(1)早期先天梅毒皮肤及黏膜损害中可查到梅毒螺旋体。

(2)梅毒血清学试验阳性。经正规治疗的梅毒孕妇所生的正常婴儿,一般在生后 3～6 个月 RPR 试验滴度下降或阴转,如出生时滴度大于或等于母亲滴度的 4 倍可诊断为先天梅毒。有条件时可做 19S-IgM-FTA-ABS 试验,有确诊价值。脑脊液检查如出现异常应考虑神经梅毒。

(八)妊娠梅毒

妊娠期发生或发现的活动性梅毒或潜伏梅毒。

八、鉴别诊断

梅毒的临床表现复杂,要鉴别的疾病很多,鉴别时要注意以下事项:①有无感染史;②皮疹的临床特点;③梅毒螺旋体检查;④梅毒血清反应;⑤必要时做组织病理学检查。

(一)一期梅毒

(1)硬下疳:需与软下疳、生殖器疱疹、性病性淋巴肉芽肿、糜烂性龟头炎、白塞病、固定型药疹、癌肿、皮肤结核等鉴别。

(2)梅毒性腹股沟淋巴结肿大:需与软下疳、性病性淋巴肉芽肿鉴别。

(二)二期梅毒

1.梅毒性斑疹

需与玫瑰糠疹、银屑病、白癜风、花斑癣、药疹、多形红斑、远心性环状红斑等鉴别。

2.梅毒性丘疹、斑丘疹和扁平湿疣

需与银屑病、体癣、扁平苔藓、毛发红糠疹、尖锐湿疣等鉴别。

3.梅毒性脓疱疹

需与各种脓疱病、脓疱疮、臁疮、雅司、聚合性痤疮等鉴别。

4.黏膜梅毒疹

需与传染性单核细胞增多症、地图舌、鹅口疮、扁平苔藓等鉴别。

(三)三期梅毒

1.结节性梅毒疹

需与寻常狼疮、类肉瘤、瘤型麻风等鉴别。

2.树胶肿

需与寻常狼疮、瘤型麻风、硬红斑、结节性红斑、小腿溃疡、脂膜炎、癌肿等鉴别。

(四)神经梅毒

血清和脑脊液的梅毒血清学试验对各型神经梅毒的鉴别诊断十分重要。

1.梅毒性脑膜炎

需与由各种原因引起的淋巴细胞性脑膜炎相鉴别,包括结核性脑膜炎、隐球菌性脑膜炎、钩端螺旋体病和莱姆病等。

2.脑膜血管梅毒

需与各种原因引起的脑卒中相鉴别,包括高血压、血管硬化性疾病、脑血栓等。

3.脊髓脑膜血管梅毒

需与各种原因引起的横断性脊髓炎相鉴别,包括前脊髓动脉阻塞、脊髓硬脑膜外脓肿或感染性肉芽肿、硬脑膜出血、肿瘤脑转移等。

4.全身性麻痹病

需与脑肿瘤、硬膜下血肿、动脉硬化、老年性痴呆、慢性酒精中毒和癫痫发作等相鉴别。

5.脊髓结核

需与 Adie 综合征、糖尿病性假脊髓结核等鉴别。

(五)心血管梅毒

梅毒性主动脉瘤需要与严重主动脉硬化症相鉴别;梅毒性冠状动脉病需要与冠状动脉粥样硬化相鉴别;梅毒性主动脉瓣闭锁不全需与慢性单纯性主动脉瓣闭锁不全相鉴别。

九、治疗原则

梅毒诊断必须明确;及早治疗,治疗越早效果和预后越好;以青霉素为首选药物;剂量必须足够,疗程必须规则;治疗后要作随访观察;患者配偶及性伴应同时接受检查和治疗。

十、治疗目的

(一)早期梅毒

迅速杀灭体内梅毒螺旋体,消除传染性;使损害消失,达到临床治愈,力争梅毒血清阴转(注:指非梅毒螺旋体抗原试验阴转);防止梅毒螺旋体对人体重要脏器的损害,预防复发和发生晚期梅毒。

(二)晚期梅毒

杀灭体内梅毒螺旋体,防止发生新的损害,对已造成的脏器实质性病变治疗后炎症可消退,已损害的组织可被瘢痕代替,功能常不能完全恢复,不一定要求血清阴转。

(三)妊娠梅毒

早期足量治疗不但能治愈孕妇梅毒,并可能使胎儿免受感染;或虽遭受感染,经治疗后其症状较轻,不发生或少发生发育畸形。

(四)先天梅毒

使症状消失或症状不再加重。先天梅毒病儿在母体内造成的某些发育畸形和临床表现,通过治疗多只能使其不再恶化,难以得到完全恢复。早期先天梅毒,要求症状消失,血清阴转;晚期先天梅毒,要求损害消失,防止新的损害发生,不一定要求血清阴转。

(五)潜伏梅毒

保障患者的健康,防止症状复发,防止晚期梅毒的发生和发展,争取血清阴转。对晚期潜伏梅毒,要求给足量的抗梅毒治疗,但短期内常不能使血清阴转。

(六)心血管梅毒和神经梅毒

应会同有关专家,慎重进行抗梅毒治疗,防止治疗中症状加重恶化,防止治疗矛盾和吉海反应。

十一、治疗药物

(一)青霉素类

包括苄星青霉素、普鲁卡因青霉素、水剂青霉素等,是所有类型梅毒的首选和最有效治疗药物,依从性好,没有出现耐药性;只有在青霉素过敏的情况下,才考虑使用其他抗生素。

(二)四环素类

四环素类包括四环素、多西环素、米诺环素,是优先推荐的青霉素过敏时的替代药物,强力霉素的血-脑屏障穿透性优于四环素,四环素类不能用于妊娠期梅毒患者。

(三)大环内酯类

主要是红霉素和阿奇霉素。红霉素作为替代治疗药物,疗效低于青霉素,血清学反应较弱(滴度下降较慢),通过血-脑屏障或胎盘的能力差,有妊娠期治疗失败的报道,荐孕妇在分娩后再次治疗,也有耐药的报道。阿奇霉素治疗早期梅毒有效,治疗方案为 0.5 g,1 次/天,疗程 10 天。阿奇霉素 1 g 顿服,对梅毒接触者有预防作用。

(四)头孢曲松

头孢曲松的血-脑屏障通透性好,主要用于青霉素过敏者,治疗方案为每天 0.25～1.00 g,肌内注射或静脉注射,疗程 5～10 天。

十二、治疗方案

(一)早期梅毒(包括一期、二期梅毒和早期潜伏梅毒)

1.青霉素

(1)苄星青霉素 240 万 U,分两侧臀部肌内注射,每周 1 次,共 2 或 3 次。

(2)普鲁卡因青霉素 80 万 U,1 次/天,肌内注射,疗程 10～15 天,总量 800 万～1 200 万 U。

2.青霉素过敏者可用以下替代方案

(1)四环素 500 mg,4 次/天,口服,疗程 15 天。

(2)多西环素 100 mg,2 次/天,口服,疗程 15 天。

(3)红霉素 500 mg,4 次/天,口服,疗程 15 天。

(二)晚期梅毒

包括三期皮肤、黏膜或骨骼梅毒,晚期潜伏梅毒,不能确定病期的潜伏梅毒及二期复发梅毒。

1.青霉素

(1)苄星青霉素 240 万 U,分两侧臀部肌内注射,每周 1 次,共 3 次,总量 720 万 U。

(2)普鲁卡因青霉素 80 万 U,1 次/天,肌内注射,疗程 20 天。可根据情况,2 周后进行第 2 个疗程。

2.青霉素过敏者

可用替代方案。

(1)四环素 500 mg,4 次/天,口服,疗程 30 天。

(2)多西环素 100 mg,2 次/天,口服,疗程 30 天。

(3)红霉素 500 mg,4 次/天,口服,疗程 30 天。

(三)心血管梅毒

应住院治疗,如有心力衰竭,应在控制心力衰竭后开始抗梅毒治疗。

1.青霉素

为避免吉海反应,青霉素注射前 1 天可口服泼尼松 10 mg,2 次/天,用 3 天。应从小剂量水剂青霉素开始,逐渐增加剂量。首日 10 万 U,1 次/天,肌内注射;第 2 天 10 万 U,2 次/天,肌内注射;第 3 天 20 万 U,2 次/天,肌内注射;自第 4 天起,用普鲁卡因青霉素 80 万 U,肌内注射,1 次/天,疗程 15 天,总剂量1 200 万 U,共 2 个疗程,疗程间休药 2 周,必要时可给予多个疗程。

2.青霉素过敏者

同晚期梅毒替代方案。

(四)神经梅毒

应住院治疗,为避免吉海反应,可在青霉素治疗前一天口服泼尼松 10 mg,2 次/天,连续3 天。应用大剂量青霉素静脉滴注时,少数患者会产生青霉素脑病,表现为肌肉阵挛、抽搐、昏迷等,需立即停药。

1.青霉素

(1)水剂青霉素,每天 1 800 万～2 400 万 U,静脉滴注,即每次 300 万～400 万 U,每 4 小时一次,疗程10～14 天,继以苄星青霉素 240 万 U,每周 1 次,肌内注射,连续 3 次。

(2)普鲁卡因青霉素 240 万 U,1 次/天,同时口服丙磺舒 0.5 g,4 次/天,疗程 10～14 天,继以苄星青霉素 240 万 U,每周 1 次,肌内注射,连续 3 次。

2.青霉素过敏者

同晚期梅毒替代方案。

(五)妊娠梅毒

1.青霉素

根据梅毒分期的不同,采用相应的青霉素方案治疗。妊娠初 3 个月内治疗 1 个疗程,妊娠末3 个月时再治疗 1 个疗程。

2.青霉素过敏者

用红霉素 500 mg,口服,4 次/天,早期梅毒疗程 15 天,二期复发及晚期梅毒疗程 30 天。妊娠初 3 个月与妊娠末 3 个月各治疗 1 个疗程,但所生的婴儿应用青霉素补治。孕妇禁用四环素和多西环素。

(六)先天梅毒(胎传梅毒)

1.早期先天梅毒(2 岁以内)

如无条件检查脑脊液者,可按脑脊液异常者治疗。

(1)脑脊液异常者:水剂青霉素,10 万～15 万 U/(kg·d),出生后 7 天以内的新生儿,以每次5 万 U/kg,静脉注射,2 次/天;出生 7 天以后的婴儿,1 次/8 小时,直至总疗程 10～14 天。或普鲁卡因青霉素,5 万 U/(kg·d),肌内注射,1 次/天,疗程 10～14 天。

(2)脑脊液正常者:苄星青霉素,5 万 U/(kg·d),分两侧臀部 1 次肌内注射。

2.晚期先天梅毒(2 岁以上)

对较大儿童的青霉素用量,不超过成人同期患者的治疗用量。

(1)青霉素:水剂青霉素,20 万～30 万 U/(kg·d),每 4～6 小时一次,静脉滴注或肌内注射,疗程10～14 天。或普鲁卡因青霉素,5 万 U/(kg·d),肌内注射,疗程 10～14 天。可给予第 2 个疗程。

(2)青霉素过敏者:可用红霉素,7.5～12.5 mg/(kg·d),分 4 次口服,疗程 30 天。8 岁以下儿童禁用四环素。

(七)合并 HIV 感染的梅毒

(1)一、二期梅毒和早期潜伏梅毒:治疗与无 HIV 感染者相同。

(2)晚期潜伏梅毒或病期不能确定者:如脑脊液检查正常,苄星青霉素 240 万 U,肌内注射,每周 1 次,共3 次。如脑脊液检查有异常,按神经梅毒治疗方案进行治疗。

十三、治疗注意事项

(一)药物选择

(1)青霉素是所有类型梅毒的首选和最有效治疗药物,依从性好,没有出现耐药性;只有在青霉素过敏的情况下,才考虑使用其他抗生素。

(2)四环素、多西环素、红霉素作为替代治疗药物,因需要多次用药,患者的依从性是治疗成功与否的关键。

(3)头孢曲松、阿奇霉素、米诺环素对部分梅毒有效,但现有资料及临床经验有限,其远期疗效不明确。

(二)治疗矛盾

晚期梅毒抗梅毒治疗可使肉芽肿吸收,代替以结缔组织,形成瘢痕,如在重要器官中则影响其功能。因此,晚期梅毒患者在治疗后,自觉症状可能加重,出现功能障碍。

(三)吉海反应(Jarisch-Herxheimer reaction)

又称疗后剧增反应,常发生于首剂抗梅毒药物治疗后数小时,并在 24 小时内消退。全身反应似流感样,包括发热、怕冷、全身不适、头痛、肌肉骨骼痛、恶心、心悸等。此反应常见于早期梅毒,反应时硬下疳可肿胀,二期梅毒疹可加重。在晚期梅毒中发生率虽不高,但反应较严重,特别是在心血管梅毒和神经梅毒患者中可危及生命。此反应还可致孕妇早产或胎儿宫内窒息,应给予必要的医疗监护和处理,但不应就此不治疗或推迟治疗。预防方法:可由小剂量开始抗梅毒治疗;可在疗前给予短疗程泼尼松,每天 20 mg,分2 次口服,持续 3 天;但目前不主张预防性用药,一旦发生此反应时,应对症处理,必要时住院治疗。

十四、随访

梅毒经足量规则治疗后,应定期随访观察,包括全身体检和复查非梅毒螺旋体抗原血清学试验滴度,以了解是否治愈或复发。

(一)早期梅毒

随访 2～3 年,第 1 年每 3 个月复查 1 次,以后每半年复查 1 次。如血清反应由阴性转为阳性或滴度升高 4 倍以上,属血清复发;或有临床症状复发,均应加倍量复治。如在疗后 6 个月内血清滴度不下降 4 倍,应视为治疗失败,或再感染,除需加倍剂量重新治疗外,还应考虑是否需要做脑脊液检查,以观察神经系统有无梅毒感染。通常一期梅毒在 1 年内、二期梅毒在 2 年内,血清可阴转。对于血清固定者,如无临床症状复发,是否再治疗可视具体病情而定,但应做神经系统检查及脑脊液检查,以及时发现无症状的神经梅毒。

(二)晚期梅毒

需随访 3 年,第 1 年每 3 个月 1 次,以后每半年 1 次。对血清固定者,如临床上无复发表现,并除外神经、心血管及其他内脏梅毒,可不必再治疗,但要定期复查血清反应滴度,随访 3 年以上判断是否终止观察。

(三)心血管梅毒及神经梅毒

需随访 3 年以上,除定期做血清学检查外,还应由专科医师终身随访,根据临床症状进行相应处理。神经梅毒治疗后 3 个月做第 1 次检查,包括脑脊液检查,以后每 6 个月 1 次,直到脑脊液正常。此后每年复查 1 次,至少 3 年。无症状性神经梅毒、梅毒性单纯性主动脉炎可完全治愈;但梅毒主动脉瓣闭锁不全、冠状动脉口狭窄、梅毒性主动脉瘤及有症状的神经梅毒等,虽经充分治疗,其症状和体征也难以完全改善。

(四)妊娠梅毒

治疗后,分娩前每月复查梅毒血清反应,分娩后随访同其他梅毒。

(五)梅毒孕妇的婴儿

(1)经过充分治疗的梅毒孕妇所生婴儿。婴儿出生时,如血清反应阳性,应每月复查 1 次;8 个月时,如呈阴性,且无先天梅毒的临床表现,可停止观察。婴儿出生时,如血清反应阴性,应于出生后 1 个月、2 个月、3 个月及 6 个月复查,至 6 个月时仍为阴性,且无先天梅毒的临床表现,可除外梅毒。在随访期间出现滴度逐渐上升,或出现先天梅毒的临床表现,应立即予以治疗。

(2)未经充分治疗或未用青霉素治疗的梅毒孕妇所生婴儿,或无条件对婴儿进行随访者,可对婴儿进行预防性梅毒治疗,对孕妇进行补充治疗。

十五、治愈标准

判断梅毒是否治愈,标准有二:临床治愈和血清治愈。

(一)临床治愈

一期梅毒(硬下疳)、二期梅毒及三期梅毒(包括皮肤、黏膜、骨骼、眼、鼻等)损害愈合消退,症状消失。以下情况不影响临床判愈。

(1)继发或遗留功能障碍(视力减退等)。

(2)遗留瘢痕或组织缺损(鞍鼻、牙齿发育不良等)。

（3）梅毒损害愈合或消退,梅毒血清学反应仍阳性。

（二）血清治愈

抗梅毒治疗后 2 年以内梅毒血清反应(非梅毒螺旋体抗原试验)由阳性转变为阴性,脑脊液检查阴性。

（刘宪国）

第四节　软　下　疳

软下疳是由杜克雷嗜血杆菌引起的疾病,表现为急性、多发性、疼痛性阴部溃疡,伴腹股沟淋巴结肿大、化脓及破溃为特征的一种经典性病。多见于热带和亚热带发展中国家。20 世纪 60 年代后,此病在我国绝迹,20 世纪 80 年代以后我国部分地区有散在病例报道。男性软下疳患者中的 3/5 是与娼妓接触传染的。娼妓是传播该菌的主要宿主。我国 2003 年报告软下疳 765 例,比 2002 年的 1 009 例减少 24.18%。

医学证实,软下疳是人类获得性免疫缺陷病毒(HIV)感染的促发因素。美国及其他一些国家已经发现在软下疳患者中 HIV 感染率增高。此外,约 10% 软下疳患者合并有梅毒螺旋体及生殖器疱疹病毒感染。

一、病原体简介

本病的病原体是杜克雷嗜血杆菌,是一种革兰染色阴性的兼性厌氧菌,长约 2.0 微米,宽约 0.5 微米,短棒状,末端钝圆,多在细胞外成对或呈链状排列,少数以团块状分布于细胞内;该菌无运动能力,无芽孢。低温下可长期存活,但耐热性差,在 65 ℃ 条件下即可迅速将其杀死。患者溃疡基底部脓性分泌物,经特殊染色方法处理后,在显微镜下显示串状球杆菌;培养后细菌排列呈鱼群游泳状,无芽孢,兼性厌氧,需要氧高铁血红素——第 X 因子才能生长。猿、黑猩猩、兔和小鼠接种可产生实验性疾病,供人类研究其特性。

二、传播途径

当人体存在创伤和擦伤时,是杜克雷嗜血杆菌进入人体表皮的必备条件。皮损处的杜克雷嗜血杆菌通常在巨噬细胞和中性粒细胞中生存,亦可见于间质组织中。杜克雷嗜血杆菌潜在的毒力因子有脂寡糖、菌毛、细胞外毒素、低溶血素和胞质铜锌超氧化物歧化酶。

本病为性接触传播。常见于男性,男女之比约为 9∶1。女性患者少可能是由于发生在阴道及宫颈的损害较少引起症状而未被诊断与统计之故,女性是杜克雷嗜血杆菌的宿主,是向男性传染的病菌来源。

三、临床表现

本病主要通过性接触传播,也可自身接种。男性患者多见。

（一）潜伏期

潜伏期 3～14 天,以 4～7 天常见。

（二）初发损害

其表现为外生殖器部位的炎性小丘疹，24～48 小时后，迅速形成脓疱，3～5 天后脓疱破溃后形成溃疡，疼痛明显。

（三）好发部位

皮疹好发于男性的包皮、冠状沟、龟头、阴茎、肛周等处；女性多见于大小阴唇、阴蒂、阴道口、子宫颈、尿道内、会阴等处。亦可出现于手、乳房、股部、腹部、口唇、口腔内、眼睑等非生殖器部位。

（四）溃疡特点

原发皮损为微生物入侵部位的炎性小丘疹，周围绕以红晕，1～2 天后迅速发展为小脓疱，2～5 天内脓疱破裂形成境界清楚、边缘不整齐的潜行性溃疡，圆形或椭圆形，直径 2～20 毫米。溃疡呈圆形或卵圆形，边缘不整齐，可潜行穿凿，周围皮肤潮红。溃疡基底见颗粒状肉芽组织，易出血，覆以浅黄色脂样苔或有脓性分泌物。溃疡大小不一，单个溃疡为 3～20 毫米不等。软下疳溃疡基底部柔软，可明显区别于梅毒性硬下疳。溃疡基底触之较软，易出血，上部覆灰黄色脓性分泌物及坏死组织，有恶臭；可由于自身接种，在原发皮损周围出现成簇的卫星状溃疡。男性患者溃疡疼痛剧烈，女性溃疡如发生于阴道或宫颈则疼痛较轻，但可有烧灼感。

（五）溃疡数目

软下疳数目通常仅 1～2 个，因可自体接种而形成多发的卫星状溃疡，曾有多达 10 个损害的报道。其数目多少取决于患者自体污染与自体接种的情况。

（六）隐匿病灶

女性的症状常常不明显，也不容易发现，可有排尿疼痛、排便疼痛、直肠出血、交媾困难或疼痛及阴道溢液而就诊，被医师诊断为软下疳。

（七）急性化脓性尿道炎

资料报道，在非洲内罗毕性病诊所中发现，1%～2% 的急性化脓性尿道炎男性患者感染了杜克雷嗜血杆菌。

（八）淋巴结炎

约 50% 的病例发生急性疼痛性腹股沟淋巴结炎，常于发病 1 周左右出现，称为软下疳横痃，多为单侧性。淋巴结为单房性、无疼痛、多有触痛。红肿的淋巴结最后化脓、破溃而形成溃疡。其创口外翻成唇状，中医称为"鱼口"。

如未经治疗溃疡可持续 1～3 个月，预后遗留瘢痕。因无免疫保护，可重复感染。本病一般不发生血行播散，但局部可继发厌氧和/或需氧菌感染。若合并有梅毒感染者形成的溃疡称为"混合下疳"（即杜克雷嗜血杆菌形成的软下疳与梅毒螺旋体形成的硬下疳同时存在），表现在软下疳感染 0.5～1 个月，皮损愈合后发生硬下疳，部分患者可能表现为隐性梅毒。因此，对软下疳患者应常规进行梅毒血清学检测。

（九）软下疳并发症

主要包括：①腹股沟淋巴结炎，发生率 50%，急性者多为单侧，皮损初起约指腹大，表面红肿热痛，有波动感，可形成单腔脓肿，易破溃，后迅速融合成鸡蛋大小或更大的肿块，沿腹股沟分布并与周围组织粘连，可破溃呈"鱼口状"外翻，流出浓稠的米汤色脓液，可形成窦道，预后遗留不规则瘢痕。②包茎、嵌顿性包茎、阴唇粘连或狭窄。③尿道瘘和尿道狭窄，前者由尿道内溃疡所致，溃疡瘢痕形成后收缩可引起尿道狭窄。④阴茎淋巴管炎和阴囊、阴唇象皮肿，由于病原微生物侵犯淋巴管引起。

四、实验室检查

(一)组织病理检查

典型的软下疳由三个炎症带组成。

(1)浅层,有坏死组织、红细胞、纤维蛋白、变性的中性粒细胞和大量的杜克雷嗜血杆菌。

(2)中层,有许多新生的毛细血管、血管栓塞和继发性坏死。

(3)深层,弥漫性浆细胞和淋巴细胞浸润。

(二)涂片检查

从溃疡底部和潜行边缘取材进行革兰染色,可见革兰阴性单个球杆菌或"鱼群"状杆菌,后者在细胞或黏液碎片之间呈平行柱状排列。

(三)细菌培养

取好的标本应于 2 小时内(最好在 1 小时内)接种在特制的培养基上。菌落在接种后 24 小时内一般为针尖大小,48～72 小时增加至 1～2 毫米;呈灰黄色颗粒状,致密,隆起,非黏液样,大小不等。生化鉴定显示硝酸盐还原酶、碱性磷酸酶、细胞色素氧化酶、β-内酰胺酶试验阳性,过氧化氢酶试验常为阴性。

五、诊断

本病主要根据病史(当地流行病学背景及性接触史等)、典型临床表现和实验室检查结果(直接涂片、细菌培养或免疫荧光快速检测等方法)进行诊断。

(一)诊断依据

临床上凭溃疡外观诊断的准确率只有 33％～53％,涂片检查也难确诊,唯一可靠的诊断方法是细菌培养,这对于少发病地区或首例报道尤其重要。从临床标本中分离杜克雷嗜血杆菌和生化鉴定是确诊的最佳方法。

(二)推理诊断

为了临床及监测目的,应注意患者是否具有下列症状或体征。

(1)有一个或多个疼痛性生殖器溃疡。

(2)溃疡渗出物做暗视野检查,或在溃疡出现 7 天后做梅毒血清学试验,未发现梅毒螺旋体感染证据。

(3)临床表现如干性溃疡的外观及局部淋巴结肿大,符合软下疳。

(4)溃疡渗出液单纯疱疹病毒(HSV)检测阴性,则可作出软下疳的可能诊断。

(5)1/3 的患者出现疼痛性溃疡及腹股沟淋巴结肿大、触痛,两者同时存在即提示软下疳的诊断;如伴有化脓性腹股沟淋巴结肿大,几乎可作为软下疳确定诊断的条件。

六、鉴别诊断

(一)与发生在生殖器部位的其他溃疡性疾病鉴别

软下疳应与异型软下疳相鉴别,后者具有以下特征。

1.一次性软下疳

损害小,4～6 天内消失,2 周后发生腹股沟淋巴结病。

2.丘疹性软下疳

像二期梅毒的扁平湿疣。

3.矮小软下疳

像生殖器疱疹所致糜烂,多样小的痛性溃疡。

4.崩蚀性软下疳

溃疡发展迅速,大片坏死,外阴部破坏。

5.毛囊性软下疳

原发为毛囊性丘疹,类似毛囊炎,不久形成毛囊深部小溃疡。

6.匐行性软下疳

多个损害互相融合,形成长而窄的小溃疡。

7.巨大软下疳

溃疡向外扩展增大所致。

8.混合性软下疳

初为软下疳,后感染梅毒螺旋体而发生硬下疳并存。

(二)软下疳与硬下疳的鉴别

详见表 16-2。

表 16-2　软下疳与硬下疳的鉴别

鉴别点	软下疳	硬下疳
潜伏期	4～7 天	21 天
溃疡数目	常多发	75％为单一
溃疡特点	基底软,表面污秽,分泌物多,脓性,有臭味	基底硬,表面清洁,分泌物少,浆液性
疼痛	显著	无
局部淋巴结	肿大、软、痛、化脓、易破溃	肿大、硬、不痛、不化脓
病原体	杜克雷嗜血杆菌	梅毒螺旋体
梅毒血清学试验	阴性	阳性

七、治疗

软下疳的治疗原则应根据药物敏感试验结果选用敏感抗生素治疗。适当的抗生素治疗可使损害在7～14 天内消退。约 5％的病例复发。所有的性伴侣均应同时治疗。有效的药物治疗可治愈感染,消除临床症状,预防传染给他人。常用药物治疗可选用阿奇霉素。较晚期患者,尽管治疗有效果,但仍会形成瘢痕。

(一)全身治疗

推荐方案:阿奇霉素 1 克,口服,一次性给药;或头孢曲松 250 毫克,肌内注射,单次给药;或环丙沙星 500 mg,口服,每天 2 次,共用 3 天;或红霉素 500 mg,每天 3 次,7 天为 1 个疗程。

(二)局部治疗

1.溃疡治疗

用 1∶5 000 高锰酸钾或过氧化氢液体冲洗,外用红霉素软膏或聚维酮碘敷料覆盖。

2.淋巴结脓肿治疗

一般不应切开淋巴结脓肿,可通过正常部位皮肤进针进行抽吸,亦可在全身使用抗生素控制的情况下进行切开引流。

3.包皮环切术

未做包皮环切者的疗效不及已做环切者的疗效,包茎患者在活动性损伤愈合后应行包皮环切术。

(三)疗效观察

药物治疗3～7天后,应对患者进行再次检查,若治疗有效,3天内溃疡症状即有改善,7天内溃疡即可见明显愈合。否则,应考虑:①诊断是否正确。②是否同时合并另一种性病的病原体感染。③是否同时有人类免疫缺陷病毒(HIV)感染。④杜克雷嗜血杆菌是否对所使用的抗生素耐药。通常溃疡愈合的时间和溃疡大小有关,较大的溃疡可能需要2周才能愈合,淋巴结的临床消退要比溃疡慢。软下疳不经治疗的自然病程可持续数月,小的病损可在2～4周内愈合。有报告,未经治疗的生殖器溃疡和腹股沟脓肿可持续数年。

(四)疗效判断

1.治愈

单发或多发性浅溃疡及肿大或化脓的腹股沟淋巴结消失,症状消失。

2.有效

单发或多发性浅溃疡及肿大或化脓的腹股沟淋巴结变小,症状减轻。

3.无效

经治疗浅溃疡及肿大或化脓的腹股沟淋巴结无变化或加重,症状不减。

八、预防

(1)杜绝一切不洁性活动,因为患者是软下疳病原体的唯一传播者,尤其是嫖娼之类的婚外性活动。

(2)对性伴侣进行同时治疗与追踪检查。

(3)治疗期间停止一切性活动。

(4)所使用过的内衣、内裤进行彻底消毒,可以用煮沸消毒,因为杜克雷嗜血杆菌在65 ℃以上就会被杀死。

(5)对于可疑病例,不要轻易放过,应请有条件的医疗机构进一步鉴定。

(6)对于急性尿道炎者,若有软下疳可疑症状或体征者应进一步检查,不要被一个病因所迷惑。

(刘宪国)

第五节　腹股沟肉芽肿

腹股沟肉芽肿(granuloma of pudenda)又称杜诺凡病,是由肉芽肿荚膜杆菌引起的一种主要通过性行为传播的疾病。腹股沟肉芽肿通常累及生殖器、肛周和腹股沟,主要表现为无痛的、慢性进行性的溃疡性肉芽肿,损害呈牛肉红样外观,触之易出血。在过去,腹股沟肉芽肿曾有许多其他名称,如匐行性溃疡、鼠蹊肉芽肿、传染性肉芽肿、慢性性病性溃疡、性病性肉芽肿和热带腹股沟肉芽肿等。

一、病因

此病原菌为革兰阴性的球杆菌。菌体呈多形性,长 1～2 μm,宽约 0.5～1.5 μm,有荚膜、无鞭毛、不能运动、不产生芽孢。该菌在无生命培养基上不易培养成功,可在 5 天龄的鸡胚卵黄囊中生长良好,其细菌学和生化特性尚未明确。

人类是本病病原体的唯一自然宿主,传染性较弱,多次接触方可发病,感染主要发生在性接触部位,提示本病的传播途径以性传播为主,也可经自体接种以及密切的间接接触感染。本病好发年龄为 20～40 岁,多见于男性接触者,常合并梅毒以及 HIV 感染等性传播疾病。

二、临床表现

(一)潜伏期

1 周～3 个月。

(二)皮损形态

1.增殖性溃疡型

这是本病最常见的一种皮损类型,这类皮损是由结节型皮损进一步发展所致,并且由大的、通常无痛的、扩展的、边缘高起的溃疡组成。溃疡表面清洁,境界清楚,边缘高起、卷曲,溃疡基底质脆。典型溃疡外观呈牛肉红色并且易出血。自身接种引起邻近的皮肤受累是本病的特征。

2.结节型

表现为常伴有瘙痒的、柔软的红色结节出现在感染部位,最终发生溃疡并呈现亮红色的粗糙的颗粒状表面。结节有时被误认为淋巴结,其实是假横痃。

3.瘢痕型

干燥的溃疡进展为瘢痕斑块,可能与淋巴水肿有关。

4.肥厚型或疣状型

此型相对少见,这种增生反应形成大的增殖性肿块,有时类似于生殖器疣。

(三)好发部位

1.男性

男性的好发部位有阴茎、阴囊、龟头、腹股沟以及肛周。其中腹股沟受累约占 10%;肛周受累占 5%～10%,多发生于被动肛交者。

2.女性

女性好发部位有小阴唇、阴阜、阴唇系带以及宫颈等,其中宫颈受累约占 10%。

(四)肛周生殖器以外部位受累

肛周生殖器以外部位受累约占 6%。

1.淋巴结病

继发其他细菌感染所致。

2.自身接种和直接蔓延

自身接种和直接蔓延可导致口腔和胃肠道受累。

3.播散性腹股沟肉芽肿

腹股沟肉芽肿的病原体可经血行播散到脾、肺、肝、骨髓、关节以及眼眶等,有时播散性感染可导致死亡。有报告女性播散性感染病例还可出现巨大的盆腔淋巴结肿块、腕部的骨髓炎、膝和肘的化脓性关节炎以及消瘦、腹水和贫血等。也有人认为可播散至输卵管或附睾等部位。

三、实验室检查

(一)组织学检查

1.组织压片检查

通过细胞学检查可直接观察到杜诺凡小体(Donovan bodies)。杜诺凡小体位于巨噬细胞胞质的包涵体内,两极浓染,呈安全别针状。

2.组织病理学检查

溃疡部表皮缺失,边缘部棘层肥厚,甚至出现假上皮瘤样增生。真皮内有以组织细胞与浆细胞为主的密集浸润,其中有散在的中性粒细胞组成的小脓肿。淋巴样细胞的数目特别少。巨噬细胞的体积较大,有空泡,中间可见细胞内杆菌即杜诺凡小体,位于包涵体内,直径 $1\sim2~\mu m$,呈别针状,在 HE 染色时很难辨认,如用 Wright-Giemsa 或 Warthin-Starry 染色,可见杜诺凡小体两极浓染,其周围有一圈淡染的空泡或荚膜。以压片法检查新鲜活检标本,要比常规固定的组织切片更易查到杜诺凡小体。

(二)培养

肉芽肿荚膜杆菌对分离培养的要求非常苛刻,将所取组织碎片加无菌生理盐水乳化,接种至 5 天龄的鸡胚卵黄囊中,在 37 ℃下培养 72 小时,经染色可见别针状的病原体。

(三)PCR 检测

已有报告采用 PCR 法检测本病病原体。

(四)影像学检查

如果怀疑骨骼受累,则应进行 X 线摄片或其他影像学检查以便确定。

四、诊断与鉴别诊断

(一)诊断要点

在流行区,本病的诊断并不困难,我国不属腹股沟肉芽肿流行区,病例罕见,在诊断中应注意以下要点。

1.病史

根据患者发病前的非婚性交史或其性伴的感染史,尤其是患者或其性伴到过流行区并有与当地人的性接触史。

2.症状

经过 1 周~3 个月的潜伏期,发病缓慢,无痛性的、进行性的生殖器或肛周溃疡,腹股沟区肿胀,合并细菌感染时常散发臭味。

3.体征

溃疡性肉芽肿呈牛肉红色、不痛、触之易出血。在腹股沟区肿大的通常不是淋巴结,而被称为"假性横痃",是由皮下肉芽肿组织形成的。

4.实验室检查

通过 Wright-Giemsa 或 Warthin-Starry 染色,在组织压片检查或病理切片中查到杜诺凡小体。

(二)鉴别诊断

本病须与有生殖器溃疡以及腹股沟肿胀表现的性传播疾病相鉴别。

1.硬下疳

潜伏期 2～4 周,常发生于生殖器部位,溃疡呈软骨样硬,溃疡表面相对较清洁、无臭味、不易出血、无自觉疼痛,可有触痛,溃疡数目较少,直径 1～2 cm,暗视野显微镜可检出梅毒螺旋体。硬下疳是一期梅毒的临床表现。梅毒血清学检查 RPR 试验或 TPPA 可呈阳性反应。

2.扁平湿疣

常发生于潮湿的腔道口周围以及间擦部位的皮肤黏膜,皮损呈扁平湿润的丘疹或较大的斑块,其表面常有污秽的分泌物,呈灰白色,皮损中含有大量的梅毒螺旋体,为二期梅毒的典型表现。梅毒血清学检查 RPR 试验和 TPPA 均呈阳性反应。

3.生殖器疱疹

生殖器疱疹常表现为多发的绿豆大小的水疱,也可出现脓疱,基底红斑,疱壁破裂后呈现出糜烂或溃疡,溃疡较浅,有疼痛感,虽伴有腹股沟淋巴结轻度肿大,但不软化、不化脓,亦不破溃。生殖器疱疹还有反复发作的特点。实验室检查可培养出 HSV 或查到 HSV 抗原。

4.性病性淋巴肉芽肿

主要表现为痛性横痃,为腹股沟淋巴结疼痛性肿大,其病原体为 L 型沙眼衣原体。

5.软下疳

软下疳发病快、进展快,潜伏期 4～7 天,表现为化脓性溃疡。溃疡直径较大,常多发并伴有疼痛。软下疳横痃为腹股沟淋巴结化脓性病变,可破溃流脓,破溃处以出现"鱼口"样的窦道口最具有特征性。其致病因子是杜克雷嗜血杆菌。

6.阴茎结核

好发于龟头、冠状沟以及包皮,常无自觉症状,初发皮损为红色或肤色的丘疹或小结节,继而形成坏死性丘疹,并进一步导致化脓以至形成溃疡。病原体是结核分枝杆菌。

7.生殖器部位有溃疡表现的皮肤病

累及生殖器部位的固定性药疹、白塞病以及增殖性红斑等,都可出现生殖器溃疡的临床表现,但这些疾病都非感染引起。

五、治疗

(一)治疗原则

推荐使用的抗感染药物主要是复方磺胺甲噁唑(甲氧苄啶/磺胺甲噁唑)或多西环素,其他可选择的抗生素有阿奇霉素、红霉素或环丙沙星。抗生素的疗程至少 3 周,直至治愈。如果溃疡对最初阶段的治疗无效,应加 1 种氨基糖苷类抗生素(如庆大霉素 1 mg/kg,静脉滴注或肌内注射,每 8 小时 1 次)。由于细菌耐药,不再推荐使用四环素。对妊娠妇女可考虑给予红霉素治疗。HIV 抗体阳性患者所患的腹股沟肉芽肿可能需要较长的时间方能愈合,并且需要增加 1 种肠道外使用的氨基糖苷药物。损害愈合后,毁形的生殖器肿胀需要外科手术矫正。

（二）治疗方案

1.复方磺胺甲噁唑（TMP 160 mg/SMZ 800 mg）

2 次/天,口服,疗程至少 3 周。注意:①小于 2 个月龄的儿童禁用,超过 2 个月龄的儿童为 15～20 mg/(kg·d)(以 TMP 为基准),每天分 3～4 次,口服,共 14 天。②对复方磺胺甲噁唑过敏者禁用,叶酸缺乏所致的贫血患者禁用,孕妇禁用。

2.多西环素

100 mg,2 次/天,口服,疗程至少 3 周。注意:①小于 8 岁的儿童禁用,超过 8 岁儿童,2～5 mg/(kg·d),分 2 次口服,一天不能超过 200 mg。②孕妇禁用。

3.环丙沙星

750 mg,2 次/天,疗程至少 3 周。注意:①小于 18 岁的患者禁用,超过 18 岁的患者用法与成人相同。②孕妇禁用。

4.红霉素

500 mg,一天 4 次,疗程至少 3 周。注意:①治疗第 1 天,儿童首剂口服 20 mg/kg,2 小时后 10 mg/kg,每 6 小时 1 次,治疗第 2 天起,30～50 mg/(kg·d),分为每 6～8 小时口服;严重的感染剂量加倍。②通常情况下对孕妇是安全的,但只有考虑到利大于弊的情况下方可使用。

5.阿奇霉素

1.0 g,一周 1 次,疗程 4～6 周。注意:①对儿童的安全性没有确定。②通常情况下对孕妇是安全的,但只有考虑到利大于弊的情况下方可使用。

（三）随访

复发感染可能发生在治疗后的 18 个月,因此随访应长达 2 年或更长。

六、预防

(1)提倡安全的性行为,避免非婚性行为,提高安全套的使用率,正确使用安全套,以减少和预防腹股沟肉芽肿等性传播疾病。

(2)通过各种途径积极宣传,帮助公众,尤其是青少年了解本病及其他性传播疾病的危害;鼓励青少年推迟性行为的年龄。

(3)改善就诊环境,消除歧视,提高医疗质量,使患者能放心地及时就诊。

(4)鼓励患者通知其性伴接受检查和预防性治疗。

（刘　丹）

第六节　生殖器疱疹

生殖器疱疹(genital herpes)是由单纯疱疹病毒(herpes simplex virus,HSV)引起的性传播疾病,特点是生殖器及肛门皮肤溃疡,呈慢性反复发作过程。HSV 属双链 DNA 病毒,分 HSV-1 及 HSV-2 两个血清型。70%～90%原发性生殖器疱疹由 HSV-2 引起,由 HSV-1 引起者占 10%～30%。复发性生殖器疱疹主要由 HSV-2 引起。

一、传播途径

由于 HSV 在体外不易存活,主要由性交直接传播。由于多数 HSV-2 感染者无症状或症状轻微而成为病毒携带者。孕妇合并 HSV 感染,HSV 可通过胎盘造成胎儿宫内感染(少见)或经软产道感染新生儿(多见)。

二、发病机制

HSV 是嗜神经病毒,经破损的皮肤黏膜进入角质形成细胞,在细胞内复制,细胞肿胀、变性、坏死,产生皮肤损害。感染细胞可与未感染细胞融合,形成多核巨细胞。HSV 也可不产生临床症状而沿感觉神经轴索迁移到骶神经节,形成潜伏感染。HSV 感染后 1 周血中出现特异性 IgM 抗体,2 周左右出现特异性 IgG 抗体,抗体可中和游离病毒,阻止病毒扩散,但抗体不能清除潜伏的病毒,也不能防止疱疹复发。在机体免疫力降低或某些因素如日晒、月经、寒冷、发热、劳累等可激活潜伏的 HSV,病毒沿感觉神经轴索下行到末梢而感染邻接的皮肤黏膜细胞并进行增殖,导致局部疱疹复发。

三、临床表现

可有原发性及复发性两种表现。

(一)原发性生殖器疱疹

潜伏期为 2～20 天,平均 6 天。患部先有烧灼感,表现为群集丘疹,可单簇或散在多簇,丘疹很快形成水疱,疱液中可有病毒。2～4 天疱疹破裂形成糜烂或溃疡,伴有疼痛,随后结痂自愈,若未继发细菌感染,不留痕迹。好发部位大阴唇、小阴唇、阴道口、尿道口、阴道、肛门周围、大腿或臀部,约 90% 累及宫颈。亦有原发疱疹仅累及宫颈,宫颈表面易破溃而产生大量排液。发病前可有全身症状如发热、全身不适、头痛等。几乎所有患者均出现腹股沟淋巴结肿大、压痛。部分患者出现尿急、尿频、尿痛等尿道刺激症状。病情平均经历 2～3 周缓慢消退,但愈后容易复发。

(二)复发性生殖器疱疹

首次复发多出现在原发性生殖器疱疹皮损消退后 1～4 个月内。发病前局部烧灼感、针刺感或感觉异常,随后群簇小水疱很快破溃形成糜烂或浅溃疡。复发患者症状较轻,水疱和溃疡数量少,面积小,愈合时间短,病程 7～10 天,皮损多在 4～5 天愈合,较少累及宫颈,腹股沟淋巴结一般不肿大,无明显全身症状。

四、诊断

根据病史、临床典型表现可作出临床诊断,加下列实验室检查中的 1 项即可确诊。

(一)细胞学检查

以玻片在疱疹底部作印片,Wright-Giemsa 染色,显微镜下见到具有特征性的多核巨细胞或核内嗜酸性包涵体,此法敏感性低。

(二)病毒抗原检测

从皮损处取标本,以单克隆抗体直接免疫荧光试验或酶联免疫吸附试验检测 HSV 抗原,是临床常用的快速诊断方法。

（三）病毒培养

取皮损处标本进行病毒培养、分离、鉴定、分型，是诊断 HSV 感染的金标准方法，但操作复杂，花费大。

（四）核酸检测

已有报道应用核酸杂交技术及 PCR 技术诊断生殖器疱疹，可提高诊断的敏感性并可进行分型。

五、治疗

生殖器疱疹为易复发疾病，尚无彻底治愈方法。治疗目的是减轻症状，缩短病程，减少 HSV 排放，控制其传染性。

（一）抗病毒治疗

以全身抗病毒药物为主。

1.原发性生殖器疱疹

阿昔洛韦 200 mg，每天 5 次，口服，连用 7～10 天；或伐昔洛韦 1 000 mg，每天 2 次，口服，连用7～10 天；或泛昔洛韦 250 mg，每天 3 次，口服，连用 5～10 天。

2.复发性生殖器疱疹

最好在出现前驱症状或皮损出现 24 小时内开始治疗。阿昔洛韦 200 mg，每天 5 次，连服5 天；或伐昔洛韦 500 mg，每天 2 次，连服 5 天；或泛昔洛韦 125 mg，每天 3 次，连服 5 天。

3.频繁复发患者（1 年内复发 6 次以上）

为减少复发次数，可用抑制疗法。阿昔洛韦 400 mg，每天 2 次口服；或伐昔洛韦 500 mg，每天1 次口服；或泛昔洛韦 250 mg，每天 2 次口服。这些药物需长期服用，一般服用 4 个月至 1 年。

4.严重感染

指原发感染症状严重或皮损广泛者。阿昔洛韦每次 5～10 mg/kg 体重，每 8 小时 1 次，静脉滴注，连用 5～7 天或直至临床症状消退。

（二）局部治疗

保持患处清洁、干燥。皮损处外涂 3％阿昔洛韦霜、1％喷昔洛韦乳膏或酞丁胺霜等。

六、治愈标准与随访

患处疱疹损害完全消退，疼痛、感觉异常以及淋巴结肿痛消失为治愈。虽易复发，预后好。对无 HIV 感染或其他合并症者，治疗后一般无需随诊。

七、生殖器疱疹合并妊娠

妊娠期免疫力降低，生殖器疱疹的易感性及复发频率增加。HSV 感染对妊娠影响较大，尤其是原发性生殖器疱疹。由于复发性生殖器疱疹母体的抗体可通过胎盘到达胎儿，可保护部分胎儿免受感染。妊娠早、中期感染 HSV 可引起流产、早产、胎儿畸形（小脑畸形、小眼球、视网膜发育不全）、死胎、死产；晚期可引起新生儿感染 HSV，常在 5～7 天发病，出现发热、黄疸、肝脾大、皮肤及眼结膜出现疱疹，重者引起脑膜炎、脊髓灰质炎，导致新生儿死亡，死亡率达 50％～70％，幸存儿多有严重神经系统后遗症。生殖器疱疹合并妊娠的处理：若在妊娠之前有 HSV 感染,在妊娠期未复发,胎儿及新生儿感染的概率不大,可不予处理,但应密切观察胎儿发育情况。妊娠早期感染 HSV,其药物治疗的安全性未得到证实,可征求家属及患者意见决定是否终止妊娠。妊娠晚期感染 HSV,新生儿 HSV 感染率及死亡率均高,应给予抗病毒药物阿昔洛韦治疗;若在分娩时有活动性皮损或阴道分泌物仍能检出病毒,在破膜前或破膜 4 小时内行剖宫产可降低新生儿 HSV 感染率,但若破膜时间超过 4 小时,剖宫产不能降低新生儿感染率。所有 HSV 感染的孕妇所生的新生儿均应密切随访,及早发现 HSV 感染、及早治疗。

八、小结

生殖器疱疹是由单纯疱疹病毒引起的性传播疾病,主要由 HSV-2 引起。临床表现因原发性及复发性不同而表现不同。原发性生殖器疱疹的水疱、溃疡、疼痛明显,持续 2～3 周缓解,常有腹股沟淋巴结肿大,而复发性生殖器疱疹的水疱、溃疡轻,持续时间短,无腹股沟淋巴结肿大。若有不洁性生活史,根据典型临床表现可做出临床诊断,实验室检查阳性可确诊。HSV 病毒培养是诊断金标准,但实用性差。病毒抗原检测及核酸检测是临床比较实用的方法。治疗主要以抗病毒药物阿昔洛韦、伐昔洛韦以及泛昔洛韦为主。

(刘 丹)

第七节 支原体感染

支原体感染病原可分为人型支原体(MH)与解脲脲原体(UU)、生殖支原体(MG)、发酵支原体,可引起泌尿道、阴道、子宫颈及子宫内膜感染,如尿道炎、盆腔炎、阴道炎、前列腺炎及肾盂肾炎等,并可致不育症及早产。

对阻碍 DNA 复制的喹诺酮类药物,如左旋氧氟沙星、司帕沙星等敏感。

一、病因及发病机制

支原体包括支原体属和脲原体属(旧称解脲支原体或分解尿素支原体),是一种无细胞壁的特殊微生物,因而可变形、无法被革兰方法染色、且可抵抗以细胞壁为靶点的抗生素。

人型支原体、解脲脲原体(图 16-1,图 16-2)和生殖器支原体在一定条件下可引起泌尿生殖系统感染,正常人尿道中有时也有解脲脲原体,故认为其致病性与血清型有关。发现血清 4 型 UU 与 NGU 有关。

其致病机制可能是通过吸取宿主细胞膜的胆固醇与脂质作为营养物质,并产生一些有毒的代谢产物,如神经毒素、超氧离子等,使宿主细胞受损。

解脲脲原体可通过黏附在精子表面而影响精子运动,引起不育,并可分解尿素产生大量氨,其具有细胞毒作用,也可促使结石的形成。

二、临床表现

脲原体属、人型支原体和生殖支原体与疾病的关系见表 16-3。

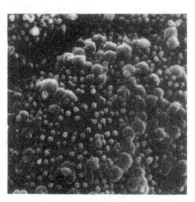

图 16-1 扫描电镜显示解脲脲原体黏附于子宫内膜

伴有 UU 或 MH 的子宫内膜均可分离出解脲脲原体及
人型支原体,子宫内膜培养和免疫荧光检查亦可检出

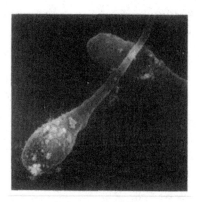

图 16-2 解脲脲原体黏附于人类精子

免疫荧光检查和培养不伴有炎症

表 16-3 脲原体属、人型支原体和生殖支原体与疾病的关系

	脲原体属	人型支原体[a]	生殖支原体[b]
男性尿道炎	+	−	+
前列腺炎	±	−	±
附睾炎	±	−	−
尿路结石	+	−	−
肾盂肾炎	±	+	−
细菌性阴道炎	±	±	−
宫腔炎	−	−	+
盆腔炎症性疾病	−	+	+
不育	±	−	±
绒毛膜羊膜炎	+	±	−
自发性流产	+	±	−
早产/低体重儿	+	−	−
子宫内发育迟缓	±	−	−
产后/流产后发热	+	+	−
生殖系统外疾病(包括关节炎)	+	+	+

注:一无联系或因果关系;+因果关系,±无因果关系证据,但有统计学证据;a 传统培养法无法区分 UU 与 UP;b 生殖支原体培养困难,临床证据少。

泌尿生殖道感染临床症状多样且影响因素众多。女性发生宫颈炎和阴道炎时主观感觉常不明显,而男性对尿道感染则很敏感并易受心理暗示、尿道畸形、龟头包皮炎、性交等因素影响。

(1)非淋菌性尿道炎:30%～40%的患者主要由 UU 及 MH 引起。临床资料也表明 MG 是 NGU 的病因之一。其尿道炎与衣原体感染尿道炎相似。

(2)附睾炎:MH、UU 可引起附睾炎。

(3)Reiter 病:病因大多数为衣原体,但 MH、UU 和 MG 的作用还不十分清楚。

(4)前列腺炎：所报道 60 例慢性前列腺炎患者中 10％检测到人型支原体，但相匹配的正常对照组中无一例发现。有人用 PCR 技术在前列腺炎的前列腺活检组织中，4％发现生殖器的支原体，其致病作用尚有争议，而且表明在慢性前列腺炎中的作用是极小的。

(5)细菌性阴道病：患者的阴道标本检测出人型支原体。

(6)盆腔炎：人型支原体可能是盆腔炎的病因，但没有证据支持 UU 是有类似作用。

(7)男女不育：UU 阳性的精液精子少，且 UU 吸附精子上，影响对卵细胞的穿透能力，可妨碍受精卵的发育及种植。不育夫妇生殖道 UU 分离阳性率高于生育正常夫妇。此外，MG 亦可引起盆腔炎，继发不孕。

三、实验室检查

(1)UU 培养：常用培养基为牛心浸液或蛋白胨，并含 1％新鲜酵母浸液、10％～20％动物血清及0.5％氯化钠，还可加葡萄糖和精氨酸以促进 MH 和 MG 生长，加入尿素以供 UU 代谢，青霉素抑制杂菌。

初步鉴定包括典型颗粒状或"煎蛋样"菌落、Dienes 染色观察和生化试验，并可用荧光或免疫酶法直接对菌种鉴定。

(2)血清学诊断试验：酶联免疫吸附试验(ELISA)敏感性高，微量免疫荧光法(MIF)具有快速特点。

(3)生物学方法：DNA 探针的敏感性稍差，但特异性高。聚合酶链反应(PCR)的敏感性、特异性均高。

四、实验室检查评价

支原体培养及药物敏感试验的临床指导意义不大。对于致病性最强的 MG，目前没有临床检测方法；对于有致病性的 UU 与无致病性的 UP，临床培养检验法不能区分；MH 在尿道、宫颈的致病性尚不明确。实践中不能为使病原学转阴而持续治疗。

解决目前困境的方法是发展分子生物学技术以检测 MG，区分 UU 和 UP，并对 UU 进行基因型分析、定量和细胞内感染检测。UU 是条件致病菌，在宿主细胞内寄生是其致病的关键，因此临床上可通过搜集尿道或宫颈脱落细胞、洗涤离心并试图洗脱细胞表面寄生的 UU 来判断其是否参与临床致病。

五、诊断依据

对支原体感染的诊断应根据临床特征及实验室检查结果作出。

既往规定，当尿道、宫颈拭子涂片及前列腺液检查白细胞计数分别超过 4、30、10 个/HP 时，可诊断为炎症。由于目前临床上存在对支原体过度治疗，且仍无改良诊断方法，所以仍强调上述标准的应用，但应知道这种检查方法的敏感性并不高。

六、鉴别诊断

鉴别诊断同衣原体感染。

七、治疗

(一)治疗原则

基本方案同衣原体感染。

(二)治疗措施

由于 UU 缺乏细胞壁,故 β-内酰胺类抗生素对其无效。四环素类、喹诺酮类、大环内酯类抗生素为治疗 UU 感染的首选药物,但耐药菌株不断增加。有条件时做支原体的培养及药物敏感试验,寻求最敏感的药物。常用药物:多西环素,第 1 次 0.2 g,以后每次 0.1 g,2 次/天,10～14 天;米诺环素,第 1 次 0.2 g,以后每次 0.1 g,2 次/天,10～14 天;交沙霉素,0.2 g,4 次/天,10～14 天;红霉素,0.5 g,4 次/天,10～14 天;阿奇霉素,1 g,一次顿服,饭前 1 小时或饭后 2 小时服用;克林霉素,0.15～0.30 g,3 次/天,10～14 天;环丙沙星,0.52 g/d,10～14 天。

妊娠期间建议用红霉素或阿奇霉素,儿童(<45 kg)可用红霉素 50 mg/(kg·d),分 4 次口服,或克林霉素 10～20 mg/(kg·d)。

现推荐我国治疗 NGU(MPC)方案,见表 16-4。

表 16-4　我国治疗 NGU(MPC)方案

分类	方案
初发 NGU (MPC)	多西环素 100 mg,口服,2 次/天,连服 7～10 天;或阿奇霉素 1 g,一次顿服,需在饭前 1 小时或饭后 2 小时服用;或红霉素500 mg,口服,4 次/天,连服 7 天;或琥乙红霉素 800 mg,口服,4 次/天,连服 7 天;或氧氟沙星 300 mg,口服,2 次/天,连服 7 天;或米诺环素100 mg,口服,2 次/天,连服 10 天
复发 NGU (MPC)	尚无有效的治疗方案,可用甲硝唑 2 g,单次口服,加红霉素 500 mg,口服,4 次/天,共 7 天;或琥乙红霉素 800 mg,口服,4 次/天,连服 7 天
孕妇 MPC	禁用多西环素和氧氟沙星,可用红霉素 500 mg,口服,4 次/天,共 7 天;或红霉素 250 mg,4 次/天,共 14 天;或琥乙红霉素 800 mg,口服,4 次/天,共 7 天;或阿奇霉素 1 g,一次顿服

美国 CDC 推荐的治疗方案:①口服红霉素 500 mg,4 次/天,共 7 天;不能耐受者改为 250 mg,4 次/天,共14 天;②阿莫西林 500 mg,3 次/天,共 7 天;③对配偶进行治疗。近年来对支原体感染已日渐转为用多西环素100 mg,2 次/天,共 7 天;或阿奇霉素 1 g,单剂口服。这已成标准方案被广泛接受。

八、判愈标准与随访

治疗结束 1 周应随访复查。治愈标准是症状消失、尿道分泌物涂片中多形核白细胞≤4/HP,并进行病原体复查。持续性或复发性 NGU 给予复治。

在治疗失败的病例中,完成治疗后不足 3 周所做的支原体培养试验的价值尚不清楚,因为支原体数量较少,可能出现假阴性结果。另外,对治疗成功的病例,完成治疗后<3 周进行的非培养检测,有时可因持续排泄已死亡的病原体亦可出现假阳性。

九、预防

(1)避免婚外性行为。

(2)使用避孕套有部分预防作用。

（3）淋病患者同时使用其他有效药物防止衣原体或支原体感染。

（4）对性伴侣同时进行治疗。

（刘　丹）

第八节　生殖器念珠菌病

生殖器念珠菌病（genltal candidiasis）主要包括妇女念珠菌外阴阴道炎、男性念珠菌性龟头炎和尿道炎。

一、流行病学

生殖器念珠菌病多见于 20～30 岁妇女，妊娠期患病率可以增多 1 倍，有报道 75％的育龄妇女一生中至少有过 1 次阴道念珠菌病病史。其中 45％的妇女可能有重复感染史。口服避孕药、糖尿病、免疫缺陷及长期使用抗生素、环境因素、营养情况等皆与此病发病有关。

与阴道念珠菌病发病有关的诱因很多，主要有以下三种。

（一）妊娠与口服避孕药

妊娠妇女极易患念珠菌性阴道炎，发病率可高达 30％～40％，口服避孕药者也有同样情况。其原因可能与雌激素水平有关。因雌激素的作用可使阴道上皮细胞内葡萄糖含量增加，从而使阴道的 pH 升高，可上升至 pH 6.5（正常阴道 pH 4.5）。儿童或绝经期妇女。因明道上皮细胞内糖原含量减少，故一般不易患念珠菌病。

（二）糖尿病及营养因素

糖尿病也是常见病因之一。研究发现糖尿病患者粒细胞对白念珠菌的杀伤作用减弱，其原因可能单纯为营养因素。大量口服抗生素能诱发阴道念珠菌病，可解释为大量抗生素对细胞的抑制，使利用糖的能力下降。同时抗生素使正常菌群的平衡被破坏，也加重了酵母菌的生长及致病力。此外，抗生素的存在还抑制了抗体的合成及吞噬过程，使念珠菌更易侵入组织而致病。

（三）机体免疫力的下降

阴道念珠菌病常发生于机体免疫功能下降者。研究表明，患阴道念珠菌病的妇女血液循环中抗念珠菌抗体的滴度比未感染者高。且参与反应的主要是分泌型 IgA。另外，那些患复发性念珠菌性阴道炎的妇女，可能产生念珠菌的特异的抑制淋巴细胞。这种抑制淋巴细胞可阻止淋巴细胞对念珠菌的免疫反应。

阴道念珠菌病主要有下列几种传染途径。

1.性接触传染

性接触是生殖器念珠菌病的主要传播方式。

2.间接接触传染

接触污物，如便盆、浴池等可造成间接传染。

3.产道传染

在分娩时，患有念珠菌性阴道炎的产妇的产道内念珠菌可传染给新生儿。

4.子宫内传染

妊娠妇女子宫颈部念珠菌感染羊膜、羊水,可感染胎儿整个皮肤。

5.肛肠传染

肛肠内念珠菌的带菌率较高,并可污染至女阴,肛交者可直接传染给男性生殖器。有人认为妇女本身的肠道是阴道念珠菌重复感染的主要场所。

阴道念珠菌病感染的原因很多,其中与性生活有关的因素目前已被重视。已发现男性念珠菌性龟头炎日益增高可能与不洁性交有关。

二、病原学

念珠菌属不全菌纲,假酵母目,念珠菌科,芽生,有真假菌丝,有厚壁孢子,无子囊。一般情况下为卵圆形的单壁细胞。常有分隔菌丝,成群分布。革兰染色为阳性。迄今为止,有报道自然界存在270多种念珠菌。其中致病的以白念珠菌为最常见。其次为热带念珠菌和光滑念珠菌,再次是克柔念珠菌、近平滑念珠菌等。其中白念珠菌对人类的危害最大,致病性最强。从阴道中分离出的念珠菌85%~90%是白念珠菌。念珠菌是双相单细胞酵母菌。在人体中,无症状时常表现为酵母细胞型,在侵犯组织和出现症状时,常表现为菌丝型。

念珠菌是一种条件致病菌,主要寄生于口腔、阴道、皮肤等处。根据报道,正常人群白念珠菌带菌率可高达40%,妊娠妇女阴道带菌率可为16%~30%,白念珠菌可长期寄生于人体而不致病,当机体抵抗力下降时可致病。引起其发病必须具备两个条件:一是念珠菌繁殖到一定数量且毒性较大,已超过了机体抵抗力对其抑制的条件下,可乘虚而入致病;二是机体抵抗力下降,不足以抗御念珠菌毒力。

三、临床表现

念珠菌病可发生在人体的皮肤、黏膜及内脏等处,由于部位不同,表现也多种多样。生殖器念珠菌病是指性接触的生殖器念珠菌感染性疾病。

生殖器念珠菌病可表现为多种类型,对于男性而言主要有念珠菌性龟头包皮炎和念珠菌性尿道炎。

(一)念珠菌性龟头包皮炎

男性生殖器念珠菌感染多引起龟头包皮炎。20世纪60年代以来,此病逐渐增多。多因女性伴侣患念珠菌性外阴、阴道炎而被感染,多见于已婚男性。包皮过长、局部潮湿、糖尿病等,都会成为念珠菌繁殖致病的诱因。

带菌者一般无症状和体征。仅在冠状沟处可查到念珠菌。常见的症状是阴茎龟头及冠状沟等处红斑、糜烂,常可在红斑上见到白色奶酪样假膜,患者阴茎发痒,在包皮阴囊中可有黏液脓性分泌物。阴囊受累时,在与阴茎接触面上可见鳞屑红斑样皮疹,刺痒明显。少数患者可表现为急性水肿型包皮龟头炎,包皮水肿明显伴刺痒,可出现小溃疡;伴有细菌感染时,甚至可出现嵌顿。极少数男性在与患念珠菌性阴道炎的妇女性交后,数小时内即出现阴茎刺痒、烧灼感,包皮和龟头潮红。这种症状的出现可能是患者对白念珠菌高度过敏所致。

(二)念珠菌性尿道炎

近年来,随着NGU和淋菌性尿道炎增多及滥用抗生素,患念珠菌性尿道炎的男女也不断增多,应引起高度重视。此类尿道炎临床症状和体征与NGU不易区别,也有个别患者由于反复发作、反复治疗后尿道口局部潮红、周围呈环状干枯。值得一提的是,尿道口有尖锐湿疣的男女患者,往往合并念珠菌感染,此时患者有排尿不适、尿痛等,局部反复出现少许白色分泌物。遇到这种情况要做真菌培养或镜检,以便尽早确诊。

四、实验室检查

生殖器念珠菌病单靠临床表现是不易确诊的,尤其是男性念珠菌性龟头包皮炎和尿道炎、皮疹无特异性,故应做念珠菌的实验室检查。

(一)直接镜检法

男性患者可刮取病损处皮屑少许。必要时取活组织,用10%氢氧化钾溶液或盐水涂片。直接镜检时可见卵圆形的发芽孢子及分隔菌丝,折光性较强,阳性检出率约为60%。若查到大量假菌丝,更说明念珠菌处于致病阶段,因此直接检查对确诊念珠菌的致病性有一定意义。若用荧光直接检查,将标本涂片加标准液处理后,再加抗体荧光等处理。镜下可见假菌丝或孢子呈荧光反应。

(二)染色法

以同样方法取材涂片,固定后,革兰染色,置油镜下观察,可找到成群革兰阳性的卵圆形孢子,也可见到假菌丝。此方法的阳性检出率为80%。过碘酸染色假菌丝及泡子呈红色。

(三)培养法

如临床怀疑本病,在涂片检查的同时,可做真菌培养。取标本接种于沙氏培养基上,放入37℃容器内,24~48小时后观察,可见大量白色小而圆的菌落,用接种针挑取少量菌作涂片,革兰染色后,在镜下观察,可见大量芽生孢子,初步可考虑为念珠菌感染,用此方法检查阳性率较高。

(四)发酵实验

念珠菌做发酵实验后,可鉴别是哪种念珠菌,如白念珠菌对葡萄糖及麦芽糖产酸产气,对蔗糖产酸,对乳糖无作用,不水解尿素。

(五)同化实验

念珠菌不同化乳酸、密三糖及硝酸钾。

(六)菌种鉴别

与医学有关的7种念珠菌,必须根据其菌落形态、孢子特征及发酵实验等进行分辨。

五、诊断与鉴别诊断

根据典型的临床表现及阴道检查,一般诊断并不困难。但对症状不明显的男性患者和需确诊本病者,需做实验室检查进行鉴别诊断。

男性生殖器念珠菌病应与下列疾病相鉴别。

(一)慢性龟头包皮炎

患者冠状沟及龟头处可红肿、糜烂、渗液,有灰白色脓性分泌物,有时呈溃疡性渗血渗液等,伴瘙痒,多见于包皮过长及包茎者,可由局部不卫生,导致厌氧菌感染所致。不同于念珠菌病的奶酪样假膜。分泌物镜检无假菌丝。

(二)龟头寻常型银屑病

龟头部可见鳞屑型红斑,鳞屑银白色,大部分患者因已给予外用膏药治疗,主要表现为龟头部红斑。患者一般全身都有同样皮疹,鳞屑镜检无假菌丝。治疗时要详细了解病史和用药史。

(三)阴茎固定性药疹

皮疹初始为黄豆大到鸡蛋大的红斑,边界清,可发生水疱,破后糜烂结痂,可多次复发,每次复发在原有皮疹处出现,也可增多或扩大。患者有药物过敏史,分泌物或皮屑镜检无假菌丝。此外,在鉴别诊断的同时,要注意生殖器念珠菌病常与其他性传播疾病同时存在的情况,尤其要注意淋病及其他原因引起的非淋菌性阴道炎(尿道炎)、尖锐湿疣等。

六、治疗

生殖器念珠菌病,尤其是阴道念珠菌病,80%～90%是由白念珠菌引起的。因此,主要选用针对白念珠菌有效同时对其他念珠菌也同样有效的药物治疗。

(一)治疗原则

(1)无症状带菌者一般不主张特殊治疗。

(2)避免外用类固醇皮质激素,如氟轻松软膏、曲安西龙软膏、皮炎平霜等。

(3)若非需要,不应用抗生素和激素治疗。

(4)治疗期间禁止性交。

(5)性伴侣应追诊检查,患同病者应同时治疗。

(6)患糖尿病等并发症者,应加强对并发症治疗。

(二)治疗方法

1.局部用药

(1)局部用2%～4%碳酸氢钠溶液冲洗,拭干后涂用1%～2%甲紫液。

(2)制霉菌素栓剂,每个含制霉菌素10～20万U,每晚1个,塞入阴道深部,10～14天为1个疗程。

(3)咪唑类药物,如克霉唑、益康唑、酮康唑等均可使用。男性用霜剂如硝酸咪康唑霜、联苯苄唑霜外涂,每晚1次,共用14天。女性用栓剂,如硝酸咪康唑栓200 mg,每晚1个,塞入阴道,共用14天。

2.全身用药

(1)伊曲康唑胶囊(伊曲康唑):0.2 g口服。每天2次,共服1天,男性患者0.2 g口服,每天1次,共服7天。

(2)氟康唑胶囊:150 mg,口服1次。

(3)咪康唑:0.15 g口服,每天2次,共服1天。

(4)酮康唑:0.2 g口服,每天2次,共服5天。

上述方法任选一种应用。

3.辅助用药

在外用药或口服药的同时,可用纯中药洗剂,如康洁司乐、双子参洗剂、肤阴洁等局部外洗。这些中草药制剂都有一定的辅助治疗作用。

4.注意预防

注意外阴部清洁、干燥,不用不清洁的盆浴,严禁婚外性行为。对易复发患者,应嘱其性伴侣去医院检查治疗。妊娠妇女发现本病,应及时治疗。一般以局部外用药为主。

（刘　丹）

第九节　非淋菌性尿道炎

非淋菌性尿道炎(non gonococcal urethritis,NGU)是指通过性接触而传染的一种尿道炎,在临床上有尿道炎的表现,而在尿道分泌物中查不到淋病奈瑟菌,培养也无淋病奈瑟菌生长,其主要病原体为沙眼衣原体或解脲支原体。

一、流行病学

非淋菌性尿道炎在发达国家和发展中国家极为常见,在很多国家,淋病的发病数逐渐下降,而非淋菌性尿道炎的发病率逐年上升。据世界卫生组织 1995 年估计,全世界每年新发生可以治愈的性病病例3.33亿例,其中衣原体感染 8 900 万例,淋病 6 200 万例,梅毒 1 200 万例,滴虫感染 17 000 万例。同样来源于世界卫生组织的资料显示,1993—1996 年性病低危人群中衣原体感染率为 5.6%(菲律宾),2.5%(越南),而在高危人群(从事非法性交易)中,感染率可达 17.3%(菲律宾)。

我国报告的非淋菌性尿道炎约有一半由沙眼衣原体引起。据全国性病流行病学分析报告,非淋菌性尿道炎的发病率近年呈较快增长势头,统计资料显示,1991—2000 年,非淋菌性尿道炎年均增长 43.8%,2000 年报告病例 241 016 例,发病率 19.33%,居性传播疾病的第二位;2001 年报告病例 253 116 例,发病率 20%,超过淋病占各种报告性病的首位。不同地区、不同人群中泌尿生殖道沙眼衣原体感染率有所差别,如性病门诊就诊者中为 9%～12%,从事非法性交易妇女中为 20%～60%。

二、病因

2002 年英国泌尿生殖医学学会(AGUM)修订的《非淋菌性尿道炎的诊疗规范》中的"病原学"部分指出,30%～50%的非淋菌性尿道炎由沙眼衣原体引起,10%～20%由解脲支原体和生殖支原体引起,1%～17%的病例由阴道毛滴虫引起,尚有不到 10%的病例由单纯疱疹病毒、白念珠菌、细菌性尿路感染、尿道狭窄以及细菌性阴道病引起。像结核分枝杆菌、金黄色葡萄球菌、大肠埃希菌、肺炎球菌等微生物引起的尿道炎,不属于非淋菌性尿道炎,因为这一类尿道炎一般是不通过性途径传播。

三、发病机制

衣原体抑制宿主细胞代谢,溶解破坏并导致溶解酶释放;代谢产物的细胞毒作用,引起变态反应和自身免疫,这些都会损害细胞。解脲支原体吸附于宿主细胞表面,从宿主细胞膜吸取脂质与胆固醇,引起细胞膜损伤。解脲支原体在泌尿生殖道上皮细胞产生毒性代谢产物,如 NH3 对宿主细胞有急性毒性作用。解脲支原体细胞膜有磷脂酶,可直接作用于宿主细胞膜上底物,导致宿主细胞损伤。

四、诊断

(一)临床表现

非淋菌性尿道炎好发于青年,25岁以下约占60%。男女均可发生,国内报告男性多于女性。潜伏期较淋病长,平均为1~3周。男女性患者症状不一样。

1.症状和体征

(1)男性主要临床症状和体征。

尿道分泌物:分泌物多为浆液性,较稀薄,量少。晨起首次排尿前或长时间不排尿可发现尿道分泌物结痂封住尿道口(即"糊口")或污染了内裤。

尿道口红肿:体检时可发现尿道口红肿。

尿痛:多表现为尿道口瘙痒、刺痛或灼热感,时轻时重。但相对淋病而言,疼痛程度较轻。

部分患者可无症状或症状不典型。因此,有相当多的患者在初诊时易漏诊。

(2)女性主要临床症状和体征:常表现得不明显、不特异或无症状。多以宫颈为中心扩散到其他部位。

2.并发症

(1)男性并发症。

前列腺炎:多数患者开始即为慢性表现。症状有排尿不适,会阴部、腹股沟部及腰背部的酸胀感或轻微疼痛。急性期有较剧烈的排尿时疼痛感,并向尿道、阴囊和臀部方向放射。可合并有排尿困难和阴茎痛性勃起。直肠坠胀感明显。直肠指诊有前列腺不对称肿大、压痛、变硬或硬结。全身症状少见。

附睾炎:可分为急性和慢性非淋菌性附睾炎。急性较少见,发生率约1%,常与尿道炎症状同时存在,以单侧多见。表现为附睾肿大、变硬,输精管增粗、触痛。慢性时,在附睾尾部可触及硬结和精索增粗。多可因性生活过度和酗酒等诱因引起急性发作。

(2)女性并发症。

急性或慢性盆腔炎:急性时表现为发热、头疼、食欲缺乏和下腹部疼痛,可同时出现腹胀、恶心、呕吐等消化道不适。体检下腹部有压痛和反跳痛,子宫体有压痛和活动受限,子宫体两侧可触及肿块;慢性时全身症状多不明显,主要表现为下腹部坠胀和疼痛、腰酸及白带增多等。也可出现月经不调、月经量增多等异常。体检子宫体活动受限,一侧或两侧输卵管呈条索状。反复发作可引起输卵管阻塞出现不孕、异味妊娠及流产、早产和死胎等。

前庭大腺炎:在小阴唇和处女膜间的腺体开口处出现潮红、水肿和局部疼痛。严重时可有脓肿。反复发作可形成囊肿,体检能触及肿大的腺管及腺体。

直肠炎:可出现肛门瘙痒、疼痛和黏液脓性分泌物。

(二)实验室检查

1.直接涂片检查

分泌物和晨尿沉渣涂片染色镜检,每高倍视野下多形核白细胞多于10个,而又找不到淋病奈瑟菌。

2.病原体培养

取分泌物或小拭子取出接种培养,可帮助检查沙眼衣原体和解脲支原体。

3.免疫学检查

用补体结合实验、酶联免疫实验或间接免疫荧光实验检查血清中沙眼衣原体抗体成分。

4.聚合酶链反应(PCR)技术

利用特异的 DNA 引物,检查尿道分泌物的衣原体和支原体。

(三)诊断要点

(1)应考虑患者有无不洁性接触史、潜伏期长短及临床表现符合非淋菌性尿道炎的表现。

(2)注意有相当部分患者可无症状。

(3)患者分泌物涂片和培养应排除淋病奈瑟菌。

(四)鉴别诊断

本病需与淋菌性尿道炎鉴别。淋菌性尿道炎潜伏期短,3～5 天,多见尿痛和排尿困难,偶见全身症状,尿道分泌物量多,为脓性,分泌物涂片检查,常见多形核白细胞内革兰阴性双球菌,病原体为淋病奈瑟菌。

五、治疗

(一)初发非淋菌性尿道炎

(1)多西环素 100 mg,口服,每天 2 次,连续服用 7～10 天。

(2)阿奇霉素 1 g,1 次顿服,需在饭前 1 小时或饭后 2 小时服用。

(3)红霉素 500 mg,口服,每天 4 次,连续服用 7 天。或琥乙红霉素 800 mg,口服,每天 4 次,连续服用 7 天。

(4)氧氟沙星 300 mg,口服,每天 2 次,连续服用 7 天。或米诺环素:100 mg,口服,每天 2 次,连续服用 10 天。

(二)复发或持续性非淋菌性尿道炎

目前没有特效治疗方案,推荐的治疗方案为:①甲硝唑 2 g,每天 1 次,加红霉素 500 mg,口服,每天4 次,共 7 天。②琥乙红霉素 800 mg,口服,每天 4 次,连续服用 7 天。

妊娠妇女和哺乳期妇女均可首选土霉素治疗。新生儿患衣原体结膜炎时,可选用红霉素干糖浆粉剂。

(三)治愈标准

患者的自觉症状消失,无尿道分泌物,尿沉渣无白细胞。判断痊愈时,一般可不做病原体培养。非淋菌性尿道炎经治疗后预后良好,症状消失,无任何后遗症。

六、预防

非淋菌性尿道炎也是较常见的性传播疾病,预防的原则和淋病是一致的。

（刘　丹）

第十节　生殖道衣原体感染

女性生殖道衣原体感染主要为沙眼衣原体感染,是常见的性传播疾病。在发达国家沙眼衣原体感染占性传播疾病的第一位,我国沙眼衣原体感染率也在升高。沙眼衣原体有 18 个血清型,分别为 A、B、Ba、C;D、Da、E、F、G、H、I、Ia、J、K;L1、L2、L2a、L3。前 4 个血清型主要与沙眼有关,后 4 个可引起性病性淋巴肉芽肿。与泌尿生殖道感染有关的是中间 10 个血清型(D～K),尤其是 D、E、F 型最常见。沙眼衣原体主要感染柱状上皮及移行上皮而不向深层侵犯,可引起宫颈黏膜炎、子宫内膜炎、输卵管炎,最后导致不孕、输卵管妊娠。D～K 型沙眼衣原体除引起生殖道感染外,还可引起尿道炎、直肠炎、肝周围炎、眼包涵体结膜炎及新生儿肺炎等。

一、传播途径

成人主要经性交直接传播,很少经接触患者分泌物污染的物品等间接传播。若孕妇患沙眼衣原体感染,胎儿或新生儿可通过宫内、产道及产后感染,经产道感染是最主要的感染途径。衣原体感染的高危因素:多个性伴侣、新的性伙伴、社会地位低、年龄小(15～21 岁)、口服避孕药等。衣原体感染者常伴有淋病,10%～50%的衣原体感染者可发现淋病奈瑟菌。

二、发病机制

衣原体的生长繁殖周期有两个生物相。原体存在于细胞外,无繁殖能力,传染性强;始体存在于细胞内,繁殖能力强,但无传染性。衣原体进入机体后,原体吸附于易感的柱状上皮细胞及移行上皮细胞,在细胞内形成吞噬体,原体在吞噬体内变成始体,进行繁殖,继而转化为原体,随感染细胞的破坏而释放出来,再感染周围细胞。衣原体感染后,机体产生体液免疫及细胞免疫,免疫反应具有防御及保护作用,但同时也可导致免疫损伤。衣原体感染的主要病理改变是慢性炎症造成的组织损伤,形成瘢痕,可能与衣原体外膜上的热休克蛋白 60 及脂多糖诱导的迟发型变态反应有关。

三、临床表现

多发生在性活跃人群,潜伏期 1～3 周,临床特点是无症状或症状轻微,患者不易察觉,病程迁延,常并发上生殖道感染。临床表现因感染部位不同而异。

(一)宫颈黏膜炎

宫颈管是衣原体最常见的感染部位。70%～90%衣原体宫颈黏膜炎无临床症状。若有症状表现为阴道分泌物增加,呈黏液脓性,性交后出血或经间期出血 0。若伴有尿道炎,出现排尿困难、尿急、尿频。检查见宫颈管脓性分泌物,宫颈红肿,黏膜脆性增加。

(二)子宫内膜炎

30%～40%宫颈管炎上行引起子宫内膜炎,表现为下腹痛、阴道分泌物增多、阴道不规则少量流血。

(三)输卵管炎

8%～10%宫颈管炎可发展为输卵管炎。2/3 输卵管炎为亚临床型,长期轻微下腹痛、低热,久治不愈,腹腔镜见输卵管炎症较重,表现为盆腔广泛粘连。由于输卵管炎症、粘连及瘢痕形成,沙眼衣原体感染的远期后果可导致异位妊娠及不孕。

四、诊断及鉴别诊断

由于沙眼衣原体感染无特征性临床表现,临床诊断较困难,常需实验室检查确诊。

(一)细胞学检查

临床标本涂片后,行 Giemsa 染色,显微镜下在上皮细胞内找到包涵体,方法简便、价廉,但敏感性及特异性低,WHO 不推荐作为宫颈沙眼衣原体感染的诊断手段。

(二)沙眼衣原体培养

诊断沙眼衣原体感染的金标准,敏感性和特异高,但耗时、费钱、需一定的实验设备,限制了临床应用。取材时注意先用 1 个棉拭子擦去宫颈口的黏液及脓液,再用另一个棉拭子伸到宫颈管内转动或用小刮勺刮取细胞,放入试管中送检。

(三)沙眼衣原体抗原检测

应用针对沙眼衣原体外膜蛋白或脂多糖的抗体检测抗原,是目前临床最常用的方法。包括:①直接免疫荧光法,敏感性 80%～85%,特异性 95%左右;②酶联免疫吸附试验,敏感性 60%～80%,特异性97%～98%。

(四)沙眼衣原体核酸检测

PCR 及 LCR(连接酶链反应)敏感性高,细胞培养阴性时亦能检出衣原体 DNA,但应防止污染而致的假阳性。

(五)血清抗体检测

对诊断无并发症的生殖道感染价值不大,但在输卵管炎或盆腔炎时血清抗体可明显升高,方法有补体结合试验、ELISA 及免疫荧光法。

五、治疗

由于衣原体的发育周期独特,细胞外的衣原体,对抗生素不敏感,细胞内的衣原体对抗生素敏感,因此,选用的抗生素应具有良好的细胞穿透性。此外,衣原体的生命周期较长,抗生素使用时间应延长或使用半衰期长的药物。

(一)沙眼衣原体宫颈黏膜炎的治疗

推荐方案:多西环素 100 mg,每天 2 次,连服 7～10 天或阿奇霉素 1 g,单次顿服。可选用方案:米诺环素 100 mg,每天 2 次,共 10 天;或四环素 500 mg,每天 4 次,共 2～3 周;或克拉霉素 500 mg,每天 2 次,共 10 天;或红霉素碱 500 mg,每天 4 次,连服 7～10 天;或氧氟沙星 300 mg,每天 2 次,连服 7～10 天;或左氧氟沙星 500 mg,每天 1 次,连服 7～10 天。以上药物除红霉素的疗效稍差外,其余药物疗效相似。

(二)沙眼衣原体盆腔炎的治疗

选用多西环素 100 mg,每天 2 次,连服 14 天;或氧氟沙星 300～400 mg,每天 2 次,连服14 天。同时加用其他治疗盆腔炎的抗生素。

(三)性伴侣治疗

性伴侣应进行检查及治疗。患者及性伴侣治疗期间均应禁止性生活。

(四)随访

由于沙眼衣原体对所推荐的治疗方案较少耐药,治疗后短期内(<3 周)不建议为观察疗效而进行衣原体检查。因女性衣原体重复感染较多见,可于治疗后 3～4 个月进行衣原体的筛查。但若症状持续存在,怀疑再感染或未依从治疗或红霉素治疗后,应考虑微生物学随访。

六、沙眼衣原体感染合并妊娠

妊娠对沙眼衣原体的病程影响不大,但沙眼衣原体感染对妊娠有影响,尤其是分娩时能经产道感染新生儿。未治疗的沙眼衣原体感染孕妇所分娩的新生儿中，20％～50％出现新生儿眼结膜炎，10％～20％在 3～4 个月内出现沙眼衣原体肺炎。此外，孕期沙眼衣原体感染可引起流产、早产、胎膜早破、低体重儿以及产后子宫内膜炎。因此，对高危孕妇应进行沙眼衣原体的筛查，尤其是妊娠晚期。若发现沙眼衣原体感染应进行治疗。孕妇禁用多西环素及氧氟沙星。推荐应用红霉素碱 500 mg，口服，每天 4 次，连服 7 天；若不能耐受红霉素，应用阿莫西林 500 mg，每天 3 次，连服 7 天。红霉素碱 250 mg，口服，每天 4 次，共14天；或阿奇霉素 1 g，单次口服。治疗后 3 周复查衣原体。对母亲患沙眼衣原体感染的新生儿应密切观察，一旦发现沙眼衣原体感染，立即治疗。红霉素每天 50 mg/kg，分 4 次口服，连服 14 天。

七、小结

沙眼衣原体在女性主要感染柱状上皮和移行上皮，与淋病奈瑟菌感染的特点相同，最初导致宫颈黏膜炎及尿道炎，出现黏液脓性宫颈炎及尿道炎的症状和体征。感染可向上蔓延，引起子宫内膜炎及输卵管炎，甚至导致严重的盆腔粘连，继而引起不孕或异位妊娠。沙眼衣原体感染的特点是临床过程隐匿、迁延、症状轻微。由于症状不明显，临床诊断比较困难，通常需要实验室检查。衣原体培养是诊断的金标准，但不实用，临床应用较多的是衣原体抗原检测以及核酸检测。治疗主要采用阿奇霉素、多西环素，还可选择米诺环素、四环素及氧氟沙星等。

（汤洪山）

第十一节 尖 锐 湿 疣

尖锐湿疣(condyloma acuminata，CA)由人乳头瘤病毒(human papilloma virus，HPV)感染后引起的外阴皮肤黏膜良性增生，亦可累及肛门、阴道及宫颈，主要经性传播，治疗上以去除病灶及改善症状为主。它是最常见的 STD 之一，国外发病率占性病的第二位，且目前呈不断上升趋势。

一、病因

尖锐湿疣是由人乳头瘤病毒感染引起的鳞状上皮增生性疣状病变。人是 HPV 唯一宿主，病毒颗粒直径为 50～55 nm，目前尚未在体外培养成功。HPV 属环状双链 DNA 病毒，其基因组的早期(E)区含有 7 个开放读码框(E1～E7)，晚期(L)区有 2 个开放读码框(L1、L2)。早期区基因编码蛋白参与病毒 DNA 复制、转录调节(E1、E2)对宿主细胞的转化(E5、E6、E7)；L1、L2 编码病毒衣壳蛋白并参与病毒装配。近年来分子生物学技术研究发展迅速，证实 HPV 有一百种以上的型别，其中超过三十种与生殖道感染有关，除可以引起尖锐湿疣，还与生殖道肿瘤有关。依据引起肿瘤可能性高低将其分为低危型及高危型。低危型有 6、11、40、42～44、61 型；高危型有 16、18、31、33、35、39、45、56、58 型。其中至少有 10 个型别与尖锐湿疣有关(如 6、11、16、18 及 33 型，最常见 6、11 型)。HPV 普遍存在于自然界，促使感染的高危因素有过早性生活、多个性伴侣、免疫力低下、高性激素水平、吸烟等。CA 往往与多种 STD 合并存在，如梅毒、淋病、外阴阴道假丝酵母菌病、衣原体感染等。

二、传播途径

主要传播途径为性行为后直接感染,也可通过自动接种或经接触污染的内裤、浴盆、浴巾、便盆等间接感染。CA 患者的性伴侣约 60％ 发生 HPV 感染,而 HPV 感染母亲可致新生儿喉乳头瘤,但其传播途径为宫内感染、产道感染或产后感染,目前尚无定论,主要认为经产道感染。

三、发病机制

HPV 主要作用于鳞状上皮细胞,而三种鳞状上皮(皮肤、黏膜、化生的)对 HPV 感染都敏感,当含有比较大量 HPV 病毒颗粒的脱落表层细胞或角蛋白碎片通过损伤的皮肤黏膜到达基底层细胞,由于 HPV 的亚型、数量、存在状态及机体免疫状态的不同而结局迥异。若感染低危型 HPV,病毒进入宿主细胞后,其 DNA 游离于宿主染色体外,HPV 在基底层细胞脱衣壳,随细胞分化,HPV 的 E 区蛋白表达,刺激 HPV 利用宿主的原料、能量及酶在分化细胞(主要为棘层细胞)进行 DNA 复制,随后 L 区基因刺激在颗粒细胞合成衣壳蛋白并包装病毒基因组,在角质层细胞包装成完整病毒体,当角质层细胞坏死、脱落后释放大量病毒再感染周围正常细胞,病毒复制时 E 区蛋白能诱导上皮增生及毛细血管超常增生,从而产生增殖感染(productive infection),表现为镜下呈现表皮增生、变厚,临床表现为乳头状瘤。若感染高危型,其 DNA 整合到宿主细胞染色体,不能产生完整的病毒体,E6、E7 转化基因表达,导致鳞状上皮内瘤变及浸润癌的发生,整合感染时乳头样瘤表现不明显。

虽然 HPV 感染多见,美国年轻女性感染率为 30％～50％,但由于 HPV 感染后,机体产生的细胞免疫及体液免疫可清除大部分 HPV,因此只有一部分人群呈 HPV 潜伏感染,少数呈亚临床感染(subclinical HPV infections,SPI),极少数发生临床可见的尖锐湿疣。潜伏感染是指皮肤黏膜肉眼观察正常,醋酸试验、阴道镜等检查阴性,但分子生物学检查发现 HPV 感染。亚临床 HPV 感染是指无肉眼可见病灶,但醋酸试验、阴道镜、细胞学、病理学检查发现 HPV 感染改变。

四、临床表现

HPV 感染后潜伏期为 3 周～8 个月,平均 3 个月,好发于性活跃的中青年,以 20～29 岁年轻妇女多见。临床表现常不明显,多以外阴赘生物就诊,部分患者因外阴瘙痒、烧灼感或性生活后出血就诊。因 HPV 在温暖潮湿的环境中特别易生存增殖,故女性的外生殖器及肛周是最易感染的部位,多见于大小阴唇、阴蒂、阴道口、阴道、宫颈、尿道口、会阴及肛周,极少数患者可见于肛门生殖器以外部位(如口腔、腋窝、乳房、指间、趾间等)。50％～70％外阴尖锐湿疣伴有阴道、宫颈尖锐湿疣。皮损初起表现为单个或数个淡红色小丘疹,质地柔软,顶端尖锐,呈乳头状突起,依据疣体形态可分为无柄型(丘疹样皮损)和有柄型,后者可呈乳头状、菜花状、鸡冠状及蕈样状。若病变发生在部分角化区,病灶逐渐增多增大,可呈菜花状及鸡冠状,表面凹凸不平,呈尖峰状,疣体常呈白色、粉红色或污灰色,质脆,表面可有破溃、出血或感染;若病变发生在完全角化的皮肤,疣体常呈丘疹状,表面覆有角化层,质较硬。少数免疫力低下或妊娠期患者疣体可过度增生成为巨大型尖锐湿疣,常与 HPV-6 型感染有关,部分可发生恶变。

发生尖锐湿疣后,由于 HPV 与机体免疫因素的相互作用,10％～30％患者的病变可自然消退,部分患者病变持续不变,部分患者病变进一步进展。宫颈病变多为亚临床 HPV 感染,临床肉眼见不到病灶,需借助阴道镜及醋酸试验协助发现。目前认为 HPV 潜伏感染是尖锐湿疣复发的主要原因之一,亚临床感染的存在与再活动也与本病的复发有关。

五、辅助检查

(一)细胞学检查

细胞学涂片中可见挖空细胞、角化不良细胞或角化不全细胞及湿疣外基底细胞。细胞学检查特异性较高,但敏感性低。挖空细胞的特点为细胞体积大,核大,单核或双核,核变形或不规则,轻度异型性,细胞核周围空晕。挖空细胞形成机制,可能是 HPV 在细胞核内复制,使细胞核增大,而细胞质内线粒体肿胀、破裂,糖原溶解、消失,形成核周空泡。它是 HPV 感染后细胞退行性变。免疫组织化学研究提示挖空细胞核内或核周有 HPV 颗粒。

(二)醋酸试验

在组织表面涂以 3%～5% 醋酸液,3～5 分钟后感染组织变白为阳性,正常组织不变色,但当皮肤有炎症时有一定假阳性。醋酸试验的机制可能是醋酸使感染上皮细胞中的蛋白质凝固而呈白色。醋酸应用并不是 HPV 感染特定的测试,以及这种试验的特异性及敏感性都不确定,所以不推荐作为 HPV 感染的筛查,只是用于确定扁平生殖器疣有用。

(三)阴道镜检查

阴道镜有助于发现亚临床病变,尤其对于宫颈病变,辅以醋酸试验有助于提高阳性率。宫颈涂以 3% 的醋酸后,可见病变部位为许多指状突起,每个突起的半透明表皮下都有中央血管襻;移行区内外可见上皮雪白发亮,或呈白色斑块,表面隆起不平,点状血管呈花坛状或呈细小镶嵌;若病变明显,表面布满毛刺或珊瑚样突起的病灶,涂以 3% 醋酸液后组织水肿变白如雪塑状。

(四)病理检查

主要表现为鳞状上皮增生,呈乳头样生长,常伴有上皮脚延长、增宽。表层细胞表现为角化过度或角化不全;棘层细胞高度增生,颗粒层和棘层上部细胞可见有特征性的灶性空泡细胞,细胞体积大,圆形或椭圆形,胞浆着色淡,胞核浓缩深染,核周有透亮的晕,为 HPV 感染的特征性改变;基底细胞增生;真皮乳头水肿,浅层毛细血管扩张,周围常有较多慢性炎性细胞浸润。

(五)核酸检测

可采用 PCR 及核酸 DNA 探针杂交检测 HPV,后者包括 southern 印迹杂交、原位杂交及斑点杂交。PCR 技术简单、快速,敏感性高,特异性强,不仅能确诊是否为 HPV 感染,且能确定 HPV 类型,但容易污染,假阳性相对高。没有数据支持人乳头状瘤病毒核酸检测在常规诊断或可见生殖器疣的患者中使用。

六、诊断与鉴别诊断

典型病例,依据病史(性接触史、配偶感染史或间接接触史)、典型临床表现即可确诊。对于外阴有尖锐湿疣者,应仔细检查阴道、宫颈以免漏诊,并常规行宫颈细胞学检查以发现宫颈上皮内瘤变。对于体征不明显者,需进行辅助检查以确诊。

本病需与假性尖锐湿疣、扁平湿疣、鲍温病样丘疹病、生殖器鳞状细胞癌和皮脂腺异位症等进行鉴别。

(一)假性尖锐湿疣

病变较局限,常发生在女性小阴唇内侧及阴道前庭,为白色或淡红色小丘疹,表面光滑,对称分布,无自觉症状,醋酸试验阴性。

(二)扁平湿疣

为二期梅毒特征性皮损,发生在肛门、生殖器部位的多个或成群的红褐色蕈样斑块,表面扁平,基底宽,无蒂,常糜烂、渗出,皮损处取材在暗视野下可见梅毒螺旋体,梅毒血清学反应强阳性。

(三)鲍温病样丘疹病

皮损多为多发性,且多单个散在发生,其表面尚光滑,颜色多为淡红色、褐色、紫罗兰色或棕色,受摩擦后不易出血,其损害增长速度缓慢,多增长到一定程度后停止生长,醋酸试验阴性,组织病理学表现为表皮呈银屑病样增生,表皮乳头瘤样增生,棘层肥厚,可见角化不良细胞,棘细胞排列紊乱,真皮浅层血管扩张,周围有淋巴细胞、组织细胞浸润。

七、治疗

治疗生殖器疣的主要目标是可见的疣消除。在大多数患者,治疗可引起无疣期。如果不及时治疗,可见生殖器疣可能会自限,保持不变或有所增加。目前研究表明,现有的疗法可能会减少生殖器疣,但不一定能彻底消除人乳头瘤病毒感染。由于治疗,是否引起 HPV 病毒 DNA 下降,还是后来再感染仍不清楚。目前还没有证据表明,生殖器疣的存在或治疗与子宫颈癌的发生有关。

生殖器疣的治疗应遵循患者的偏好及可用资源和医师的经验。没有确切证据表明,目前有一个特别有优势的治疗方法可以治疗所有的患者和所有的疣。由于未来传播 HPV 和 HPV 自限的不确定性,为数较多的研究者依然接受期待治疗的方法即顺其自然。

多数患者有<10 个生殖器疣,疣总面积 0.5～1.0 cm^2,这些疣应予各种治疗方式。可能会影响治疗的选择的因素:疣的大小,疣数目,疣形态解剖部位,患者偏好,治疗花费,方便性,不良反应和所提供的治疗经历会影响对治疗的效果,包括免疫抑制和各项治疗情况。大多数患者需要1 个疗程的治疗,而不是一个单一的治疗。一般来说,疣表面潮湿部位比干燥部位疗效更好。若局部症状没有任何改观,应该改变这种治疗方式。治疗生殖器疣 3 个月内的疗效有无及其在治疗过程中的不良反应用以评估整个治疗过程及其反应性。如果疣治疗措施实施好,则并发症很少发生。患者重视持续的色素减退或色素沉着发生,这通常与烧蚀模式有关。凹陷或增生性瘢痕虽然罕见,但仍有发生的可能性。慢性疼痛综合征同样较少发生(例如,外阴痛或肛周痛,以及治疗部位感觉过敏或直肠疣,排便疼痛或瘘形成)。曾经有在使用足叶草酯树脂和干扰素后出现严重的系统性反应的报道。

(一)外生殖器尖锐湿疣

1.局部药物治疗

用药前局部涂以 1%丁卡因行表面麻醉以减轻疼痛。可选择下列药物。

(1)0.5%鬼臼毒素外用,每天 2 次,连用 3 天,停药 4 天为 1 个疗程,可重复 4 个疗程。此药通过抗有丝分裂破坏疣,是相对便宜,容易使用,安全,可自我应用,但应注意其致畸作用,孕妇禁用。大多数患者治疗后有轻度至中度疼痛或局部刺激。

(2)80%～90%三氯醋酸或二氯醋酸外涂,每周 1 次,通过对蛋白的化学凝固作用破坏疣体。一般1～3 次后病灶可消退,用药 6 次未愈应改用其他方法,二氯醋酸及三氯醋酸毒性小,对周围正常皮肤无损害,病变修复后将形成斑痕。应注意其致畸作用,孕妇禁用。

(3)5％咪喹莫特霜,每周 3 次,用药 6～10 小时后用肥皂水洗掉,可连用 16 周。患者能自行用药,多在用药后 8～10 周疣体脱落。此药为外用免疫调节剂,通过刺激局部产生干扰素及其他细胞因子而起作用。有烧灼及腐蚀的功能,若碰到正常的组织,则会有疼痛感,需保护周围正常组织。怀孕期间咪喹莫特的安全尚未确定,所以禁用于孕妇。

(4)10％～25％足叶草酯酊涂于病灶,涂药后 2～4 小时洗去,每周 1 次,可连用 3～4 次,因刺激性大,应保护周围正常皮肤,有致畸作用,孕妇禁用。为避免全身吸收后的毒性反应,应注意以下两点:①总剂量＜0.5mL 或疣面积不超过 10 cm²;②无开放性皮损。

2.物理或手术治疗

物理治疗有微波、激光、冷冻。微波作用是凝固疣体基底部,因其为接触性治疗,可适用于任何部位尖锐湿疣。激光适用于任何部位疣及难治疗、体积大、多发疣。冷冻适用于疣体较小及病灶较局限者。对数目多、面积广及对其他治疗失败的尖锐湿疣可用微波刀或手术切除。

3.干扰素

具有抗病毒及调节免疫作用,由于其费用高、给药途径不方便及全身的不良反应,不推荐常规使用,多用于病情严重,病变持续存在,或反复复发的患者。常用基因工程重组干扰素(γ-IFN)α-2a,剂量 100 万单位,病灶内局部注射,目前发现全身用药效果差,不推荐全身应用。干扰素作为辅助用药,多用于病情严重或反复发作者。目前多主张采用综合疗法,即两个或更多的方式在同一时间用于同一疣体。

(二)阴道尖锐湿疣

(1)用液态氮冷冻治疗。由于阴道瘘形成穿孔的危险,超低温探头在阴道内一般不推荐使用。

(2)80％～90％三氯醋酸或二氯醋酸可用于疣的治疗。但是应该避免酸性药物过量应用,处理后的区域应给予粉滑石,碳酸氢钠或液体肥皂去除未反应的酸。如有必要,这种治疗可每周重复。

(三)宫颈尖锐湿疣

治疗宫颈湿疣前,必须做细胞学检查,必要时行阴道镜及活组织检查排除宫颈上皮内瘤变及宫颈癌。目前治疗尚无统一规范,可根据病情选用物理或手术治疗。WHO 不推荐使用足叶草酯酊或三氯醋酸。

(四)尿道尖锐湿疣

液氮冷冻;10％～25％足叶草酯酊涂于病灶,可每周 1 次,必须晾干后方可恢复正常黏膜接触。

(五)肛周尖锐湿疣

液氮冷冻;80％～90％三氯醋酸或二氯醋酸外用,可每周 1 次;或手术切除。

(六)HPV 感染亚临床感染的处理

由于 HPV 感染存在自限性,且尚无有效去除病毒方法,2006 年美国 CDC 建议若尖锐湿疣不合并鳞状上皮内瘤变,对 HPV 亚临床感染不需治疗,但若合并,尤其宫颈鳞状上皮内瘤变,则需根据组织学检查结果进行相应治疗。

(七)性伴侣的处理

性伴侣应进行尖锐湿疣的检查,并告知患者及患者性伴侣该病具有传染性,推荐使用避孕套阻断传播途径。避孕套可减少对生殖器感染 HPV,降低 HPV 相关疾病的风险,但 HPV 感染可能发生在避孕套未覆盖或保护区(如阴囊、外阴或肛周)。

八、治愈标准

治愈标准是疣体消失,其预后一般良好,治愈率较高,但各种治疗均有复发可能,多在治疗后的 3 个月内复发,复发率为 25%。治疗后需随访,至少在治疗后的 3 个月有 1 次随访。对于反复复发的顽固性尖锐湿疣,应及时做活检排除恶变。

九、咨询

对生殖器 HPV 感染,教育和辅导是管理尖锐湿疣患者的重要方面。患者可以通过教育材料,包括小册子、热线电话和网站接受教育。以上方式努力传达了以下关键信息。

(1)生殖器 HPV 感染是常见的性活跃的成年人。在多数性活跃的成年人在某种程度可能有感染,虽然他们大多数永远不会知道,因为感染通常没有症状,并自行清除。

(2)生殖器 HPV 感染通常是性传播。潜伏期(即初次接触至发病间隔)是可变的,确定感染时间和感染源往往很难。正在进行的性关系,性伙伴感染通常是由患者的诊断时,尽管他们可能没有症状或感染的迹象。

(3)不建议对已有 HPV 感染的性伴侣检测 HPV 来诊断 HPV 感染。HPV 感染常传染性伴侣,但通常自行消失。

(4)引起的生殖器疣是人类乳头状瘤病毒特异的类型引起。导致宫颈癌、其他生殖器癌症与生殖器疣的类型不同。

(5)人可能感染不同类型的 HPV,导致生殖器疣,但从未有进一步的症状。为什么生殖器 HPV 感染发展成疣,而其他人却没有,免疫可能发挥关键作用。

(6)生殖器疣通常是良性的,但在开始几个月的生殖器疣治疗后复发是常见的。生殖器疣的治疗可以减少 HPV 感染,但是否治疗后 HPV 传染给性伴侣风险减少还不清楚。疣治疗后感染的时间是未知的。

(7)避孕套可能降低 HPV 相关疾病的风险(如生殖器疣和子宫颈癌)。坚持使用避孕套也可减少对生殖器 HPV 感染的风险。HPV 感染可能发生在未覆盖或避孕套保护部位(如阴囊、外阴或肛周)。

(8)生殖器疣的存在并不是一种 HPV 的检测或者是巴氏检查、阴道镜检查或宫颈变化的迹象。

(9)HPV 检测与生殖器疣患者的性伴侣无关。

十、随访

生殖器疣清除后,随访非常重要。患者应警惕复发,而发生在治愈后的 3 个月之内为多见。由于小型外生殖器疣在疾病初期很难确定,因此治疗后 3 个月的随访评估极其重要。

十一、性伴侣管理

对于生殖器疣的管理,对性伴侣检查是没有必要的,因为至今还没有数据表明,再感染与复发的关联性。但是必须让性伴侣了解:①在生活中 HPV 感染是常有的现象,并可能由性伴侣获得;②接受性病检查和评估,同时行宫颈细胞学检查。

十二、临床特殊的问题的思考与建议

(一)妊娠合并尖锐湿疣

妊娠期女性因为免疫力下降,性激素水平增高,局部血循环丰富,所以更容易感染 HPV,而且尖锐湿疣症状也比未怀孕的女性更严重,疣生长迅速,数量多,体积大,范围大,多态性,有时外阴、阴道的赘生物可突出于外阴及阴道,甚至引起阴道阻塞。此外妊娠期疣组织脆弱,经阴道分娩时容易导致大出血。而产后由于体内激素水平的下降与免疫功能的恢复,可使患者在短期内疣迅速缩小,甚至自然消失。

妊娠期 HPV 感染可引起新生儿喉乳头瘤及眼结膜乳头瘤,但幼儿喉乳头瘤发生率低,危害不大,故患有尖锐湿疣孕妇不需要停止妊娠,且传播途径(即胎盘、产期,或产后)目前尚不完全明确,故也不是必须通过剖宫产分娩减少传染。除非是到了怀孕晚期时,尖锐湿疣还没有得到有效控制,而且估计采用阴道分娩可引起一些不良后果,如赘生物过大,遮盖了阴道口或堵塞阴道,致使阴道分娩受阻,赘生物很脆,阴道分娩易导致局部组织裂伤大出血时,才考虑行剖宫产。

尖锐湿疣合并妊娠的治疗:病灶较小者采用局部治疗,因足叶草酯酊、咪喹莫特霜及鬼臼毒素不应在妊娠期使用,可选用三氯醋酸或二氯醋酸。对病灶较大者,采用冷冻、烧灼、激光等去除病灶。

(二)HIV 合并尖锐湿疣

无数据表明对于艾滋病患者患有尖锐湿疣的治疗方法有所不同。然而因 HIV 或其他原因免疫低下的患者可能会出现更多、更大的疣,治疗的效果可能不如无 HIV 感染者,而且治疗后出现更频繁的反复发作现象。

(汤洪山)

第十二节　疥　疮

疥疮是由疥螨引起的接触传染性皮肤病。它是可以通过性传播的,尤其在青年男女性乱者中,本病传播迅速,故本病已经被世界卫生组织列入性传播性疾病之中。

一、病原体

病原体为疥螨,俗称疥虫,是一种皮内寄生虫,种类很多,主要由人疥螨和动物疥螨致病。疥螨在表皮内掘成隧道,并在其中啮食角层组织,生活、繁殖,它的粪便、卵壳、死虫及钻行时可引起皮肤损害和瘙痒。成虫寿命 2 个月左右,离开人体还可活 2～4 天。因此,使用患者用过的衣服、被褥、鞋袜、帽子、枕巾也可间接传染。性生活无疑是传染的一个主要的途径。

二、临床表现

疥螨易侵犯皮肤的薄嫩部位,故发病常从手指间尤其是手指缝处开始,以后至腰围、阴股部、手腕、大腿内侧、肘窝、腋窝、乳房等处,很少侵犯头面部,主要造成的皮损为粟粒大丘疹或丘疱疹,散在分布或密集成群,有时为水疱或脓疱。疥螨钻行的隧道痕迹呈灰褐色不规则的曲线,长短不一。在阴囊、阴茎、阴唇、股内侧等处,可发生黄豆大小的淡红色结节,称为疥疮结节。病损部位自觉瘙痒,夜间加重。

另有一种严重的疥疮称挪威疥,常发生在免疫功能低下及精神障碍者,表现为全身有大量的鳞屑和结痂,呈现剥脱性皮炎样,可发热、剧痒,伴化脓感染。

疥疮患者常有的伴随症状如下。

(一)抓痕血痂

由于疥疮患者瘙痒剧烈,患者不自觉地搔抓,常常出现皮肤的抓痕和血痂。

(二)继发湿疹化

由于疥虫的分泌物刺激皮肤,加上搔抓等因素,皮肤出现红斑、丘疹、水疱等损害,这就是继发湿疹化,往往加重瘙痒。

(三)继发感染

由于搔抓,卫生条件差,或气候炎热,出汗多等原因,皮肤很容易继发感染,出现继发性脓疱疮、毛囊炎、疖病、浅表淋巴结肿大的症状。

(四)继发肾炎

由于疥疮继发感染,而疥虫的分泌物和细菌感染等因素可以作为抗原作用于人体,继而出现肾炎。患者可感到乏力、水肿、腰痛等。

三、实验室检查

刮取患处丘疹、水疱等的皮屑,在显微镜下发现疥虫或虫卵;如果发现隧道,可用针尖挑破直达闭端,挑取肉眼可看到的针头大灰白色小点,显微镜下可发现疥虫。

四、治疗

(一)一般处理

家庭及集体中患者应同时隔离治疗,擦药应从颈部(小儿应包括头面部)以下,遍擦全身,病重处可适当多用。治疗前及疗程结束后,次日用热水肥皂洗澡,衣物用品用开水烫洗灭虫。

(二)局部治疗

(1)硫磺软膏外用,每晚一次,连用 4 天为 1 个疗程,成人用 10%,儿童用 5%。擦药期间不洗澡,不更衣,第 5 天洗澡后换清洁衣物,治疗后观察两周,如有复发,应重复治疗。

(2)30% 硫代硫酸钠溶液,每天擦药 2 次,一周可愈。

(3)甲硝唑,又名灭滴灵。该药对蚧螨有杀灭作用,每次 0.2 g 口服,每天 3 次,外用 2%~3% 甲硝唑软膏(霜),7 天为 1 个疗程。

(4)也可选用 1% 优力肤霜、1% 麝香草脑霜、0.2% 呋喃西林霜等外用。

(5)疥疮结节的治疗:①液氮冷冻。②肤疾宁贴膏,每 3 天换一次,炎热季节不宜使用。③氟轻松软膏,每天外擦一次,连用 15~30 天可以治愈。

(三)全身治疗

继发感染时应加用抗生素,痒重时用氯苯那敏 4 mg 或苯海拉明 25 mg,每晚 1 次。

(四)中医药治疗

花椒、地肤子、硫黄、百部、艾叶煎汤洗浴或以膏剂外涂,每天 1 次,10 次为 1 个疗程。

(汤洪山)

第十三节　阴　虱　病

阴虱病是由寄生于人的阴毛和肛门周围体毛上的阴虱叮咬其附近皮肤,从而引起瘙痒的一种传染性皮肤病。

一、病原体

病原体为阴虱,属寄生于人体的三种虱之一。阴虱是卵圆形灰色寄生虫,体宽而短,长1.2～2.0 mm。有三对足,前足细长,后足呈钩形巨爪。常以其巨爪紧握住阴毛和肛毛,也可爬在皮肤上,似淡黄色或灰色斑点。阴虱以口器刺入皮肤吸食人血而生活,吸饱血后呈棕红色。阴虱是虱子的一种,产卵于人的阴毛根部。成虫虱体如芝麻大小,它在用其喙器刺入人的皮肤吸取血液时,即把人的皮肤咬伤,又将其有毒唾液注入人体,还边吸血边排粪,故引起阴部皮肤瘙痒及炎症反应。阴虱也同其他虱病一样,还可传播回归热及斑疹伤寒等传染病。

二、传染源

阴虱病患者和带虫者。

三、传播途径

(一)直接传播
多经性接触传播,且多与其他性传播疾病如滴虫病、尖锐湿疣、生殖器念珠菌病、梅毒和淋病等并存。

(二)间接传播
通过污染的内裤、被褥、马桶坐垫或坐便器等间接接触传染,较少见。

四、临床表现

主要发病部位在阴毛和肛门周围,皮肤被阴虱叮咬后,可出现高出皮面的红色丘疹,患者感瘙痒,经搔抓往往继发湿疹或毛囊炎。少数患者在股内侧或躯干处还可见蚕豆大至指头大的青灰色或淡青色的青斑,不痒,压之不退色。这是由于阴虱吸血时,使人的皮肤微量出血,加上阴虱唾液中的色素使人的血红蛋白变为绿色而形成的。这种青斑可在阴虱杀灭后继续存在数月之久。在耻骨部皮肤或阴毛区查见阴虱或虱卵即可确诊。

五、治疗

(一)一般疗法
剃除阴毛,内衣、内裤及洗浴用具煮沸消毒,避免性生活,以免传染他人。

(二)外用疗法
(1)0.01%二氯苯醚菊酯溶液:这是一种高效低毒杀虫剂,一次外搽使阴毛全部湿润,3天后洗净即可。此药对阴虱卵也有杀灭作用,对人体无害。但应注意防止误食或误入眼及黏膜。

（2）25％～50％的百部酒精浸液，每天外搽 2 次，连续 3 天，再用温米醋涂搽，以破坏阴虱卵与阴毛之间的黏着物，可使阴虱卵易被除去。

（3）25％的苯甲酸苄酯乳剂、1％的升汞酒精、1％的六氯苯霜，10％的硫黄软膏或优力肤霜等也均可杀灭阴虱。

（4）10％的硫黄炉甘石洗剂或 5％的氧化氨基汞软膏可搽皮损处。

（5）如有继发感染，可局部外用抗生素软膏。

如用上述方法治疗后 7～10 天，又有新的虱卵出现，应重复治疗 1 次。此外，患者往往同时染上其他一种或几种性传播疾病，因此还应同时对其做有关方面的检查。性伴侣需同时检查治疗以防再次感染。

六、预防

预防阴虱病首先是要杜绝卖淫嫖娼和性乱，还要搞好个人卫生，勤洗澡，勤换衣。如发现阴虱患者除及时治疗外，还应追踪传染来源，特别是对其性伴侣，应予以检查治疗。对患者使用的衣物、床上用品和污染物应煮沸灭虱或用熨斗熨烫。

（汤洪山）

第十四节　性病性淋巴肉芽肿

性病性淋巴肉芽肿是一种由沙眼衣原体所引起的以腹股沟淋巴结肿大、化脓穿孔为主要临床特征的性传播疾病，也称腹股沟淋巴肉芽肿，第四性病、热带或气候性横痃。中医称之为"横痃""便毒""鱼口"。中医认为本病是由不洁性交，外感毒邪，郁而发热，热毒蕴结，局部气血凝滞，经络阻塞所致。

一、诊断要点

（1）有不洁性交史或病原接触史，潜伏期 5～21 天。

（2）病程分 3 期。①一期生殖器初疮：好发于阴茎包皮、冠状沟、女子阴唇、子宫颈、阴道内等，大小0.3～0.6 cm无痛性丘疹，水疱或溃疡，7～10 天愈合，一般无临床症状。②二期淋巴结病：男性初疮后1～4 周，出现一侧或双侧腹股沟淋巴结肿大，疼痛，粘连成块，皮肤呈沟槽征。继而淋巴结化脓、溃烂形成多数瘘管、数周或数月消退留下瘢痕。一般多有发热、畏寒、关节痛等全身症状。女性则引起直肠周围淋巴结炎及直肠炎，可致便血、黏液便瘘管、直肠狭窄等。③三期生殖器象皮肿：由慢性淋巴管炎，经 1～2 年或数年发生象皮肿。男性多发于阴茎、阴囊；女性多见于阴唇。

（3）全身可见关节痛，肝脾大，皮肤结节性红斑和荨麻疹样改变。

（4）深部淋巴结受累，溃烂后可致膀胱瘘、尿道瘘，特别是女性，可致直肠瘘，大便脓血、疼痛，继而肛门、直肠狭窄，似癌肿。近年报道，同性恋者，本病直肠症状较多。

（5）病程较长，如不治疗可迁延1～2 年。

（6）实验室检查：①补体结合试验阳性（1∶64 以上）。②微量免疫荧光试验阳性。③衣原体

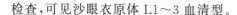

检查,可见沙眼衣原体 L1~3 血清型。

二、鉴别诊断

本病与性病性淋巴结炎的鉴别见表 16-5。

表 16-5　性病性淋巴肉芽肿与性病性淋巴结炎的鉴别

项目	梅毒	软下疳	性病性淋巴肉芽肿
潜伏期	2~4 周	2~5 天	10~21 天
分布	腹股沟双侧或全身	多为单侧	单或双侧
大小	拇指大小	鸡蛋或更大	鸡蛋大或更大
化脓	无	有	有
槽形征	无	无	有
多瘘管	无	少有	有
发热疼痛	无	时有	常有
梅毒血液反应	阳性	阴性	阴性
病原体	梅毒螺旋体	杜克雷嗜血杆菌	沙眼衣原体

三、中医治疗

(一)辨证论治

1.下焦湿毒证

(1)主症:外生殖器丘疹、丘疱疹、水疱,或溃疡、糜烂,横痃胀痛,排尿不爽,或自觉畏寒发热、困倦、食欲缺乏,舌淡红,苔黄腻,脉滑数。

(2)治法:清热解毒利湿。

(3)方药:萆薢分清饮加减。萆薢 12 g,黄柏 10 g,石菖蒲 10 g,猪苓 10 g,车前子(包)15 g,莲子心 6 g,丹参 15 g,百部 10 g,大青叶 10 g,板蓝根 15 g,苦参 10 g,夏枯草 15 g,土茯苓 30 g,牛膝 10 g,甘草 6 g。

2.热毒蕴结证

(1)主症:腹股沟淋巴结肿大,粘连成块,皮色紫红,疼痛,甚或化脓溃破,伴发热,口渴咽干,小便黄赤,大便秘结,舌红,苔黄,脉弦数。

(2)治法:清热解毒,托里排脓。

(3)方药:五味消毒饮合透脓散加减。金银花 30 g,紫花地丁 15 g,蒲公英 15 g,野菊花 15 g,生黄芪 20 g,当归尾 10 g,川芎 10 g,炙穿山甲 10 g,皂角刺 10 g,贝母 10 g,天花粉 15 g,大黄 10 g,甘草 6 g。

3.气血两亏证

(1)主症:横痃溃脓,脓汁清稀,创口晦暗不鲜,形成瘘管,久不收口,迁延难愈,面白少华,少气懒言。舌淡,苔薄白,脉细无力。

(2)治法:补益气血,扶正托毒。

(3)方药:托里消毒散加减。党参 10 g,川芎 10 g,当归尾 15 g,白芍 10 g,白术 10 g,金银花 15 g,茯苓 15 g,白芷 12 g,皂角刺 10 g,紫花地丁 15 g,土茯苓 30 g,桔梗 10 g,黄芪 20 g,甘草 6 g。

4.痰血凝滞证

(1)主症:阴茎、阴囊、阴唇、阴蒂肿胀肥厚,坚实,或下肢肿胀如象皮,或直肠肿块、狭窄,可排便困难,乏力。舌紫暗,或有淤点,苔腻,脉涩。

(2)治法:活血化瘀,化痰软坚。

(3)方药:桃红四物汤合海藻玉壶汤加减。桃仁 10 g,红花 10 g,当归 10 g,川芎 6 g,白芍 12 g,熟地黄 15 g,海藻 10 g,昆布 10 g,法半夏 10 g,青皮 6 g,川贝 12 g,黄芪 15 g,甘草 6 g。

(二)中成药

(1)清解片:5 片/次,3 次/天。

(2)六神丸:10 粒/次,3 次/天。

(3)菊藻丸:10 粒/次,3 次/天。用于晚期痰血凝滞、形成象皮腿。

(三)单方验方

(1)九头狮子草 3 g,贝母 10 g。水煎服,每天 1 剂,分 2 次服。

(2)黄瓜蒌 1 个,黄连 15 g。水煎服,每天 1 剂,分 2 次服。

(3)连翘、当归、大黄、栀子、芍药、忍冬藤各 3 g,生姜 5 片。水煎温服,每天 1 剂,分 2 次服。

(4)补骨脂、牛蒡子、牵牛子、大黄各等份为末。每服 32 g,以酒调下。

(5)冬葵子为末,酒调下。

(6)桦皮 9 g,杏仁 9 g,皂角刺 9 g,核桃仁 9 g,栀子 9 g,穿山甲 12 g,乳香 12 g,没药 15 g,麝香少许。上药为细末,可作 6 次服,酒调下。

(7)龙胆 10 g,大青叶 30 g,黄芩 10 g,生石膏 30 g,生地黄 15 g,白茅根 30 g,淡竹叶 10 g,栀子 10 g,车前子 10 g,滑石 18 g,甘草 3 g。水煎服,每天 1 剂,分 2 次服。

(四)中医外治法

(1)黄柏 30 g,败酱草 30 g,大黄 20 g,明矾 20 g。煎水浸洗或湿敷。适用于初疮期或中期淋巴结未溃者。

(2)丹参 30 g,大黄 30 g,红花 10 g,大枫子 30 g,赤芍 30 g,白鲜皮 30 g。水煎至 200 mL 微温外洗坐浴。适用于晚期双侧腹股沟遗留瘢痕肉块,阴户皮肤硬肿肥厚粗糙,凹凸不平者。

(3)青黛散,麻油调敷,3 次/天。用于早期。

(4)五倍子烧黄研末,入百草霜等份。以陈醋调敷,3 次/天。用于未溃者。

(5)雄黄 7.5 g,乳香 7.5 g,黄柏 3 g。研为细末,麻油调敷。

(6)四黄散或如意金黄散,凡士林调敷。用于淋巴结肿大未溃者。

(7)生肌膏或白玉膏外敷。用于脓腐已尽,疮面干净者。

(8)阳和解凝膏、回阳玉龙膏或冲和膏外敷肿硬部。用于晚期。

四、西药治疗

(1)阿奇霉素(舒美特):0.25 g,2 次/天,服 14 天。

(2)四环素:500 mg,4 次/天,共服 20 天。或米诺环素 100 mg,2 次/天,共服 20 天。

(3)复方磺胺甲噁唑:2 片,2 次/天,共服 20 天。或磺胺甲噁唑口服,首剂 2 g,以后 1 g,2 次/天,共服 21 天。

(4)多西环素:口服,0.1 g,2 次/天,共服 21 天。或红霉素口服,0.5 g,4 次/天,服 21 天。

五、外治疗法

(1)局部可用 1∶8 000 高锰酸钾液清洗。

(2)5％磺胺软膏或磺胺粉外用。

(3)洁尔阴或洁肤阴清洗后,敷上红霉素或四环素软膏。

(汤洪山)

第十五节　滴　虫　病

滴虫病是由阴道毛滴虫所引起的疾病。主要导致女性生殖系统病变,也可通过性交传给男性。

一、病原学

寄生在人体的毛滴虫有三种,即阴道毛滴虫、人毛滴虫和口腔毛滴虫,分别寄生在泌尿生殖系统、阴道和口腔内。典型的阴道毛滴虫呈梨形或卵圆形。虫体前端有五颗排列成环状的毛基体,从其上发出 4 根前鞭毛和 1 根后鞭毛及波动膜。阴道毛滴虫只有滋养体而无包囊期。以二分裂或多分裂方法增殖。滋养体在体外生命力强,具有感染性。阴道毛滴虫有其特殊的生长条件,其最适的温度为 32～37℃,最适的 pH 为 5.5～6.0。阴道毛滴虫属兼性厌氧寄生原虫。

二、临床表现

(一)症状

其感染后的潜伏期为 4～28 天。①白带增多:为主要症状,典型的呈白色泡沫状白带,若合并感染,白带为黄绿色脓性白带,有恶臭;②外阴瘙痒,灼热感,性交疼痛,或有虫爬和蚁走感;③尿道痒感或烧灼感,严重时出现尿频、尿急、尿痛、终末血尿;④不孕:滴虫能吞噬精子、阻碍乳酸生成,加之阴道内有大量分泌物存在,一方面影响精子的存活及活动力,另一方面稀释精子而引起不孕。男性生殖系统滴虫感染中,前列腺的滴虫感染率为 25％～70％。而输精管滴虫性炎症可导致输精管梗阻而引起少精或无精。

(二)体征

女性阴道及宫颈黏膜红肿,常有散在红色斑或草莓状突起;阴道后穹隆有大量液性或脓性泡沫状分泌物。男性患者可见龟头及包皮水肿、充血、黏膜增厚或溃疡形成。

三、诊断

(1)病史:配偶有滴虫病或有患者衣物接触史。

(2)有上述临床表现及体征。

(3)实验室检查:用悬滴法、涂片染色法或培养法,在分泌物或尿道中可找到阴道毛滴虫。

四、治疗

(一)局部用药

本病多局部用药治疗。①用 1％乳酸或 0.5％醋酸溶液或 1：5 000 高锰酸钾溶液或中药冲洗阴道，每天一次；②甲硝唑 200 mg、乙酰胂胺一片、卡巴胂 200 mg、曲古霉素 10 万单位栓剂，于冲洗阴道后或每晚塞阴道一次，10 天为 1 个疗程。

(二)全身用药

甲硝唑每次 200 mg，每天 3 次，共 7 天，男女均可服用。治疗期间禁止性交，勤洗、换内裤。

(汤洪山)

第十七章 皮肤病的中医诊疗

第一节 皮肤病病理的中医学认识

一、皮肤病的内因病理

(一)七情

喜、怒、忧、思、悲、恐、惊等情志变化,是人体对外界环境的一种生理反应,正常情况下一般说来是不会致病的,但如果情感过度兴奋或抑制,就会伤及五脏,造成五脏的病证,使五脏失调,而反映到皮肤表面也可能发生皮肤病。正如《医宗金鉴·外科心法要诀》记载:"粟疮作痒属心火内郁,外感风邪","粟疮"这个病与现代医学所述之"丘疹性湿疹""急性皮炎"相似,从这里我们可以理解古人所述之"心"和我们现代医学所讲的"心"不同。古医家所说的"心"不但包括现代医学的"心",而且还包括大脑皮质在内,如:"心主神明"就是这个意思。因此,心火内郁,实质上是与精神情绪变化有关。所以说七情内伤,主要是思想情绪的过激或过度抑郁而引起的。这种因素在皮肤病的病因学上也确实有一定位置。应当给予足够重视。

(二)饮食不节

饮食没有节制,暴饮、暴食或过食肥甘厚味,或过于偏食,都会伤及脾胃,如:《素问·五脏生成》记有:"故多食咸,则脉凝泣而变色;多食苦,则皮槁而毛拔;多食辛,则筋急而爪枯;多食酸,则肉胝䐢而唇揭;多食甘,则骨痛而发落。此五味之所伤也"。一般说来过食肥甘厚味,容易生热、生湿、生痰造成致病因素,过饮醇酒可使脾胃运化功能失常,可致湿热内蕴等。这些都会成为皮肤病发作的诱因。

(三)劳逸过度

根据《三国志》记载,华佗曾说"人体欲得劳动,但不当使极尔。动摇则谷气得消,血脉流通,病不得生"。说明适量运动对人体是有重要作用的,但是不能过度疲劳。同时也不能贪图安逸不劳动。如果过劳或过逸,都会使气血壅滞,肌肉、脏腑失其正常生理功能,而形成发病的因素,特别在这里还有一个意思是指房劳过度,同样可以造成皮肤病,如:"肾气游风"就多生于肾虚之人。其因为肾火内蕴,外受风邪所致。

二、皮肤病的外因病理

外因包括六淫邪气、疫疠及金、刀、虫、兽所伤,还有水、火烫伤等。

六淫是指风、寒、暑、湿、燥、火,六淫本是自然界一年四季正常气候的变化,称为六气。春风、夏暑(火)、秋燥、冬寒、长夏湿,由于六气的运动不断变化,而决定了四季的气候不同。人与自然界息息相关,人类在长期和自然界作斗争的过程中,逐渐摸索到自然界四时六气的变化规律,并对它具有一定的适应能力。一旦当人体由于某种原因而致抵抗力下降,不能适应气候变化时,或气候的急剧异常变化,超过人体的适应能力时,六气就成为致病的条件,侵犯人体而引起疾病的发生。这种情况下的六气就称为六淫或六邪,或称为六淫邪气。

六淫致病,正如《素问·至真要大论》所谓:"夫百病之生也,皆生于风寒暑湿燥火,以之化之变也。"所以说,六淫致病多与季节气候变化有关系。我们可以根据发病的气候特点进行分类,例如:病发于春,伤于风,归为风类;病发于夏,伤于热者,归为火病类;病发于长夏,伤于湿者,归为湿病类;病发于秋,伤于燥者,归为燥病类;病发于冬,伤于寒者,归为寒病类。一般来说,春多风病、夏季多暑(火)病、秋季多燥(凉)病、冬季多寒病。

六淫致病与居住环境有着十分重要的关系,《素问·五常政大论》篇曰:"地有高下,气有温凉,高者气寒,下者气热,故适寒凉者胀,之温热者疮"。这就是说地理高峻的则气候寒凉,地理低下的则气候温热,所以若至气候寒凉处,易受寒邪而发生胀病,若至气候温热处,易受热邪而发生疮疡。

六淫邪气既可单独作用机体而致病,也可以多种邪气同时侵犯机体而发病。如:风寒合邪导致瘾疹、湿热熏蒸皮肤导致疮疡、风寒湿合而导致痹证等。在发病过程中,六淫邪气不仅常常互相影响,并可在一定条件下相互转化,如风寒不解可以化热化火;暑湿久羁可以化燥伤阴等。

(一)风

风具有清扬开泄,变动不居的特性,故自然界中凡有此特性的外邪,称为风邪。风虽然为春季的主气,但是常年都有,故风邪引起的疾病,以春季为多,又不仅限于春季,且燥、寒、湿、热诸邪多依附于风而侵入人体,使人生病,如风寒、风湿、风燥、风热之类,所以风邪实为外感疾病之先导。

1.风邪的性质和致病特点

(1)风为阳邪,其性开泄:风为春季之主气,具有升发向上、向外的特点,故属阳邪,由于风性向上,向外具有阳性散发作用,所以风邪伤人,容易侵犯人体的头面部和肌表,并致皮毛腠理开泄,出现汗出、恶风等症状。

(2)风性善行数变:风性善行,是指风病的病位无定处,游走不定,变动无常。如常见的荨麻疹,中医学称为"瘾疹",其症状遍身瘙痒,疹团此起彼伏,上下左右走窜不定,时隐时现,就是风善行数变的一个具体表现。

2.常见的风证

风邪侵袭人体,其主要见症是发热、恶风、汗出、脉象浮缓或见咽痒、咳嗽、鼻塞、流涕等。前者是风邪袭表,后者是风邪犯肺,由于肺主皮毛,因此,风邪袭表往往与风邪犯肺的症状同时并见。在皮肤病中,一些瘙痒性、脱屑性皮肤病常与外风有着密切的关系。风邪侵犯皮肤的致病特点有以下五个方面。

(1)发病急,消失快,病程短;表现为风疹,见风就痒,顿时则安。

(2)风性善行走窜,故其症状常表现游走不定;表现在受风邪的怪痒症,痒无定处。

(3)风性轻扬,多侵及体表及头面;如银屑病,头面的癣消退较缓慢,其因为头面暴露在外,容易受风邪。

（4）风邪伤及皮肤可以发痒，如丘疹性荨麻疹。

（5）风性疏泄，侵袭人体，肌腠开泄，故可有怕风的症状。表现为风疹、丘疹、苔藓、体癣等见风即痒，如感冒发热汗出即"恶风"。

（二）寒

寒是冬季的主气，有内寒与外寒的区别。外寒即由外界寒邪侵袭而发生的病变，内寒是机体的机能衰退或因年老，阳气不足的反映。虽然，外寒与内寒产生的原因不同，但它们又是相互联系、相互影响的。如阳虚内寒的人容易感受外寒；外寒侵入机体，常损伤人的阳气，导致内寒的产生。

1.寒邪的性质和致病特点

（1）寒为阴邪，易伤阳气：如寒邪束表，卫阳郁遏，则表现出恶寒、发热等。若寒邪内停，脾胃之阳受伤，以致不能发挥温养肢体、腐熟水谷、蒸化水液的作用，便会出现肢冷、身寒，下利清谷，小溲清长，或呕吐清水，痰涎稀薄等症。

（2）寒性凝滞，主痛：人体气血津液的运行，赖阳气的温煦推动。寒邪侵入人体，经脉气血失于阳气的温煦，则气血凝结阻滞，涩滞不通，不通则痛，故疼痛是寒邪致病的重要特征。

（3）寒邪收引：收引，即收缩牵引。"寒则气收"，气机闭塞，寒客血脉，使血脉收缩、凝涩，可见肢冷、疼痛、脉紧，甚则溃烂久不收口等症，如阴疽多因寒邪客于血脉，使血管收缩，久之而溃疡。

2.常见的外寒证

外感寒邪，寒邪束表，卫阳不得宣发，所以发热、恶寒无汗，"肺合皮毛"，寒邪伤于肺，致肺气宣降失调，则鼻塞、咳嗽、喘息随之而发作。若寒邪滞于经脉，经脉拘急收缩，气血凝滞不通，常见头痛，肢节疼痛，皮肤阵阵出现粟粒似硬结等。皮肤病中的冻疮、硬皮病、结节性脉管炎等都与寒邪有关。

（三）暑

暑是夏季之主气，乃水热之气所化。暑病独见于夏令。

1.暑邪的性质和致病特点

（1）暑为阳邪，其性炎热：暑是夏令自然界炎热之气，所以属于阳邪。正因为它是炎热之气，故感暑而病者，就可出现高热、口渴、脉洪、汗多等火热症状。

（2）暑性升散，耗气伤津：暑邪有升散的性质，所以侵犯人体则使腠理开而汗多，但开泄太过则可伤津，症见口渴喜饮，心烦胸闷，小溲短赤等症状，津气俱伤，可以出现突然晕厥。

（3）暑多挟湿：在长夏季节，气候炎热，雨量较多，气候变得较潮湿，所以在感受暑热的同时，也兼感湿邪，故暑邪挟湿，除见感受暑邪的症状外，还可见四肢困倦、食欲缺乏、胸闷、呕恶、大便溏、小便少、脉濡、苔腻等湿邪的症状，暑湿郁于皮肤可生疮、疖、湿疹等病。

2.常见的暑证

（1）伤暑：是夏季暑热的病症，症见身热多汗、心烦、口渴欲饮、乏力、脉虚数等症。

（2）中暑：有轻重之分，轻症只有头晕、恶心、纳呆等症。重症常见突然晕倒，不省人事，喘、渴，冷汗不止，手足厥冷，脉大而虚等症。

（3）暑湿证：主要见症为身热不扬，午后为甚，胸闷恶心，食欲缺乏、大便溏，小便黄，脉濡，苔黄腻等。

皮肤疾病也是多见的，如疮疖、疥疮、湿烂、湿疹复发或蚊、虫咬后搔抓后流水反复作痒不愈等。

(四)湿

湿为长夏的主气,夏秋之交,湿气弥漫,湿热交蒸,是四时中湿气最盛的季节。湿邪伤人致病,《素问·阴阳应象大论》说:"地之湿气,感则害皮肉筋脉"。

1.湿邪的性质和致病特点

(1)湿为阴邪,易阻遏气机,损伤阳气:湿为水气为患,水属阴,湿邪自然为阴邪,湿邪伤人,常留滞于肌肤、经络、内脏,影响脏腑气机的升降运动,故湿邪易阻遏气机。湿为阴邪,"阴盛则阳病",故湿邪易损伤人体阳气。脾是运化水湿的主要脏器,主湿又恶湿,伤于湿邪,则主要损伤脾阳。脾为湿困,运化无权,水湿不化,则表现脘腹痞闷胀满、恶心呕吐、大便泻泄等症。此外若水湿不运,水闭不通,可见小便不利,若水湿泛溢肌肤,可见肢体浮肿。

(2)湿性重浊:"重"即沉重、重着之意,湿邪致病,阻遏气机,湿气停聚体内,故有沉重的感觉。如头重身困、四肢酸楚沉重、屈伸不利等。所以,《素问·生气通天论》说:"因于湿,首如裹,湿热不攘,大筋软短,小筋弛长。软短为拘,弛长为痿。"从临床来看,若湿邪外侵肌表,营卫不调,则头重如裹,身体困乏,四肢沉重酸懒。若湿侵经络关节,阻遏阳气,经脉不利,则现肌肤麻木不仁,关节疼痛重着,或痉强屈伸不利。"浊"即秽浊,即伤于湿邪,易出现各种秽浊的排泄物与分泌物。如大肠湿热,可见大便黏滞秽浊;湿热痢疾,可见痢下脓血;皮肤湿疹,可见疮疡流血。湿气下注,可见小便混浊,妇女白带过多;湿浊在上,可见面垢眵多。

(3)湿性黏滞:"黏"指黏腻,"滞"指停滞,所谓黏滞,即指湿邪致病具有黏腻停滞的特性,在症状方面,湿证多见大便黏滞不爽,小便滞涩不畅,分泌物黏浊与舌苔黏腻等症。在病程方面,湿邪致病多起病缓慢,并易稽留日久,缠绵难愈,病程较长,或反复发作,如湿痒、湿疹、湿温等。

(4)湿性趋下,易伤阴位:所谓"趋下",指一种向下的趋势,湿邪趋下,即指湿邪伤人,易侵袭人体下部。如水湿所致的水肿多以下肢为明显,其他如带下、小便混浊、泄泻等,也是多由于湿邪下注所致。

2.常见的湿证

外湿多为气候潮湿,或涉水冒雨,或居住潮湿等外感湿邪。外湿伤人,或从肌肤,或从经络,除各自见其"表湿""湿痹"等的特异症状外,均可见到"脾"的症状,也就是"湿邪伤脾"。湿痹为痹证中以湿邪为主的疾病,其症为肢节酸痛沉重,甚则难以转侧或肿痛有定处,肌肤麻木,或皮肤出现结节、硬结、红斑等。

内湿多由脾失健运,运化水液无力,以致水湿停留所致,所谓"脾虚生湿"。当然其他有关脏器病变亦可导致水液代谢失调,但最终当影响脾脏,才可产生湿证。临床表现,一般多见小便不利,苔腻脉濡等症,若湿在上焦,可见胸膈满闷,如阻遏清阳,可见头目眩晕;若湿阻中焦,可见脘腹痞满,不欲饮食,恶心、口黏或甜,便溏下痢,四肢沉重;若湿注下焦,可见小便淋浊、足肿、妇女带下等症。

总之,外湿,伤及肌肤、伤及经络,两者均可伤脾。内湿,脾虚所致。皮肤病中的湿疹多因内外湿邪所致,治疗宜内外共治,内主要是健脾除湿,用中药为妥,外治针灸取足太阴脾经为主,并为通调水道取三焦经、足少阴肾经,肾主温,可温化水湿;再取手太阴肺经,肺主气司呼吸,主肃降,朝百肺,加强机体气化功能,以利水湿代谢。

(五)燥

燥为秋季主气,秋季天气收敛,一派肃杀之气,此时大气干燥,水分缺乏,故易生燥病。燥病有内燥、外燥之分,外燥多从口鼻而入,易伤肺卫。然伤燥时间不同,又有温燥,凉燥之别。初秋之时,夏季余热未散,燥与温热结合伤人,故多见温燥病证;晚秋初冬季节,近冬之寒气已至,燥与寒邪结合伤人,故多见凉燥病证。

内燥多由于人体津血内亏所致,其症状多种多样,但最终以"干燥"为其共同表现。

1.燥邪的性质和致病特点

(1)燥邪干涩,易伤津液:燥为秋季收敛肃杀之气所化,其性干涩枯涸,故最易耗伤人体的津液,而见阴津亏虚的病变。如皮肤干涩皲裂,鼻干咽燥,口唇燥裂,毛发干枯不荣,大便干结,小便短少,舌干少津,脉细等。刘完素《素问玄机原病式》汗说:"诸涩枯涸,干劲皲揭,皆属于燥"。

(2)燥易伤肺:肺为清肃之脏,其性娇嫩,喜润而恶燥,又外合皮毛,开窍于鼻,主呼吸而外界大气相通。所谓"天气通于肺"。外燥伤人多由口鼻而入,故最易伤肺,因属内燥,津液亏少,不能上承于肺,也易使肺燥津伤。燥邪伤肺,失其津润,宣降不利,则出现喘息胸痛,鼻干咽燥,干咳少痰,或痰难咳出,或痰中带血,小便短少等症。

2.常见的燥证

外燥有温燥、凉燥之分:凉燥是属燥而偏寒,证见发热恶寒,头痛,无汗,口干咽燥,咳嗽少痰或无痰,舌苔薄白而干等症状;皮肤干燥、脱皮、裂口等。温燥是属燥而偏热,证见发热,微恶风寒,头痛,少汗,干咳或痰黏,咳而不爽,胸胁疼痛,鼻咽干燥,口渴,心烦,舌质光红等症状;皮肤干燥,皮肤亦可出红斑肿胀。

内燥多由于外感高热,或汗出过多,伤津化燥所致。也可因久病精血虚弱,或汗、下、吐太过,津液大伤,或瘀血内阻,津血不能滋润等而引起。临床上以口渴,皮肤干燥,毛发干枯,大便秘结,舌燥无津,脉细涩等为特征。

总之,外燥以"干燥"为主;内燥以"津血亏"为主。有时也可见内燥、外燥相兼发病。

(六)火

火、热以及温均为阳盛所致,"温为热之渐,火为热之极",其性质相同,程度有异,各有特性。温热多属于外邪,所致疾病称为温病或温热病,如风温、风热、暑热、湿热等。火常自内在,只有内火而无外火,但风、寒、暑、湿、燥等外邪,在一定条件下也可化火,称为"五气化火"。一般地说,火有生理之火和病理之火,生理之火也称"少火",属人体正气之一,谧藏于脏腑之内,具有温煦生化作用。是谓阳气,病理之火也为"壮火",属亢烈之火,多由阳气亢盛或五志过极所致,即"气有余便是火"。壮火能耗伤人体的正气,故为病邪,临床所见肝火、心火、胃火、胆火以及阴亏所致之虚火等,均属病理之火,故《素问·阴阳应象大论》说:"壮火食气……少火生气"。

1.火热邪气的性质和致病特点

(1)火热为阳邪,其性上炎:寒为阴,热为阳,故热为阳邪。火热之邪均为阳盛所致,所谓"阳盛则热","热极生火"。火热邪气伤人,多表现为高烧、恶热、烦躁不安、口渴汗出、面红目赤、便秘尿黄,舌红苔黄燥、脉洪数等症。此外,火性升腾炎上,故其病症多表现于上部。如心火上炎,可见口舌糜烂,或生疮;胃火上炎,可见齿龈肿痛,出血、口臭;肝火上炎,可见目赤肿痛,头痛等。

(2)火易伤津耗气:火热之邪,一则迫津外泄,二则消灼津液,故最易使人阴津耗伤。所以火热邪气为病,除热象明显外,往往伴有口渴喜饮、咽干舌燥、小便短赤、大便秘结等津液伤耗之症,即"阳盛则阴病"之意。此外,阳热亢盛的实火,即壮火,能损伤人体正气,而使机体功能减退。

(3)火易导致风动血热:所谓风动,指火热之邪易伤津耗血,燔灼肝阴,使筋失所养,而致肝风内动。临床表现为高热、神昏谵语、戴眼反折、四肢抽搐、颈项强直、角弓反张、吐血、尿血等内科症状。故《素问·至真要大论》说:"诸热瞀瘈,皆属于火",又曰:"诸躁狂越,皆属于火"。在皮肤病方面,常见皮下出血发红斑、紫斑等。因为火邪结于局部,可阻滞气血运行,腐肉败血,而成痈肿疮疡。

2.常见火热证

火热之证,临证多以实火虚火别之,属于内火的范畴。当然,从"火""热"二者之广义来讲,外感风热邪气及五气化火似乎属于"外"的范围,但一经化火,即多已进入了"里"的阶段,而属于内火为里。

实火:多发病急,病程短,机体正气尚盛,或为伤所致脏腑阳气偏盛,或为五气化火。临床主症为面红耳赤、心烦发热恶热、口渴喜冷饮、大便秘结、小便短赤、舌红苔黄,脉数实有力,甚见神昏谵语,狂躁不安,或见疮疡红肿、发斑、发疹,或见衄、吐、便、尿血等症。

虚火:多发病缓,病程长,正气已虚,多因机体正气虚衰,尤其是阴虚所致。临床常见阴虚热证,主要症状为五心烦热、心烦失眠、盗汗、尿短赤、口燥咽干、舌红少苔或光红无苔、脉细数等。

(陈　薇)

第二节　皮肤病的中医辨证方法

中医的"辨证"就是分析证候,掌握实质;"施治"就是根据对疾病本质的认识,按疾病的不同情况,采用不同的治疗方法。

下面简述中医对皮肤病的几种辨证原则。

一、四诊辨证

中医诊断主要是通过望、闻、问、切四诊来实现的。其中望诊里的舌象,切诊里的脉象在皮肤科运用较多,现简介如下。

(一)舌象

舌为心之窍,但五脏皆与舌有关。舌象可分舌质与舌苔两个方面。正常人的舌质略红而润,活动自如,不胖不瘦;舌苔薄白,不厚不腻,不滑不燥。一般认为舌质淡白,多为血虚或阳虚;舌质鲜红,多为心火上炎,热证或阴虚火旺;舌质绛红,多为邪热已入营分;舌质青紫或边有瘀斑,多属血瘀;舌体干枯、裂纹,出现芒刺,是津液亏耗或热盛伤阴;舌体淡胖,边有齿痕,为脾气虚或阳气虚;苔腻,多属湿;苔愈厚腻,表示湿浊愈重;苔薄白,多属表证;苔黄,多属热;苔黄腻,属湿热内蕴或肠胃积滞。

(二)脉象

正常人的脉象以不浮不沉,至数清楚,节律一致,一息四至到五至,力量柔和为准。浮脉多主表证;沉脉多主里证;迟脉多主寒证;数脉多主热证;滑脉主痰饮、蓄血、妊娠;涩脉主血少精伤、气滞血瘀;洪脉主阳盛火亢;细脉主气虚血少;弦脉主肝郁,气滞疼痛;紧脉主寒证剧痛等。

二、八纲辨证

八纲,即阴阳、表里、寒热、虚实,是辨证施治的基础,皮肤病的中医诊断,亦可以此为依据。

表里:是指病位的深浅。表证病邪在表,病较轻。里证病邪在里,病较重。

寒热:是指病证的两种不同性质,"寒者热之,热者寒之",为治疗提供依据。

虚实:辨别机体强弱与病邪的盛衰,邪气盛为实,正气压为虚,外感病为实,内伤病为虚。

阴阳:是八纲的总纲。皮肤科辨阴阳,从病情急缓、部位深浅、皮损形态和色泽、痛痒程度而区别。

(一)阳证、表证、热证、实证

表现为急性,泛发性,瘙痒剧烈,变化快的皮肤病,如皮肤鲜红、灼热、肿痛,伴有口干口渴,尿短赤,便秘结,烦躁发热,面红,脉浮数,舌质红或舌尖红,苔黄腻。

(二)阴证、里证、寒证、虚证

表现为慢性、肥厚性,自觉症状较轻微,皮损色淡,炎性轻或无炎性,可伴有口淡,尿清长,便不干或溏,脉沉细,苔白滑。

三、卫气营血辨证

(一)卫分证

卫分指外感温热病的最初阶段,主要表现为发热、微恶寒、头痛口渴、脉浮数、苔薄白。

(二)气分证

卫分病不解,由里传入气分,表现为发热不恶寒,反恶热,气粗汗出,口渴引饮,小便黄,便秘,舌质红,苔黄燥,脉沉数。

(三)营分证

气分病不解,阴液亏耗,病邪传入营分。表现为高热不退,心烦不寐,神昏,谵语,口干不欲饮,舌红绛,脉细数,皮肤潮红、水肿、起疱甚或脓疱。

(四)血分证

营分不解,邪传血分。除表现营分证外,常有出血症状,如便血、鼻出血、皮肤血斑、血疱等,舌质深绛,脉数。

四、病因辨证

(一)内因

1.七情

中医认为喜、怒、忧、思、悲、恐、惊等情绪变化可影响脏腑,导致功能失调。这说明七情,即精神因素在皮肤病的病因学上的重要性。如斑秃患者,常可有精神创伤的病因。

2.饮食不节

过食肥甘厚味,容易生热、生湿、生痰,造成致病因素;暴饮暴食可使脾胃运化失常;过饮醇酒可致湿热内蕴;偏食可引起维生素类缺乏。

3.体质因素

所谓禀性,就是现代医学所指的遗传体质。《巢氏病源》记载"有禀性不耐者,见漆及新漆器,便着漆毒",就是说有些人对漆具有过敏体质,接触漆后发生接触性皮炎。

4.脏腑功能失调

中医认为诸痛痒疮皆属于心;肝失疏泄,易郁化火,产生肝经湿热证;诸湿肿满皆属于脾;肺胃内热熏蒸,可产生痤疮和酒渣鼻等。

(二)外因

外因包括六淫(风、寒、暑、湿、燥、火)、外伤、虫兽,其中六淫致病因素在皮肤病中颇为常见重要。

中医把六淫作为病因,一是根据自然界六种不正常气候环境对人的影响,一是把六种气候环境的自然现象和疾病的表现联系起来认识。

六淫致病有季节性,如春天多风证(如风疹块);夏天多湿证(如湿疹)、暑热证(疖疮肿毒);秋天多燥证(如手足皲裂);冬天多寒证(如冻疮)。六淫致病依患病部位来分,大致有以下规律性:①生于上部,即颈、面、头、面部者多属风,或风湿或风热,因风性上行。②生于下部,即前后阴与下肢者多属湿;或湿热或寒湿,因水性趋下。③生于中部,即胸腹、腰背者多属气郁火毒,因气火多发于中部。现选择其中重要的风湿火燥致病因素,分叙如下。

1.风证

风为春季的主气,春天多见风证。风为六淫之首,四季皆可有风邪伤人。风又为百病之长,因此风邪所致的疾病较多,并可与其他病邪结合而致病,如风湿(湿疹)、风寒(风寒型荨麻疹)、风热(风热型荨麻疹与多形红斑)等。风证的特点往往表现为发病急,消退快,善行而数变,游走不定,如荨麻疹;风性趋燥,可表现有皮肤干燥、脱屑、瘙痒等症;风久留体内,可引起血燥血虚,如银屑病;风生升扬,发病多在人体的上部。全身可有发热、恶寒、脉浮、苔白薄等症。

2.寒证

寒为冬天的主气,感受寒邪,系阳气不足,卫气不固,气血凝滞,如冻疮、血管炎等。

3.暑证

暑为夏天的主气。暑邪所致的皮肤病有暑疖、痱子等。

4.湿证

湿为长夏六月的主气,因此长夏多湿病。湿证分外湿与内湿,前者是因气候与环境潮湿引起,后者是因脾运不健所造成。湿证还可与其他病邪结合而致病,如湿热、寒湿、风湿等。湿邪所致皮肤病的特点表现为湿性污浊黏腻,如湿疹的水疱和糜烂渗液属湿症,病程缠绵,不易速愈;湿邪致病常较广泛;湿性趋下,发病多在人体的下部,也可见于全身各部;全身可有头重如裹、胸闷体倦、口淡、苔腻、脉濡缓等。

5.火证(热证)

火和热只是程度上的不同,热极便生火,旺于夏季。多由风、寒、暑、湿、燥等外邪在体内转化而成。"热毒""火毒"常是化脓性皮肤病的致病因素。火证皮肤病的特点表现为患处红、肿、热、痛;全身可有发热、舌黄红、苔黄、脉数等。

6.燥证

燥为秋季的主气,因此秋季多燥病。由气候干燥引起的是外燥,因津血不足引起的是内燥。燥邪所致皮肤病的特点表现为伤津液,可见皮肤干燥、肥厚、脱屑、皲裂、瘙痒等。如皮肤瘙痒症、手足皲裂等;全身可有咽干唇燥、苔薄无津、脉涩等。

五、皮肤病局部症状和体征的辨证

(一)主观症状

1.痒

痒是皮肤病最常见的症状之一,引起痒的病因是风、湿、热、虫、血虚等,即风胜作痒(如荨麻疹)、湿胜作痒(如湿疹)、热性作痒(如漆性皮炎)、虫淫作痒(如疥疮)、血虚作痒(如银屑病)。

中医学认为,"风盛则痒""诸痒属虚",指出痒的常见病因是"风"与"血虚"。风性燥烈火可使皮肤干燥瘙痒;血虚不能荣养肌肤也引起瘙痒,风和血虚是相互联系的;血虚受风,风盛血燥,燥久血虚,互为因果。

2.疼痛

痛系气血瘀滞,经络阻塞不通所致,即"不通则痛,通则不痛"。临床要依寒热虚实及气血不同来辨证,虚痛喜按,实痛拒按,寒痛喜暖,热痛喜凉,气痛无定处,血瘀痛则痛有定处等。

3.麻木

麻木指知觉消失,亦称"不仁"。《金匮要略》上有"邪在于络,肌肤不仁",《内经》说:"营卫俱虚则不仁且不用",皆认为"不仁"多属气虚,系风痰入络而障碍营卫运行所致。

麻木主要见于麻风,也见于其他疾病,一般认为麻木成因多由:①气虚血虚所致,即"气虚则麻,血虚则木";②风盛血燥,肌肤失养也可致麻木。

(二)客观症状

1.斑

根据颜色来辨,色红属热,色白属寒。色红属血分病,即血热;色白属气分病,即气滞;色紫黑属血瘀。此外,皮肤发黑、肤色黑晦为伤肾。

2.丘疹

多为血热、风热所致。

3.水疱

多属湿热或热毒所致。

4.脓疱

多因热毒炽盛所致。

5.风疹块

白色为风寒,红色为风热。

6.结节

多由气血凝滞所致。

7.糜烂

多为湿热所致。

8.鳞屑

于急性病恢复期发生,为余热未清;于慢性病中发生,属血虚风燥,皮肤失养。

9.痂

脓痂属热毒未清,血痂为血热所致。

10.皲裂

中医认为"燥性则干、寒胜则裂",皲裂多因血虚、风燥、寒胜所致。

11.色素沉着

色素沉着多为褐色或黄褐色,因情志郁忧,气血不和所致。

12.脱发

发为血之余。一般脱发属血虚,大病后脱发亦属气血亏损,证见头发干枯、成片脱屑,系血虚受风、风盛血燥而不能营养肌肤所致。

13.发白和发黄

除老年白发外,一般的白发以肾阴肝血不足为主要原因。发黄者,头发枯黄不泽多因火炎血燥。前者可用滋肾阴补肝血药物,后者可用凉血润燥药物治疗。

六、脏腑辨证

(一)心

1.心阴虚(心血虚)

证见心烦神萎,多梦失眠,情志不舒,忧思过度,皮肤粗糙,瘙痒,唇舌色淡或舌质红,脉细数或细弱。如神经性皮炎、斑秃、皮肤瘙痒症等。

2.心阳虚(心气虚)

证见心悸气短,自汗,形寒肢冷,面色苍白,肢端青紫,舌淡或紫暗,脉细弱。如寒冷性荨麻疹、多汗症、硬皮病、肢端动脉痉挛现象等。

3.心火亢盛

证见心中烦热,口舌糜烂,皮肤鲜红、灼热、肿痛、红色斑疹及结节,尿短赤,舌绛苔黄,脉数,如舌炎、口腔炎、颜面丹毒、疖、痈、药疹、多形红斑。

(二)肝

1.肝气郁结

肝的疏泄功能失常则出现肝气郁结,可有情绪波动、抑郁多怒,在肝经走向部位(如胸胁出现疼痛、痰核肿块小结),如慢性淋巴结炎、结节性血管炎、带状疱疹后遗神经痛等。

2.肝经湿热

肝经湿热为肝经行走部位出现的湿热证候,因肝失疏泄、湿热蕴结或肝郁化火所致。阴囊湿疹、女阴溃疡等为湿热下注所致;带状疱疹为湿热横窜所致。

3.肝血虚

"肝藏血,其华在爪",肝血不足,眼干目糊,肌麻甲枯,皮肤粗糙,如银屑病、鱼鳞病、反甲、脆甲病等。

(三)脾

1.脾运失健

"诸湿肿满,皆属于脾",湿邪为患多由脾虚所致,表现为皮肤糜烂渗液和瘙痒等,如急性湿疹、接触性皮炎等。

2.脾不统血

脾有统摄血液循经而行的功能,如脾气虚不能摄血,则称为脾不统血,可出现脾气虚的证候,如疲乏气短、面色无华、皮下出血、紫癜等。

(四)肺

(1)"肺合皮毛",风邪侵入人体,多出现肺经病证,表现为皮肤干燥、脱屑、瘙痒、风团等,如荨麻疹、皮肤瘙痒症等。

(2)肺热熏蒸皮肤,肺蕴邪热,常与脾胃湿热共同熏蒸致病,发病部位多偏上部,如单纯疱疹常由肺胃热熏蒸所致,寻常痤疮常由肺胃内热上熏颜面,血热郁滞所致,酒渣鼻常由肺胃积热上蒸、风寒外束血瘀凝结所致,脓疱疮常由肺经有热、脾经有湿、蕴蒸皮肤所致。

（五）肾

肾虚见证有腰脊酸痛,膝软无力,脱发,耳鸣耳聋等。

1.肾阳虚

除肾虚证外,还有"寒"象,证见怕冷肢凉,尿清长,舌淡而胖,脉沉细,皮肤顽硬、带肿、呈黑色或棕褐色,毛发枯悴,如硬皮病、肢端动脉痉挛现象、色素性皮肤病等。

2.肾阴虚

除肾虚证外,还有"内热"象,证见手足心热、颧红升火、尿短赤、盗汗、舌红而干、脉细数、皮肤红斑或色素沉着,如系统性红斑狼疮、色素性皮肤病等。

七、气血辨证

（一）气

气,一是指机体内流动着的富有营养的精微物质,如水谷之气等,一是指脏腑组织的活动能力,如五脏之气、六腑之气、经脉之气等。临床上所说的"气",多数是指脏腑功能失调引起的症状。

1.气虚

气虚是全身或某一脏腑的功能减退,表现有疲乏、语言低微、气短、自汗、脉细弱无力等,如久病和体质虚弱等。

2.气滞

气滞是人体某一部分脏腑病变,致气运行不畅,气滞常致血瘀。表现有气滞部位或脏器的疼痛和胀闷,皮肤有结节或斑块。如结节性血管炎、色素性皮肤病等。

（二）血

血除营养身体各部组织外,还管视物、步行、掌指的握掇活动及皮肤的感觉等。血的这些功能,必须在气的推动下,以及气血在心血管内正常运动的条件下,才能得到充分的发挥。以下是血出现功能障碍后的表现。

1.血虚

血虚指体内血液不足,导致肌肤失养。一般病程较长,可表现有皮肤干燥、脱屑、瘙痒,面色苍白,发甲不泽等。如斑秃、神经性皮炎等。

2.血热

血热指血分有热,血热妄行。表现有皮肤发红,感染化脓,舌质红苔黄等。如多形红斑、结节性红斑、过敏性紫癜、疖、痈等。

3.血燥

血虚风盛则血燥,表现为"燥象",证见皮肤粗糙、皲裂、瘙痒等,如银屑病等。

4.血瘀

出血后血液停滞于体内,或血管中之血为病邪所阻,则出现血瘀。血瘀常伴有气滞,即气滞血瘀,表现有皮肤发红、发紫或发黑的斑疹、斑块、结节、溃疡或坏死等,疼痛,舌质发青,舌边色紫有瘀斑,脉细或涩。如冻疮、肢端动脉痉挛现象、酒渣鼻、硬皮病、血管炎、麻风的某一阶段等。

八、皮肤病部位与经络、脏腑和病邪特性的关系

(一)辨患部与经络关系

中医学认为,头部属督脉,项部属膀胱经,颜面眼睑属胃经,耳前属胆经,耳后属三焦经,耳道属肾经,鼻部属肺经,舌属心经,胸胁部属肝胆,乳房属胃经,乳头二阴属肝经。临床用引经药物如口舌疮疡用清心经实火的牛黄,胸胁部用清肝胆经湿热的龙胆草等,可取得较好疗效。

(二)辨患部与脏腑的关系

舌属心,目属肝,唇属脾,鼻属肺,耳属肾。四肢外侧属肺,四肢内侧属心,胸属心、腋部属肝,腘部属肾。

(三)辨患部与病邪特性关系

在人体上部多属风邪,或为风湿、风热,多用疏风清热药;在人体中部属气火,或为气郁、火郁,多用清肝火药;在人体下部多属湿邪,或为湿热、寒湿,多用清湿热药。

(陈　薇)

第三节　扶正祛邪法的治疗应用

"邪之所凑,其气必虚""正气存内,邪不可干"。邪正盛衰是疾病发生发展过程中最基本的病机变化。中医的正气泛指人体的抗邪能力和康复能力,中医学中的卫气、元气、血气、肺、脾、肾等脏腑之气,均属正气的范畴。正气通过调节机体内在阴阳平衡,充实腠理肌肤,维持脏腑经络气血的正常功能,使外邪无隙可乘,内邪无处可生,发挥机体御邪功能,可见中医的正气具有免疫的功能。邪气泛指各种致病因素。从现代免疫学角度看,邪气是指凡能破坏免疫平衡,干扰免疫自稳功能的因素。它包括了多种病原微生物及自身抗原、变应原及由于免疫功能失调而产生的自身抗体、免疫复合物等内容。扶正就是辅助人体对"邪"的防御能力,使人体达到正常功能,它是通过机体自稳调节机制,充分调动人体的抗病能力,使机体阴阳得以平衡,达到防病治病之目的。扶正是中医药的治疗特色,也是中医药免疫作用的特色。肾为先天之本,脾为后天之本,因此,临床上注重补其先天,调其后天,调整气机升降,恢复阴阳平衡,是调节免疫平衡或提高免疫力的关键。扶正包括了益卫气、补元气、养血气,以及益肺、健脾、补肾等具体治法。祛邪就是使用攻邪、祛邪的药物或其他疗法以祛除病邪,达到邪去正复的目的,包括祛散风邪、清热解毒、活血化瘀、涤痰化浊等具体治法。

自身免疫皮肤病包括红斑狼疮、皮肌炎、硬皮病、干燥综合征、白塞综合征、大疱类皮肤病等。中医学文献没有自身免疫皮肤病的病名,但从各地名老中医的临床辨证与诊疗经验而论,比较一致的看法是:慢性盘状红斑狼疮类似"鬼脸疮";系统性红斑狼疮既有皮肤损害,又有内脏损伤,前者称"蝴蝶斑""温毒发斑""马缨丹""阴阳毒"等,后者由于临床体征出现的时间不一或者程度轻重不同,因而根据主证命名者居多,如:关节疼痛贯穿始终者,隶属于"痹证",面目和下肢水肿较重时称之"水肿"等。更有医者认为,此病虚多实少,且脏腑病变迭见,故而以"虚损"统称之。硬皮病仅有皮肤损害,隶属于"皮痹";若出现脏腑病变,则属"五脏痹"的范畴。皮肌炎类似"肌痹";大动脉炎类似"脉痹";白塞综合征类似"狐惑";干燥综合征类似"燥毒";类风湿关节炎类似

"痹证""历节风";天疱疮类似"火赤疮""天疱疮"等。从中医整体观念出发,本组疾病因先天禀赋不足,后天失养或素体正气虚弱,邪即乘虚而入,或邪入之后,由于自身不能抗邪外出,正虚邪恋,导致五脏、六腑、气、血、津液等虚损性变化,造成阴阳平衡、整体功能失调,是自身免疫性皮肤病发生且迁延难愈之由。本虚标实或虚实互现,是自身免疫性皮肤病病机的关键。扶正祛邪具有补虚泻实的双重调节作用,是治疗自身免疫性皮肤病之大法,且贯穿于治病始终。

一、常用药物及方剂

(一)黄芪桂枝五物汤

黄芪 12 g,芍药 9 g,桂枝 9 g,生姜 12 g,大枣 4 枚。

1.主治

阳气不足,血脉不利所致诸证。证见手足厥冷,或活动不利,腰膝疼痛,或关节肿胀酸痛,或皮肌炎、硬皮病等,脉微涩而紧。

2.方解

黄芪益气升阳,桂枝辛甘而温,温经散寒。芍药养血敛营,甘草、大枣益气补中,又能滋脾生津。

(二)加减葳蕤汤

生葳蕤 9 g,生葱白 9 g,桔梗 5 g,东白薇 3 g,淡豆豉 9 g,苏薄荷 5 g,炙甘草 15 g,红枣 2 枚。

1.主治

阴虚外感。证见发热头痛,咽痛不适,咳嗽少痰,手足心热,舌红苔少干燥,脉细数。皮肤科中常用于治疗干燥综合征、红斑狼疮、皮肌炎伴有阴虚证者。

2.方解

葳蕤滋阴益液而滋汗源,润肺燥;葱白、豆豉、薄荷、桔梗解表宣肺,止咳利咽;白薇凉血清热而除烦渴;甘草、大枣甘润滋脾。

(三)参苓白术散

人参、白术各 10 g,白茯苓、山药、莲子肉、薏苡仁各 15 g,扁豆 12 g,砂仁 9 g,桔梗 6 g,甘草 3 g。

1.主治

脾胃气虚夹湿。证见头面四肢水肿,时肿时消,或肤生大疱、糜烂,食欲缺乏,倦怠,少气懒言,面色无华,或便溏,舌淡苔少,脉濡缓。皮肤病中常用于治疗大疱性皮肤病等。

2.方解

人参、白术、茯苓、甘草益气健脾,山药、扁豆、莲子肉、薏苡仁健脾渗湿止泻;砂仁和胃醒脾,理气宽胸;桔梗宣肺利气。

(四)归脾汤

白术、茯神、黄芪、龙眼肉、酸枣仁各 30 g,人参、木香各 15 g,炙甘草 8 g,当归、远志各 3 g,生姜 5 g,大枣 4 枚。

1.主治

心脾两虚或心阴不足诸证。证见心悸、气短,精神恍惚,神疲乏力,或时常悲伤欲哭,舌质淡红少苔,脉细数。皮肤科中常用于治疗红斑狼疮心脾两虚证者。

2.方解

黄芪、人参、白术、甘草补气健脾,兼养心气;当归、龙眼肉补血养心;酸枣仁、茯神、远志补心安神;木香理气和胃;生姜、大枣和胃健脾。

(五)右归丸

熟地 240 g,山药、枸杞、鹿角胶、菟丝子、杜仲各 120 g,山茱萸 90 g,肉桂 60～120 g,制附子 60～180 g。

共为末,炼蜜为丸。每丸 9 g,每天三次,亦可作汤剂,用量按比例酌减。

1.主治

肾阳不足,命门火衰。证见气衰神疲,畏寒肢冷,腰酸足软,舌淡苔白,脉细弱。皮肤科中常用于治疗红斑狼疮、皮肌炎伴有肾阳不足证者。

2.方解

肉桂、附子、鹿角胶温补肾阳;熟地、山药、山茱萸、枸杞、菟丝子、杜仲滋阴补肾填精;当归养血补虚,共为温阳、益肾、填精之方。

(六)生脉散

人参 10 g,麦冬 15 g,五味子 6 g。

1.主治

气阴两虚证。证见体倦气短,心悸自汗,关节肌肉酸痛乏力,或咽干口渴,双目干涩,舌苔薄少津,脉虚数。

2.方解

人参甘平补肺,大扶元气;麦冬甘寒养阴生津,清虚热而除烦;五味子酸收敛肺止汗为佐使。全方以补肺、养心、滋阴着力,而获得益气、生津之效。皮肤科中常用于治疗红斑狼疮、皮肌炎伴有气阴两虚证者。

自身免疫性皮肤病证候纷杂,变化多端,有时很难明确地归于某一证候,治疗的重点在于审证求因,审察疾病发展过程中邪正消长、轻重缓急、寒热虚实,把握好"急则治其标""缓则治其本""实则泻之""虚则补之""损者益之"的原则,调整好脏腑、气血、津液、阴阳的平衡以扶植正气、祛除邪气,促使免疫调节归于正常,使机体以最佳的反应方式排除异己抗原,减少自身组织的损伤,尽快使机体恢复正常的生理状态,以期从根本上消除自身免疫性疾病发生的各种致病因素而保持机体的相对稳定。

许多中草药具有免疫作用。

扶正药如下:①黄芪、党参、白术、灵芝、淫羊藿、补骨脂、枸杞、杜仲、山药、甘草等都有提高机体非特异性免疫的功能,促进淋巴细胞转化,增强单核巨噬细胞系统的吞噬功能,促进免疫功能,增加激素调节等作用。②生地、熟地、玄参、鳖甲、白芍等具有减轻免疫抑制引起的不良反应及抑制免疫功能亢进的作用。③黄芪、黄精、灵芝、淫羊藿、菟丝子、锁阳、五味子、何首乌、女贞子、旱莲草、薏苡仁、阿胶、杜仲、龟甲等具有增强细胞免疫、促进淋巴细胞转化及 E-玫瑰花环形成。④黄芪、党参、枸杞、女贞子、鳖甲、肉桂、砂仁等具有影响体液免疫功能的作用。

祛邪药如下:①白花蛇舌草、紫草、青蒿、山栀、丹皮、黄连、黄柏、知母、桑叶、蒲公英、鱼腥草、金银花、柴胡、龙胆草、半枝莲、大青叶等能增强白细胞吞噬细菌的作用,增加 T 细胞的杀伤功能。②活血化瘀类药物丹参、益母草、当归、蒲黄、鸡血藤、红花、王不留行等通过改善血液循环来达到抑制胶原结缔组织增生的目的。③秦艽、白芍、菝葜等祛风除湿的药物,则有明显的抑菌作用及增强机体非特异性免疫的生物学反应作用。

二、名老中医经验

(一)赵炳南诊治局限性硬皮病经验方

怀山药 30 g,生黄芪 30 g,云苓 12 g,鸡血藤 30 g,伸筋草 30 g,全丝瓜 15 g,白芥子 15 g,贝母 9 g,三棱 9 g,莪术 9 g,鬼箭羽 30 g,刘寄奴 9 g,徐长卿 9 g。

1.主治

局限性硬皮病。

2.方解

局限性硬皮病多为脾肾阳虚,卫外不固,腠理不密,风寒之邪乘隙外侵,阻于皮肤肌肉,以致经络阻隔,气血凝滞,营卫不和,而闭塞不通。故治以健脾助阳、温经通络,佐以软坚为法。肾阳不足者加肉桂、附片、炮姜、鹿角胶、淫羊藿。

(二)朱仁康治疗红斑狼疮的经验

1.犀角地黄汤合化斑汤加减

水牛角 15 g,生地 30 g,丹皮 9 g,赤芍 12 g,紫草 10 g,知母 10 g,生石膏 30 g,玄参 10 g,生甘草 6 g,银花 10 g,连翘 10 g。

主治:毒热伤营证。由心经火炽、脾经积热,两经合邪,毒热入营所致。证见连日壮热不退,面赤如妆或见红斑,或手足现瘀斑,咽干烦躁,渴喜冷饮,关节酸痛,困乏无力,甚则神昏谵语,痉风抽搐,脉滑数。

2.知柏地黄汤加减

生地 30 g,丹皮 9 g,茯苓 10 g,泽泻 10 g,知母 10 g,黄柏 6 g,玄参 10 g,玉竹 10 g,女贞子 10 g,旱莲草 10 g。

主治:肾阴虚损型红斑狼疮。证见长期反复低热,稍活动后温度升高,面颧潮红,红斑隐约,腰酸腿痛,足跟疼痛,肢倦发落,或有盗汗,舌红苔光,脉细带数。鼻衄加白茅根;齿衄加鲜芦根;苔黄加川连、黄芩;舌绛苔光加麦冬、花粉;神志昏迷加安宫牛黄丸或至宝丹;肝风内动加用羚羊角、钩藤、紫雪丹等。

3.归脾汤加减

太子参 15 g,黄芪 10 g,白术 10 g,酸枣仁 15 g,茯神 10 g,当归 10 g,炙甘草 10 g,龙眼肉 10 g,五味子 6 g。

主治:心脾两伤,证见体羸肢倦,面色无华,胸痞气短,心悸心慌,失眠自汗,脉细无力或结代,舌淡苔薄白。自汗多加浮小麦、糯稻根须。

4.右归、济生肾气丸加减

熟附子 3 g,肉桂 6 g,茯苓 10 g,泽泻 10 g,菟丝子 10 g,鹿角胶 6 g,淫羊藿 10 g,巴戟天 10 g。

主治:阴损及阳,脾肾阳虚证。证见面色萎白,脸面水肿,腰酸腹胀,便溏尿少,周身无力,畏寒肢凉,手足发绀,舌淡而胖,或现齿痕,脉细尺弱。腹胀尿少、腿足水肿,加川牛膝、车前子、葫芦巴。

5.生脉散加减

太子参 15 g,麦冬 10 g,五味子 9 g,玄参 10 g,沙参 10 g,地骨皮 15 g,炙甘草 6 g。

主治:气阴两虚证。证见低热时轻时重,腰酸肢倦,心悸多汗,气短头晕心烦,舌淡苔剥,脉细无力。

6.逍遥散加减

当归 10 g,柴胡 6 g,白芍 10 g,丹参 10 g,白术 10 g,陈皮 6 g,香附 10 g,川楝子 6 g,郁金 10 g。

主治:肝脾两伤证。证见胸胁疼痛,腹胀痞闷,纳呆,肝大、脾大,妇女月经不调或痛经,脉弦细而涩,唇舌青紫而暗。脸生红斑者加茜草、红花;月经不调加月季花、玫瑰花。

上述证型,可互相转化,不能截然分开,治疗时可随证增减用药。扶正、祛邪相机应用。

(三)张志礼诊治系统性红斑狼疮经验

以健脾益肾、调和阴阳、活血通络为核心。

1.狼疮 1 号

生玳瑁 10 g,生地炭 10 g,银花炭 10 g,板蓝根 30 g,白茅根 30 g,天花粉 10 g,丹皮 10 g,赤芍 10 g,元参 10 g,石斛 10 g,重楼 10 g,白花蛇舌草 30 g。

主治:系统性红斑狼疮、皮肌炎等结缔组织病急性期,证见毒热炽盛、气血两燔者。表现为高热烦躁,面部红斑或出血斑,全身乏力,肌肉酸痛,关节疼痛,烦热不眠,严重时神昏谵语,抽搐或呕吐,便血或出血,口渴思冷饮。舌质红绛或紫暗,苔少或无苔,脉数。

2.狼疮 2 号

南、北沙参各 15 g,石斛 15 g,党参 15 g,黄芪 15 g,黄精 10 g,玉竹 10 g,丹参 10 g,鸡血藤 15 g,川连 10 g,秦艽 10 g,重楼 15 g,白花蛇舌草 30 g。

主治:系统性红斑狼疮、皮肌炎等结缔组织病亚急性及慢性期证属气阴两伤,血脉瘀滞者。表现为高热已退,有不规则发热或持续低热,五心烦热,潮热盗汗,失眠多梦,面色浮红,视物模糊,关节疼痛。舌质红,少津无苔,脉细数而软。

3.狼疮 3 号

黄芪 30 g ,太子参 15 g,白术 10 g,茯苓 15 g,女贞子 30 g,菟丝子 15 g,枸杞 10 g,车前子 15 g,淫羊藿 10 g,丹参 15 g,鸡血藤 15 g,秦艽 10 g,重楼 15 g,白花蛇舌草 30 g。

主治:系统性红斑狼疮、皮肌炎久病重病后,证属脾肾不足,气血瘀滞者。表现为面色白,形寒肢冷,小便不利,面浮肢肿,甚至腹胀如鼓,腰酸腿痛,足跟疼痛,五心烦热,口舌生疮,时伴低热,精神不振。舌体胖嫩,舌质淡或舌尖红,脉沉细缓。

4.狼疮 4 号

黄芪 30 g,党参 10 g,白术 10 g,茯苓 15 g,柴胡 10 g,厚朴 10 g,丹参 15 g,鸡血藤 15 g,首乌藤 30 g,益母草 10 g,钩藤 10 g,重楼 15 g,白花蛇舌草 30 g。

主治:系统性红斑狼疮等结缔组织病,证属脾虚肝郁,经络阻隔者。表现为面色萎黄或白,面肿,少气懒言,肢体倦怠,腹胀,食欲缺乏,两胁痛,月经不调或闭经,皮肤红斑,舌质暗紫或有瘀斑,脉弦缓或沉缓。

虚是本病之本,机体阴阳失调、气血失和造成的机体功能与代谢失调,体质虚弱,抵抗力下降,是本病发病的根本原因,临床表现为心悸乏力、精神萎靡、五心炽热、失眠健忘、少食纳呆、关节疼痛、月经不调、脉沉细软、全血血象偏低等。这些征象是贯穿整个病程的基本表现。而由于外邪毒热的作用,病程中间断或反复出现整体或某个脏腑的毒热症状,如高热、谵语、出血倾向、白细胞计数升高等,多为短暂的阶段性的标象。虽因虚致病,复因病成劳,即使急性活动期症状突出表现为毒热的标象,其本质还是虚中夹实、本虚标实。而久治不愈者,更使虚劳加重。因此,治疗本病时应切记"虚"是本病之本,始终注重扶正重于祛邪的指导思想,以调和阴阳、补益气血、活血化瘀通络治其本,清热解毒、疏肝理气、养血安神治其标。根据患者不同时期、不同特点,标本兼治,扶正为主。即使在急性活动期本着急则治其标的原则采用清热解毒凉血治法为主,也不要忘记"护阴",而病情稳定期几种证型均应以扶正固本为主。

(四)袁兆庄诊治天疱疮经验

1.除湿胃苓汤

苍术 6 g,厚朴 6 g,陈皮 10 g,滑石 12 g,炒白术 10 g,猪苓 12 g,炒黄柏 12 g,肉桂 3 g,炙甘草 10 g。

2.二术汤

苍术 10 g,白术 12 g,赤苓皮 12 g,茯苓 12 g,薏苡仁 15 g,扁豆 10 g,生地 12 g,黄精 10 g,地骨皮 12 g。

主治:脾虚湿盛型寻常型或增殖型天疱疮,或经治疗的慢性天疱疮。证见皮肤黏膜大疱,糜烂渗液,体倦,舌胖有齿痕,苔白,脉弦细。

(五)陈湘君诊治红斑狼疮经验——滋阴解毒

陈湘君治疗系统性红斑狼疮时紧紧抓住"阴虚热毒"之主要病因病机,对轻中度活动期及缓解期的系统性红斑狼疮均以滋阴解毒中药治疗贯穿于病程的始终,且随证施法,药随证变,达到标本兼治的目的。对临床表现为头晕耳鸣、腰膝酸软、神疲乏力、舌红、苔薄黄、脉细数等肝肾阴虚、热毒内蕴者,施以滋补肝肾之阴、清热解毒之法,喜以六味地黄丸加减以滋补肝肾之阴血;擅用白花蛇舌草、丹皮、草河车等以清热凉血解毒,惯用生黄芪、生白术益气健脾扶正,组成滋阴益气解毒中药的主方,并在此方的基础上审因论治,随证加减用药。若正邪交争,低热不退,配以青蒿、地骨皮;热毒侵袭肌肤,见颜面、肢端或皮肤红斑等症,喜用青蒿、水牛角、紫草、生石膏、金银花、蒲公英以清热凉血解毒,用生地、丹皮、赤芍、红花凉血化瘀通络;面颊红斑、口腔溃疡加芙蓉叶、野蔷薇花、碧玉散。气血瘀滞、痹阻经脉,见关节酸痛,擅用茅莓根、鹿衔草以祛风止痛;肝大、脾大加莪术、三棱、鳖甲煎丸破血化瘀;脱发明显者加制首乌、枸杞子、女贞子、旱莲草以滋补肾阴;伤及气阴者,喜用太子参、麦冬、五味子、生地、黄芪、白术、黄精等益气养阴;伤及脾肾之阳而见尿少腹胀者,加用葶苈子、车前草、腹水草以利水消肿;对蛋白尿阳性者加玉米须、覆盆子、金樱子、米仁根、莲须等以固精缩尿。

三、现代临床研究

(一)齐连仲辨治皮肌炎

认为由于虚热湿瘀贯穿疾病始终,因此在治疗上均可采用清热除湿、益气活血之法,但需辨清邪正盛衰的实际情况,分清主次,"因时因人制宜"确定相应的治疗方法。同时,由于本病在临床上还常出现因虚致瘀、虚瘀化热和阳病损及阴的现象,因此即使证见脾肾阳虚也有虚瘀化热之象,阳病损及阴,精血不足也可出现阴阳俱虚的证候,所以立法处方之时注意扶正祛邪和阳中求阴的治疗法则。急性期属本虚标实,在治疗上以祛邪为主,兼以扶正。采用清热除湿、益气活血之法,方用自拟清解汤加减:黄芪、当归、紫草、马勃、苍术、黄柏、苦参、金银花、蒲公英、地丁、柴胡、甘草等,如红斑显著可加大青叶、牡丹皮等;关节痛重加鸡血藤、乌梢蛇;肌肉疼痛明显加地龙;兼有咽痛加山豆根;大便稀溏加黄芩、黄连;大便干燥加干姜、大黄;小便黄赤涩痛加石韦、海金沙等。在慢性期以气血虚弱为主,兼有血瘀络阻、虚瘀化热之象,治疗上当以扶正为主兼以祛邪,采用以益气活血为主,兼以清热除湿之法。方用加味清解汤加减:人参、黄芪、当归、黄柏、紫草、苦参、金银花、蒲公英、地丁、柴胡、马勃、甘草等,如兼肢端动脉痉挛加红花、地龙;肌肉痉挛明显加蜈蚣、僵蚕;低热不退加青蒿、地骨皮;肿胀明显加泽泻、车前子;兼脾虚便溏加茯苓、白术;兼皮下结节、钙化加三棱、莪术;兼有脱发加首乌、牡丹皮;伴有恶性肿瘤加白花蛇舌草、半枝莲;兼有食欲缺乏加焦神曲、炒麦芽、焦山楂等。

(二)刘瓦利以活血化瘀、补益肝肾法治疗系统性红斑狼疮

明显改善了患者症状和生活质量,延长了患者的缓解期和生存期,使患者在很长时间内病情平稳。治疗时认为本病的急性活动期往往表现为毒热炽盛,此时应该急则治其标,以清营解毒、凉血护阴。在应用足量的类固醇皮质激素和免疫抑制剂同时,配合中药治疗;病情缓解期则以毒热耗液伤阴为主,尤其是使用大剂量激素或长期应用免疫抑制剂,使患者气阴两伤而出现阴虚内热时,也往往出现血瘀证。病程日久,阴损及阳,出现气阴两伤证候,表现为气短乏力等症,因虚致瘀导致瘀阻脉络而出现关节疼痛及甲周红斑等,治疗当以益气养阴、健脾益肾、活血通络为大法。采用黄芪、太子参、白术等益气健脾,配合当归、赤芍、白芍、生地、熟地、川芎、玄参、麦冬等滋阴养血通络,用桃仁、红花、牛膝、鸡血藤、桂枝等化瘀通络、温经行血。

(三)于永健等治疗局限性硬皮病

以健脾助阳,温经通络为主。以归脾汤健脾益气,而后加用温肾之菟丝子、补骨脂、王不留行以助阳通络,共治疗 2 个月余,患处皮肤逐渐变软,硬化斑逐渐消失,留有色素沉着,获显效。处方:黄芪 30 g,太子参 15 g,白术 15 g,茯苓 12 g,川芎 10 g,当归 15 g,龙眼肉 15 g,远志 10 g,桂枝 10 g,大枣 5 枚,水煎服。

(四)黄虹用补阳还五汤加减治疗慢性荨麻疹

一名反复发作 20 余年的患者,无明显诱因发病,经多方治疗,症状时好时发,发病与冷热无关,此起彼伏,退后无痕迹。查:躯干、四肢散在淡红斑、风团(圆形或类圆形),舌淡苔薄白,脉沉细。证属气虚血瘀。治宜益气、养血活血、止痒,用补阳还五汤加减。处方:生黄芪 45 g,红花 10 g,桃仁、当归、川芎各 15 g,赤芍、雷公藤、地肤子、乌梢蛇各 30 g。2 天 1 剂,水煎服。二诊:淡红斑、风团明显减少,仅双下肢偶发,舌淡苔薄白,脉沉细。守方加丹参 30 g,续服 1 个月,上症消失。随访半年,未见复发。

(五)赵雅梅以养阴活血法治疗

在皮肤血管炎血瘀证 51 例,其中结节性红斑 6 例,结节性血管炎 8 例,过敏性紫癜 11 例,色素性紫癜性皮肤病 19 例,静脉曲张综合征 6 例,荨麻疹性血管炎 1 例。总有效率为 91.2%。养阴药用沙参、麦冬、玉竹、元参、五味子、石斛、生地黄、熟地黄等;活血化瘀药用紫草、茜草、赤芍、鸡血藤、金银藤、首乌藤、丹参、三棱、莪术、桃仁、红花、牛膝、地龙。根据辨证养阴活血用药各有偏重,夹湿邪者加木瓜、薏苡仁;有新鲜紫癜加生地炭、金银花炭;伴有关节疼痛加络石藤;以结节为主者加软坚散结药连翘、浙贝母等。水煎取汁,每天 1 剂,每天 2 次,疗程 1 个月。

(陈　薇)

第四节　活血化瘀法的治疗应用

活血化瘀法是针对血瘀证的治法,属"消法"范畴,早在《黄帝内经》中就有记载,如《素问·阴阳应象大论》中"血实宜决之"。活血化瘀法以疏通血脉、促进血行、消癥化积为主要作用。血瘀证在皮肤科很常见,一是因皮肤疾病大多反复发作,久病入于络脉;另外皮肤病大多与精神因素密切相关,肝藏血,心主血脉,肝、心功能紊乱,导致血瘀证。风湿阻于经络,气血壅滞,着于皮肤,则成皮痹。血瘀于上,瘀血不去,新血不生,发不得血生,头发脱落,日久不长。肺经血热,外为风寒所乘,热血因寒凝滞,证见鼻色暗紫(酒渣鼻后期)。由于瘀血阻滞,血不养肤,风从内生,而见风瘙痒,以及面目黧黑、肌肤甲错、色素沉着等症。

在皮肤科,只要表现皮肤瘀斑、青斑、紫黑、粗糙、肥厚、肌肤甲错、囊肿、结节、瘢痕、增生肥厚、干裂、皮肤赘生物以及麻木、疼痛,病程较久,舌紫暗有瘀点瘀斑,脉涩或弦紧等都属血瘀之象,均可选用活血化瘀法治疗。

一、常用药物及方剂

(一)血府逐瘀汤

当归 9 g,生地 9 g,红花 9 g,牛膝 9 g,桃仁 12 g,枳壳 6 g,赤芍 6 g,桔梗 6 g,川芎 5 g,柴胡 3 g,甘草 6 g。

1.主治

胸中血瘀,血行不畅。证见痛如针刺而有定处或舌质黯红,有瘀点瘀斑,脉涩或弦紧。皮肤科用于治疗结节性红斑、带状疱疹后遗神经痛等疾病。

2.方解

本方由桃红四物汤合四逆散加桔梗、牛膝而成。方中桃红四物汤活血化瘀而养血,四逆散行气和血而疏肝,桔梗开肺气,载药上行,合枳壳则升降上焦之气而宽胸,尤以牛膝通利血脉,引血下行,互相配合,使血活气行,瘀化热消。

(二)通窍活血汤

赤芍 3 g,川芎 3 g,桃仁 9 g,红花 9 g,川芎 3 g,老葱 3 g,红枣 5 g,麝香 1 g,黄酒适量。

1.主治

瘀阻头面的头发脱落,面色青紫,或酒渣鼻,或白癜风等辨证为血瘀证者。

2.方解

方中桃仁、红花活血通经祛瘀,赤芍通血脉,行血中之瘀滞,麝香通诸窍、开经络,老葱、生姜通阳行气,引药上行。

在皮肤科领域,面生白斑如象牙者,可加生黄芪、补骨脂、白芷、防风、白术、熟地;毛发斑驳脱落者,可加女贞子、旱莲草、黑芝麻、枸杞、熟地、制首乌;面生黑斑者,加白及、白术、白茯苓、丹参、白附子等;鼻生红斑,油腻光亮,红丝缠绕者,加生石膏、知母、丹皮、枇杷叶、桑白皮、杏仁等。

(三)复元活血汤

柴胡 15 g,瓜蒌根 9 g,当归 9 g,红花 6 g,甘草 6 g,大黄 30 g,桃仁 9 g。

1.主治

瘀血留于胁下,痛不可忍,活血化瘀,通经活络,理气止痛,促进气血疏通,从而达到"通则不痛"的目的。

2.方解

方中桃仁、红花、当归活血化瘀通络;柴胡引药入经;配合瓜蒌根、大黄泻火解毒;甘草生用,既能清热解毒,又能调和诸药。诸药合用,共奏活血化瘀,解毒通络之效。

在皮肤科常用于胸胁部带状疱疹后遗神经痛。

(四)大黄䗪虫丸

熟大黄 300 g,土鳖虫(炒)30 g,水蛭(制)60 g,虻虫(去翅足,炒)45 g,蛴螬(炒)45 g,干漆(煅)30 g,桃仁 120 g,炒苦杏仁 120 g,黄芩 60 g,地黄 300 g,白芍 120 g,甘草 90 g。

1.主治

结节性红斑、瘢痕疙瘩、脉管炎、盘状红斑狼疮、酒渣鼻后期、结节性痒疹等。

2.方解

方中大黄逐瘀攻下,凉血清热;䗪虫攻下积血;桃仁、干漆、蛴螬、水蛭、虻虫活血通络、攻逐瘀血,黄芩配大黄以清瘀热,杏仁配桃仁以润燥结,且能破血降气,与活血攻下药配伍有利于祛瘀血;生地黄、芍药养血滋阴,甘草和中补虚,调和诸药,以缓和诸破血药过于峻猛之势,以防伤正。

(五)皮肤科常用活血祛瘀药

1.养血活血药

生地、赤芍、当归、川芎、丹参、益母草等。

2.活血化瘀药

桃仁、红花、郁金、延胡索、五灵脂、姜黄、牛膝、鸡血藤、乳香、没药、蒲黄、三七等。

3.化瘀破血药

三棱、莪术、水蛭、皂角刺等。

二、名老中医经验方剂

(一)朱仁康经验方

1.通络活血汤

当归尾 12 g,赤芍 9 g,桃仁 9 g,红花 9 g,制香附 9 g,青皮 9 g,茜草 9 g,泽兰 9 g,牛膝 9 g,王不留行 9 g。

(1)主治:瘀血阻滞,经脉不通所致结节性红斑、硬结性红斑、下肢结节病等。

(2)方解:方中当归尾、赤芍、桃仁、红花活血化瘀通络,茜草、泽兰活血凉血止血;制香附、青皮疏肝理气,牛膝活血并引药入经。痒甚,可加荆芥、防风、蝉衣、白蒺藜;紫癜明显者,可加荆芥炭、阿胶珠、生地炭;结节疼痛者,可加浙贝、生牡蛎、夏枯草、山甲珠等;伴皮肤麻木者可加生黄芪、桂枝、生姜、大枣。

2.活血祛风汤

当归尾 12 g,赤芍 9 g,桃仁 9 g,红花 9 g,荆芥 9 g,威灵仙 9 g,白蒺藜 9 g,苦参 9 g,蝉衣 6 g,甘草 6 g。

(1)主治:慢性荨麻疹、皮肤瘙痒症等。

（2）方解：本方宗"治风先治血，血行风自灭"之旨，重用活血药归尾、赤芍、桃仁等，佐以荆芥、蝉衣、蒺藜消风；甘草调和诸药。用于荨麻疹日久发作，以及皮肤瘙痒不止，舌质紫，脉细涩等。

（二）赵炳南经验方——解毒活血汤

银花 20 g，生地 12 g，丹皮 10 g，赤芍 10 g，当归 10 g，桃仁 10 g，红花 10 g，甘草 10 g。

1.主治

结节性红斑类疾病。

2.方解

方中生地、丹皮、赤芍、当归、桃仁、红花凉血活血，金银花清热解毒；甘草调和诸药。

（三）张志礼经验方——活血散瘀汤

苏木 9 g，赤芍 9 g，白芍 9 g，红花 9 g，桃仁 9 g，鬼箭羽 15 g，三棱 9 g，莪术 9 g，木香 6 g，陈皮 9 g，白花蛇舌草 10 g。

1.主治

气滞血瘀引起的血管炎、银屑病、雷诺病、硬皮病、结节性疾病等。

2.方解

三棱、莪术活血行气；桃仁、红花、鬼箭羽活血化瘀；白花蛇舌草化瘀解毒；陈皮行气调中。

（四）禤国维经验方——疏肝化瘀止痛汤

柴胡 12 g，郁金 15 g，白芍 20 g，香附 12 g，元胡 12 g，桃仁 15 g，红花 5 g，丹参 20 g，鸡血藤 15 g，生地 15 g，甘草 5 g。

1.主治

带状疱疹气滞血瘀型。症见发病后期，水疱已干敛结痂，但疼痛不解，时作刺痛，口干心烦，舌暗红有瘀点，苔薄黄，脉弦。

2.方解

阴虚口干明显者加沙参、麦冬；刺痛明显者加田七末、乳香、没药。

三、现代临床研究

（1）刘瓦利以活血化瘀法治疗一些顽固性皮肤病，每获良效。如治疗结节性红斑常用苍术散加入元胡、生地、丹皮、赤芍、当归尾、鸡血藤、红花、桂枝、丝瓜络、地龙等活血化瘀通络；木瓜、泽泻、白茅根等清热除湿药物。治疗寻常型银屑病，进行期常用土茯苓、草河车、白花蛇舌草、北豆根、板蓝根等清热解毒，大青叶、生地、丹皮、生槐花、紫草等凉血活血消斑；静止期药物以生地、丹皮、赤芍、桃仁、红花、丹参、三棱、莪术等活血化瘀通络；消退期药用生地、石斛、麦冬、玄参、南北沙参、黄精、白茅根等滋阴清热，以丹参、莪术等活血。治疗寻常痤疮常用丹参、益母草、生山楂、三棱、莪术、白蒺藜、当归、赤芍等活血化瘀；用海藻、昆布、浙贝、皂角刺、夏枯草、花粉、瓜蒌等化痰散结；用蒲公英、地丁、金银花、连翘、鱼腥草等清热泻火。治疗慢性荨麻疹常在基础方荆防方、麻黄方、五皮饮和玉屏风散上加用桃仁、红花、赤芍、当归等活血化瘀药，并照顾患者阴血不足的"本"，采用银柴胡、乌梅、五味子、甘草等酸甘化阴，益阴敛阳。用当归、丹参、生地、白芍、首乌等养血祛瘀。治疗带状疱疹后遗神经痛常用元胡、桃仁、红花、乳香、没药、当归、丹参等活血化瘀，用全虫、乌蛇等搜风通络止痛。发于头面部采用白芷、升麻等，发于四肢用桂枝、姜黄，腰腹部的用柴胡、川楝子等。

（2）高桦林用化瘀消斑汤治疗过敏性紫癜 38 例，痊愈 31 例，显效 7 例，总有效率为 100%。

疗程最短者 7 天,最长 41 天。化瘀消斑汤加味:当归 20 g,生地黄 20 g,黄芪 30 g,赤芍 30 g,川芎 10 g,桃仁 15 g,红花 15 g,牡丹皮 15 g,木瓜 30 g,威灵仙 15 g,生地榆 15 g,槐花 15 g,三七参 6 g(研末吞服,每次 2 g)。

(3)张睿鹏用血府逐瘀汤加味治疗过敏性紫癜 30 例,服药 1～4 周,其中显效 22 例(紫癜全部消退,伴有症状全部消失),有效 7 例(紫癜大部分消退,伴有症状消失或明显缓解),无效 1 例,总有效率为 97%。药物组成:柴胡、当归、生地、怀牛膝各 15 g,桃仁、枳壳、赤芍、桔梗、川芎、没药、五灵脂、秦艽、羌活、甘草各 10 g,红花 5 g。加减:血热明显者加牡丹皮、赤芍,关节疼痛者加木瓜、桑枝、地龙,腹痛者加白芍、半夏,便血者加槐花、地榆,腰痛者加延胡索、杜仲,尿血者加小蓟、白茅根、仙鹤草,气虚明显者加党参、黄芪。

(4)尹松林用中西医结合治疗过敏性紫癜 33 例,其中治愈 25 例,好转 5 例,有效 3 例,治愈时间最短 6 天,最长 25 天,平均 15.5 天。急性发作者 21 例,投以清热凉血解毒化瘀方药:当归 15 g,生地 50 g,丹皮 20 g,白茅根 150 g,白芍 20 g,紫草根 25 g,槐花 25 g,地榆 25 g,茜草 20 g,金银花 20 g,红花 20 g,云南白药 2 瓶(冲服)。病情缓解后,如舌红少苔,脉细数,在上方的基础上加用滋阴药,女贞子 40 g,阿胶 20 g,麦冬 15 g,龟甲 10 g。慢性反复发作者 12 例,投以活血化瘀,补脾摄血,温经散寒方药:黄芪 50 g,当归 20 g,白芍 30 g,阿胶 20 g(烊化),龟甲 25 g,龙眼肉 15 g,酸枣仁 15 g,鸡血藤 50 g,红花 5 g,甘草 5 g,细辛 3 g,桂枝 10 g,加云南白药 1 瓶(冲服)。随症加减:发热加大青叶 50 g,蒲公英 50 g,旱莲草 15 g;大便干秘加生大黄 15 g;食欲缺乏加砂仁 25 g,焦三仙 20 g;关节疼痛加独活 20 g,秦艽 25 g;腰痛加杜仲 25 g,续断 30 g;牙龈出血加仙鹤草 50 g,或生石膏 50 g,焦黄柏 15 g,儿茶 10 g,五味子 25 g,浓煎,含于口内,每次 5～10 分钟;小便出血加大小蓟各 50 g;鼻出血用百草霜 25 g,龙骨 5 g,枯矾 50 g,共研极细末,以湿棉条蘸药塞鼻;大便出血加侧柏叶 70 g,槐花 25 g;皮肤瘙痒加地肤子 50 g,蝉衣 25 g。

(5)李建民活血化瘀法治疗皮肤赘疣 35 例,痊愈 30 例,显效 2 例,有效 2 例,无效 1 例,总有效率为 97.14%。治愈时间最短为 4 天,最长为 20 天。且治愈的病例中,6 个月内未发现有复发者。方药:桂枝 10 g,桑枝 30 g,儿茶 20 g,红花 15 g,伸筋草 30 g,透骨草 30 g,川芎 10 g,海桐皮 20 g,三棱 15 g,莪术 15 g,乳没各 10 g。

(6)冯志敏复元活血汤加味治疗带状疱疹 32 例,治愈 31 例,好转 1 例。对照组口服:阿昔洛韦 200 mg,每天 5 次,维生素 B_1 20 mg,每天 3 次,维生素 C 0.2 g,每天 3 次;肌内注射维生素 B_{12} 500 μg,每天 1 次,炉甘石洗剂外擦。两组结痂和止痛时间有显著性差异($P<0.05$)。复元活血汤加味:柴胡 15 g,花粉 15 g,当归 15 g,红花 10 g,甘草 10 g,炮山甲 5 g,大黄 10 g,桃仁 10 g,全蝎 10 g,蜈蚣 3 g,黄芩 15 g,龙胆草 10 g,板蓝根 15 g。疼痛较甚者加三七粉 2 g,脑神经痛者加白芷 10 g,川芎 15 g,臂丛神经痛者加桑枝 10 g,腰丛神经痛加牛膝 10 g,木瓜 10 g。水煎服,每天一剂,3 天 1 个疗程;另用六神丸 10 粒,研末调醋外擦,每天一次。

(7)赵琦活血化瘀法治疗黄褐斑 21 例,结果治疗组总有效率为 85.7%,对照组为 47.6%,差异有显著性意义($P<0.05$)。其中治疗组方药:鸡血藤、丹参各 20 g,赤芍、白芍、益母草各 15 g,生蒲黄、炒蒲黄、香附、柴胡、杭白菊、丝瓜络、当归、熟地各 10 g,红花、山茱萸各 5 g。对照组 21 例采用维生素 C、维生素 E 治疗。

(8)李朝红等用活血祛瘀药内服外用治疗黄褐斑 68 例,1 个月为 1 个疗程,经 2 个疗程治疗后,痊愈 30 例,显效 22 例,有效 13 例,无效 3 例,显效率为 76.5%。其基本方组成:当归、丹参各 12 g,川芎 10 g,益母草 15 g,红花 6 g。肝郁血瘀者加柴胡 12 g,陈皮、香附、丹皮各 10 g;脾虚血瘀者加党参 12 g,黄芪 15 g,白术 10 g;肾虚血瘀者加桂枝 6 g,菟丝子 15 g,熟地 12 g。外用面膜粉药物组成:当归、白及、白芷、白茯苓各等分。

(唐红利)

第五节　软坚散结法的治疗应用

《素问·至真要大论》指出:"坚者软之""坚者削之,结者散之",确立了后世软坚散结的理论依据和应用原则。软坚散结法属于"八法"中"消法"的范畴,是中医学重要的治疗方法之一,它与活血、行气、化痰诸法之间存在着若干重叠,因此治疗范围非常广泛,本法适用于由经络阻隔,气血运行不畅,痰瘀互结,形成的积块癥瘕之证,本类病证在皮肤科主要表现为浸润的斑块、结节囊肿、慢性肥厚角化之皮损。如结节性硬化性皮肤病、瘢痕疙瘩、硬皮病、盘状红斑狼疮、结节性红斑、结核性皮肤病、血管炎等,在皮肤科疾病的治疗中有着较为显著的疗效。

一、软坚散结药物种类

(一)软坚化痰药
常用药有海藻、昆布、海带、海浮石、浙贝母、白芥子、天花粉、牡蛎、南星等。

(二)软坚消癥活血药
常用药有大黄、三棱、莪术、山甲、皂角刺、鳖甲、土鳖虫、水蛭、山楂等。

(三)软坚清热解毒药
常用药有白花蛇舌草、夏枯草、苦参、露蜂房、蛇莓、龙葵、山慈菇、蒲公英、连翘等。

(四)行气散结药
常用药有橘核、荔枝核、青皮、川楝子等。

(五)软坚消食药
常用药有鸡内金、瓦楞子等。

二、适用于软坚散结法治疗的皮肤病

当皮肤病变中出现囊肿、结节时均可应用此法进行治疗,下面列举一些可应用软坚散结法治疗的常见皮肤科疾病。

(一)脂肪瘤
辨证治疗中均加入化痰散结药,如制南星、海藻、昆布、浙贝母、山慈菇、夏枯草、郁金等。

(二)瘢痕疙瘩
辨证治疗中均加入散结药物,如连翘、夏枯草、路路通、山慈菇、皂角刺、三棱、莪术、浙贝母、牡蛎等。

(三)结节性红斑(瓜藤缠)
结节顽固难化者加入浙贝母、槟榔、地龙、炙山甲、海藻、山慈菇、莪术、三棱等以散结。

(四)硬红斑
治疗可用消瘰丸、通络方、阳和汤等,根据不同症状加连翘、浙贝母、牡蛎、白芥子、海藻、昆布、黄药子、王不留行、鸡内金等软坚散结药物。

(五)各类型痤疮,尤以结节型及囊肿型为主

治疗时以山甲、皂角刺、浙贝母配伍白芷、玄参等排脓、活血药以散结、祛瘀。

(六)脓癣(赤秃)

若伴寒热、头皮痒痛、黄脓黏多、颈周淋巴结肿大,治宜清热解毒,消肿散结,可用驱毒汤加减,方用连翘、蒲公英、牛蒡子、紫花地丁、甘草、双花、黄芩等。

(七)头痛(如玉顶疽)

患处疼痛结块、漫肿紫硬,治宜清热凉血、解毒散结,可用黄连解毒汤、凉营解毒汤加减,方中使用浙贝母、山甲等软坚散结药物。

此外,对于各类型皮肤肿瘤,治疗时均可加入白花蛇舌草、山慈菇、皂角、全蝎等软坚化痰、散瘀化结药物。

三、常用方剂

(一)鳖甲煎丸

炙鳖甲 3.6 g,射干 0.9 g,黄芩 0.9 g,鼠妇 0.9 g,干姜 0.9 g,大黄 0.9 g,桂枝 0.9 g,石韦 0.9 g,厚朴 0.9 g,紫葳蕤 0.9 g,阿胶 0.9 g,柴胡 1.8 g,蜣螂 1.8 g,芍药 1.5 g,丹皮 1.5 g,䗪蜂房 1.2 g,瞿麦 0.6 g,桃仁 0.6 g,半夏 0.3 g,人参 0.3 g,葶苈子 0.3 g,赤硝石 3.6 g。

1.功效

理气化瘀,散结消癥。

2.主治

原用于疟疾久不愈,胁下痞块等证,皮肤科治疗皮肤癥瘕,肿块,硬结,瘢痕疙瘩,各种良性肿瘤及顽固性肥厚性皮肤病。

(二)消瘰丸

玄参,牡蛎,贝母各等分。

1.功效

清热化痰,软坚散结。

2.主治

各种皮色不变的皮下肿物,瘰疬痰核等。

(三)仙方活命饮

白芷 3 g,贝母 3 g,防风 3 g,赤芍 3 g,当归尾 3 g,甘草 3 g,皂角刺 3 g,天花粉 3 g,乳香 3 g,没药 3 g,金银花 9 g,陈皮 9 g。

1.功效

消痈散结。

2.主治

用于痈、疽、疔、疖等气血凝结、经络阻滞之证。

(四)散结灵片

白胶香,炙草乌,五灵脂,地龙,木鳖,乳香,没药,当归,香墨,菖蒲膏。

1.功效

活血消肿散结。

2.主治

气血凝滞引起的肥厚顽固性皮损,如皮肤结核,瘢痕疙瘩,结节性痒疹,硬皮病,酒渣鼻三期等。

3.用法

每次 4 片,温开水送服,每天 2 次。

4.禁忌

孕妇勿服。

四、名老中医经验

(一)赵炳南——回阳软坚汤

肉桂 9 g,白芥子 9 g,炮姜 6 g,熟地 15 g,白僵蚕 6 g,橘红 9 g,三棱 9 g,麻黄 6 g,莪术 9 g,全丝瓜 6 g。

1.功效

回阳软坚,温化痰湿。

2.主治

本方为治疗阴疽的主方,适用于一切表皮不变肿硬聚结的阴证,属于肺外结核类的疾病。方中麻黄、肉桂、白芥子、炮姜回阳软坚,通络散结;三棱、莪术化瘀软坚散结;熟地养血和阴;橘红、白僵蚕理气化痰散结;全丝瓜通经活络,健脾祛湿化痰。

(二)朱仁康——化瘀散结丸

当归 12 g,赤芍 9 g,红花 9 g,桃仁 9 g,海藻 9 g,昆布 9 g,三棱 9 g,莪术 9 g,夏枯草 9 g,陈皮 9 g,半夏 9 g。

1.功效

活血化瘀,软坚散结。

2.主治

适用于气滞血凝有形肿块,如硬皮病,瘢痕疙瘩,各种皮肤结节。

五、现代临床研究

邵健民自拟软坚散结汤加减治疗顽固性囊肿 3 例,均获良效。方以海浮石、海蛤壳化痰软坚;浙贝母、蒲公英解毒散结;薏苡仁燥湿散结;青皮、香附行气活血。囊肿发于鼻窦,加用鱼腥草清热消肿;全蝎、白芷、菊花解毒止痛;天花粉、皂角刺托脓涕外出,以助散结之力。囊肿发于甲状腺,选用海藻、昆布增强化痰散瘿之力;山豆根、玄参、山慈菇加强解毒散结之效。囊肿发于耳郭,用二陈汤治痰湿内生;柴胡引经入半表半里而获痊愈。

李凤仙采用玉肤炎宁胶囊治疗寻常痤疮 100 例,并与复方珍珠暗疮片治疗 100 例对照。结果:治疗组痊愈 51 例,显效 22 例,有效 17 例,无效 10 例,总有效率为 90%;对照组 32 例,显效 18 例,有效 21 例,无效 29 例,总有效率为 71%;两组比较有显著差异($P<0.005$)。方中当归、赤芍、益母草、丹参活血化瘀,调理冲任,可平衡激素水平;野菊花、金银花、黄芩、白花蛇舌草等清热解毒,抑制丙酸痤疮杆菌繁殖;炮甲珠、浙贝母、莪术解毒排脓,软坚散结,治疗脓疱性、硬结性、囊肿性损害;土茯苓、茵陈、猪苓解毒利湿,敛脂除油,可减少皮脂分泌。诸药合用,具有清热解毒、燥湿敛脂、软坚散结、调和冲任之功效。

张瑞彬拟定了清热解毒、活血化瘀、软坚散结三法合用的治疗方案,选用丹参、郁金、鸡血藤、牡蛎、贝母、玄参等活血化瘀、软坚散结;选青黛、穿心莲、牛黄、白及等清热解毒、消肿止痛,并佐四妙丸清热利湿治疗瓜藤缠 30 例,显效 9 例,有效 18 例,无效 3 例。

陈德华自拟药物治疗扁平疣 80 例,方中包括生牡蛎 30 g,煅牡蛎 30 g,黄柏 8 g,赤芍 10 g,桑叶 10 g,板蓝根 30 g,紫草 15 g,其中牡蛎具有滋阴潜阳、化痰软坚的功效;黄柏泻相火、清湿热;赤芍凉血清热,活血消肿;桑叶祛风散热,清肝明目;板蓝根、紫草具有清热凉血,解毒化斑之效。使用该方治疗,痊愈为皮损、痒感消失;有效为皮损消失 70%,痒感消失。痊愈 73 例,占 91.25%;无效 7 例,占 8.75%。

（唐红利）

第六节 滋阴清热法的治疗应用

一、阴虚火旺证的病因病机

《素问》云:"水为阴,火为阳,阳为气,阴为味""阴虚者阳必凑之,故少气时热汗而出""暴乐暴苦,始乐后苦,皆能伤精",外感六淫,郁而化火,或因情志郁结日久化火,热邪久羁,伤阴耗液,津液枯涸,邪入少阴,使肾阴下虚,心火上亢,水不制火,则阴愈虚而火愈炽,火愈炽而阴愈虚,从而形成津亏火炽或水亏火浮之证。所谓"精为血之本,津血同源",精、津、血三者名异而质同,伤其一则动其本,均可导致阴虚证的产生。

二、滋阴清热法的临床应用

(一)基本临床表现

"阳盛则身热,腠理闭……汗不出而热",阴本不足,阳热盛于外,热则腠理闭,热郁肌表而发为皮疹。阴虚火旺证临床上多表现为肤生红斑、褐斑、黑斑、或丘疹、结节、脓疱、溃疡,皮损多见于头部,病程日久,可伴有潮热盗汗、心烦失眠、手足心热、咽干口燥、梦遗、舌红苔少、脉细数等症。皮肤科常见疾病如黄褐斑、黑变病、扁平苔藓、白塞综合征、红斑狼疮、颜面播散性粟粒性狼疮等表现为上述症状的,均可应用该法治疗。

(二)专家经验

阴虚火旺证在临床上多表现为慢性反复发作的皮肤病,长期应用激素、免疫抑制剂的患者,也往往表现为阴虚火旺证。多年来,众多专家、学者纷纷针对辨证为阴虚火旺证的皮肤病,发表了很多论述及研究,经过常年的经验摸索,树立了以六味地黄丸、知柏地黄丸组方为代表的经典治疗方药,滋水以降火,疗效卓著,广泛应用于各种慢性疾病的治疗以及西药撤减辅助治疗中。

皮肤免疫系统疾病病程久,易反复,且多合并应用大剂量的激素和免疫抑制剂,临床上多表现为阴虚火旺证,晁恩祥教授在治疗白塞病时应用清热透邪、益气养阴为法,清热与滋阴并重,使驱邪而不伤正,补虚而不恋邪,故收良效。

传染性皮肤病也是皮肤科的治疗重点,针对其致病特点,临床辨证时常将其归为温热病范畴。董建华教授在治疗温热病时,抓住外感温热毒邪易伤津液的特点,主张治疗温热病在清热祛邪的同时,必须注重凉润救阴,将养阴生津之法贯穿治疗始终,清热与滋阴两法同用,清其外邪,以保津护阴的作用;而滋阴生津之法,扶正以补阴液,又能间接清热。

滋阴清热之法,滋阴与清热并举,既济水源之亏虚,水盛则火衰,又清阴分之伏火,防养阴之品滋腻生热。

(三)临床常用处方

六味地黄丸《小儿药证直诀》。

1.组成

熟地黄 30 g,山萸肉 12 g,山药 12 g,泽泻 9 g,丹皮 9 g,茯苓 9 g。

2.主治

肾阴不足之肤生红斑、脱发、白发,皮肤黏膜干燥诸证。

3.方解

方用熟地黄、山萸肉、山药滋补肝脾肾之阴,配伍泽泻、茯苓利湿泄浊、丹皮清泄相火。全方配伍滋养而不助热,利水而不伤阴。临床常用于治疗免疫系统疾病、脂溢性脱发、斑秃、黄褐斑等。

(四)临床研究报道

1.皮肤科常见疾病的临床研究

(1)黄褐斑:黄褐斑临床表现为面部淡褐色或浅黑色斑,形状不规则,对称分布于额、眉、颊、鼻、上唇等颜面皮肤,一般无自觉症状。黄褐斑阴虚火旺证早在《外科正宗》中已有记载:黧黑斑者,水亏不能制火,血弱不能华肉,以致火燥结成黑斑,色枯不泽。李博鉴针对黄褐斑阴虚火旺证,多采用六味地黄丸、知柏地黄丸化裁,滋阴降火,临床取得很好疗效;张志礼教授着重肝肾调理,取熟地黄、山萸肉、女贞子、旱莲草滋阴补肾,当归、丹皮、白芍凉血活血敛阴,同时配合疏肝理气、活血调经之品,临床收效明显。杨鉴冰教授选用紫草、生地、白芍、当归等散肝郁热、补肝阴血,配合疏肝调气之品,亦取得很好疗效。

(2)扁平苔藓:皮疹为紫红色多角形扁平丘疹,表面有蜡样光泽,上覆少许鳞屑,去鳞屑有网状白色条纹;可伴有口腔等皮肤黏膜损害。该病病程久,加之应用西药激素及免疫抑制药物,可致阴液亏耗,水亏火盛,表现为一派阴虚热盛证。张志礼教授着眼于调补肝肾,壮水之主以制阳光,加大滋阴清热之品,选取沙参、石斛、生地、玄参等滋阴凉血,配合补益肾阴、清泻心肺火毒之品,临床治疗口腔扁平苔藓患者取得很好疗效。

(3)红斑狼疮:中医称之为"蝴蝶疮",亦归为"阳毒"范畴,张志礼教授认为该病的发生是由于先天禀赋不足,后天失于濡养,七情内伤,气血失和,阴虚阳亢,外感毒邪,邪热入里,热邪相搏,燔灼营血,瘀阻经脉,伤及脏腑,以致毒邪犯脏、蚀于筋骨。针对本虚标实的疾病特点,采取急则治其标,缓则治其本的原则,针对该病肝肾不足,阴虚火旺的本虚特点,以滋补肝肾的六味地黄丸和二至丸为主药,兼以清余热,病情控制平稳。

(4)白塞综合征:白塞综合征又称口、眼、生殖器综合征,临床表现为口、外生殖器溃疡及虹膜炎,伴有皮肤病变及关节症状。中医将此病归为"狐惑病"范畴,该病记载在《金匮要略》中,"狐惑之为病,状如伤寒……蚀于喉为惑,蚀于阴为狐……其面目乍赤、乍黑、乍白,甘草泻心汤主之"。张镜人以生地、赤芍、旱莲草之凉血滋阴解毒,佐以清热解毒之品,疗效明显。陈树森针对长期应用激素后仍不能有效控制复发的疾病,采用清热利湿之品中加入生地、知母等养阴清热之品,取治病求本之意,扶阴虚之体,以利泄毒,亦取得很好疗效。张志礼教授则应用六味地黄丸、养阴清肺膏调理该病恢复期的患者,收到很好疗效。武淑媛采用凉血滋阴、清热解毒法治疗白塞综合征28 例,治疗痊愈,无复发 7 例;治疗显效,仍复发 13 例;症状明显减轻 6 例。

(5)颜面播散性粟粒性狼疮:颜面播散性粟粒性狼疮,皮损表现为粟粒大至绿豆大小结节,对称分布于颜面、眼睑。颊部多发,结节表面光滑柔软,病程缓慢,无自觉症状。中医称之为颜面雀着。朱仁康应用六味地黄丸加茜草、三棱、红花、地骨皮等活血化瘀、软坚散结之品,临床现奇效。

此外,滋阴清热法在治疗剥脱性皮炎、复发性口腔溃疡等疾病中也均取得良好疗效,张国山拟清热凉血、滋阴止痒方,取生石膏、生地、丹皮、当归、元参、石斛、麦冬等品,配以清热解毒之药味,治疗红皮病型银屑病患者 30 例,总有效率可达 86.7%。欧阳波应用当归六黄汤合泻黄散加减治疗口腔溃疡患者 30 例,总有效率可达 100%,方中以当归、生地、熟地入肝肾而滋阴养血为主,兼清胃火及脾胃湿热,疗效明显。

2.滋阴清热的现代药理研究

依据实验室研究,滋阴清热法,除部分具有退热、抗炎的作用外,还具有增强人体抵抗力、调节自主神经和体温调节中枢的功能。

作为滋阴清热代表方的六味地黄丸,现代药理学研究发现,该组方具有增强免疫力,能明显增加巨噬细胞的免疫活性,调节免疫炎症反应,纠正 T 细胞亚群功能的平衡紊乱,并具有抗衰老、抗肿瘤、调节内分泌系统的作用。

研究表明,滋阴清热方还有拮抗激素所致的免疫低下作用,改善吞噬细胞低下状态,对红细胞免疫有促进作用,能较好地提高红细胞免疫黏附促进因子,降低红细胞免疫黏附抑制因子,减少激素不良反应。

三、总结

《景岳全书》曰:"凡有余之病,由气之实,不足之病,因气之虚。虚劳遗漏,亡阳失血之属,气不固则元不复,此气之虚也。虽曰泻火,实所以降气也。虽曰补阴,实所以生气也。故立滋阴清热之法,壮水之主,以生其气,清泻内热,以降其气,气固则血复,虚热自除。又曰:虚火之与假热,其气皆虚……如阴虚生热者,此水不足以济火也,治当补阴,其火乃息,虚火之上炎,必滋其水,所谓壮水之主以制阳光,如六味地黄汤之类是也。"滋阴清热法以滋补肝肾之阴为体,兼以清阴分之伏热,使邪从里而达表,乃治本之良策也。治疗慢性迁延性疾病尤为适宜。临床需辨证以施之,乃具备阴虚诸症,方可见良效。对于临床上容易复发的慢性皮肤病,如慢性湿疹、银屑病、荨麻疹等,针对慢性病,病久及肾的特点,采用滋阴清热法,补其肝肾之不足,可达到促进疾病痊愈、防止复发的效果。

皮肤科不仅应用此法治疗慢性皮肤疾病,针对临床上广泛的长时间使用激素,造成皮损反复,变生他证的激素撤减难题,中医应用滋阴清热法亦取得很好疗效。

中医认为激素为"燥热"之品,有耗气伤阴之弊,阴虚内热是激素治疗中的重要临床特征。激素治疗后,其导致阴虚的机制与血浆促肾上腺皮质激素(ACTH)及皮质醇(CORT)的含量有关,故临床中糖皮质激素治疗后大多数患者有心悸,潮热盗汗,夜寐欠佳、手足心热,舌质偏红、苔薄,脉弦细或沉细等肾上腺皮质功能亢进的表现。有研究表明阴虚表现突出的患者,激素撤减时应用滋阴清热法可使整体治疗效果较满意。

（唐红利）

第十八章　皮肤病患者的护理

第一节　常用护理技术

一、皮肤给药

(一)目的

(1)保护皮肤,减轻症状。

(2)促进皮损愈合。

(3)教会患者外用药物的使用方法,预防并发症的发生。

(二)评估

1.评估患者

(1)双人核对医嘱。

(2)核对患者床号、姓名、病历号和腕带(请患者自己说出床号和姓名)。

(3)了解患者病情、意识状态和配合能力。

(4)评估患者对用药计划的了解、认识程度,过敏史等。

(5)评估患者皮损情况,观察有无新发皮疹及用药后反应。

(6)向患者解释操作目的及过程,取得患者配合。

2.评估环境

安静整洁,宽敞明亮,温湿度适宜,环境隐蔽。

(三)操作前准备

1.人员准备

仪表整洁,符合要求。洗手,戴口罩。

2.物品准备

治疗车上层放置手套、无菌棉签或涂药用止血钳(夹上叠好的纱布)、快速手消毒剂。以上物品符合要求,均在有效期内。下层放置生活垃圾桶、医疗废物桶。

(四)操作程序

(1)携用物至患者床旁,核对床号、姓名、病历号和腕带(请患者自己说出床号和姓名)。

(2)为患者解释用药过程,取得患者的配合。

（3）保护患者的隐私、保暖，采取舒适卧位，充分暴露患者局部。

（4）戴手套。

（5）根据病情及使用的药物，清洁患者局部皮损，清除原有药液、血迹、体液、分泌物等。

（6）通过皮肤受损面积确定药物的用量。

（7）将药物涂于皮肤表面，沿毛发方向揉擦。

（8）按需为协助患者更换病号服，取舒适卧位。

（9）按医疗废物分类原则正确处理用物。

（10）洗手，并记录。

（五）注意事项

（1）注意病室温度，避免患者受凉。

（2）了解不同剂型药物的使用方法及注意事项。

（3）使用止血钳夹取纱布涂药时，止血钳勿触及皮肤。

（4）根据不同病情选择涂药力度不同，肥厚性皮损可稍用力并反复揉擦。

（5）涂药时从清洁皮损到感染皮损，防止交叉感染。

二、冷湿敷法

（一）目的

（1）湿敷法具有清洁、消炎、收敛和止痒的功用。皮肤经湿敷后，由于液体蒸发，使血管收缩，体表温度降低，渗出减少，水肿消退。

（2）可使皮肤局部温度降低，镇静末梢神经，达到止痒作用。

（3）湿敷法适用于急性渗出性皮损，如急性湿疹、皮炎及小片糜烂等；渗出少、红肿明显、皮肤感染、糜烂及溃疡者均可使用本法。

（二）评估

1.评估患者

（1）双人核对医嘱。

（2）核对患者床号、姓名、病历号和腕带（请患者自己说出床号和姓名）。

（3）了解患者病情、意识状态和配合能力。

（4）评估患者对用药计划的了解、认识程度，过敏史等。

（5）评估患者皮损情况，观察有无新发皮疹及用药后反应。

（6）向患者解释操作目的及过程，取得患者配合。

2.评估环境

安静整洁，宽敞明亮，温湿度适宜，环境隐蔽。

（三）操作前准备

1.人员准备

仪表整洁，符合要求。洗手，戴口罩。

2.物品准备

湿敷液的配制：根据评估将适量药物，放入容器中，用相应比例开水浸泡药物，并使药粉充分溶解，自然冷却。治疗车上层放置湿敷盆或小碗一个（内装湿敷液、纱布若干、棉球若干）、湿敷垫、无菌换药盘（内装镊子2把、弯盘2个）、手套1副、一次性棉中单清洁床单、病号服。以上物品符合要求,均在有效期内。治疗车下层放置生活垃圾桶、医用废物桶。

(四)操作程序

(1)携用物推车至患者床旁,核对床号、姓名、病历号和腕带(请患者自己说出床号和姓名)。

(2)为患者解释用药过程,取得患者的配合。

(3)保护患者的隐私、保暖,采取舒适卧位,充分暴露患者局部。

(4)铺好棉垫:大面积用橡皮布中单,以免把床单浸湿。

(5)戴手套。

(6)清洁皮肤:向换药盘中倒入部分湿敷液,用棉球将皮损表面清洁干净。

(7)将 4～6 层纱布于湿敷盆中浸透,挤干以不滴水为准,紧贴于皮损处,如此反复浸湿纱布,20～30 分钟后取下。

(8)整理用物放置于治疗车下层,脱去手套,快速手消毒剂消毒双手。

(9)协助患者取舒适卧位,整理床单位。

(10)推车至治疗室,按医疗废物分类处理原则清理用物。

(11)洗手,按护理级别记录。

(五)注意事项

(1)湿敷药液应现用现配,不得使用陈旧药液。

(2)下肢可用支被架,以利于下肢活动。

(3)湿敷一般采用冷湿敷,故而面积不宜过大,不能超过身体表面积的 1/3,以免感染或药物中毒。

(4)湿敷垫必须与皮肤紧密接触。

(5)湿敷垫要保持清洁,部位分开。

(6)非一次性用物使用后必须清洁并高压消毒。

三、清疮换药

(一)目的

(1)减少鳞屑、尘埃、脓痂等污物对皮肤的刺激,减少病菌滋生。

(2)减少抗原物质及毒素的吸收,防止感染的扩散。

(3)抽吸疱液,防止皮肤剥脱缺损,利于恢复。

(4)有利于药物的吸收并充分发挥其治疗作用,促进皮损的消退。

(二)评估

1.评估患者

(1)双人核对医嘱。

(2)核对患者床号、姓名、病历号和腕带(让患者说出自己的床号和姓名)。

(3)了解患者病情、意识状态和配合能力。

(4)评估患者对用药计划的了解、认识程度,过敏史等。

(5)评估患者皮损情况,观察有无新发皮疹及用药后反应。

(6)向患者解释操作目的和过程,取得患者配合。

(7)根据患者病情遵医嘱,协助患者淋浴或用 1∶5 000 高锰酸钾或 1∶8 000 高锰酸钾溶液浸浴。

2.评估环境

安静整洁,宽敞明亮,温湿度适宜,环境隐蔽。

(三)操作前准备

1.人员准备

仪表整洁,符合要求。洗手,戴口罩。

2.物品准备

湿敷液的配制:根据评估将适量小檗碱,放入容器中,用相应比例开水浸泡药物,并使药粉充分溶解,自然冷却,放入适量无菌纱布、棉球。治疗车上层放置1∶2000小檗碱溶液浸泡的无菌纱布、棉球、换药盘(内含无菌弯盘2个、镊子2把)、无菌剪刀、无菌手套、10 mL注射器、干纱布、棉签、安尔碘或75%乙醇等、清洁床单、病号服、一次性中单。必要时需根据医嘱带药(如过氧化氢溶液、表皮生长因子等)。以上物品符合要求,均在有效期内。治疗车下层放置生活垃圾桶、医疗废物桶、锐器桶。

(四)操作程序

(1)携用物推车至患者床旁,核对床号、姓名、病历号和腕带(请患者自己说出床号和姓名)。

(2)为患者解释用药过程,取得患者的配合。

(3)保护患者的隐私、保暖,采取舒适卧位,充分暴露患者局部。

(4)铺好棉垫,大面积用橡皮布中单,以免把床单浸湿。

(5)戴手套。

(6)抽吸水疱:先用安尔碘棉签消毒水疱,用无菌10 mL注射器在疱体下方边缘处将疱液抽出,尽量不破坏疱壁,防止创面暴露,以利病情控制后原皮肤还可以恢复。

(7)脓性分泌物皮损:用镊子将表皮夹起,用无菌剪刀沿正常皮肤的边缘将坏死表皮剪掉,祛除脓痂,暴露出新鲜创面,然后用1∶2000小檗碱湿棉球擦洗创面。

(8)根据医嘱外喷表皮生长因子等。

(9)贴邮票法:将纱布剪成与创面大小相等,浸入1∶2000小檗碱溶液后贴于创面上;对于创面面积较大的部位应将纱布剪成数块邮票大小湿贴。

(10)头皮皮损换药:①剪短头发。损害较轻、创面分泌物多时,清洁头皮后,用小檗碱纱布湿敷,时间应比一般湿敷时间长,且纱布厚(温度不宜过低);尽量清除结痂,暴露新鲜创面。②痂皮不易脱落时不可强行撕扯,可用剪刀剪掉。③外涂软膏制剂,可在睡觉时戴上一次性帽子。

(11)协助患者舒适卧位,整理床单位。

(12)整理用物置于治疗车下层,脱去手套,快速手消毒剂消毒双手。

(13)推车至换药室,按医疗废物分类处理原则清理用物。

(14)洗手,按护理级别记录。

(五)注意事项

(1)淋浴时水温不宜过高,时间不宜过长,避免使用香皂、洗剂等刺激性洗涤用物,更不应搓洗。浸浴时间不宜超过30分钟。

(2)病室的温度应在20 ℃以上,采用暴露疗法时室温应保持在26～28 ℃,湿度为50%～60%,保持病室空气新鲜,注意保暖,防止受凉感冒。高热患者可根据病情适当减少换药次数。

(3)密切观察病情变化,发现病情变化及时通知医师。

（4）物品消毒：凡直接与创面接触的物品，如敷料、床单、枕套、衣服、换药用具、滑石粉等严格消毒。

（5）患者皮损创面大不宜直接接触床单，最好使用支被架，防止被单与皮肤粘连。

（6）预防压疮的发生，床单勤更换，保持平整清洁干燥，定时为患者翻身。

（7）换药前应做好患者心理护理，安抚、鼓励患者，取得患者的配合；操作应轻、稳、准，皮损面积大可两人同时换药，以减轻患者的疼痛。

四、封包疗法

(一)目的
软化皮损，有利于药物的吸收，促进皮损的愈合。

(二)评估
1.评估患者

（1）双人核对医嘱。

（2）核对患者床号、姓名、病历号和腕带（请患者自己说出床号和姓名）。

（3）了解患者病情、意识状态和配合能力。

（4）评估患者对用药计划的了解、认识程度，过敏史等。

（5）评估患者皮损情况，观察有无新发皮疹及用药后反应。

（6）向患者解释操作目的及过程，取得患者配合。

2.评估环境

评估病室温湿度及环境隐蔽性。

(三)操作前准备
1.人员准备

仪表整洁，符合要求。洗手，戴口罩。

2.物品准备

治疗车上层放置保鲜膜、胶布、剪刀、止血钳、纱布、外用药。以上物品符合要求，均在有效期内。治疗车下层放置医疗废物桶、生活垃圾桶。

(四)操作程序
（1）携用物推车至患者床旁，核对床号、姓名、病历号和腕带（请患者自己说出床号和姓名）。

（2）为患者解释用药过程，取得患者的配合。

（3）保护患者的隐私、保暖，采取舒适卧位，充分暴露患者局部。

（4）戴手套。

（5）使用止血钳夹上叠好的纱布将外用药涂擦在封包部位的皮损上。

（6）用保鲜膜包裹2圈。

（7）用胶布将保鲜膜粘好。

（8）协助患者舒适卧位，整理床单位。

（9）整理用物放置于治疗车下层，脱去手套，快速手消毒剂消毒双手。

（10）推车回换药室，按医疗废物分类处理原则清理用物。

（11）洗手，按护理级别记录。

(五)注意事项

(1)封包常在每晚睡觉前,并于次日晨打开,特殊时间请遵医嘱。

(2)外用药物(大多数为激素类药膏或与其他药物混合)药量比平时稍多,稍加揉擦。

(3)此方法在使用时应注意封包时间不宜过长,特别在夏季。

(4)封包过应密切观察病情,如发现心慌、胸闷、憋气等不适应停止治疗,及时通知医师。

五、浸浴疗法

(一)目的

通过药物的有效成分和水作用于人体皮肤或黏膜,达到治疗目的。

(二)评估

1.评估患者

(1)双人核对医嘱。

(2)核对患者床号、姓名、病历号和腕带(请患者自己说出床号和姓名)。

(3)了解患者病情、意识状态和配合能力。

(4)评估患者对用药计划的了解、认识程度,过敏史等。

(5)评估患者皮损情况,观察有无新发皮疹及用药后反应。

(6)向患者解释操作目的及过程,取得患者配合。

2.评估环境

安静整洁,宽敞明亮,温湿度适宜,环境隐蔽。

(三)操作前准备

1.人员准备

仪表整洁,符合要求。洗手,戴口罩。

2.物品准备

治疗车上层放置一次性浴缸罩、手套、药品、温度计、病号服。以上物品符合要求,均在有效期内。治疗车下层放置医疗废物桶、生活垃圾桶。

(四)操作程序

(1)核对床号、姓名、病历号和腕带(请患者自己说出床号和姓名)。

(2)为患者解释用药过程,取得患者的配合。

(3)将一次性浴缸罩套好。

(4)放入适量温水,用温度计测量水温(常用温水浴:36～38 ℃;常用热水浴:38～40 ℃)。

(5)协助患者脱去病号服,进入浴缸。

(6)使身体充分与药液接触,浸浴时间 20 分钟。

(7)协助患者离开浴缸,擦干,协助患者穿好病号服。

(8)整理用物放置于换药车下层,脱去手套,快速手消毒剂消毒双手。

(9)推车至换药室,按医疗废物分类处理原则清理用物。

(10)洗手,按护理级别记录。

(五)注意事项

(1)体弱、有心血管疾病的患者不宜使用。

(2)药浴的水温要适度,浸浴时间不能超过 20 分钟。

（3）治疗中应专人看护,观察有无不适反应。

（4）药浴过程中如有感觉不适,应立即停止治疗,及时通知医师。

（5）浸浴后浴盆应及时消毒,防止交叉感染。

（朱蓓蓓）

第二节　病毒性皮肤病

病毒性皮肤病是由病毒感染引起的皮肤黏膜病变病毒侵入人体后,对各种组织有其特殊的亲嗜性,病毒感染可产生各种临床表现,其症状轻重主要取决于机体的免疫状态,同时,也与病毒的毒力有关。

本节介绍常见的病毒性皮肤病:带状疱疹、传染性软疣、手足口病和风疹的护理。

一、带状疱疹

带状疱疹是由水痘-带状疱疹病毒感染引起的急性疱疹性皮肤病。本病常突然发生,表现为成群的密集性小水疱,沿一侧周围神经呈带状分布,常伴有神经痛和局部淋巴结肿痛,愈后极少复发。在临床工作中,常发现有些小儿在接触了带状疱疹患者后发生水痘,而有些成人在接触了水痘患者后患带状疱疹。

（一）一般护理

（1）安排病室时,相同病原的患者可同居一室,避免与免疫力低下的患者同病室。

（2）保持病室安静、整洁,温湿度适。每天定时通风,每天2次空气消毒,用物专人专用。

（3）选择营养丰富、清淡易消化的饮食,多吃新鲜水果、蔬菜。急性期避免摄入辛辣、刺激性食物;治疗期间不宜饮浓茶、咖啡,戒烟、戒酒,禁止饮用一切含有酒精的饮料。

（4）提供良好的睡眠、休息环境,保证充足的睡眠,有助于疾病康复。

（5）评估患者二便情况,尤其是外阴部带状疱疹患者要密切观察其二便情况。

（6）每天测量生命体征,注意体温变化。严重病例、泛发性患者以及偶见有复发者常伴高热等全身症状,往往提示免疫功能有缺陷及有潜在的恶性疾病。

（二）专科护理

1.皮损护理

（1）保持皮损处清洁干燥,贴身衣物应选择宽松、纯棉织品,避免抓挠、挤压和冷热刺激,以免继发感染。

（2）皮疹处有水疱者,按照“疱液抽取法”处理,局部皮损采用清除全部水疱和痂皮,可以缩短患者皮损干燥结痂的时间,减少感染机会,缩短疼痛的时间,减轻患者的痛苦,并外用抗菌溶液湿敷,每天2次,每次20～30分钟,紫外线照射治疗。保持皮疹清洁、干燥。皮疹面积较大时,应用一层无菌纱布覆盖,避免摩擦皮损处,预防感染。

（3）皮疹发生感染时,给予清除腐痂,外用抗菌药,伴有糖尿病的带状疱疹溃疡者,外用每毫升生理盐水含有普通胰岛素1单位溶液湿敷,效果较好。

（4）红光、微波照射治疗,促进表面干燥,必要时可使用促进表皮生长的药物。

（5）皮疹处痂皮较厚的患者，可外用抗菌药物软膏，促进痂皮软化、脱落。

2.病情观察及护理

（1）观察皮疹情况，有无继发感染、水疱形成及皮损处是否清洁、干燥。

（2）注意体温变化，高热者给予物理降温或适量应用退热药并按高热患者护理，儿童避免服用阿司匹林。

（3）不同部位皮疹观察及护理：①皮疹发生在头面部，观察有无周围性面瘫；耳郭及外耳道疱疹，观察有无耳和乳突深部疼痛，有无唾液腺和泪腺分泌减少，有无眩晕、恶心、呕吐、眼球震颤、听力障碍等 Ramsay-Hunt 综合征表现；皮疹发生在头面部，应选择纯棉、色浅的枕巾，每天更换。②皮疹累及眼部时，应观察患者视力情况，角膜和结膜有无充血、穿孔等。避免强光刺激，避免用手揉眼及不清物接触双眼，如有分泌物，及时用一次性消毒棉签拭去，每天应用无菌生理盐水冲洗双眼，定时滴用抗病毒眼药水。③皮疹累及口腔者，餐前、餐后、睡前应漱口，晨晚间进行口腔护理；影响进食者，应给予半流食或流食，必要时补液。④皮疹发生在乳房部位，避免穿文胸、紧身内衣，乳房下皮疹伴水疱、破溃时，应将乳房托起，暴露皮损，促进通风干燥，预防感染。⑤皮疹发生在手部，应避免提拿物品，避免接触水、污物等；皮疹发生在足部，避免穿袜子，鞋子应穿宽大的拖鞋。伴有肿胀者，应抬高患肢，促进血液及淋巴液回流，睡眠时应采取健侧卧位。⑥皮疹发生在会阴处，观察二便排出情况，便后用 1∶10 000 高锰酸钾溶液清洗，确保皮损处清洁干燥。穿纯棉长裙，避免穿内裤，必要时给予支被架。尿潴留者，可采取听流水声、热敷、按摩、局部刺激等措施帮助排尿，若以上方法均无效，B 超提示膀胱残余尿量超过 400 mL，予间歇导尿或留置导尿，留置导尿期间指导患者每天饮水 2 500～3 000 mL，达到自然冲洗尿道的目的。尿道口每天消毒 2 次，膀胱每天冲洗 1 次。间歇式夹闭导尿管，训练膀胱反射功能。排便困难者，除神经麻痹原因外，给予开塞露肛注、口服疏肝理气具有泻下作用的中药并观察排便情况，必要时遵医嘱予以灌肠。⑦注意观察有无特殊类型带状疱疹，带状疱疹性脑炎会出现头痛、呕吐、惊厥或其他进行性感觉障碍；内脏带状疱疹引起的胃肠道、泌尿道、腹膜及胸膜刺激症状等。

3.疼痛护理

（1）协助患者取舒适体位，操作时动作应轻柔、迅速，夜间操作应尽量集中。

（2）与患者充分沟通，评估疼痛的原因、性质和程度等。

（3）了解患者既往疼痛的处理办法及效果，指导患者应用物理方法分散注意力，鼓励患者进行文娱活动，如看报、听收音机或音乐等，根据病情适当运动，如有节律地呼吸或按摩局部皮肤，有目的性地想象或者回忆过去愉快的经历，减轻疼痛，促进睡眠。

（4）疼痛严重时可遵医嘱给予物理治疗、中医针刺疗法，必要时给予药物止痛并观察疗效。

4.发热护理

（1）保持床单位及被服的整洁、干燥，出汗后及时拭干汗液，更换衣服，注意保暖。

（2）监测生命体征，每天 4 次并记录，体温≥38.5 ℃遵医嘱给予物理降温或药物降温，降温 30 分钟后测量体温，并记录在体温单上，待体温正常 3 天后改为每天 1 次。

（3）做好口腔护理。

（4）无禁忌证患者，鼓励其多喝水，给予清淡易消化、高蛋白、高维生素的饮食。

（5）遵医嘱应用抗菌药物并观察疗效

5.用药护理

（1）抗病毒药物宜早期应用，常用药物如更昔洛韦、阿昔洛韦，都是通过肾脏代谢的，告知患者要多饮温水,注意有无肾脏损害发生。输注阿昔洛韦注射液可促使小血管收缩,冬季输液时应注意输液肢体的保暖,以避免因血管收缩引起输液不畅、疼痛。

(2)营养神经的药物和止痛药应饭后服用,长期服用止痛药时应注意成瘾性。

(3)中药应根据药物性质服用。常用疏肝清热、活血化瘀的药物,少量患者服用后发生腹泻,应观察大便的次数和性状、服用中药时不宜饮浓茶,如有饮茶习惯的患者建议其饮淡茶。

(4)急性期疼痛时,遵医嘱合理应用糖皮质激素可抑制炎症过程,缩短疼痛的病程,主要用于病程7天内、无禁忌证的老年患者,可口服泼尼松7～10天。

(5)使用退热药应及时补水,注意观察、记录用药后体温变化。

(三)健康教育

(1)注意休息,避免因劳累、感冒等降低机体免疫力,影响疾病恢复。

(2)结痂未脱落前,禁搓澡、泡澡、蒸桑拿等,会阴部有结痂应避免性生活,以防止感染发生。

(3)部分患者在皮损完全消失后,仍遗留有神经痛,可采取热敷、针灸、理疗等缓解疼痛。

(4)患病期间禁止接触未行免疫接种的儿童、老人、免疫力低下的人群。

二、传染性软疣

传染性软疣是由传染性软疣病毒感染所致的皮肤病,多见于儿童及青年人,具有传染性。潜伏期14天至6个月,主要传播方式是皮肤间的密切接触,此外。亦可通过性接触、日常生活用品接触等途径传播。

(一)一般护理

(1)皮损无感染者,可给予正常的饮食。

(2)保持皮肤清洁干燥,防止继发感染。

(3)避免用手搔抓皮损,以免自身传染或传染给他人;内衣应柔软、宽松,防止摩擦。

(4)患病期间物品不应混用,衣服及接触物应单独使用,定期清洗、消毒。

(二)专科护理

1.皮损护理

(1)无感染的皮疹,在严格无菌操作下,用刮匙将软疣小体刮除,以2%碘酊外涂创面,详见"匙刮法"。第2天开始,遵医嘱涂擦抗菌药物软膏每天2次,5～7天,预防感染。告知患者及家属皮损部位不用包扎,尽量避免摩擦及刺激伤口,禁止淋浴及搓澡。

(2)皮疹发生感染时,可给予抗菌药物(如呋喃西林软膏等)外用,待炎症消退后再刮除。避免抓挠,因抓破皮疹可导致感染或接种正常皮肤出现新的软疣。

2.病情观察

(1)观察儿童皮损发生的部位,好发于手背、四肢、躯干及面部,也可发生于外阴部。

(2)观察成人皮损发生的部位,经性接触传播,可见于生殖器、臀部、下腹部、耻骨部及大腿等,也可发生于躯干、四肢及面部。

(3)观察皮损的大小、形状、颜色、数量及有无破溃、感染,皮损典型表现为直径3～5 mm大小的半球形丘疹,呈灰色或珍珠色,表面有蜡样光泽,中央有脐凹,内含乳白色干酪样物质即软疣小体。

(三)健康教育

(1)向患者或家属讲解疾病的病因、传染方式及预防的方法。

(2)为防止传染性软疣扩散,告知患者避免到公共游泳池游泳、使用公共洗浴设施、参加接触性体育活动等,直至皮疹完全消退。避免搔抓,防止病变自身接种传染。

(3)皮疹刮除后,贴身的内衣裤应开水煮沸,毛巾、拖鞋等个人洁具应专人专用,禁止共用搓澡巾,防止交叉感染。

(4)皮损愈合期间,每天遵医嘱用抗菌药物软膏涂1～2次,预防皮损感染。愈合后局部可出现色素沉着,逐渐吸收。

(5)创面1周内勿沾水,1周后可淋浴,1个月内禁搓澡、泡澡、蒸桑拿等,防止感染。

(6)指导患者加强锻炼,提高机体抵抗力。

(7)根据传染性软疣的疾病特点。治疗将进行多次,方可治愈。如发现有新生皮疹,应及时治疗。

(8)告知患者沾污的衣物要消毒处理,可开水煮沸或日晒6小时。

(9)幼儿园或集体生活勿共用衣物和浴巾,并注意消毒。

三、手足口病

手足口病是由多种肠道病毒引起的常见传染病,以婴幼儿发病为主,多发生于学龄前儿童,尤以1～2岁婴幼儿最多。大多数患者症状轻微,以发热和手、足、口腔等部位的皮疹或疱疹为主要特征。少数患者可并发无菌性脑膜炎、脑炎、急性弛缓性麻痹、肺水肿、循环障碍、呼吸道感染和心肌炎等,个别重症患儿病情进展快,易发生死亡,致死原因主要为脑干脑炎及神经源性肺水肿。少年儿童和成人感染后多不发病,但能够传播病毒;潜伏期一般3～5天,病程一般约1周,愈后极少复发。

(一)一般护理

(1)建立传染病登记卡,根据规定及时据实上报。

(2)安排病室时,同病种患者应安排同一病室,以免传染他人,实施接触性、空气传播、飞沫传播的隔离。限制探视及陪护人员,陪护人员相对固定,禁止与其他患者相互接触。

(3)病室每天空气消毒2次,地面、家具、物品用含氯消毒液每天擦拭2次,衣物、毛巾、玩具、餐具等个人用品均应消毒处理。患儿呕吐物、排泄物等倾倒前用等量含氯消毒剂浸泡30分钟后弃去。床头配备快速消毒洗手液,陪护及家属接触患者前后均应洗手消毒。

(4)保持口腔清洁,餐前、餐后、睡前漱口,每天2次口腔护理。

(5)对于低热及中等发热的患者不需要特殊处理(有高热惊厥史者除外),多饮水,注意保暖。对于高热患者,每天4次测量体温,给予物理降温或遵医嘱服用药物降温。高热持续患者,药物降温每天不超过4次。出现高热不退、肢体抖动或肌阵挛者,年龄在3岁以内,病程在5天以内,降温的同时,给予安定等镇静剂。大量出汗、食欲不佳及呕吐时,及时补充液体,防止虚脱。

(6)饮食以清淡为主,宜选择温凉、无刺激、富含维生素、易消化、流食或半流食。多饮温开水,注意饮食卫生,避免饮生水及食用腐败、不洁食物。忌食辛辣腥发刺激性食物。口腔有糜烂者给予流质或半流质饮食。母乳喂养的患儿,母亲也应禁食辛辣刺激性食物,保持乳头部位的清洁卫生,每次哺乳前应用温水擦净乳头再行哺乳。

(二)专科护理

1.皮肤护理

(1)保持口腔、手足等部位皮肤、黏膜的清洁卫生。选择柔软、舒适、宽大的棉质衣服,经常更换,保持清洁干燥。剪短指甲,婴幼儿可戴手套,避免抓伤皮肤,预防感染。

(2)臀部皮疹者,保持臀部清洁、干燥,加强看护,防止搔抓,及时清理患儿的大小便,便后清洗臀部,防止疱疹破溃。

(3)手足及臀部疱疹溃疡者给予抗菌溶液湿敷或外用抗菌药物软膏。

(4)口腔黏膜疱疹溃疡者,餐前、餐后、睡前给予漱口液漱口,以减轻进食时口腔黏膜的疼痛,预防感染。每天2次生理盐水棉球口腔护理。对不会漱口的患儿,用棉棒蘸漱口液轻轻地擦拭口腔黏膜。遵医嘱使用西瓜霜等药物涂擦口腔患处,每天2~3次。

(5)口腔及咽部疱疹溃疡严重者可遵医嘱应用抗病毒、抗菌药物进行雾化吸入。

2.病情观察及护理

(1)普通病例观察:①观察体温变化,注意热型,有无低热、全身不适、腹痛等前驱症状,有无咳嗽、流涕和流口水等类似上呼吸道感染的症状,如体温≥38.5℃,按高热护理,遵医嘱使用物理降温或药物降温。②观察患者手足、口腔黏膜、齿龈、舌和腭部、臀部和身体其他部位有无疱疹、溃疡及皮疹消退情况;有无咽痛、疼痛性口腔炎、恶心、呕吐等。

(2)重症病例观察:①观察神经系统表现,患者的精神状态,有无脑膜炎、脑炎、脑脊髓炎症状,如嗜睡、易惊、头痛、呕吐,甚至昏迷,有无肢体抖动、肌阵挛、肢体瘫痪、共济失调眼球运动障碍等表现。②观察有无肺水肿、循环障碍、心肌炎等表现,如呼吸急促,呼吸困难,口唇发绀,咳嗽,咳白色、粉红色或血性泡沫样痰液。③观察循环系统表现,有无面色苍灰、皮肤花纹、四肢发凉,指(趾)发绀、出冷汗、毛细血管再充盈时间延长、心率增快或减慢、脉搏浅速或减弱甚至消失、血压升高或下降。

(3)密切观察周围人群,包括患者家属、医护人员有无感染症状。

3.用药指导

遵医嘱给予利巴韦林、阿昔洛书等抗病毒治疗。利巴韦林常见不良反成有溶血、血红蛋白减少及贫血、乏力等。

(三)健康教育

(1)教会患者及家属皮肤护理及消毒方法。

(2)患病期间应隔离治疗,一般1~2周,不能外出,限制在室内活动,以免传染他人。

(3)养成良好的卫生习惯,进行分餐制,餐具应专人等用,不与他人共用生活用品,患者用过的毛巾、手绢、牙杯、玩具、食具、奶具以及床上用品均应消毒处理,接触患者和被患者污染的衣服、用物、分泌物、排泄物的前后均应及时洗手,保持皮肤清洁,选择纯棉、宽松衣物,勤换洗。

(4)保持环境卫生清洁,空气新鲜,经常开窗通风。

(5)避免与患者或有可疑症状者接触,不要随意使用别人的餐具或其他生活用品,尽量少去人口密集的公共场所,教导小儿勿随意将手放入口中。

四、风疹

风疹又称德国麻疹,是一种由副病毒引起的急性呼吸道发疹性传染病。以红色斑丘疹,枕后、颈、耳后淋巴结肿大,伴低热等轻微全身症状为特征。在大城市春季流行,多见于儿童及青年,潜伏期14~21天,平均18天,潜伏期有传染性,出疹后传染性迅速下降。

(一)一般护理

(1)建立传染病登记卡,根据规定及时据实上报。确诊后应实施空气传播的隔离,戴口罩,防止传染他人。

(2)安排病室时,同病种患者可安排同一病室,避免接触孕妇及未行免疫接种的儿童、青少年,防止传染。

(3)病室每天空气消毒 2 次,呼吸道分泌物、排泄物等应按消毒隔离原则处理。

(4)给予富含营养的高蛋白和维生素的流质或半流质饮食为宜,多饮水。切忌盲目忌口,造成营养不良和维生素缺乏,导致机体抵抗力下降,疾病康复减慢,甚至加重病情,引发并发症发生。

(5)监测生命体征,密切观察体温变化。高热者,应多饮水,每天测量 4 次体温,实施物理降温或药物降温,注意保暖。

(二)专科护理

1.病情观察与护理

(1)观察有无发热、咳嗽、流涕、腹泻、呕吐、头痛、咽痛等情况发生,应嘱患者注意休息,多饮水,饮食应清淡、易消化,如体温≥38.5 ℃,按高热护理,遵医嘱给予物理降温或药物降温。

(2)观察有无枕后、颈、耳后淋巴结肿大、触痛的情况。

(3)观察皮肤黏膜出疹及消退情况,一般发热 1~2 天后出现淡红色大小不一的丘疹、斑丘疹或斑疹,部分融合成片,先见于面部,第 2 天扩展至躯干和四肢,而面部皮疹消退,第 3 天躯干皮疹消退,第 4 天四肢皮疹消退。皮疹消退后不留痕迹。部分患者皮疹可持续数周或没有皮疹。

(4)注意风疹并发症的观察及护理。①风疹综合征:孕妇在妊娠 4 个月内患风疹,可发生流产、死产、早产或畸胎,加强对孕妇及育龄妇女的观察。②关节炎:成人及较大的儿童应注意有无关节肿痛情况,出现关节肿痛应注意卧床休息和保暖,减少活动,疼痛严重者遵医嘱给予止痛剂。③观察有无并发中耳炎、支气管炎、心肌炎、脑炎、紫癜的发生。

2.用药护理

根据患者病情遵医嘱给予退热药、止咳药等对症处理,同时观察疗效、药物作用及不良反应。

(三)健康教育

(1)本病传染期短,自皮疹出现后须隔离 5 天,必须外出时,应戴口罩,防止传染。

(2)对已确诊风疹的早期孕妇,应终止妊娠。

(3)儿童、青少年及易感育龄妇女可接种风疹减毒活疫苗。

(朱蓓蓓)

第三节　细菌性皮肤病

细菌性皮肤病主要是由化脓性球菌感染或杆菌感染引起的。化脓性球菌感染引起的皮肤病有脓疱疮、毛囊炎、疖、痈、丹毒等;杆菌感染引起的皮肤病有麻风病、皮肤结核病、类丹毒等。细菌性皮肤病可以通过接触方式传播,感染后的症状与细菌数量、毒力、机体免疫功能有关。

本节介绍常见的细菌性皮肤病:丹毒、脓疱疮、麻风病的护理。

一、丹毒

丹毒是皮肤或皮下组织内淋巴管及其周围软组织的急性炎症,成人好发于下肢和面部,婴儿好发于腹部。其临床表现为起病急,局部出现界限清楚、水肿性红斑,颜色鲜红,并稍隆起,压之褪色,皮肤表面紧张炽热,迅速向四周蔓延,有烧灼样痛,伴高热、畏寒及头痛等前驱症状。鼻部炎症、抠鼻、掏耳、足癣等因素是丹毒的常见诱因,若细菌潜伏于淋巴管内,当机体抵抗力低下时,易反复发作,为复发性丹毒。

(一)一般护理

(1)患者应安排单间,限制探视及陪住人员,并限制患者间的相互接触,避免传染,实施接触性隔离。

(2)保持室内空气新鲜,按时通风,每天空气消毒2次。墙面、地面及用物等均应使用含氯消毒剂每天擦拭1次,床单位及被服保持整洁,用物专人专用。医护人员勤洗手。正确处理器械和敷料等,严格落实消毒隔离措施。

(3)选择营养丰富、清淡易消化的高热量饮食为主,包括糖类、优质蛋白、各种维生素等,多饮水,每天2 000 mL,忌食辛辣腥发刺激性食物,戒烟、戒酒。

(4)给予适当卧位,抬高患处,避免局部压迫受累。小腿部丹毒应抬高患肢,肿胀明显时抬高患肢30~45 cm;颜面部丹毒患者应取半卧位,患处朝上;急性期应卧床休息,满足生活所需,协助患者床上活动,促进血液循环。

(5)积极治疗全身疾病,如糖尿病、结核、慢性肾炎、营养不良、血液病等;查找病因并治疗耳、鼻、足部的感染灶。

(6)保持良好的情绪,充足的睡眠,大便通畅,有助于疾病恢复。

(7)每天测量生命体征,密切观察体温变化。

(二)专科护理

1.皮损护理

(1)每天检查患者皮损情况,保持皮肤、黏膜的完整及清洁,用无菌生理盐水清洁皮损,每天2次。

(2)局部肿胀、疼痛者,可用0.1%依沙吖啶溶液、50%硫酸镁溶液冷湿敷;也可使用冰袋冷敷,适用于炎症早期;或行微波热疗,适用于中、后期。

(3)水疱形成时,按“疱液抽取法”处理,严格执行无菌操作。

(4)皮下脓肿形成时,应切开引流,及时换药,并遵医嘱外用抗菌药物软膏,如0.5%新霉素软膏、达维邦或莫匹罗星软膏等。

2.病情观察及护理

(1)密切观察患者体温变化,有无畏寒、头痛、恶心、呕吐等前驱症状,高热患者应对症治疗。

(2)观察皮损发生的部位、面积大小、深度、颜色、皮肤温度、有无水疱、脓疱及疱液的性质,有无自觉症状,如瘙痒、疼痛等。典型皮损表现为水肿性红斑,界限清楚,表面紧张发亮,迅速向四周扩大,在红斑基础上可发生水疱、大疱或脓疱,病情多在4~5天达高峰,消退后局部可留有轻度色素沉着及脱屑。

(3)观察皮损发展情况。①坏疽型丹毒:皮损炎症深达皮下组织并引起皮肤坏疽。②游走型丹毒:皮损一边消退,一边发展扩大,呈岛屿状蔓延。③复发型丹毒:皮损于某处多次反复发作。

(4)观察患者有无全身中毒症状,有无局部淋巴结肿大、皮下脓肿、皮肤坏疽等伴随症状,观察局部有无红肿、疼痛情况。

(5)了解化验结果,如白细胞总数、中性粒细胞数等,观察尿的颜色、性状、量,有无肾炎、败血症等并发症。

(6)婴儿应加强观察,避免发生高热惊厥。

(7)下肢慢性反复发作性丹毒应注意观察有厄继发象皮肿。

3.用药护理

(1)遵医嘱用药,不能擅自增、减、改、停药。

(2)全身治疗首选青霉素,使用前首先要详细询问患者过敏史,做青霉素过敏试验,有过敏史者及药物过敏试验阳性者禁用,同时备好抢救设备、用物及药品。青霉素液须现用现配,要注意药物间的配伍禁忌,青霉素有增强抗凝药药效的作用。注意观察用药反应,大剂量青霉素治疗者要注意有无神经症状、出血、溶血、水及电解质平衡紊乱、酸碱平衡紊乱及肝肾功能异常等。

(3)如青霉素过敏者可用红霉素,注意观察胃肠道反应,有无恶心、呕吐、腹部不适,告知患者饭后30分钟服用此药。输液时应加强观察,避免药液渗出,大剂量长时间给药时,应注意观察患者的听力、肝、肾功能情况,有无心律失常、口腔、阴道念珠菌感染等。

(4)应用磺胺类药物时,应注意观察肝、肾功能及血液系统情况,有无中枢系统症状等。

(5)复发性丹毒应以间歇小剂量抗菌药物长时间维持治疗。

4.疼痛护理

(1)协助患者取舒适体位,提供舒适、整洁的床单位,安静、通风、温湿度及采光适宜的环境。

(2)进行护理操作前,向患者耐心、细致地做好解释,促使患者身心舒适,有利于减轻疼痛。

(3)缓解或解除疼痛的方法:抬高患肢,减少下床活动;炎症早期,可局部使用冷敷法缓解疼痛,必要时遵医嘱使用药物止痛。

(4)做好患者的心理疏导,讲解疾病的特点、病程及预后,减轻患者的心理负担。

(5)教会患者分散注意力的疗法,如读书、看报、听音乐、与人聊天等,缓解疼痛。

5.心理护理

了解患者日常的生活习惯,观察患者言行,倾听患者主诉,评估患者心理,满足患者生活需要,呼叫器置患者床旁,多巡视,合理安排锻炼及社交活动,营造良好的住院环境,增加患者的舒适度,使患者信任医护人员,积极配合治疗,早日康复。

(三)健康教育

(1)指导患者养成良好的卫生习惯,保持皮肤清洁,避免搔抓。面部丹毒应避免和纠正挖鼻、掏耳习惯,根治足癣有利于预防下肢丹毒。

(2)指导患者养成规律的生活习惯,注意休息,避免过度劳累。

(3)按时、按疗程用药,避免自行减量、停药,病情复发应及时就医。

(4)避免丹毒的诱发因素,如有鼻孔、外耳道、耳垂下方、肛门、阴茎损伤、趾间裂隙或外伤等应积极处理并保持患处清洁。

(5)指导患者保持全身皮肤清洁,有静脉曲张者,穿医用弹力袜,糖尿病患者应每天检查双足,避免足部外伤、烫伤及冻伤等。

二、脓疱疮

脓疱疮俗称"黄水疮",是一种化脓球菌传染性皮肤病。特征为发生丘疹、水疱或脓疱,易破溃而结成脓痂,接触传染,蔓延迅速,夏秋季儿童(2～7岁)多见,易流行。本病分为两型:大疱型脓疱疮和非大疱型脓疱疮,后者也称接触性脓疱疮,传染性强于前者。

(一)一般护理

(1)患者应安排单间,限制探视及陪住人员,实施接触性隔离,避免传染他人。

(2)病室安静、温湿度适宜,每天定时通风,空气消毒2次。墙面、地面及用物等均应使用含氯消毒剂擦拭,每天2次,床单及被服保持整洁,用物专人专用,定时消毒更换。医护人员勤洗手,正确处理器械和敷料等,严格落实消毒隔离措施。

(3)保持床单位整洁,床单平整、清洁、干燥、无杂屑;保护皮肤清洁、完整,避免搔抓,协助患儿剪短指甲,必要时戴手套;选择宽松、棉质衣物。

(4)每天测量生命体征,密切观察体温、呼吸变化。

(5)选择营养丰富、清淡易消化的高热量饮食,包括糖类、优质蛋白、各种维生素等,同时加强水分和电解质的补充。避免食用辛辣腥发刺激性食物。

(6)母乳喂养时,母亲应忌食辛辣腥发刺激性食物,将奶挤出后用奶瓶喂哺患儿,防止乳母被传染。

(二)专科护理

1.皮损护理

(1)疱液澄清、疱壁未破时可每天涂擦炉甘石洗剂5～6次。

(2)脓疱处理按"疱病清创法"清除脓液、痂皮等分泌物,外涂抗菌药物。

(3)脓疱结痂时应用1:5 000高锰酸钾溶液清洁创面,0.1%依沙吖啶溶液湿敷,外涂抗菌药物如0.5%新霉素软膏,浸软痂皮后再剪除痂皮,不要强行剥离。

(4)创面渗出较多时,使用糊剂外涂。

(5)注意局部清洁,保护创面,避免搔抓或摩擦,避免患儿哭闹,防止患儿剧烈运动,以免扩散。

(6)加强患儿眼、口、鼻的护理,及时清理分泌物。

2.病情观察

(1)观察皮疹发生的部位、大小、类型、颜色、有无水疱、脓疱及疱液的性质、侵犯面积、有无渗出、糜烂、尼氏征阳性(尼氏征又称棘层细胞松解现象检查法,有四种阳性表现:①手指推压水疱一侧,水疱沿推压方向移动。②手指轻压水疱顶,疱液向四周移动。③稍用力在外观正常皮肤上推擦,表皮即剥离。④牵扯破损的水疱壁时,可见水疱周边的外观正常皮肤一同剥离),有无新生皮疹、抓痕伴痒等情况。

接触性传染性脓疱疮,本病可发生于任何部位,以面部等暴露部位多见。皮损初起为红色斑点或小丘疹,迅速转变为脓疱,有明显的红晕、疱壁薄、易破溃、糜烂,脓液干燥后形成蜜黄色厚痂。

深脓疱疮,好发于小腿或臀部,皮损初起为脓疱,逐渐向皮肤深部发展,表面有坏死和蛎壳样黑色厚痂,红肿明显,去除痂后可见边缘陡峭的蝶状溃疡,自觉疼痛明显。

大疱性脓疱疮,好发于面部、躯干和四肢。皮损初起为米粒大小水疱或脓疱,迅速变为大疱,疱液先清澈后浑浊,疱壁先紧张后松弛,直径 1 cm 左右,疱内可见半月状积脓,红晕不明显,疱壁薄,易破溃形成糜烂结痂,痂壳脱落后留有暂时性色素沉着。

新生儿脓疱疮,发生于新生儿的大疱性脓疱疮,皮损为广泛分布的多发性大脓疱,尼氏征阳性,疱周有红晕,破溃后形成红色糜烂面。

葡萄球菌烫伤样皮肤综合征,多累及出生后 3 个月内的婴儿,起病前常伴有上呼吸道感染或咽、鼻、耳等处的化脓性感染,皮损常于口周和眼周开始,迅速波及躯干及四肢。特征性表现为在大片红斑基础上出现松弛性水疱,尼氏征阳性,皮肤大面积剥脱见潮红的糜烂面,似烫伤样外观,手足皮肤呈手套、袜套样剥脱,口周可见放射状裂纹,无口腔黏膜损害,皮损有明显疼痛和触痛。

(2)观察患者全身症状,有无咳嗽、咳痰、呼吸困难等肺炎表现;观察意识、精神状况,有无头痛、呕吐、精神萎靡等脑膜炎症状;有无咽痛前驱症状。有无全身中毒症状伴淋巴结炎,易并发败血症、肾小球肾炎。

(3)密切监测生命体征,注意体温变化,如超过 39 ℃ 以上时,遵医嘱应做血培养,以便及早发现脓毒血症,及时处理,观察尿的颜色、性状和量,以便于及早发现并处理急性肾小球肾炎症状。

3.用药护理

(1)遵医嘱用药,禁忌乱用药。

(2)外用药涂擦前,要清洁皮损处的分泌物及残余药物。

(3)痂皮厚时,先涂擦硼酸软膏,再以消毒液状石蜡油去除脓痂,最后涂擦抗菌药物,有利于药物吸收。

(4)皮损面积大或有全身症状者,可选用抗菌药物如红霉素、青霉素等,应注意有无变态反应及其他药物不良反应发生,并根据药敏试验结果选用敏感性高的抗菌药物。

(三)健康教育

(1)幼儿园如有发病应及时隔离治疗,衣服、被褥、毛巾、用具、玩具、换药物品应严格消毒。

(2)告知患儿及家属不宜进入公共场所。

(3)告知患儿家属皮肤护理的方法及注意事项,如涂擦法、湿敷法。

(4)开展卫生宣教,注意个人卫生,保持皮肤清洁,及时治疗瘙痒性皮肤病,如痱子常是本病的前奏,防治痱子对预防本病很重要。

(5)出院后患儿家里所有的衣物均应消毒处理,可采用日晒、煮沸。

三、麻风

麻风是由麻风分枝杆菌引起的一种慢性传染病,主要侵犯人的皮肤、周围神经,如不及时治疗也可损害眼睛、肝、脾、睾丸及淋巴结等。早期就可因神经损害发生残疾和畸形,使其不同程度地丧失劳动和生活能力,麻风杆菌可自健康人破损的皮肤进入机体,这是传统认为麻风重要的传播方式,目前认为带菌者咳嗽或打喷嚏时的飞沫或悬滴经过健康人的上呼吸道黏膜进入人体。

(一)一般护理

(1)消毒与隔离。①实施接触传播和飞沫传播的隔离,建立麻风病房来切断传播途径,控制麻风传播。②焚烧污染的敷料,其他物品可通过煮沸、高压蒸汽、福尔马林熏蒸、紫外线照射等疗法进行消毒处理。③医护人员应加强个人防护,严格遵守操作规程,接触患者虚戴口罩、帽子、手套,穿隔离服。

（2）给予高热量、高维生素、低脂和易消化的饮食，加强营养，有利于创面愈合，避免辛辣刺激性食物。

（3）密切观察体温、脉搏、呼吸、血压、皮损、疼痛、肢体活动等情况，发现异常，及时报告医师，配合处置。

（4）评估患者自理能力，加强生活护理，实施安全措施。

（5）患者住处要通风良好，环境清洁，及时消火蚊虫，避免蚊虫叮咬。

（二）专科护理

1.皮损护理

（1）保护手足皮肤，日常给予温水浸泡，油脂涂擦，湿润和软化皮肤，防止皲裂、裂口。

（2）足底红肿压痛或溃疡者应避免行走，让患肢抬高，卧床休息。愈合后应穿足部防护鞋

（3）单纯性溃疡叮用生理盐水、3%过氯化氢溶液清洗局部，消毒凡士林纱布保护创面，用无菌纱布包扎，每2～3天换1次药，若溃疡伴大量渗出时，应每天换药。

（4）感染性溃疡应用抗菌药物控制感染，局部用过氧化氢溶液浸泡后，清除分泌物及坏死组织，外用抗感染药物，无菌纱布包扎，每天换药1次。

（5）久治不愈或复发的顽固性溃疡，感染控制后用无菌方法进行扩创，也可根据病情给产手术治疗。

（6）有水疱时，按"疱液抽取法"处理。

（7）睾丸附睾炎的护理：卧床休息，用悬吊或男性保护隔离带托起阴囊，保持局部清洁、干燥，遵医嘱使用止痛剂或糖皮质激素。

2.睫状体炎的护理

（1）眼部受累可用1阿托品和泼尼松眼药水或抗菌眼药膏交替滴眼或涂眼，每天1～2次。

（2）局部热敷可促进血液循环，减轻疼痛，促进炎症吸收。

（3）倒睫患者勿用手和不洁毛巾等揉眼睛，轻者可为其拔出倒睫，重者需进行手术治疗。

（4）监测患者的眼压，以防发生糖皮质激素性青光眼。

3.观察与护理

（1）观察皮损的大小、数量、颜色、面积、形状、累及范围及自觉症状。①定类麻风：早期表现轻微，常被忽视，典型皮损为单个或数个浅色斑或淡红色斑。光滑无浸润，呈圆形、椭圆形或不规则形，局部轻、中度感觉障碍，神经症状较轻，可有浅神经粗大。②结核样型麻风：皮损常局限，数目少，不对称累及面、肩、四肢、臀等少汗易受摩擦部位，典型皮损为较大的红色斑块，境界清楚或稍隆起，表面干燥粗糙，汗毛脱失，可覆盖鳞屑，可摸到粗硬的皮神经，可致神经功能障碍，伴有明显的感觉和出汗障碍、肌肉萎缩、运动障碍及畸形，一般不累及黏膜、眼和内脏器官。③瘤型麻风：早期皮损为浅色、浅黄色或淡红色斑，边界模糊，广泛对称分布于四肢伸侧、面部和躯干等，浅感觉正常或稍迟钝，有蚁行感，鼻黏膜可见充血、肿胀或糜烂。中期皮损分布广泛、浸润明显，四肢呈套状麻木，眉、发脱落明显，周围神经普遍受累，可产生运动障碍和畸形，足底可见营养性溃疡，淋巴结、肝、脾大，睾丸也可受累。晚期皮损呈深在性、弥漫性浸润，常伴暗红色结节，双唇肥厚，耳垂肿大，形如狮面，毛发脱落。④麻风反应：病程中突然原有皮损或神经炎加重，出现新的皮损和神经损害，并伴有畏寒、发热、乏力、全身不适、食欲减退等症状。神经肿痛的患肢应休息、保暖，必要时夹板固定。

（2）观察足部情况，有无足底红肿压痛或破溃发生。保持皮肤清洁，加强足部护理，根据脚形

选择合适的胶鞋或布鞋,新鞋每天穿不超过 2～3 小时,避免远行,足底变形者要学会走鸭步,以避免足底滚动,用足底起落于地面。指导患者每晚用温水浸泡足部 30 分钟,促进血液循环,再涂擦油膏保护皮肤。

(3)观察眼部情况,有无充血、流泪和分泌物增多、视力下降、睑裂闭合不全等情况。注意用眼卫生,避免强光刺激,劳动时戴防护镜,防止异物进入眼内。

(4)观察周围神经受损情况,浅感觉障碍的程度。①通常温觉障碍发生最早,痛觉次之,触觉最后丧失。②有无肌肉萎缩或瘫痪所致的运动障碍,容貌损毁。③有无营养障碍所致的皮肤干燥、萎缩、脱毛、手足骨质疏松或吸收,形成畸形。④有无手足发绀、温度降低、肿胀等循环障碍。⑤有无出汗障碍。⑥注意保暖,慎用取暖用品,防止烫伤,避免外伤,洗浴后给予涂擦保湿剂滋润皮肤,防止干燥。肌肉关节局部按摩,适当进行活动锻炼,以促进循环,防止萎缩。

4.用药的护理

本病以内用药物治疗为主,采用联合化疗和麻风反应的治疗。世界卫生组织推荐联合化疗(MDT)治疗麻风病。

(1)MDT 治疗方案及药物的不良反应观察及护理。

多菌型成人:利福平 600 mg 每月 1 次,氨苯砜 100 mg 每天 1 次,氯法齐明 300 mg 每月 1 次或 50 mg 每天 1 次,疗程 24 个月。

少菌型成人:利福平 600 mg 每月 1 次,氨苯砜 100 mg 每天 1 次,疗程 6 个月。①DDS(氨苯砜):极少数患者服药 1 个月左右可发生药疹。如呈麻疹样、猩红热样皮炎,严重时伴高热、蛋白尿。出现上述症状应立即通知医师,停用 DDS。鼓励患者多饮水,加强排泄,给予高蛋白、高热量、高维生素饮食。②RFP(利福平):患者服用本品 2～3 个月后,可出现一过性丙氨酸氨基转移酶升高,严重时可出现黄疸,因此,使用 RFP 应定期做肝功能检查,明显异常者应停药。③B-663(氯法齐明):服用后易引起皮肤干燥、红染,肤色可呈棕红至紫黑色和鱼鳞样改变,影响患者外貌;大剂量使用有消化道症状和腹痛。护士要做好解释工作,随着病情的好转,色素沉着会逐渐减轻,停药后半年左右即消退,不必过于忧虑,但应注意避光,外出时应着长袖衣裤,戴帽或打伞,每次沐浴后涂擦维生素 AD 油膏或润肤膏。

(2)麻风反应的治疗,首选糖皮质激素,长期使用糖皮质激素的患者,注意观察疗效和不良反应。

5.神经痛的护理

(1)理疗或冰袋冷敷可缓解神经疼痛。

(2)必要时遵医嘱给予镇痛剂,麻醉药不可滥用,疼痛剧烈时可给予吗啡或哌替啶制剂,应注意成瘾性。

(3)肢体发生急性神经炎时,应予吊带、石膏或支架固定,使之处于休息状态,疼痛减轻或消失后,应尽早主动或背被动进行功能锻炼,避免关节僵直或挛缩。

6.假肢的自我护理

(1)初用假肢时残端易起水疱,在接受腔内垫柔软的衬垫,减少摩擦,应坚持用假肢,使残端皮肤角化,增加耐磨力。

(2)教会患者每晚检查残端有无红肿、擦伤及水疱,清洗残端,涂擦油脂并按摩片刻,以保护皮肤。

(3)开始使用假肢时可借助拐杖,两腿原地交替承重进行基本步态的训练,直至能单足站立平衡为止。迈步训练,应先迈健肢,慢行。

7.心理护理

由于长期的社会偏见和恐惧,患者往往会讳疾忌医,甚至产生逆反心理和行为,护士应多与患者沟通、交谈,改变患者不正确的认知、不良的心理状态,调整患者情绪,调动主观能动性,树立战胜疾病的信心,以良好的心理接受治疗及护理。

(三)健康教育

(1)宣传麻风病的科学知识及其病情、诊断和处理,使患者对麻风病有正确的了解,早期发现、早期治疗,认识本病及其发生的反应是可防可治的。

(2)鼓励患者正确对待社会上客观存在的不同程度的偏见,做到自尊、自重、自强、自立,树立与疾病做斗争的信心。

(3)向新患者说明暂时勿去、少去公共场所,外出戴口罩。

(4)遵守联合化疗的要求,按时、足量、规则服药,及时复诊。

(5)根据既往患病史、检查结果及过敏史进行相关知识宣教。

(6)注意手、足、眼的自我护理,加强麻木肢体的功能恢复锻炼。

(7)向患者说明治疗后,一旦出现任何问题或疑问,应及时到当地诊治机构检查或咨询。

(朱蓓蓓)

第四节　真菌性皮肤病

真菌病是由真菌感染引起的疾病。真菌喜温暖潮湿,生长最适温度为 $22\sim36$ ℃,相对湿度 $95\%\sim100\%$,pH $5.0\sim6.5$。真菌耐寒不耐热,在 100 ℃左右,大部分真菌死亡,但在低温条件下(-30 ℃)可长期存活,与疾病有关的真菌主要有皮肤癣菌、酵母菌和霉菌 3 种,它们在临床上引起两大类真菌性皮肤病,即浅部真菌病和深部真菌病。

本节介绍深部真菌病、浅部真菌病和黏膜念珠菌病的护理。

一、深部真菌性皮肤病

酵母菌和霉菌主要侵犯真皮、皮下组织及内脏器官引起深部真菌病,临床上通常按菌种命名,如孢子丝菌病、念珠菌病等。

(一)一般护理

(1)安排患者单独病室,实施接触性隔离,减少探视人员,避免交叉感染。医护人员进入病室及各项操作时,应戴帽子、口罩、手套,必要时穿隔离衣,做好防护。

(2)保持室内空气清新,温湿度适宜,定时通风换气,注意保暖。

(3)患者用物严格按照消毒隔离原则处理,每天 2 次用含氯消毒液擦拭物体表面和地面;空气消毒,每天 2 次。

(4)对于老年体弱、低蛋白血症、免疫功能低下和严重营养不良的患者,应加强保护措施,严格执行无菌操作原则。

(5)对于有严重基础疾病的患者,尤其对留置各种导管的患者,做真菌培养时,应同时做药敏试验,护理上应加强对导管的监测、预防感染。

(6)床单位整洁,及时更换病服,使用后按消毒隔离原则灭菌消毒。

(7)宜选择清淡饮食,加强营养,忌食辛辣、刺激性食物,戒烟、戒酒。

(8)每天监测生命体征,注意体温变化。

(9)注意个人卫生,保持皮肤清洁。

(二)专科护理

1.躯干四肢的皮损护理

(1)严格按无菌操作原则进行皮损的清创与换药。

(2)取新鲜创面和坏死组织接壤处的组织送真菌培养并做病理检查。

(3)伤口创面局部用2%过氧化氢棉球和0.5%无菌聚维酮碘棉球擦洗。

(4)红外线照射,每次30分钟,每天1次。

(5)0.2%两性霉素B溶液湿敷20分钟后,以无菌干纱布包扎固定,每天1次。

2.口鼻黏膜的护理

(1)观察、评估患者的疼痛情况,使用小手电筒、棉签及压舌板检查,每天评估记录口鼻黏膜变化,包括破溃黏膜局部的动态变化以及渗出物的颜色和性状。

(2)口鼻黏膜溃疡、穿孔的护理。①指导患者少食多餐,给予半流食或软食,细嚼慢咽,防止食物从上颌穿孔处进入鼻腔,引起窒息。②指导患者餐后用2.5%碳酸氢钠溶液漱口,建立口腔碱性环境。漱口时以含漱为主,切勿用力,防止漱口液由穿孔处反流入鼻腔引起误吸。

3.呼吸道的护理

(1)肺部真菌感染患者咳嗽、咳痰明显,甚至出现大咳血,要评估肺部感染程度,如痰液量、性状、颜色,咳血量并进行痰培养。

(2)密切观察患者呼吸模式、频率的变化及血氧饱和度、胸片的情况,听取患者的主诉。

(3)肺部真菌感染者,遵医嘱给予氧气吸入3 L/min,吸氧时在鼻周垫小棉块,使用双鼻导管吸氧;若患者鼻周破溃明显,宜使用面罩吸氧6~8 L/min。

(4)保持呼吸道通畅,每天遵医嘱用0.9%氯化钠溶液2 mL+复方异内托溴铵溶液2.5 mL,每12小时雾化吸入治疗,雾化后拍背,协助患者进行痰液体位引流,帮助患者排痰。

4.输液管路的护理

(1)两性霉素B是治疗深部真菌毛霉病的最佳药物。长期使用易诱发静脉炎,需注意观察输液管路是否畅通。

(2)每次输液前要观察穿刺部位有无感染、红肿、渗液、疼痛,针头有无脱出。

(3)输液时严格无菌操作避免感染。

(4)指导患者保持输液穿刺处清洁干燥,不要擅自撕去贴膜。避免输液侧肢体剧烈活动或过度屈伸、持重。

5.病情观察

(1)密切监测生命体征及生化指标,高热者给予物理降温,必要时,遵医嘱使用退热药物。

(2)观察皮损有无感染、糜烂、渗出等,观察面部皮肤感染者有无容貌损毁现象发生。

(3)曲霉病应密切观察有无肺部受累,有无咳嗽、咳痰、咯血、气喘、呼吸困难等表现,有无皮肤损害,还应注意眼、耳、鼻、脑、消化系统、心血管系统、泌尿生殖系统有无感染,儿童应注意有无骨髓炎的症状。

(4)毛霉病应密切观察有无鼻部、脑部受累,表现为头痛、鼻部疼痛、充血、流血清样或黑褐色鼻涕、中枢神经系统症状等,累及肺部有咳嗽、胸痛、咯血等表现,累及胃肠道有腹痛、胃痛、胃溃疡、腹泻、血便、呕吐物为咖啡色等表现,观察皮肤有无新生皮疹,初期为痛性结节,逐渐扩大,以后中央溃疡、结焦痂和坏死等变化。

(5)孢子丝菌病应密切观察皮肤、骨、眼、肝、脾、肾、肺及脑部变化。

(6)着色芽生菌病观察皮损发生的部位,常见足、小腿和手臂。观察局部皮损痂下有无脓液溢出,肉芽之间有无脓栓,有无继发细菌感染或溃疡;有无疣状皮肤结核样、梅毒树胶肿样、银屑病样、足菌肿或象皮肿样皮损;有无侵及黏膜、甲周、甲板等表现;有无周围淋巴管播散、卫星状皮损及泛发性皮损表现;关节部位皮损受累可造成关节强直畸形、肌肉萎缩、骨质疏松等继发损害,应注意观察。

6.两性霉素 B 用药护理

(1)药物的保存:要求低温 2～8 ℃储存,禁止冷冻。在保存和输注过程中保证处于避光状态并现用现配。

(2)药物的配制:50 mg 瓶装两性霉素 B 用 10 mL 无菌注射用水溶解后加入 5% 葡萄糖 500 mL 中输注。防止药物效价降低。不可与生理盐水或其他药物接触,此药分子量大,应使用单独的不带过滤网的避光输液管。

(3)药物的滴速:严格控制滴速,防止因药物输注过快而导致患者血压下降;一般初次使用时滴速为6～8 滴/分,使用过程中严密观察血压变化,待患者静脉输注药液 1 周后如血压无明显变化。可适当增加速度,但一般不宜超过 15 滴/分。

(4)药物不良反应观察。①发热、寒战、低血压及心动过速是常见不良反应,通常在开始输药后1～3 小时出现,护士遵医嘱在用药前 30 分钟应给予对乙酰氨基酚口服预防发热、寒战,鼓励患者适当增加饮水量。②恶心、呕吐、腹泻、食欲缺乏也较常见。严重不良反应有肾毒性、肝毒性、骨髓抑制等。③肾毒性较常见可出现蛋白尿和管型尿。在用药期间密切观察肾功能情况,准确记录出入液量,测量尿比重;定期对肝功能、肾功能、血清电解质、血常规、凝血酶原反应时间等进行监测。④保护静脉血管:输注两性霉素 B 时一条静脉在输注 2 次后几乎无法使用,且第 2 次使用后渗漏率明显升高。尽可能从远端小血管逐级向上使用,并尽量避免重复使用同一条静脉血管,避免药液渗出,如发生药液渗出应积极进行处理。必要时行深静脉置管。输液前后不可用生理盐水冲管,应用 5% 葡萄糖溶液。

7.心理护理

深部真菌病病程较长、病情较重,指导患者耐心与积极的治疗特别对于依从性差、性格固执的患者,了解患者的心理状态,获得患者的信任,同时与患者家属沟通,取得家属的理解与支持。

(三)健康教育

(1)指导患者养成良好的生活习惯,劳逸结合,加强锻炼,增加机体抵抗力,避免外伤。

(2)积极寻找并去除诱因。

(3)严格遵医嘱长期用药,避免随意减量或停药。

(4)定期复查血常规、肝功能、肾功能等,定期随诊。

(5)避免长期应用抗菌药物、糖皮质激素及免疫抑制剂等。

二、浅部真菌性皮肤病

浅部真菌病即皮肤癣菌病,只侵犯表皮的角质层、毛发和甲板,根据感染部位命名如头癣、体癣和股癣、手癣和足癣、甲癣等,按菌种命名如花斑癣等。

(一)一般护理

(1)实施接触性隔离。严格消毒公共用品及个人用物,不与他人共用毛巾、鞋、袜、盆、浴盆等。

(2)病室应定时开窗通风,保持温湿度适宜,避免潮湿。

(3)注意个人卫生,保持皮肤清洁,宜选择淋浴,患处最后清洁,可每天用碱性香皂和流水清洁皮损,保持皮肤干燥。衣物、鞋袜应勤换洗,个人衣物单独清洗、消毒。

(4)积极处理患癣宠物如猫、狗等。

(二)专科护理

1.皮损护理

(1)躯干、四肢外涂药膏时要戴一次性手套,涂擦方向呈包围状由外向内,螺旋状涂擦,涂擦面积要大于皮损,促进药物吸收,防止皮疹扩散。

(2)手、足癣患者外用药膏时,要用棉签涂擦,湿敷或浸泡时应将指(趾)间分开。

(3)头癣患者应剃光头发后再外涂药膏。

(4)甲癣患者先把指甲削薄,再外涂药物或用激光治疗。

(5)花斑癣患者鳞屑较厚时应先清除鳞屑再外涂药物,治疗后色素减退可遵医嘱紫外线照射治疗。

(6)皮疹发生感染时,先清除腐痂,再外用抗菌药,必要时进行红光、紫外线等照射治疗。

2.病情观察及护理

(1)花斑癣患者应观察有无皮损面积扩大,脓肿形成,有无累及泪囊引起阻塞性泪囊炎,治疗后注意色素减退斑消退情况。

(2)头癣患者应观察皮损的大小、颜色、面积,有无炎症、糜烂、渗出、脓疱、肿块及肿块性质,有无继发感染及脓肿形成,有无自觉瘙痒、疼痛及伴随周围淋巴结肿大,有无秃发和瘢痕形成。脓癣患者应注意有无淋巴结肿大、食欲缺乏、乏力、发热等表现,高热者实施物理降温并按高热护理。

(3)甲真菌病观察侵入的范围、甲板的性状、光泽度、光滑度、颜色,甲床有无粗糙角化、脱屑、增厚等。

(4)手足癣观察皮损的大小、颜色,有无感染、渗出、异味,有无红斑、丘疹,有无水疱、大疱及疱液的性质,有无皮损干燥、角质增厚、粗糙、脱屑、皲裂等,自觉症状有无瘙痒、疼痛。

(5)观察皮损有无蔓延扩大,如继发丹毒、蜂窝织炎、淋巴管炎、淋巴结炎、癣菌疹、象皮肿等。

3.用药护理

(1)严格遵医嘱使用药物治疗。

(2)激素药物不可长期使用,必须配合抗真菌药同步使用。

(3)用药期间不可自行停药,疗程一般为4周。对服药患者注意观察肝、肾功能是否有受损表现,定期复查。

(4)根据不同类型的浅部真菌病:掌握外用药物的剂型、用法、注意事项和治疗原则,在采用外用药治疗时细心观察病情变化,皮损有无减轻。外用药物时,应从外向内涂于皮损处,以控制皮损扩展,同时注意药物刺激与变态反应。

4.心理护理

护理人员应多关心患者,通过良好的沟通使患者了解本病的病因、临床表现、治疗方法,树立战胜疾病的信心,并积极配合治疗。

(三)健康教育

(1)手癣和足癣患者应勤换鞋袜,平时最好穿吸汗的棉袜,勿穿不透气及过紧的鞋,特别是女性尽量不穿高跟鞋,鞋内要洒抗真菌散剂,毛巾和鞋袜等洗净后应置于通风处,日晒除菌。不到公共浴池泡澡,不与他人共用毛巾、鞋、袜、盆、浴缸等。患者要多洗手,不要随便用手去碰足癣部位,不随便用手搔抓,手癣患者避免接触肥皂、洗涤剂。另外,剪指(趾)甲时不能剪得太深。

(2)头癣患者剃除病变部位的头发,剃下的头发应焚烧,患者在治疗期间需戴帽子,用过的帽子、毛巾、枕套、梳子等应煮沸消毒,切断传染源,避免与患病的猫、狗等动物接触。

(3)体癣和股癣患者衣着宜宽松、透气,注意个人卫生,勤清洗,尤其在运动大量出汗之后。

(4)甲癣患者尽量不穿高跟鞋,不美甲,避免双手长期在水中浸泡。

(5)花斑癣患者应加强营养,保持皮肤清洁干燥,避免日晒,避免高温潮湿环境,避免剧烈运动,洗澡时水温不宜过高,禁止蒸桑拿,避免大量出汗,用过的内衣裤、被单、枕套等应煮沸消毒。

(6)预防:①切断传播途径,应采取适当的隔离措施。②消灭传染源,治愈现存的真菌患者及有病的家畜。③保护易感者,增加机体免疫力,平日做好个人卫生。

三、黏膜念珠菌病

黏膜念珠菌病是由念珠菌属,主要是白色念珠菌引起的黏膜部位的急性、亚急性、慢性炎症。白色念珠菌是人体正常菌群之一,一般不致病,当年老体弱、营养不良、患消耗性疾病、戴假牙方法不当、机体免疫力降低等情况时可导致感染。

(一)一般护理

(1)实施接触性隔离。严格消毒公共用品及个人用物,不与他人共用洁具、衣物。

(2)病室应定时开窗通风,温湿度适宜,避免潮湿,每天空气消毒2次。

(3)注意个人卫生,保持皮肤黏膜部位清洁、干燥。贴身衣物选择棉质、宽松、柔软为宜,勤换洗并在阳光通风处曝晒。

(4)保护口腔黏膜,宜选择软毛牙刷,每月更换1次。

(5)选择清淡、营养丰富的饮食,避免辛辣刺激性食物,口腔黏膜病变者应选用温度适宜的软食、流食或半流食,避免冷热刺激。

(二)专科护理

1.皮损护理

(1)口腔黏膜护理:①可选用抗真菌的含漱液漱口(如肉桂煎剂、1%～4%碳酸氢钠液),使用时应尽量延长含漱时间,也可选用抗真菌的口含片或栓剂含于口腔,使之缓慢融化,与黏膜充分接触,达到治疗的目的。②如合并细菌感染,可选用1:5 000氯己定溶液漱口或使用地塞米松注射液10 mg、0.1%利多卡因注射液5 mL、庆大霉素注射液16万单位加入0.9%氯化钠500 mL配制的溶液与肉桂煎剂交替漱口,可起到抗细菌与抑制某些真菌的作用。③口唇及口角感染可外涂抗真菌霜剂。

(2)会阴护理:①治疗期间应避免性生活,必要时位夫妻同治。②保持外阴部清洁、干燥,应穿纯棉、宽松的内裤并勤换洗消毒,避免穿透气性差的紧身裤。③外阴部感染者可外涂咪唑类抗真菌制剂。④阴道感染者可应用抗真菌栓剂每晚一粒,塞入阴道深处。⑤龟头感染者用生理盐水局部冲洗,外用抗真菌药物,并发细菌感染破溃者可外用抗菌溶液湿敷后外用抗真菌药物,并保持局部通风、干燥,避免潮湿摩擦。

2.病情观察

(1)观察口腔情况:①有无鹅口疮发生,表现为灰白色假膜附着于口腔黏膜上,边缘清楚,周围有红润,严重者黏膜可溃疡坏死,自觉疼痛,吞咽困难,食欲缺乏等。②有无念珠菌生长的黑毛舌情况发生,表现为舌面滑中央线覆黑褐色厚苔,似绒毛状,表面干燥。③有无念珠菌性白斑,口腔黏膜白斑表现为微亮的乳白色斑片,边缘鲜明,一般无自觉症状。正中菱形舌炎表现为在舌背人字沟前方有菱形的、杏仁大小的光滑无乳头区,损害大小始终不变。④有念珠菌性白斑的患者应观察有无癌前病变的特征,如损害表面有红色增生区,又有白色增生区,应警惕。⑤有无念珠菌性舌炎,表现为舌面糜烂和浅表性溃疡,自觉疼痛。⑥有无念珠菌性口角炎,表现为单侧或双侧口角浸渍发白、糜烂结痂,病程久者皮损呈角化增殖、皲裂,常因疼痛影响张口。⑦有无念珠菌性唇炎的发生,特点为病变只限于下唇,一种表现为下唇唇红的中央部位长期糜烂,色鲜红,四周过度角化,表面可有脱屑,称糜烂型。另一种表现为下唇弥漫性肿胀,唇红及唇红与皮肤交界处有小颗粒,稍高出皮肤表面,称颗粒型。

(2)观察会阴情况:①女性为念珠菌性阴道炎,表现为阴道壁充血、水肿,阴道黏膜上有灰白色假膜,阴道分泌物浓稠,呈黄色或乳酪样,有时混有豆腐渣样小块,皮损可表现为红斑、轻度湿疹样反应、脓疱、糜烂和溃疡,自觉外阴部剧烈瘙痒。②男性为念珠菌性龟头炎,表现为龟头、冠状沟轻度潮红的斑片,表面干燥光滑或糜烂脓疱,严重者可发生鹅口疮样白斑,伴有明显的瘙痒,若累及尿道,可产生尿频、小便时刺痛等尿道炎症表现。

(三)健康教育

(1)遵医嘱用药,避免随意减量或停药。一般情况下症状缓解后,仍需用药1周,应在医师指导下停药或减量。

(2)注意口腔、会阴部位的清洁卫生,掌握正确戴假牙的方法。

(3)加强营养,增加机体抵抗力,去除诱因。

(4)避免长期应用抗菌药物、糖皮质激素及免疫抑制剂等。

(5)会阴部念珠菌病,应夫妻同时治疗,用药期间性生活时应使用避孕套,防止交叉感染。

(6)定期复查肝肾功能等,定期复诊或随诊。

(朱蓓蓓)

第五节　皮炎和湿疹

一、面部皮炎

面部皮炎多指发生于面部的接触性皮炎、激素依赖性皮炎、颜面再发性皮炎、染发皮炎、脂溢性皮炎。可由多种原因引起,包括接触动物、植物花粉、化学性物质、化妆品、染发剂、长期应用激素、日晒、尘埃、食用高糖高脂饮食、酗酒、疲劳、情绪紧张等。

(一)一般护理

(1)积极寻找致敏原因,迅速脱离接触一切可疑的致敏物质,当接触致敏物质后,立即用大量清水冲洗局部10~30分钟,将接触物洗去。

(2)饮食宜清淡,多食富含B族维生素的新鲜蔬菜、水果。面部皮炎急性期严格忌食辛辣腥发等易致敏与刺激性饮食,忌酒,尤其海鲜、牛羊肉会加重症状。脂溢性皮炎的患者,应减少高糖、高脂、辛辣食物的摄入。

(3)停用可疑化妆品,清水洗脸,避免一切不良刺激,做好防晒措施,忌用热水、肥皂水洗烫,忌搔抓,保持局部清洁、干燥,预防感染。

(二)专科护理

1.皮损的护理

(1)急性皮炎:轻度红肿、丘疹、水疱而无渗液时外用炉甘石洗剂。渗液少时可外用氧化锌糊剂。渗液明显时,可外用3％硼酸溶液、0.1％依沙吖啶溶液冷湿敷,每天2~4次,每次30~60分钟。炎症较重、有渗出并发感染时,应使用冷气喷雾加庆大霉素溶液湿敷皮损处20分钟。

(2)慢性期,用冷气喷雾加中药面膜冷敷面部,外涂止痒剂,遵医嘱使用含有或不含有激素的霜剂。

(3)皮肤干燥者,可使用保湿剂,如保湿水、维生素E膏等,开始应少量使用并观察有无不适。

(4)脂溢性皮炎伴有睑炎者,应避免局部刺激,用棉签清洗局部,外涂四环素可的松眼膏。

2.病情观察

(1)观察颜面部有无潮红肿胀、瘙痒、丘疹、糜烂、水疱、渗出和灼热感等,不同的接触物质、部位、接触时间及个体差异决定了皮炎的反应程度。

(2)对于过敏体质的患者,初次使用某种化妆品时应非常慎重,事先应做皮肤斑贴试验,或在耳后及手臂内侧擦拭,每天1次,连续5~7天,如无变态反应方可使用。

3.用药护理

(1)遵医嘱用药,停用其他任何外用药物,停用面部护肤或化妆品。

(2)激素依赖性面部皮炎者,在停用激素类药物或治疗过程中可出现红肿热痛等临床症状加重现象,这是激素反跳现象,可逐步减量停用含有激素成分的药物,亦可用弱效激素替代强效激素逐步减量,避免反跳现象。

(3)面部出现水疱、糜烂、渗液破溃时,禁忌外用带颜色的药物,以免留下色素沉着。

(4)使用抗组胺药物应告知患者不良反应,避免从事驾驶、高空作业等。

(5)长期使用糖皮质激素药物应观察不良反应。

4.心理护理

大多数患者,尤其是女性患者,往往会出现烦躁、焦虑、抑郁等心理。因此每次治疗前后,护士要与患者耐心沟通与交流,告知患者形象改变只是暂时的,介绍治疗期间注意事项和有关诊疗的情况,建立相互信任的护患关系,使其配合治疗与护理。

(三)健康教育

(1)向患者讲解疾病的病因、治疗、预防及日常护理的知识。

(2)指导患者掌握饮食宜忌。

(3)指导患者洁面的方法。保持面部皮损清洁,炎症明显时,指导患者洗脸不可用热水,用温凉水洗脸,勿用香皂或去脂明显的洗涤品,不可用力搓洗,洗后用毛巾轻擦吸干水分。枕巾应每天更换清洗。

(4)告知患者避免过冷、过热刺激,冬季可戴口罩。避免蒸桑拿,热蒸汽可扩张皮肤表面血管,加重面部炎症反应,避免到淡水泳池游泳,消毒氯会加重面部变态反应。

(5)急性皮炎期,停止使用化妆品,皮肤干燥时,可外用无刺激性的护肤水,以减少面部刺激。

(6)瘙痒时勿搔抓,可用冷水外敷,或用手轻轻拍打。严重时可口服抗组织胺药物。

(7)花粉过敏的患者,外出时可戴口罩。注意防晒,防止形成炎症性色素沉着。

(8)指导患者面部外用药物、化妆品时宜先选择局部少量使用,观察3～5天后,无刺激症状,方可逐步扩大使用范围。

(9)染发引起的面部皮炎,应注意避免洗发时,洗发水及头发接触面部,可采用仰头洗发,必要时可将所染头发剃除。

(10)脂溢性皮炎患者应劳逸结合,保持心情舒畅,避免情绪紧张。

(11)告知患者不要频繁更换化妆品,尽量选择不含香料、温和、无刺激性的护肤品。

二、湿疹

湿疹是一种常见的由多种内外因素引起的表皮及真皮浅层的过敏性炎症性皮肤病,以皮疹多形性、对称分布、剧烈瘙痒、反复发作为特点,易演变成慢性。可发生于任何年龄、任何部位、任何季节。根据临床症状分为急性、亚急性和慢性三期。急性期以丘疱疹为主的多种形态皮损,有渗出倾向。慢性期以苔藓样变为主。

(一)一般护理

(1)病室温湿度适宜,室温维持在20 ℃左右、湿度保持在50％～60％,人体感觉最舒适的环境,夏季开空调的时间不宜过长,冬季避免皮肤过度干燥,室内应使用加湿器。

(2)保持床单干燥、柔软、平整、无杂屑,随时清扫床上的痂皮、鳞屑等,减少刺激。

(3)避免接触变应原、花粉及宠物,被服应勤洗、勤晒,不宜到潮湿、灰尘较多的地方。避免接触易致敏的物质,室内不可摆放鲜花,输液时,使用脱敏胶布。

(4)给予患者高热量、高蛋白、高维生素、易消化及滋阴润燥的食物,滋阴、润燥、祛湿的食物有百合、梨、红枣、银耳、蜂蜜、豆浆、薏苡仁等。避免辛辣腥发的食物,禁止饮酒、浓茶、咖啡等易过敏与刺激性食物,母乳喂养的患儿母亲也应忌口。

(5)保持皮肤清洁、滋润,贴身义务选择穿纯棉、柔软、宽松、浅色衣物,勤换洗。每星期洗浴1～2次,不可过频,不宜搓澡。急性进展期禁止蒸桑拿,洗浴时水温以38～40 ℃为宜,不宜过高。洗浴后应使用润肤剂。告知患者保护皮肤,避免搔抓、摩擦皮肤,防止感染。

(6)保持良好的情绪,突然的情绪变化可使瘙痒加重,避免不良心理刺激。因情绪为致病因素之一,告知患者保持稳定的心理状态至关重要。

(7)评估患者的睡眠情况,瘙痒严重影响睡眠时,应遵医嘱使用抗组胺或镇静药物。观察药物的疗效及睡眠的质量

(二)专科护理

1.皮损观察及护理

(1)急性期:①仅有红斑、丘疹而无渗出时,选用粉剂、洗剂,如炉甘石洗剂外擦。②当红肿、糜烂、渗出明显时,可选用溶液湿敷,如0.1%依沙吖啶溶液、3%硼酸溶液、蛇床子黄柏溶液等。③渗出不多时,可使用含有糖皮质激素的软膏、油剂或糊剂,如紫草油、雷糊等。④如果伴有感染,首先清洗创面,再用抗菌溶液湿敷,必要时光疗,如红光、微波等促进表面干燥。⑤若皮肤表面覆有厚痂,外用抗菌药软膏清除厚痂,然后给予溶液湿敷。若伴有水疱,首先清除水疱,再进行湿敷。

(2)亚急性期:渗出不多时,选用糊剂或油剂,如无糜烂者宜用乳剂或霜剂,若选用糖皮质激素,通常选弱效或中效。

(3)慢性期:选用乳剂、软膏、硬膏、酊剂、涂膜剂局部肥厚明显时可选用药物封包疗法,通常选中、强效糖皮质激素。

(4)婴儿湿疹面积较小的皮损可用糖皮质激素软膏,面积较大时可行肛门灌注中药方法;脂溢性湿疹的痂可外用植物油软化后去除。

2.瘙痒护理

(1)避免各种外界刺激,如抓、烫、肥皂擦洗,洗澡不宜过勤,洗浴后要涂擦护肤乳液或护肤油。

(2)局部瘙痒剧烈、皮肤温度高,可使用冷湿敷。

(3)转移患者的注意力,如听音乐、看电视或与亲友聊天等,感觉瘙痒难忍,可用手掌轻轻拍打,以代替抓挠。

(4)夜间瘙痒感觉加重,服药时间应在睡前1小时,睡前不要看刺激情绪的电视或书籍。

(5)内衣裤、鞋袜应宽大、透气、清洁、柔软,不用毛、丝、人造纤维等物品。

3.特殊部位护理

(1)皮疹发生在乳房部位,避免穿文胸、紧身内衣,乳房下皮疹渗出破溃时,应将乳房托起,暴露皮损,促进通风干燥,预防感染。

(2)皮疹发生在手部,应避免皮损接触水、污物等,使用强酸、强碱性洗涤剂时应戴手套。

(3)皮疹发生在足部,穿纯棉袜子,穿宽大的拖鞋,外出时穿宽松透气性好的鞋如布鞋。

(4)对于头部皮损较重的患者应将头发剃掉便于药物治疗。应选择纯棉、颜色浅的枕巾,每天更换清洗。

(5)对于外阴处有皮疹破溃者,应穿纯棉长裙,避免穿内裤,必要时使用支被架,减少摩擦,避免感染发生。

4.用药护理

(1)抗组胺药物可引起部分患者困倦,睡眠增多,对于老年合并内科病症的患者须注意鉴别。

(2)长期使用免疫抑制剂和糖皮质激素药物时,注意观察不良反应。

(3)指导患者正确按医嘱使用外用药物,注意外用药物的浓度,高效激素禁用于面部及外阴部皮肤。低效激素可用于面部,但不可长期应用,以免发生激素性皮炎。

5.心理护理

因病程长,反复发作,故患者心理负担重,对治疗缺乏信心,且剧烈的瘙痒使患者心情烦躁、坐立不安,所以应多关心、体贴、同情患者,耐心讲解湿疹发病的有关因素,介绍治疗成功病例,以解除患者的顾虑,增强信心,以良好稳定的心理状态接受治疗。

(三)健康教育

(1)积极寻找变应原,消除诱因。

(2)保持平和心态,避免不良心理刺激。告知患者保持稳定的心理状态至关重要。

(3)指导患者保持皮肤清洁、滋润,避免使用碱性强的洗护用品。

(4)指导患者掌握饮食宜忌,合理饮食,注意休息,劳逸结合,适当体育锻炼,增强体质。

(5)遵医嘱用药,本病和患者自身的身体状况密切相关,内科疾病应及时诊治。

(6)避免接触变应原、刺激源及易致敏物质,被服应勤洗、勤晒。①已知对尘螨过敏的患者,家中不要使用空调和地毯,经常开窗通风换气,减少室内花粉、尘螨、尘土、动物皮毛等浓度,不宜到潮湿、灰尘较多的地方。②保持良好的室内空气湿度与温度,避免过热及出汗。③病情反复应及时就诊。

(庞　静)

第六节　红斑、鳞屑性皮肤病

红斑、鳞屑性皮肤病是一组病因不明,以红斑鳞屑或丘疹鳞屑为主要临床表现,尚可有水疱、脓疱等损害。本节介绍银屑病、红皮病、多形红斑和扁平苔藓的护理。

一、银屑病

银屑病中医又名"白疕",俗称"牛皮癣",是一种常见的易于复发的慢性炎症性皮肤病。其症状初为针头或绿豆大小红色丘疹,逐渐扩大,有的丘疹互相融合形成斑片。表面覆盖有多层银白色鳞屑。春冬季易发或加重,夏秋季多缓解。感冒、精神紧张、酗酒、食用海鲜及牛羊肉、外伤等可诱发本病。临床上有4种类型:寻常型、脓疱型、红皮病型和关节病型。寻常型银屑病最常见,病情较轻。本病呈慢性经过。治愈后容易复发。

寻常型、关节病型银屑病患者按一般皮肤病护理常规护理。脓疱型、红皮病型银屑病患者根据病情按危重皮肤病护理常规护理。

(一)一般护理

(1)银屑病患者应避免与患有上呼吸道感染等有传染性疾病的患者同居一室,重症患者应实施保护性隔离,限制探视,避免感染或加重病情。

(2)病室空气新鲜流通,定期消毒,温湿度适宜,防止温度过高或湿度过低,加重皮损或瘙痒感觉。

(3)床铺保持平整、清洁、卫生,及时清扫皮屑,每天2次湿式清扫,鳞屑、痂皮多时,应随时清扫。

(4)鼓励患者进食高蛋白、高热量、高维生素、低脂肪饮食,如瘦肉、鸡蛋、豆制品及新鲜蔬菜、水果等,适当补充含钙食物,多饮水。忌食海鲜、辛辣刺激性食物,禁饮酒、浓茶、咖啡、吸烟。

(5)保持皮肤清洁、滋润,贴身衣物选择柔软棉质、宽松、浅色为宜,勤换洗。避免搔抓、摩擦皮损,防止感染。

（6）卧床患者，应加强巡视，满足患者的生活需要，帮助患者把常用物品（水杯、手纸等）、呼叫器放于伸手可及的位置，方便患者使用。

（7）密切观察病情变化，每天测量生命体征，尤其是体温变化，高热时，观察全身皮损情况，患者应卧床休息，禁用酒精擦浴，以免刺激皮肤加剧疼痛。可采用温水浴或冰袋物理降温，使用药物退热时，观察降温效果，大量出汗时及时擦干，更换潮湿的被服，注意保暖，避免着凉，补充充足的水分。

（8）医护人员做各项操作时应严格执行无菌原则，并注意保护皮肤，减少损伤。脓疱型、红皮病型或长期服用维 A 酸类药物的患者，静脉穿刺时，先用纱布包裹皮肤，再扎止血带，穿刺后用纱布包裹输液针柄再胶贴固定或使用透明敷贴固定，同时注意保护血管，尽量避开皮疹处。

（二）专科护理

1.皮损护理

（1）头部皮损较重的患者应将头发剪短便于药物治疗，待痂皮软化剥脱后可根据患者意愿剃除头发。

（2）每次擦药前先清除皮损处鳞屑、痂皮等，有条件者宜先用温水洗去皮损处沉积的药膏和鳞屑，软化皮肤，利于药物的吸收（急性期除外）。蛎壳样的痂皮剥脱避免用手撕扯，应用剪刀修平，擦药时皮损肥厚处多加按摩，以利于药物吸收。

（3）急性进行期，勿使用刺激性强的药物，以免皮损急剧加重、扩散形成红皮病，避免搔抓或机械性刺激以防止同形反应（即旧皮损无消退，新皮损不断出现，皮损浸润炎症明显，周围可有红晕，鳞屑较厚，针刺、搔抓、手术等损伤可导致受损部位出现典型的银屑病皮损，称为同形反应）注意防晒，外出可打伞或戴帽子。

（4）大面积使用较强的角质剥脱剂或有毒的药物时，应警惕药物中毒。例如，擦芥子气或蒽林软膏时，每次不宜超过全身面积的 1/3，可分区涂擦不同药物，破损处禁忌涂擦，防止药物增加吸收而引起中毒反应。

（5）关节病型银屑病患者应注意保暖，避免接触冷水。根据病情，每天进行关节功能锻炼，逐渐增加活动强度和时间。

（6）银屑病患者伴有皮肤干裂时外涂油剂或软膏。

（7）药浴时，水温控制在 36～38 ℃，治疗时间为 15～20 分钟；女性经期、体弱及有严重心血管疾病不宜药浴；药浴过程中应加强巡视、观察患者，发现不良反应立即停止治疗；严格消毒浴盆，防止交叉感染。

（8）紫外线照射：临床上多用中波或长波紫外线进行局部或全身皮肤照射，是辅助治疗银屑病的常用物理疗法之一。全身照射时应注意保护眼睛和阴囊，可佩戴护目镜，阴囊部位给予遮挡等保护；治疗当日避免日晒，以免出现严重的红斑、水疱；口服光敏剂的患者注意胃肠道反应。

2.病情观察及护理

（1）观察皮损发生的部位、形态、大小、面积、颜色，有无伴随症状等。

寻常型银屑病，以四肢伸侧，特别是肘部、膝部和骶尾部最为常见，常呈对称性，初起皮损为红色丘疹或斑丘疹，逐渐扩展为境界清楚的红色斑块，呈多种形态，上覆厚层银白色鳞屑，刮除成层鳞屑，犹如轻刮蜡滴即蜡滴现象，刮去银白色鳞屑可见淡红色发光半透明薄膜即薄膜现象，剥去薄膜可见点状出血，后者南真皮乳头顶部迂曲扩张的毛细血管被刮破所致。蜡滴现象、薄膜现象与点状出血是银屑病的典型表现。

关节型银屑病除皮损外可出现关节病变,关节病变与皮损可同时或先后出现,任何关节均可受累,包括肘膝的大关节,指、趾小关节,脊椎及骶髂关节。表现为关节肿胀和疼痛,活动受限,严重时出现关节畸形,类风湿因子常阴性。X线显示软骨消失、骨质疏松、关节腔狭窄伴不同程度的关节侵蚀和软组织肿胀。

红皮病型银屑病表现为全身性皮肤弥漫性潮红、浸润肿胀并伴有大量糠状鳞屑,其间可有片状正常皮肤(皮岛),可伴有如发热、表浅淋巴结肿大等全身症状。病程较长,易复发。

脓疱型银屑病:①泛发性脓疱型银屑病,常急性发病,在寻常型银屑病皮损或无皮损的正常皮肤上迅速出现钍尖至粟粒大小、淡黄色或黄白色的无菌性小脓疱,密集分布,可融合形成片状脓糊,皮损迅速发展至全身,伴有肿胀、疼痛和全身症状,可出现寒战和高热,呈弛张热型。患者可有钩状舌,指(趾)甲可肥厚浑浊。一般1~2周后脓疱干燥结痂,病情缓解,但可反复呈周期性发作。②局限性脓疱型银屑病,皮损局限于手掌及足趾,对称分布,掌部好发于大小鱼际,扩展至掌心、手掌和手指,跖部好发于跖中部及内侧。皮损为发生在红斑基础上的小脓疱,1~2周后脓疱破裂、结痂、脱屑,新脓疱又可在鳞屑下出现,时轻时重,经久不愈。甲常受累,可出现点状凹陷、横沟、众脊、甲浑浊、甲剥离及甲下积脓。

(2)治疗期间应观察有无新生皮疹或脓疱,关节活动情况,擦药时,应注意皮损的变化,如发现皮损面积扩大或加重时应停止擦药,同时报告医师。

(3)伴有大量脱屑的患者应注意观察其营养状况,有无低蛋白血症的出现,注意各项化验指标,如血清蛋白量等注意蛋白质的补充,选用优质蛋白如牛奶、鸡蛋、豆浆、猪瘦肉等,宜少食多餐。

(4)红皮病型银屑病、脓疱型银屑病的急性进展期时,应密切观察患者生命体征的变化,高热者按高热患者护理,可采用温水浴或冰袋物理降温。禁用酒精擦浴。

3.瘙痒的护理

避免用热水烫洗,切勿搔抓皮肤,防止继发感染,瘙痒明显时,可局部涂擦止痒药膏或用手轻轻按压、拍打皮肤,以减轻痒感。转移患者的注意力,如读书、听音乐、散步等。

4.关节的护理

(1)关节疼痛与肿胀:急性活动期应卧床休息,保持关节的功能体位,合理应用非药物止痛措施,如松弛术、皮肤刺激疗法(热敷、加压、震动),根据病情使用蜡疗、水疗、磁疗、超短波、红外线等物理疗法缓解疼痛。

(2)关节僵硬:鼓励患者早晨起床后行温水浴,或用热水浸泡僵硬的关节,而后活动关节,睡眠时可戴弹力手套保暖,减轻晨僵程度,根据患者的病情指导患者进行循序渐进的活动,避免发生关节强直。还可以按摩肌肉,防治肌肉痉挛。

(3)活动受限:护士应指导患者锻炼,使用适当的方法减轻关节的疼痛,再慢慢增进关节活动度,然后再做肌力训练,最后再加强耐力训练。训练患者做日常活动,包括饮食、更衣、洗漱等基本动作技巧,肢体锻炼如摸高、伸腰、踢腿及其他全身性伸展运动,配合理疗、按摩,增加局部血液循环,松弛肌肉,活络关节,活动苗应控制在患者能耐受程度,若活动后疼痛持续数小时,说明活动过量,应调整活动量,在症状基本控制后,鼓励患者及早下床活动,必要时提供辅助工具(如滑轮、弹簧、沙袋等)。

5.用药护理

(1)外用药的选用,应从低浓度向高浓度逐渐过渡急性期禁用刺激性强的外用药物。如必须使用时,用药前应小片皮肤试用。确认无刺激症状后方可使用。

(2)焦油类药物外用可抑制银屑病皮损,有异味并污染衣着,使用时应做好防护;主要不良反应有原发性刺激、毛囊炎、焦油痤疮及变应性反应等。

(3)蒽林软膏适用于静止或慢性银屑病斑,不可用于新出皮疹及炎症显著区,面部及糜烂区慎用,因其有肾毒性及刺激性,涂药时应从低浓度开始,并观察肾脏功能,擦药时避免入眼以防引起结膜炎。告知患者蒽林可使编织衣物永久着色,涂擦药膏时应做好防护;还可使头发和皮肤暂时着色。

(4)卡泊三醇软膏具有很强的抑制表皮细胞增殖并诱导其分化的能力,不宜用于面部。告知患者卡泊三醇水外涂头部时,需用毛巾等遮挡发际,以免流淌至面部、耳部。如有过敏者立即停药。

(5)他克莫司软膏可使用药处皮损红斑和浸润减轻,皮肤厚度减少,但部分患者使用后有强烈的皮肤烧灼和瘙痒感,数天后症状通常会减轻或消失,但有些患者会有持续灼热感,应注意观察。

(6)维 A 酸类药物主要毒副作用为致畸,告知育龄女患者用药期间及停药后的 2～3 年内要持续采取避孕措施。服药期间有唇、眼、鼻黏膜干燥,皮肤弥漫性脱屑及毛发脱落,告知患者可在唇、鼻黏膜及脱屑皮肤处涂擦滋润膏剂。长期服用还可出现血脂升高、肝脏损害等,告知患者服药期间定期随诊、化验检测。

(7)甲砜霉素的不良反应主要是骨髓抑制,食欲缺乏、恶心、呕吐、腹痛、腹泻等胃肠道症状。

(8)免疫抑制剂可引起口腔及胃肠道黏膜损害,骨髓抑制,肝、肾功能损害。用药过程中应遵医嘱定期检查血、尿常规及肝、肾功能。鼓励患者多饮水,以减少肾毒性,加速药物排泄输液过程中加强巡视,防止药液外渗。

(9)外用糖皮质激素应严格掌握用药指征,长期或大面积使用糖皮质激素时不可突然停药。以免引起反跳脱象用药过程中观察其对皮肤的不良反应,如延缓伤口愈合、膨胀纹、毛细血管扩张、细菌感染、糠秕孢子菌毛囊炎、激素性痤疮、激素性红斑、紫癜、多毛症等,发现异常后及时通知医师,给予对症治疗。

6.心理护理

患者常因疾病的迁延不愈、病情反复、加重产生悲观、焦虑、抑郁、情绪不稳定、易激惹,严重者厌世、轻生,对生活失去信心等不良情绪反应。良好的心理、稳定的情绪是治疗疾病的根本,所以护理人员要多与患者交流、沟通,了解患者的想法、顾虑。做好心理疏导,亦可采用非药物疗法,如音乐疗法、放松疗法、运动出汗、行为疗法(生物反馈)等,使患者放松心情,增加自信心,积极配合治疗。

(三)健康教育

(1)向患者讲解疾病的诱因、治疗方法、日常护理的知识,强调休息、治疗及锻炼的重要性。

(2)指导患者保持居室空气清新,适当锻炼身体,增强体质,预防感冒。

(3)指导患者规律生活,保持乐观情绪,不过度劳累、不上火、不熬夜。

(4)指导患者养成良好的生活习惯,保证睡眠时间和质量,合理饮食,忌食鱼虾类、牛羊肉等食物,戒烟、酒。

(5)掌握皮肤护理的方法,注意个人卫生,勤洗澡、修剪指甲。

(6)正确使用内服药、外用药,强调遵医嘱用药的重要性,坚持长期、规范用药,定期门诊随访,避免盲目用药而加重病情。

(7)避免各种诱发因素,如感冒、精神紧张、感染、寒冷、潮湿、过劳、外伤等诱因。

(8)关节型银屑病患者,加强预防跌倒的保护措施,家庭有防滑、防绊、防碰撞措施。多步行、游泳等,应避免剧烈、有危险的运动,要循序渐进,持之以恒。

二、红皮病

红皮病又称剥脱性皮炎,是一种严重的皮肤疾病。急性期全身皮肤呈弥漫性潮红、肿胀、渗液,亚急性和慢性期皮肤浸润肥厚,大量脱屑,引起本病的主要原因有银屑病、药物过敏、皮炎、湿疹、恶性肿瘤、毛发红糠疹、落叶性天疱疮、泛发型扁平苔藓、全身性皮肤癣病、挪威疥、真性红细胞增多症等,此外,尚有部分患者原因不明。

(一)一般护理

(1)积极查找并治疗原发病。

(2)避免与患有上呼吸道感染等有传染性疾病的患者同居一室,重症患者应实施保护性隔离,限制探视,避免感染或加露病情。

(3)室内空气新鲜、流通、定期消毒、温湿度适宜。

(4)根据原发疾病选择合适的饮食。鼓励患者进食高蛋白、高维生素易消化饮食如瘦肉、鸡蛋、豆制品及新鲜蔬菜、水果,适当补充含钙食物,注意补充水和电解质。忌食海鲜、辛辣刺激性食物,禁饮酒、浓茶、咖啡、吸烟。

(5)保持皮肤清洁、滋润,床铺平整、干燥,及时清扫皮屑;贴身衣物选择柔软棉质、宽松、浅色为宜,勤换洗。

(6)每天测量生命体征,尤其是体温变化,密切观察皮损变化。高热时,嘱患者多卧床休息,采用温水浴或冰袋物理降温,禁用酒精擦浴;使用药物退热时,观察降温效果,大量出汗时及时擦干,更换潮湿的病服,注意保暖,避免着凉,补充充足的水分。

(7)医护人员做各项操作时应严格执行无菌原则,并注意保护皮肤,减少损伤。皮损严重者,静脉穿刺时,先用纱布包裹皮肤,再扎止血带,穿刺后用纱布包裹输液针柄再胶贴固定或使用透明敷贴固定,同时注意保护血管,尽量避开皮疹处。

(二)专科护理

1.皮损护理

(1)急性期皮损鲜红、肿胀、菲薄,给予植物油(如甘草油、紫草油)、硅油、氧化锌油剂、糖皮质激素软膏外涂,以保持皮损的滋润。

(2)继发感染时,加用莫匹罗星、红霉素软膏、呋喃西林膏、氧氟沙星凝胶等抗菌药物。肿胀明显或有渗出时,可用 0.1%依沙吖啶溶液或中药连柏煎剂湿敷。

(3)亚急性及恢复期针对瘙痒剧烈、大量脱屑予以矿泉浴、淀粉浴及米糠浴等,再给予外涂药膏,以避免皮肤干燥,保持皮肤滋润。

(4)伴有大片状脱屑,应用无菌剪刀将已脱落的大片皮屑剪除,严禁用手撕脱表皮。

2.病情观察及护理

(1)皮损观察:①急性红皮病,发病急骤,皮损初为泛发的细小密集斑片、斑丘疹,呈猩红热样或麻疹样,迅速融合成全身弥漫性潮红、水肿,以面部、肢端显著,伴大量脱屑,呈大片或细糠状,掌跖可呈手套或袜套样脱屑,手足四肢关节面出现皲裂,甚至出现脱发,口腔、外阴及褶皱部位常受累,出现糜烂、渗出,伴有剧烈瘙痒,经过1～2个月后皮肤逐渐恢复正常,留有色素沉着。也可伴高热、全身乏力、肝脾淋巴结肿大等全身症状。②慢性红皮病,表现为慢性弥漫性浸润性潮红、肿胀,上覆糠状鳞屑。患者可有畏寒、低热和高热交替,还易继发感染及消化道功能障碍、心血管病变、内分泌失调等。

(2)注意体温的变化,有无发热或低体温现象,高热者按高热护理或遵医嘱应用退热药,儿童忌用阿司匹林。低体温者应注意保暖,多饮温热水,避免寒冷刺激。

(3)观察有无黏膜损害,注意眼、口腔、外阴、尿道口及肛门周围等处有无肿胀、充血、糜烂,保持黏膜部位的清洁卫生。①眼部护理,每天用生理盐水棉球清洁眼周皮肤,外涂红霉素眼膏;眼睑不能闭合者,应用生理盐水湿纱布覆盖双眼,定时取下,每天数次滴眼药水;注意用眼卫生,及时用无菌棉签擦净分泌物,避免用脏手或不洁毛巾接触眼睛。②口腔护理,每餐后漱口,注意饮食卫生,温度适宜,避免冷、热刺激。③会阴护理,每天用温水清洁会阴;便后应清洗并使用湿巾轻轻拭干,穿纯棉、宽松的内裤;发生充血糜烂时可用抗菌溶液湿敷,避免摩擦刺激,必要时给予支被架撑起盖被,局部暴露,注意保护隐私。

(4)观察有无淋巴结、肝、脾大、贫血;注意有无咳嗽、咳痰等肺炎表现。

(5)注意心率、脉律的变化,有无心衰症状。

(6)注意营养状况,有无低蛋白血症、负氮平衡等,应加强营养,给予高蛋白易消化的饮食,必要时给予静脉补充蛋白。

(7)观察有无代谢紊乱引起的头晕、乏力,加强看护,预防跌倒。

3.用药护理

(1)因药物过敏引起发病者要停用一切可疑药物。

(2)避免使用刺激性强的药物(如卡泊三醇、维A酸类等外用),以防加重病情。

(3)阿维A酯:主要毒副作用为致畸,告知育龄妇女用药期间及停药后的2～3年内要持续采取避孕措施。服药期间有唇、眼、鼻黏膜干燥。皮肤弥漫性脱屑及毛发脱落,可在唇、鼻黏膜及脱屑皮肤处涂擦滋润膏剂。长期服用还可出现血脂升高、肝脏损害等,嘱患者服药期间定期随诊,监测血脂、肝功、肾功、血细胞等指标。

(4)使用退热药时,如大量出汗,应及时补充水及电解质,注意观察、记录用药后体温变化。

4.心理护理

(1)根据患者的心理特点,做好针对性护理。向患者耐心解释发病的原因及不良的心态对疾病的影响,给予劝导、安慰、鼓励,使其安心治疗,树立战胜疾病的信心。

(2)建立良好的护患关系,言语亲切,多沟通交流,针对患者不同心理进行不同的教育与指导,使患者对教育内容能够理解、接受及依从。

(3)规劝家属要理解、关心、同情患者,避免在患者面前讲刺激性话语,增加患者及家属对医务人员的信任,积极协助患者配合治疗。

(三)健康教育

(1)向患者讲解疾病的病因、发展、转归及预后等知识。

(2)指导患者规律生活,劳逸结合,适当锻炼,增强抵抗力。

(3)指导患者调整心态,树立信心,保持乐观情绪。

(4)指导患者合理饮食,戒(限)烟酒。

(5)注意个人卫生,保持皮肤清洁、滋润。

(6)进行护理方法指导,正确使用内服、外用药,强调遵医嘱用药的重要性,坚持长期用药,定期门诊随访。

(7)洗浴时避免使用过热的水、碱性皂类,浴后涂擦润肤霜。

(8)避免各种诱发因素,如精神紧张,酗酒,食鱼虾类、羊肉等食物以及外伤等。

三、多形红斑

多形红斑为急性炎症性皮肤病,有自限性,皮疹多形,有红斑、丘疹、风团、水疱等,特征性皮疹为靶形损害即虹膜状皮疹,有不同程度黏膜损害,少数有内脏损害。根据病变的范围和症状轻重程度,临床上分为3型:红斑丘疹型、局限性水疱型和重症型。本病春秋季节好发,男性略多于女性,以10~30岁发病率最高,20%为青少年。病因尚不完全明确,已知的原因有病毒或细菌的感染,某些药物的应用(如磺胺类、巴比妥类、水杨酸盐类、苯妥英钠、疫苗、血清制品等),某些系统性疾病(如红斑狼疮、皮肌炎、结节性动脉周围炎、霍奇金病、恶性淋巴瘤、骨髓瘤等)均可引起本病。

重症型多形红斑护理详见"重症药疹"。

(一)一般护理

(1)病室安静、整洁、温湿度适宜,室内空气新鲜,每天空气消毒1~2次。重症患者置于单人病房,实施保护性隔离,严格限制探视时间及探视人数。

(2)鼓励患者多饮水,尽快排除致敏药物,皮损面积大,渗出多者应鼓励患者多食高热量、高蛋白、高维生素、多汁易消化的食物,禁食辛辣腥发刺激性食物。口腔有糜烂、溃疡造成进食困难者,可遵医嘱先给予静脉胃肠外营养,然后再逐渐进食流食、半流食,并可适当加入治疗性膳食。

(3)监测生命体征,高热期间密切观察体温变化,避免使用药物降温,以冰袋物理降温为宜,同时观察、记录降温效果。发热出汗较多时,应及时擦干汗液,更换潮湿的病服,注意保暖,防止受凉。

(4)与患者共同查找变应原,去除可疑病因,停用可疑致敏药物,注意药物间有无交叉过敏,变应原一经确定应明确标识并详细告知患者及家属,避免再次接触变应原。

(二)专科护理

1.皮损护理

(1)保持皮肤黏膜的完整,保持全身干燥、清洁。

(2)眼、口腔、外阴的护理详见"重症药疹"。

(3)只有红斑、丘疹而无水疱渗出者,可用炉甘石洗剂或糖皮质激素霜剂。

(4)水疱和大疱者按"疱液抽取法"处理。

(5)有糜烂渗出伴感染者应先清创,再用0.1%依沙吖啶溶液、3%硼酸溶液或黄柏、地榆煎液(黄柏、地榆各30 g,水2 000 mL)湿敷。

2.用药护理

(1)抗组胺药如氯雷他啶、西替利嗪、马来酸氯苯那敏等,服用这类药物可导致头晕、嗜睡、乏力、注意力不集中,还可出现黏膜干燥、瞳孔散大等不良反应,服用这类药不应从事驾驶及高空危险作业,另外,个别药过量使用有严重的心脏毒性作用。

(2)维生素C及钙质有参与机体代谢、抗炎、抗过敏及镇静止痒的作用,静脉注射钙剂时勿漏出血管外,以免引起组织坏死,注射速度应缓慢,注意观察脉搏。避免发生心搏过强、心律失常或心搏停止于收缩期。

（3）大剂量使用糖皮质激素时应密切观察不良反应。

（4）抗菌药物应根据病情严格按医嘱使用,应用青霉素和头孢菌素类的患者注意询问过敏史并按要求做过敏试验,观察有无过敏现象;氨基糖苷类如链霉素、庆大霉素等对肾脏、听神经有不同程度的毒性作用,应多饮水,观察听力有无改变;大环内酯类如红霉素、罗红霉素、阿奇霉素等有胃肠刺激性,宜饭后服用;喹诺酮类如氧氟沙星,治疗中如出现皮疹、瘙痒应立即停药并报告医,对用药时间长者应定期检查血常规及肝肾功能。

3.病情观察及护理

（1）观察有无畏寒、发热、头痛、关节及肌肉酸痛等前驱症状。

（2）观察皮损的形态,有无红斑、丘疹、斑丘疹、水疱、大疱、紫癜和风团等;观察有无新生皮疹,皮损有无破溃糜烂及渗出,观察有无黏膜损害如口腔、鼻、咽、眼、尿道、肛门、呼吸道等。①红斑-丘疹型,多发于面颈部和四肢远端伸侧皮肤,口腔、眼等黏膜较少发生,典型表现为暗红色斑或风团样皮损,中央为青紫色或为紫癜,严重时出现水疱,形如同心圆状靶形皮损或虹膜样皮损,融合形成回状或地图状。自觉瘙痒或轻度疼痛、烧灼感,可留有暂时性色素沉着。②水疱-大疱型,常伴有全身症状,除四肢远端外,可向心性扩散至全身,口、鼻、眼、外生殖器黏膜可发生糜烂,渗出较严重,常发生浆液性水疱、大疱或血疱,周围有暗红色晕。③重症型,又称 Slevens-Johnson 综合征,发病急,全身症状严重,皮损为水肿性鲜红色或暗红色虹膜样红斑或瘀斑,相互融合,泛发全身,其上有水疱,大疱和血疱,尼氏征阳性,累及口鼻、眼、外阴、肛门黏膜,出现红肿、糜烂、溃疡,累及呼吸道、消化道黏膜可导致支气管肺炎、消化道出血等,可并发坏死性胰腺炎、肝肾功能损害,也可继发感染引起败血症,如不及时抢救,可危及生命。

4.疼痛护理

急性期应卧床休息,协助患者取舒适体位,合理应用非药物止痛措施,如松弛术、皮肤刺激疗法（冷敷、热敷、加压、震动）,根据病情使用蜡疗、水疗、磁疗、超短波、红外线等物弹疗法缓解疼痛,疼痛明显者遵医嘱使用止痛药物并观察疗效。

5.瘙痒护理

避免用热水烫洗,切勿搔抓皮肤,防止继发感染,瘙痒明显时,可局部涂擦止痒药膏或用手轻轻按压、拍打皮肤,以减轻痒感。转移患者的注意力,如读书、听音乐、散步等。

6.心理护理

（1）针对患者心理状态、情绪不同,采取个性化疏导、安慰、暗示等手段,进行心理护理。

（2）患者卧床期间可听音乐、广播等,也可让家属为其读报,增加感官刺激,还可增加患者与家属沟通和交流的机会。

（三）健康教育

（1）向患者介绍疾病的病因、治疗方法、预防、日常护理的知识。

（2）按时门诊复查,如有病情变化随时就诊。

（3）保持心情舒畅,避免情绪刺激。

（4）按要求进行饮食调护。

（5）保持全身皮肤清洁,宜用温水洗澡,勤换内衣内裤。

（6）牢记变应原,避免再次使用致敏药物。

四、扁平苔藓

扁平苔藓(lichen planus,LP)是一种发生于皮肤、毛囊、黏膜和指(趾)甲的特发性炎症性皮肤病,典型皮损为多角形紫红色扁平丘疹,好发于四肢屈侧,黏膜常受累,病程慢性。病因尚不清楚,有自身免疫、遗传、病毒感染、精神因素、药物等可能与本病的发生及加重有关,部分患者可合并自身免疫性疾病(如白癜风、桥本氏甲状腺炎、结缔组织病及恶性肿瘤等)。本病临床上可分为多种亚型,如急性泛发性扁平苔藓、慢性局限性扁平苔藓、色素型扁平苔藓、肥厚型扁平苔藓及大疱型扁平苔藓等。

(一)一般护理

(1)室内空气清新、温湿度适宜,冬季避免空气干燥,湿度保持在 50%～60%为宜。

(2)保持皮肤清洁、滋润,避免搔抓及烫洗等刺激。

(3)详细了解发病前的用药史,应停用可能诱发本病的药物。

(4)口腔扁平苔藓患者,牙填充材料等要去除。

(5)饮食宜清淡,限制烟、酒及刺激性食物。对于口腔糜烂、进食困难者应给予半流食或流质饮食,食物温度不可过热,以免引起口腔黏膜充血。

(6)光线性扁平苔藓患者应尽量避光或用遮光剂。

(二)专科护理

1.皮损护理

(1)发生于四肢屈侧者,保持皮肤清洁、滋润,避免搔抓,引起感染。可外涂糖皮质激素软膏、0.1%维A酸软膏等,皮损密集成片或融合成斑块,可应用局部封闭治疗。有皮损感染者,给予抗菌溶液湿敷,对症治疗。

(2)累及口腔颊黏膜,可见糜烂型口腔损害,保持口腔清洁,进食后用清水漱口,对于口腔卫生较差者,进行全口洁治,去除牙石及附着的菌斑。选用 0.1%利多卡因或 0.1 mg/mL 地塞米松溶液在餐后及睡前漱口以缓解症状,加强口腔护理,每天 2 次;亦可选用雾化吸入,药物成分为 200 mL 生理盐水＋10 mg地塞米松注射液＋16 万单位庆大霉素＋5 mL 0.1%利多卡因注射液,取 7～10 mL 放入雾化吸入面罩进行吸入,每次 15～20 分钟,每天 1 次,连续 7～10 天;还可使用曲安奈德注射液 20 mg/mL＋2%利多卡因 2 mL混合,在病损区基底部注射 0.5～1 mL 进行局部封闭治疗,治疗期间常规给予 2%碳酸氢钠漱口,每天 2～3 次,每周封闭 1 次,4 周为 1 个疗程,同时辅以抗真菌药物治疗。

(3)累及头皮者可造成永久性脱发,外用 2%～5%米诺地尔溶液外擦,每天 1～2 次,保持头皮清洁,每周清洗 2 次为宜。

(4)累及指(趾)甲者可见甲板增厚或变薄,出现纵沟、甲翼状赘肉,进而萎缩引起脱甲,可外用 0.05%维A酸软膏局部封包。每晚 1 次,连用 1～2 个月,保持指甲清洁,及时修剪,不可修剪过短,以免损伤甲床及周围皮肤。

2.病情观察

观察皮损发生的部位、形态、大小,自觉症状。

(1)四肢屈侧皮损典型表现为高起的紫红色扁平丘疹、粟粒至绿豆大小或更大,多角或圆形,界限清楚,表面有蜡样薄膜,可见白色光泽小点或细浅的白色网状条纹,密集融合成片或斑块,急性期可出现同行反应,常伴瘙痒。

（2）累及口腔颊黏膜，出现白色网状条纹，融合、增大及出现糜烂。

（3）头皮损害可造成永久性脱发。

（4）累及甲部，可出现甲板增厚或变薄，出现纵嵴、纵沟或甲翼状胬肉，还可引起脱甲。

3.瘙痒护理

避免用热水烫洗，切勿搔抓皮肤，防止继发感染。瘙痒明显时，可局部涂擦止痒药膏或用手轻轻按压、拍打皮肤，以减轻痒感。转移患者的注意力，如读书、听音乐、散步等。严重瘙痒患者，可用抗组胺药。

4.用药护理

肥厚型或皮损泛发可口服糖皮质激素（泼尼松）或维 A 酸类药物（如阿维 A），亦可应用氯喹、羟氯喹或氨苯砜，也可酌情选用免疫抑制剂、免疫调节剂、生物制剂等。若使用甲硝唑或灰黄霉素时，须注意监测其不良反应。

5.物理治疗

可采用 PUVA 治疗或窄谱 UVB 治疗，液氮冷冻可用于口腔扁平苔藓的患者，损害常在 3 周内痊愈。激光治疗用于肥厚型斑块及疣状增殖型扁平苔藓，红斑鳞屑型损害。可用氩离子激光器照射治疗。

6.心理护理

护理人员应主动与患者及家属沟通，给予关心、理解、支持，向患者说明坚持配合治疗，本病是可以治愈的，消除其不良情绪。

（三）健康教育

（1）向患者讲解疾病的相关知识，包括病因、治疗方法等。

（2）定期门诊复查，坚持巩固治疗。

（3）消除或减轻精神紧张等因素，给予正确的心理疏导，稳定患者情绪，树立其战胜疾病的信心，提高生活质量。

（庞　静）

第七节　大疱性皮肤病

大疱性皮肤病是一组发生在皮肤黏膜以大疱为基本损害的皮肤病。本节主要介绍天疱疮、大疱性类天疱疮的护理。

一、天疱疮

天疱疮是一种与遗传、环境污染等因素有关的比较严重的自身免疫性疾病，特征为表皮棘层细胞松解，表皮内水疱形成，疱壁薄、易破裂、糜烂、结痂，渗出明显，口腔内糜烂，尼氏征阳性。天疱疮可分为四型：寻常型、增殖型、落叶型和红斑型。

（一）一般护理

（1）病情平稳期可住在普通病房，禁止与病毒感染患者同病室，如带状疱疹、Kaposi 水痘样疹等患者。进行冲击疗法治疗时应安排单间，必要时实施保护性隔离，限制探视，防止感染。

（2）病室温度、湿度适宜，定时通风换气，保持空气新鲜。每天空气消毒1～2次。换药时，室温要提高，注意保暖，换药后更换床单，保持床单平整无渣屑、干燥清洁。

（3）饮食以易消化、无刺激性食物为宜。多食高蛋白、高热量、多维生素、低盐、低糖食物，加强营养，提高机体免疫力。忌食辛辣刺激性食物。大剂量应用糖皮质激素治疗时，应注意补钾、补钙、保护胃黏膜。鼓励患者多饮水，以补充因大量渗液导致的水分流失。口腔糜烂溃疡、进食困难者给予软食或流质饮食，少食多餐，保证营养物质的摄入。

（4）监测生命体征，密切观察病情变化。

（5）重症患者必须卧床休息，限制活动，加强生活护理，保持皮肤清洁，根据皮损的部位变换体位、拍背、按摩骨突处，促进局部血液循环，防止压疮和坠积性肺炎发生。

（6）评估患者睡眠及二便情况，保证有效的休息，大便通畅。

（7）选择宽大、柔软、棉质、颜色浅的贴身衣服，勤换洗，被子不宜过厚，保持床单平整、清洁，污染后要及时更换，必要时使用支被架，防止粘连、摩擦，影响皮损愈合。

（二）专科护理

1.皮损护理

（1）水疱处理应严格遵守无菌操作原则，疱液及时抽取。对于直径＞1 cm的水疱尽可能抽取疱液并保留疱壁。

（2）处理未感染的糜烂面可遵医嘱外涂抗菌软膏后给予无菌油纱贴敷，对于躯干部有大面积糜烂面者可外穿无菌油纱背心。渗液多时应每天清理面而，重新涂药后贴敷无菌油纱；渗液少时可不予更换外贴油纱。

（3）皮损有糜烂、渗液及脓性分泌物或恶臭时，及时进行清创处理，遵医嘱用1∶10 000高锰酸钾溶液药浴或0.1％依沙吖啶溶液清洗创衙、湿敷，视皮损情况外涂抗菌软膏或兄菌油纱贴敷。

（4）痂皮厚者应及时清除，可药浴或用油剂、软膏浸润软化后剪刀剪除，不可强行剥脱。

（5）皮损而积广泛，可采用暴露疗法。表皮剥脱处渗液多时也可用红外线、烤灯照射，每天1～2次，每次20～30分钟，使表面干燥结痂，促进愈合。床单被服应灭菌后使用。

（6）输液时用绷带固定输液针，勿用胶布粘贴皮肤，以免撕脱表皮。

（7）注意保暖，尤其在大面积换药时室内温度应保持在28％～30％，勿使患者受凉。

2.疼痛及瘙痒护理

（1）取舒适体位，尽量避免压迫创面。

（2）口腔糜烂严重者遵医嘱进餐前含局麻药漱口液（如地塞米松注射液10 mg、0.1％利多卡因注射液5 mg、庆大霉素注射液16万单位加入生理盐水500 mL）漱口，以缓解进食时疼痛；进餐后及时清洁口腔。

（3）如结痂痂皮较厚，可给予油剂或软膏外涂，软化痂皮，防止干裂牵扯疼痛。

（4）转移患者的注意力，教会患者放松的方法，也可缓解疼痛及瘙痒的感觉，必要时遵医嘱使用药物治疗。

3.特殊部位观察护理

（1）观察口腔黏膜是否受累，根据分泌物培养结果，选择漱口液每天三餐后、睡前漱口，并加强口腔护理。根据口腔黏膜受累程度，给予易消化的软食，必要时给予流食或半流食，食物温度应避免过冷、过热，以减少对口腔黏膜的刺激，无法进食者可加用静脉营养。

（2）外阴部位受累者，用支被架隔开棉被与皮损，不穿内裤，暴露皮损处；便后用清水或

1：10 000高锰酸钾溶液清洗，必要时遵医嘱用 0.1％依沙吖啶溶液湿敷 20 分钟，或烤灯照射 20 分钟，每天 2～3 次，外涂抗菌软膏。

（3）腋下、乳房下、腹股沟部位受累者，应保持局部通风，用 0.1％依沙吖啶溶液或 1.5％硼酸溶液湿敷 20 分钟，用可见光照射皮损，皮损干燥后外涂敏感的抗菌药物软膏，下次护理前用生理盐水清洗陈旧的药物及痂皮。

（4）观察有无真菌感染，如念珠菌感染等，重点观察口腔、会阴、腋、腹股沟、乳房下、臀裂、脐部等皮肤黏膜部位，还应注意内脏系统有无感染。局部皮肤黏膜感染外用制霉菌素制剂，阴道感染者外用制霉菌素栓剂，系统感染者口服克霉唑、酮康唑、氟康唑等。预防口腔感染给予肉桂溶液或 4％碳酸氢钠溶液漱口。

4.用药护理

（1）早期应用糖皮质激素及激素减量时应注意观察有无新生水疱出现，原皮损部位渗出是否减少，尼氏征是否阳性；中后期应用糖皮质激素应注意观察其不良反应及并发症，如糖尿病、高血压、电解质紊乱、骨质疏松等。

（2）应用免疫抑制剂应注意观察药物的不良反应。

（3）静脉注射人丙种球蛋白治疗时，注意严格控制输液速度，观察有无输液反应。

5.密切观察病情变化

（1）寻常型天疱疮好发于口腔、胸、背、头部，严重者可泛发全身。典型皮损为外观正常皮肤上发生水疱或大疱，口腔黏膜受累几乎出现于所有患者，尼氏征阳性，易破溃，渗液多，可结痂。预后差，死亡率高，多累及中年人。

（2）增殖型天疱疮好发于腋窝、乳房下、腹股沟、外阴、肛门周围、鼻唇沟及四肢等部位。口腔黏膜损害较轻，尼氏征阳性，皮损破溃后易形成肉芽增生，皱褶部位易继发细菌和真菌感染，常有臭味。病程慢，预后较好。

（3）落叶型天疱疮好发于头面及胸背上部，水疱在红斑基础上，疱壁更薄，在表浅糜烂面上覆有黄褐色、油腻性、疏松的剥脱表皮、痂和鳞屑，如落叶状，可有臭味，多累及中老年人。

（4）红斑型天疱疮好发于头面、躯干上部与上肢等暴露或皮脂腺丰富的部位，多见于红斑鳞屑性损害，伴有角化过度，面部皮损多呈蝶形分布，预后良好。

6.心理护理

由于皮肤损害的泛发，患者易产生焦虑、恐惧、无助、濒死、绝望等不良情绪反应，护士应多与患者沟通、交谈，改变患者不正确的认知、不良的心理状态，调整患者情绪，调动主观能动性，建立信任，使患者感到安全，以良好的心理接受治疗及护理。

（三）健康教育

（1）遵医嘱用药，尤其长期服用糖皮质激素和免疫抑制剂要严格遵医嘱，不可随意减量和停药，以免加重病情。

（2）定期随诊，复查血常规、血糖、肝肾功能等。定期测量血压。

（3）保持皮损处清洁干燥，按医嘱外用药物。

（4）适当运动，加强锻炼，增加机体抵抗力，活动适量，防止骨折。

（5）病情有变化时，及时就医治疗。

（6）治疗期间应避免妊娠，如需怀孕请咨询医师。

（7）减少感染机会，避免着凉、感冒，远离呼吸道传染病患者。

(8)饮食避免过硬、过热、过冷的食物;尽量少食粗纤维、不易消化的食物,曾发生过消化道出血的患者尤其要严格遵守。

二、大疱性类天疱疮

大疱性类天疱疮(bullous pemphigoid,BP)是一种好发于老年人的自身免疫性表皮下大疱病,以紧张性大疱为特征,尼氏征阴性。本病病因未明,进展缓慢,如不予治疗可持续数月至数年,也会自发性消退或加重,预后好于天疱疮。

(一)一般护理

(1)病室整洁、空气新鲜,患者多为老年人,抵抗力低,室温一般保持 22～26 ℃,相对湿度保持在50％～60％,注意保暖。

(2)保持床铺清洁,床单干燥,无杂屑,每天 2 次湿式清扫,重症患者应随时清扫,污染的被服应及时更换。

(3)加强营养支持,给予易消化、无刺激性食物,多进食高蛋白、高热量、多维生素、富含营养的食物;对水疱、大疱数量多者应适当补充血浆或清蛋白,预防和纠正低蛋白血症。

(4)长期卧床患者,应加强生活护理。

(5)注意休息,适当活动,活动量以患者能耐受为宜。

(6)老年患者还应注意多饮水,多吃蔬菜、水果,保持大便通畅。

(二)专科护理

1.皮损护理

(1)口腔黏膜损害时,应加强口腔护理,饭前、饭后勤漱口,根据黏膜损害的程度及菌培养结果选用合适的漱口液,每天数次漱口,并配流食或半流食,食物温度不可过热。

(2)水疱处理应严格执行无菌操作原则,及时抽取疱液,按"疱液抽取法"进行处理。水疱处有感染时,应先使用抗菌溶液湿敷,每口 1～2 次,每次 20 分钟,再行抽取疱液,注意暴露皮损处,可使用鹅颈灯等对皮损部位进行照射,保持皮损干燥、清洁。

(3)局限性类天疱疮,可首选强效糖皮质激素霜剂,每天 2 次外涂。

(4)全身泛发者进行皮损护理时,要注意保暖,可分部位进行,避免着凉。

(5)保持皮肤清洁,避免搔抓,防止感染发生。

(6)皮损处糜烂、渗出时,应及时进行清创处理。详见"天疱疮"的护理。

2.用药护理

(1)糖皮质激素是治疗本病的首选药物,由于本病患者多为高龄,在治疗过程中必须注意观察和预防糖皮质激素的常见不良反应。外用强效糖皮质激素软膏冲击治疗,应根据体重和新发水疱数决定用药剂量和次数(最高剂量 40 g/d,每天 1～2 次至每周 2 次),均匀涂抹全身,但头面部除外。长期使用可使皮肤变薄、毛细血管扩张、局部感染机会增加,应注意不良反应的观察,及时对症治疗。

(2)使用免疫抑制剂(如环孢素)时,应注意高血压、肾功能损伤和高血钾的发生。

3.密切观察病情变化

(1)好发于胸腹部和四肢近端及手、足部,多见于 50 岁以上的中老年人,预后较好。

(2)典型皮损为在外观正常的皮肤和红斑的基础上出现紧张性水疱和大疱,疱壁厚,呈半球状,直径从 1 cm 至数厘米,成批出现或此起彼伏,尼氏征阴性,破溃后糜烂面常出现结痂,可自愈。

（3）观察水疱或血疱的性质，疱液是否澄清，是否有新发皮疹。

（4）观察患者有无自觉症状、伴痒等。

（5）观察患者有无湿疹样或结节性痒疹样皮损。

（6）观察患者有无口腔黏膜损害。

4.心理护理

多与患者交谈，改变患者的不良心理状态，调整患者情绪，向患者介绍成功的病例，调动其主动性，积极配合治疗，有利于疾病早日康复。

（三）健康教育

（1）向患者介绍本病的诱发因素、疾病的发展过程、治疗方案及日常护理的知识。

（2）定期门诊复查，长期应用糖皮质激素或免疫抑制剂的患者，应严格遵医嘱使用，不可自行调整药物剂量。

（3）加强营养，提高免疫力，适当锻炼身体，注意休息。

（4）减少感染的机会，避免着凉、感冒、远离呼吸道传染病的患者。

（5）长期卧床患者应加强翻身、扣背、按摩骨突受压部位，防止发生压疮和肺部感染。

（6）教会患者观察糖皮质激素及免疫抑制剂的不良反应，如高血压、糖尿病、骨质疏松，定期复查血常规、肝肾功及血脂等检验项目。

（庞　静）

第八节　色素障碍性皮肤病

正常皮肤颜色主要由皮肤内色素含量（皮肤内黑素、胡萝卜素、皮肤血液内的氧化与还原血红蛋白的含量）和皮肤解剖学上的差异而决定，黑素是决定皮肤颜色的主要色素。根据临床表现，一般将色素异常性皮肤病分为色素增加和色素减退两大类。本节介绍白癜风、黄褐斑的护理。

一、色素减退性皮肤病（白癜风）

白癜风是一种后天获得性色素脱失性皮肤病，以表皮、黏膜和其他组织内黑素细胞丧失为其特征，一般无自觉症状，白斑常呈乳白色，大小、形态不一，毛发可正常或变白，可局限于某些部位或散发、泛发全身。

（一）一般护理

（1）患者居住环境清洁、舒适、温湿度适宜。

（2）多食新鲜、清淡的绿叶蔬菜，多食猪肝、瘦肉、牛肉、黑色食物，忌食辛辣刺激性的食物，如酒、辣椒、葱，少食羊肉、肥肉、鱼虾海味，同时不食维生素C含量高的食物，如西红柿、山楂、杨梅等。

（3）治疗过程中及恢复期禁止应用刺激性强的化妆品或外用药，注意保护皮肤。

（4）告知患者心理情绪对疾病转归的影响，让患者尽量保持心情愉悦。学会控制自己的情绪，以提高治疗效果。

(二)专科护理

1.皮损护理

(1)避免强光刺激,外出时应注意防晒,外涂遮光剂,避免在日光下暴晒。

(2)避免机械性刺激,如压力、摩擦、烧伤、外伤,以防同形反应发生。

(3)表皮移植护理。①有同形反应及进展期的患者,患有糖尿病、末梢神经炎、瘢痕体质等的患者均不宜做此项治疗。②术后治疗部位保持清洁干燥,加压包扎 10 天内避免接触水,避免出汗。③观察伤口愈合情况,有无感染、术后瘢痕等不良后果。注意观察受皮区皮肤存活情况。④应告知患者术后供皮区、受皮区均有可能出现再生色素颜色不均匀。

2.用药护理

(1)应用糖皮质激素及免疫抑制剂和免疫调节剂时观察疗效及不良反应。

(2)进行期应慎用刺激性药物。

(3)应用叶酸和维生素 B_{12} 补充疗法和补骨脂及其衍生物疗法应结合日光或紫外线照射治疗。

(4)使用他克莫司联合准分子激光疗法,应观察疗效。

(5)遵医嘱、按疗程长期坚持用药,切不可私自减量或停药。

(6)中医药治疗应根据病情,辨证施治。

3.病情观察

(1)询问患者发病及加重的季节,一般春末夏初病情加重,冬季缓解。观察皮损的部位,任何部位均可发生,好发于暴露和摩擦部位,如颜面、颈部、腕部、前臂及腰骶部,口唇、龟头、阴唇、包皮内侧黏膜也可累及,部分女性患者白斑皮损沿神经节段单侧分布,少数泛发全身。白斑中毛发可变白也可正常。

(2)观察皮肤黏膜白斑情况,分辨是完全白斑或不完全白斑,境界是否清晰,有无向正常皮肤移形、扩大、境界模糊不清、易发生同形反应等进展期表现,进展期有时机械刺激如压力、摩擦、烧伤和外伤可继发白癜风;稳定期皮损停止发展,境界清楚的色素脱失斑,损害边缘色素增加。

(3)治疗过程中,注意观察患者的皮肤变化,如有红斑、水疱、烧灼感等,应立即告知医师处理。

(4)注意观察治疗后的效果。

4.心理护理

白癜风患者多因身体多处白斑或白发,导致对生活和工作失去信心,与人交流时缺乏自信,多存在较严重的抑郁、焦虑、自卑等不良情绪,严重影响了治疗效果,因而,护士应采用规范的语言,主动与患者沟通交流,了解患者的心理变化,并针对患者不同心理变化,给予指导,同时主动介绍治疗方法及过程,以消除患者的担忧,提高治疗的依从性。

(三)健康教育

(1)按要求合理饮食。饮食规律,忌食辛辣腥发和维生素 C 含量较多的食物,多吃花生、黑芝麻、黑豆、核桃、豆制品、瘦肉和颜色较深、味苦的蔬菜(如茄子、芹菜、苦瓜)及含铜、锌、铁等元素较多的食品。

(2)生活中可多使用一些铜制的器具或餐具,如铜碗、铜筷、铜勺等。但应注意不可过量补充铜元素以防引起中毒。

(3)要注意生活合理性和规律性,戒烟、戒酒。

（4）睡眠时间不宜太长，但也不宜熬夜，保持情绪稳定，精神愉快。

（5）避免机械性摩擦，避免损伤皮肤和曝晒，外出应涂遮光剂。

（6）指导患者按医嘱使用药物，坚持长期、按疗程用药，定期随诊复查。

二、色素增加性皮肤病（黄褐斑）

黄褐斑也称为肝斑，是面部黑变病的一种，是发生在颜面的色素沉着斑。黄褐斑形成的原因主要是因女性内分泌失调，精神压力大，各种疾病（肝肾功能不全、妇科病、糖尿病等），体内缺少维生素及外用化学药物刺激引起。

（一）一般护理

（1）尽量去除病因，积极治疗内分泌障碍和体内慢性疾病。

（2）饮食宜清淡，多饮水，多吃富含维生素 C 的蔬菜和水果，如西红柿、草莓、猕猴桃等。应戒烟忌酒，避免刺激性、光感性和加重色素沉着的食物，如咖啡、可乐、浓茶、芹菜、香菜、胡萝卜等。

（3）选择正确的面部护理方法。应选用无刺激性、具有淡斑作用的护肤品。外出时要遮阳，并涂防晒霜。

（4）保持乐观的心态，注意休息。平时可以适当参加轻松的文体活动，以放松心情。

（5）提供良好的睡眠环境，保证充足的睡眠时间，保持二便通畅。

（二）专科护理

1.皮损护理

（1）评估患者皮损的部位，常对称分布于颜面全部及颊部呈蝴蝶形，也可累及前额、鼻及口周或颊部，斑块大小不一、边缘清楚，呈黄褐色或深褐色，紫外线照射后颜色加重。常在春夏加重，秋冬季减轻。

（2）防日晒，外出时打伞、戴宽沿帽子或涂宽谱的防晒剂，选 SPF＞20、P＋＋以上的防晒剂，在强烈日光下每 2～3 小时涂 1 次，室内 4～5 小时涂 1 次，含激素、铅汞的化妆品不宜使用。

（3）可使用光子嫩肤技术，个别患者术后部分皮损可出现暂时的色素沉着，多数可随时间的推移而淡化（通常需要数月）。

（4）可使用熊果素、左旋维生素 C、精华素导入疗法淡化色斑。遵医嘱给予果酸剥脱术。

（5）遵医嘱局部外用曲酸膏、氢醌霜、0.025％维 A 酸。

2.用药护理

（1）外用药物：①0.025％维 A 酸可影响黑素生成，起到淡化色斑的作用。不良反应可见用药局部出现皮肤刺激症状，如灼感、红斑及脱屑，告知患者通常刺激症状可逐步消失。若刺激现象持续或加重，应遵医嘱间歇用药或暂停用药。涂擦时宜于晚间或睡前应用，防止日晒，避免与肥皂、清洁剂、含脱屑药制剂等共用，以免加剧皮肤刺激或干燥。哺乳期妇女、妊娠 3 个月内及眼部禁用，儿童慎用。②外用壬二酸能抑制酪氨酸酶，对功能亢进的黑素细胞有直接抑制作用和细胞毒作用，含有壬二酸成分的精华液应避光保存。③外涂氢醌霜，勿与眼睛接触，注意观察局部有无刺痛或烧灼感。

（2）口服药物：①遵医嘱给予胱氨酸、维生素 C、维生素 E 口服，必要时可口服维生素 A。维生素 E 长期大量服用可出现视物模糊、乳腺肿大、腹泻头晕、头痛恶心等症状。维生素 C 长期大剂量应用可引起停药后维生素 C 缺乏症，过多服用维生素 C 咀嚼片可致牙釉质损坏。②中药治疗应遵医嘱给予疏肝理气、健脾补肾、活血化瘀类药物,如逍遥散、六味地黄丸、补中益气丸、人参健脾丸等加减或祛斑颗粒、疏肝颗粒冲服。

3.心理护理

患者多存在抑郁、焦虑、自卑等不良情绪,导致对生活和工作均失去信心,与人交流时缺乏自信,严重影响了生活质量。因而,护士应采用规范的语言,主动与患者沟通交流,了解患者的心理变化,并针对患者的不同心理变化,给予指导,同时主动介绍治疗方法及过程,以消除患者的担忧,提高治疗的依从性。

(三)健康教育

(1)指导患者合理的饮食,保持大便通畅。

(2)调整好情绪,保持心情愉快,避免劳累、熬夜。

(3)积极治疗各种内科疾病,调理好女性内分泌环境,纠正月经不调,积极预防妇科疾病。

(4)应停用口服避孕药,改用工具避孕。

(5)禁忌使用含有激素、铅、汞等有害物质的化妆品和光感性药物。避免长期应用氯丙嗪、苯妥英钠等药物。

(6)防止热刺激及各种电离辐射,包括显示屏、荧光灯、X光机、紫外线照射仪等。慎用有创伤性的治疗,包括冷冻、激光、电离子,避免接触强酸、强碱等腐蚀性物质等。

(7)不滥用化妆品,尤其是不用劣质化妆品。

(8)面部发生皮炎要及时治疗,防止炎症性色素沉着。

(9)由于皮肤色素的改变是一个缓慢的过程,故无论是用药物治疗还是使用祛斑化妆品,都需要长期坚持治疗。告知患者要定期复诊,有问题及时咨询。

(10)避免日光照射面部,外出时应打伞或根据季节选择适宜的防晒品。

(庞　静)

第九节　遗传性皮肤病

遗传性皮肤病是一组由于遗传物质改变而导致的皮肤黏膜病变。根据遗传性皮肤病发病过程中遗传因素的作用,分为单基因遗传性皮肤病、多基因遗传性皮肤病和其他(包括染色体病、线粒体病等)。本节仅介绍几种常见的遗传性皮肤病的护理:鱼鳞病、遗传性掌跖角化病、遗传性大疱性表皮松解症、家族性良性慢性天疱疮。

一、鱼鳞病

鱼鳞病是一组以皮肤干燥并伴有片状鱼鳞样固着性鳞屑为特征的角化异常性遗传性皮肤病,临床上分为寻常型鱼鳞病、性连锁鱼鳞病、板层状鱼鳞病、先天性大疱性鱼鳞病样红皮病和先天性非大疱性鱼鳞病样红皮病等多种类型。不同临床类型可能具有不同的发病机制,部分至今尚不明确,其中寻常型鱼鳞病最常见。

(一)一般护理

(1)病室整洁、空气清新,根据患者病情调节室温,一般 18～22 ℃,相对湿度保持在 50％～

60%,小儿患者室温保持在 22～24 ℃,相对湿度 55%～65%。冬季避免空气干燥,可使用加湿器。

(2)根据患者病情安排单人或多人病室。患儿应给予保护性隔离,病室用紫外线循环空气消毒机消毒,每天 6 次,每次 2 小时。

(3)保持床单位清洁、干燥、平整,每天 2 次湿式清扫,鳞屑多时应随时清扫。

(4)饮食上给予高蛋白、高维生素、易消化的食物,如蛋类、瘦肉、豆制品、新鲜蔬菜及水果,多饮水,避免进食辛辣刺激性食物,保证足够的热量及营养供给,以促进皮肤修复。小儿患者必须确保液体及营养供给,以维持水、电解质及酸碱平衡。

(5)保持皮肤清清、滋润,避免搔抓,勤剪指甲,适当增加涂擦润肤剂的次数,每天 3～4 次或更多,洗浴后应及时涂擦润肤剂。

(6)选择宽松、柔软、棉质的贴身衣裤,避免摩擦皮肤,加重瘙痒感觉。

(7)由于患者皮肤干燥、角化、弹性下降,嘱患者不要做剧烈的运动,同时尽量减少因牵扯造成的物理性损伤,应加强生活照顾(如协助患者更衣、进食、如厕等)。

(8)若全身泛发皮损者,因皮肤散热功能明显下降,故应密切观察患者生命体征变化,尤其是体温的变化。

(二)专科护理

1.皮损护理

(1)保持全身皮肤清洁、滋润,每天进行温水洗浴或盐水浴,不用碱性强的皂液或浴液,全身涂擦护肤油脂类药物,如维生素乳膏、尿素霜、珍珠霜等,以保持水分。

(2)头部皮损处可用 3%硼酸溶液湿敷,每天 1～2 次,每次 30 分钟,再涂擦维 A 酸软膏。

(3)皮损感染时,先用温水和抗菌溶液浸泡或湿敷,达到消肿收敛的作用,再使用抗菌软膏和复方炉甘石溶液涂擦患处。

(4)患儿皮损护理:①育儿箱应保持湿度。并预防裂隙处感染,避免使用角质溶解剂。表皮剥脱阶段,应用单纯性润肤剂。②严格执行无菌操作规程,接触患儿的固定物品(如听诊器、血压计、体温计等)应使用含氯消毒剂擦拭消毒。患儿的用物(如被褥、包布、尿布、毛巾)应每天高压灭菌消毒,避免医源性感染。③皮肤大面积剥脱时,不宜穿衣包裹,应暴露创面,使用无菌棉签均匀涂擦湿润烧伤膏,厚度约1 mm,以覆盖创面为宜,每 4 小时重复 1 次。④保持皮肤完整、减少摩擦,患儿因疼痛哭闹,肢体摩擦,均可导致干痂脱落或加剧皮损,影响愈合,应遵医嘱注射镇静剂(如苯巴比妥钠)或 10%水合氯醛口服或保留灌肠。⑤口腔护理,可用生理盐水清洗口腔,每天 3～4 次,保持口腔清洁,予温凉奶喂养,避免过热,注意观察口腔黏膜有无糜烂、溃疡等情况。⑥眼部护理,每天用生理盐水棉签清除眼部分泌物及周围干痂,同时观察分泌物量、眼睑及结膜情况。⑦会阴部护理,采用一次性尿裤垫于臀下,每次大小便后及时更换,温水清洗会阴部并局部涂擦氧化锌油。

2.用药护理

(1)以外用药为主,以温和、保湿、轻度剥脱为原则。

(2)10%～20%尿素霜、α-羟基酸或 40%～60%丙二醇溶液可增加皮肤水合程度。

(3)维 A 酸外用制剂或钙泊三醇软膏等可改善角化程度,减少鳞屑,与糖皮质激素联用可增加疗效。

(4)对于性连锁鱼鳞病,外用 10%胆固醇霜可取得较好疗效。

(5)严重患者在冬季可口服维生素 A 或维 A 酸类药物,能明显缓解病情,但长期服用应观察不良反应,定期监测血常规及肝肾功能。

3.密切观察病情变化

(1)寻常型鱼鳞病好发于四肢伸侧及背部,尤以胫前最为明显,典型皮损是淡褐色至深褐色菱形或多角形鳞屑,鳞屑中央固着,周边微翘起,常伴有掌跖角化、毛周角化。本病最常见自幼年发病,皮损冬重夏轻。

(2)性连锁鱼鳞病仅限于男性。可累及全身,以四肢伸侧、躯干下部为重,胫前最明显,面、颈部和皱褶部也可受累。

(3)板层状鱼鳞病出生后即全身覆有一层火棉胶样膜,2 周后脱落,代之棕灰色四方形鳞屑,以肢体屈侧、皱褶部位和外阴为重。部分患者可有眼睑、唇外翻,常伴掌跖角化、皲裂。

(4)先天性大疱性鱼鳞病红皮病出生时即有皮肤潮红、湿润和表皮剥脱,受到微创后出现水疱。易破溃成糜烂面,数天后红斑消退出现丘疹,皮肤皱褶处更明显,呈"豪猪"样外观,常继发感染,严重可致死亡。

(5)先天性非大疱性鱼鳞病红皮病出生时全身皮肤紧张、潮红,覆有细碎鳞屑。皮肤有紧绷感,面部亦可累及,可见睑外翻,青春期后好转。部分可伴有斑秃和甲营养不良。

4.心理护理

从心理上减轻患者及患儿家属的思想压力,增强治疗疾病的信心,取得自身的配合对本病的治疗是至关重要的,所以医护人员应多与患者及家属沟通,详细告知预后情况及日常护理内容,用亲切、热情的语言解释治疗过程及疾病康复的知识,取得患者及家属的理解。

(三)健康教育

(1)向患者及家属讲解疾病的预防、治疗及预后情况等相关知识。

(2)加强饮食营养,多食含有维生素 A 的食物,如胡萝卜和动物内脏等,可以从食物中获得维生素 A。

(3)日常生活中,要多饮水,勤洗盐水浴,通过盐水与角质层作用而利于本病。浴后涂擦润肤剂,保持皮肤清洁、滋润,勤剪指甲,避免搔抓皮肤。

(4)选择温和无刺激、补充水分的洗护用品,避免使用碱性浴液。

(5)恢复期可适当加强锻炼,增强身体抵抗力;本病冬重夏轻,紫外线照射有益于皮损的改善。

(6)定期门诊复查,长期口服维 A 酸类药物等,要遵医嘱按疗程服用,不可自行增减药量,定期复查血常规及肝肾功能。

二、遗传性掌跖角化病

遗传性掌跖角化病以弥漫性或局限性的掌跖皮肤增厚和角化过度为临床特征,有多种类型,常见的有弥漫性掌跖角化病和点状掌跖角化病。

(一)一般护理

(1)病室整洁、空气新鲜,温度适宜,相对湿度保持在 55%～65%。夏季开空调不可过久,冬季避免空气干燥,可使用加湿器。

(2)饮食以清淡、易消化、富含维生素、蛋白质高的食物为主,如牛奶、鸡蛋、豆制品(黄豆、豆腐)、瘦肉、新鲜蔬菜、水果等,多饮水。通过静脉用药,补充氨基酸等,加强营养。避免辛辣、刺激性食物,少食腥发食物,禁烟、酒。

(3)选择柔软、棉质的毛巾、手套、袜子等用物和衣物。

(4)选择温和、无刺激的洗护用品,避免使用碱性、刺激性强的产品,如肥皂。

(5)勤用温水浸泡手、足,水温不可过冷或过热,洗后及时涂擦护肤膏,每天可数次。

(6)过度角化的死皮,不可强行剥脱,以免出血、感染,应用剪刀修剪。

(7)手、足部皮损严重的患者,加强生活照顾,协助患者修剪指甲、更衣、如厕等,限制患者下床行走,减少摩擦,同时做好安全防护,预防跌倒等意外事件。

(二)专科护理

1.皮损护理

(1)保护创面,及时涂擦角质松解剂(10%～20%水杨酸软膏、10%～20%尿素软膏)、维生素E、维生素 AD 软膏或护肤膏,涂药后戴上一次性薄膜手套,增加保湿效果,提高肌肤细胞的活跃度,加速角质层代谢更新。多种药膏涂擦时,应交替使用。

(2)对于明显增厚的角化性斑块,可选用中药罨包法,如采用黄柏、生地榆各 30 克,蒸发罨包软化角质;也可使用 30%尿素溶液浸泡。

(3)对于肥厚的角质层,可进行封包治疗,如使用怀氏软膏,将药膏均匀涂擦在掌跖角化处,外用保鲜膜封包 10～12 小时后取下,同时与 0.1%维 A 酸软膏交替使用,最好采用晚间封包治疗。

(4)局部皮损可外用 20%尿素软膏、0.1%～0.5%维 A 酸霜或用 15%水杨酸软膏封包软化角质,封包时间一般 20～30 分钟,每天 1～2 次,亦可外用钙泊三醇软膏。

(5)封包治疗后,部分角质层开始脱落,边缘翘起,应协助患者及时用剪刀修剪痂皮,防止脱落的痂皮触碰及刺激新修复的皮肤。一般每周 3～4 次,操作时动作轻柔、耐心、细致。

(6)手、足部出现皲裂时,可用肤疾宁胶布敷贴,保护伤口,减轻疼痛,促进伤口愈合。

(7)病情严重,丧失活动能力,则可考虑分层皮移植。

2.用药护理

维 A 酸类药物(如阿维 A、阿维 A 酯)需长期或终生用药,但不良反应较多,常见的不良反应如皮肤黏膜损害(唇炎、眼干、口干、瘙痒、脱屑等)、致畸、骨质疏松、胰腺炎、高脂血症、肝脏毒性、血液毒性等,停药后即复发,用药期间应加强宣教,提高患者的依从性,不能自行增、减药量或停药,定期复查血常规、肝肾功能,密切观察患者的不良反应,及时对症治疗。

3.密切观察病情变化

(1)弥漫性掌跖角化病:皮损为境界清楚的淡黄色坚硬角化斑块,蜡样外观,边缘常呈淡红色。有时可伴有瘙痒、触痛或疼痛性皲裂,掌跖多汗,甲板增厚混浊,冬季尤重。

(2)点状掌跖角化病的典型皮损为掌跖部散发角化性丘疹,皮色或黄色,直径 2～10 cm,散在分布或排列成片状或线状,丘疹脱落后,呈火山口样小凹陷,偶见甲营养不良。

4.心理护理

患者多因疾病迁延难愈、反复发作、治疗效果不佳等原因,产生畏惧、焦虑、烦躁、易发脾气等,医护人员应耐心、细致地为患者解答疑惑,多给予安慰、劝导,帮助患者正确对待疾病,通过日渐好转的皮损,增强患者战胜疾病的信心。

(三)健康教育

(1)向患者讲解疾病的治疗方法、日常护理、自我保护等知识。

（2）指导患者合理饮食，保证蛋白质、微量元素、维生素的摄入，加强营养，调节免疫力。

（3）指导患者正确使用氧包、封包、涂擦、清除痂皮的方法。

（4）增强自我保护意识，选择合适的洗护用品，避免外界油污、烟尘、化学洗涤剂对肌肤的伤害。

（5）定期复诊，按医师的指导规范用药，不可自行增、减、停药，以免病情反复或加重。

（6）指导患者做好防护，减少摩擦，防止局部长期受压，影响掌跖角质层修复。

三、遗传性大疱性表皮松解症

遗传性大疱性表皮松解症（epidermolysis bullosa，EB）分为遗传性和获得性两种。遗传性大疱性表皮松解症是典型的机械性大疱病，以皮肤轻微外伤后出现大疱为特点。根据水疱的发生部位可分为三大类：单纯型大疱性表皮松解症，水疱在表皮内；交界型大疱性表皮松解症，水疱在透明层；营养不良型大疱性表皮松解症，水疱在致密板下方。本病无特效疗法，仅能对症及支持治疗。

（一）一般护理

（1）室内清洁、空气新鲜，每天 2 次通风，每次 30 分钟，每天空气消毒 1～2 次。根据病情调节室内温湿度，小儿患者室温保持在 22～24 ℃，相对湿度 55%～65%。重症患者应安排单间，实施保护性隔离。

（2）严格执行无菌操作规程，接触患者前用肥皂、流水洗手；接触患者的听诊器、体温计、血压计等应固定使用并消毒，尽量使用一次性医疗用品。

（3）饮食以高热量、高蛋白、高维生素、易消化饮食为主，少量多餐，多饮水，忌食辛辣刺激性食物，保持大便通畅。

（4）选择宽松、柔软、棉质的贴身衣物，勤换洗，贴身衣物及被服使用前应高压灭菌消毒。

（5）保持床单清洁、干燥、平整、无杂屑，定期更换床单，皮损严重者，应每天更换。

（6）进行治疗护理操作时，要耐心、详细地向患者讲解治疗过程，取得患者的配合，操作时动作轻柔，以免损伤或加重皮肤损害。

（7）保持皮肤清洁、干燥，注意保护皮肤，防止摩擦、压迫、搔抓，重症患者应加强生活护理，协助患者修剪指甲，翻身时，避免拉、拽等摩擦皮肤，必要时使用支被架。

（8）静脉穿刺时在穿刺部位上方垫一无菌棉垫后扎止血带，避免重复穿刺，不可用胶布粘贴，以免加重皮损，最好采用静脉留置针。

（9）每天监测生命体征，尤其注意体温的变化。

（二）专科护理

1.皮损护理

（1）水疱处理，对于直径大于 1 cm 的水疱用 5 mL 无菌注射器抽净疱液，保护疱壁，破溃水疱用无菌剪刀剪去起皱、剥脱的坏死上皮。生理盐水清洗后，用无菌凡士林油纱布包裹，外加绷带固定。皮损干燥时及时去除凡士林油纱布。

（2）皮损处大量渗出时，应暴露创面，可用 3‰硼酸溶液或生理盐水湿敷，红外线照射，每天 2 次，每次 20～30 分钟，保持创面清洁、干燥。

（3）脓痂及痂皮多时，可行 1∶8 000 高锰酸钾液局部清创，再用红外线照射，外用抗菌软膏（如新霉素）涂擦。

（4）大面积破溃处,可用金因肽喷剂,紫草油涂擦后用油纱布包裹。

（5）皮肤结痂、瘙痒时可局部涂擦维生素 E 软膏、抗菌软膏。

（6）患儿皮损护理:①保持创面清洁。每天使用 1：5 000 高锰酸钾溶液,温度为 38～40 ℃,进行全身浸泡清洗,每天 1 次,每次 10 分钟,浸泡后用毛巾吸干水分,不能擦拭。②创面用药护理。使用无菌棉签在创面均匀涂擦 1 mm 厚的湿润烫伤膏,每 4 小时重复 1 次,以达到活血化瘀、祛腐生肌还可使用如意金黄散,每天 3～4 次,涂药前先用生理盐水将干燥药渍洗去,再涂新药。③保护创面。患儿常因疼痛哭闹、烦躁,使肢体摩擦增多,导致干痂脱落或加剧皮损,影响愈合,修平指甲,可外用柔软无菌棉垫分隔肢体,减少摩擦,必要时遵医嘱使用镇静剂,如 10％水合氯醛 1 mL/kg 体重口服或保留灌肠。翻身时将患儿抱起,避免拖、拉、推等动作,防止损伤皮肤。

2.病情观察

（1）皮损的共同特点是多因轻微摩擦或碰撞后出现水疱及血疱,肢端或四肢关节的伸侧尤其容易发生,严重者可累及任何部位,愈合后可形成瘢痕。①单纯型大疱性表皮松解症,水疱发生在表皮基底细胞层,相对表浅,见于肢端及四肢关节伸侧,一般不留瘢痕,黏膜及指甲损害少,尼氏征阴性。多在 2 岁内,摩擦部位易出现水疱。②交界型大疱性表皮松解症,即出生后有广泛的水疱、大疱、糜烂和结痂,愈合后出现萎缩性瘢痕,可致指(趾)甲畸形、营养不良或无甲,也可出现牙釉质发育不良,大多数患者在 2 岁以内死亡。③营养不良型大疱性表皮松解症,病情较重,常在出生时 B 口出现水疱,位置较深,预后留明显瘢痕,可发生于任何部位,以肢端最重,反复发生的水疱和瘢痕可使指(趾)间的皮肤粘连、指骨萎缩形成爪形手,也可累及黏膜,口咽黏膜反复溃破、结痂,可导致张口、吞咽困难,预后差。

（2）严密观察并记录患者生命体征,记录 24 小时出入量,尤其是尿量。

（3）观察患者有无新发水疱,口腔黏膜有无新发炎症,眼结膜有无充血、水肿等。

（4）观察患儿神志、哭声、精神症状、吸吮能力等,如患儿出现精神萎靡、嗜睡、高热、呼吸急促、心率加快等提示感染,应及时通知医师,采取有效治疗措施。

3.心理护理

评估患者及家长的心理状况,有针对性地给予心理疏导,耐心解答患者及家长的疑问,用亲切、和蔼的语言向患者及家长说明治疗的重要性,多与其沟通、交谈,消除焦虑、悲观等不良情绪,使其树立信心,保持乐观的心态,积极配合治疗。

（三）健康教育

（1）向患者及家长详细讲解疾病的知识,使其对疾病有一定的了解,树立战胜疾病的信心。

（2）告知患者减少皮肤机械性损伤和摩擦,贴身衣物避免过厚过硬,防止压迫、搔抓皮肤。

（3）指导患者养成良好的生活习惯,疾病恢复期,应适当锻炼,增强机体抵抗力。

（4）教会患者及家长皮肤护理的方法,如湿敷法、涂擦法及出现水疱后的处理方法。

（5）指导患者合理饮食,加强营养。

（6）教会家长正确的喂养方法,保证患儿生长发育,提高机体免疫力。

（7）建立患者及患儿家长与医院的联系,随时解答其在护理过程中的疑问。

四、家族性良性慢性天疱疮

家族性良性慢性天疱疮是一种少见的常染色体显性遗传病。患者通常在 20～30 岁发病,皮损好发于颈项部、腋窝和腹股沟,少数发生在肛周、乳房下、肘窝和躯干。

（一）一般护理

（1）病室空气新鲜,环境整洁、安静,每天定时开窗通风换气,每天 2 次空气消毒。

（2）将患者安置于单人病室,床位勿靠近窗边,避免紫外线照射。

（3）保持皮肤清洁、干燥,避免搔抓、摩擦,重症患者应加强生活护理,协助患者修剪指甲,翻身时,避免拉、拽等动作,防止损伤皮肤。

（4）采用局部暴露疗法,使用支被架,避免被单与皮肤创面摩擦,减轻疼痛与污染的机会。

（5）饮食以高热量、高蛋白、高维生素、易消化的饮食为主,少量多餐,多饮水,多食新鲜蔬菜、水果,忌食辛辣刺激性食物,戒烟、酒,忌浓茶、咖啡。

（6）选择宽松、柔软、棉质的贴身衣物,勤换洗,贴身衣物及被服使用前应高压灭菌消毒。

（7）保持床单清洁、干燥、平整、无杂屑,定期更换床单,皮损严重者,应随时更换。

（8）每天监测生命体征,尤其注意体温的变化。

（9）会阴部及肛周黏膜糜烂患者,应协助排便,指导正确的吸气收腹用力,使其顺利排便。

（二）专科护理

1.皮损护理

（1）清洁创面,局部有毛发时,应先用无菌剪刀剪除,再给予 1∶8 000 高锰酸钾溶液缓慢清洁或冲洗创面。清除创面分泌物和坏死组织,清洗后常规检查局部皮损是否有粘连,如有粘连应使用钝头小玻璃棒缓慢分离,并外涂少量金霉素眼药膏。清洗时应避免用力,以免导致局部表皮松解剥脱。

（2）水疱处理,严格执行无菌操作原则。及时抽取疱液,对于直径大于 1 cm 的水疱用 5 mL 无菌注射器抽净疱液,保护疱壁,破溃水疱用无菌剪刀剪去起皱、剥脱的坏死上皮。按"疱液抽取法"进行处理:水疱处有感染时,应先使用抗菌溶液湿敷,每天 1~2 次,每次 20 分钟,再行抽取疱液,注意暴露皮损处,可使用鹅颈灯或红外线等对皮损部位进行照射,保持皮损干燥、清洁。

（3）糜烂创面处理,协助患者取舒适体位,充分暴露皮损处,用 0.1% 依沙吖啶无菌溶液湿敷于患处,每隔 10~15 分钟加液 1 次,持续湿敷 30 分钟至 1 小时,再用红外线照射,照射时嘱患者勿直视光源,以免造成眼睛损伤,照射过程中加强巡视,根据皮肤温度调节照射距离,每次 20 分钟,每天 1~2 次。

（4）病情严重者可进行皮肤移植。

2.用药护理

系统使用有效的抗菌药物、糖皮质激素药物时应注意观察药物的疗效、不良反应,严重者使用环孢素、维 A 酸和氨苯砜等药物时,观察不良反应的同时还要定期检查血常规、肝肾功、血脂等;每天监测血压变化。

3.密切观察病情变化

本病好发于颈项部、腋窝和腹股沟,也可发生在肛周、乳房下、肘窝和躯干。皮损为红斑基础上的松弛性水疱,尼氏征阳性,常为一个部位多发性水疱,疱壁薄易破,形成糜烂和结痂,反复发作可出现颗粒状赘生物,伴瘙痒、灼热、疼痛及腥臭味。少数黏膜受累,主要累及口腔、喉、食管、外阴及阴道,多因出汗使皮损加重,间擦部位常出现浸渍或皲裂,发生活动性疼痛。夏重冬轻,反复发作,可留有色素沉着,但不留瘢痕。

4.心理护理

由于患者病程长,皮损面积大,症状严重,导致患者情绪低落、焦虑等,医护人员应做好解释,告知负性心理不利于皮损愈合,耐心劝导患者,使其正确认识疾病,同时每次治疗、护理时,将皮损好转的信息反馈给患者,使其增加信心。

(三)健康教育

(1)向患者讲解本病的诱因、疾病的发展、治疗及预防等知识。

(2)应尽量避免各种诱因,如机械性损伤、摩擦、日晒等,以免疾病复发或加剧。

(3)夏季避免在烈日下暴晒,减少机械性损伤。

(4)指导患者贴身衣裤宜宽松、质地柔软,避免搔抓皮肤,尤其冬季衣物应避免过硬过厚,以免对皮肤造成磨损。

(5)加强卫生宣教,衣物勤换洗,保持皮肤清洁、干燥,避免汗液浸渍。

(6)指导患者保持良好的生活习惯,饮食合理,养成良好的排便习惯。

(王 菲)

参 考 文 献

[1] 党林.新编皮肤性病学[M].开封:河南大学出版社,2021.

[2] 陶凯,郭锐,高中玉,等.皮肤激光美容与治疗图解[M].沈阳:辽宁科学技术出版社,2021.

[3] 王侠生,张学军,徐金华.现代皮肤病学[M].上海:上海大学出版社,2019.

[4] 辛德辉.皮肤科疾病诊断与治疗方法[M].北京:中国纺织出版社,2021.

[5] 董秀平.皮肤病诊断与治疗方法[M].天津:天津科学技术出版社,2020.

[6] 王鹏,符磊,陈浪.皮肤科医师处方手册[M].郑州:河南科学技术出版社,2021.

[7] 张学军,涂平.皮肤性病学[M].北京:人民卫生出版社,2019.

[8] 张小平,陶波.现代面部皮肤美容技术[M].南昌:江西科学技术出版社,2020.

[9] 侯德永.常见皮肤病的诊断与防治[M].长沙:中南大学出版社,2019.

[10] 丁小洁.临床皮肤病的治疗技术[M].重庆:重庆大学出版社,2020.

[11] 蒙军.整合皮肤性病学研究初探[M].北京:科学技术文献出版社,2021.

[12] 韦无边.新编皮肤专科诊疗精粹[M].天津:天津科学技术出版社,2020.

[13] 赖维.简明皮肤科诊疗手册[M].北京:科学出版社,2019.

[14] 姚树兰.现代皮肤性病诊治精要[M].沈阳:沈阳出版社,2020.

[15] 郭静,刘霞,郭睿.常见皮肤病临床诊治[M].上海:上海交通大学出版社,2019.

[16] 罗玮,张旭,王明.现代皮肤病与性病学[M].昆明:云南科技出版社,2020.

[17] 陈洪铎.皮肤性病学[M].北京:人民卫生出版社,2021.

[18] 杨志波.中医皮肤性病学[M].上海:上海科学技术出版社,2020.

[19] 于群.皮肤科常见病诊疗学[M].长春:吉林科学技术出版社,2019.

[20] 崔存柱.皮肤科疾病诊治[M].北京:科学技术文献出版社,2020.

[21] 扎西东.皮肤性病学[M].北京:民族出版社,2019.

[22] 刘国厚.皮肤及性传播疾病中西医诊疗与防治实践[M].北京:中国纺织出版社,2020.

[23] 肖国仕,高积慧.皮肤病诊疗手册[M].郑州:河南科学技术出版社,2019.

[24] 陈军生.皮肤性病与皮肤美容学[M].长春:吉林科学技术出版社,2020.

[25] 艾华.皮肤病实用手册[M].北京:人民卫生出版社,2019.

[26] 王宝玺.皮肤病与性病诊疗常规[M].北京:中国医药科技出版社,2020.

[27] 杨东生.简明皮肤性病学[M].昆明:云南科技出版社,2019.

[28] 李红毅,陈达灿.皮肤病学[M].北京:科学出版社,2020.

[29] 万俊增.实用皮肤病性病图谱[M].北京:人民卫生出版社,2021.

[30] 白彦萍,王红梅.常见皮肤病的中医特色治疗[M].北京:人民卫生出版社,2020.

[31] 王海英.精编临床皮肤病学[M].上海:上海交通大学出版社,2019.

[32] 翟翊然.现代皮肤性疾病综合治疗[M].天津:天津科学技术出版社,2020.

[33] 刘淑梅.常见皮肤性病诊断与治疗[M].上海:上海交通大学出版社,2019.

[34] 刘洪波.皮肤性病学[M].北京:北京大学医学出版社,2019.

[35] 侯贻魁.临床皮肤科疾病诊疗[M].北京:中国纺织出版社,2020.

[36] 孙晨寅,刘洋,杨雅骊.射频治疗痤疮瘢痕的临床应用及进展[J].皮肤病与性病,2021,43(5):626-628.

[37] 张景龙,董小瑜,白雪,等.从脂溢性皮炎到激素依赖性皮炎皮肤镜下特征分析[J].中国中西医结合皮肤性病学杂志,2020,19(6):509-513.

[38] 范婷,王军.银屑病的治疗进展[J].当代医药论丛,2021,19(13):7-10.

[39] 林超萍,雷旭艳,李炜煊,等.带状疱疹患者血浆中枢神经特异性蛋白表达水平及其临床意义[J].中国医药科学,2020,10((13):142-144.

[40] 陈菁,李玉良,彭圣炽,等.308 nm 准分子激光+他克莫司治疗成人面部白癜风的效果[J].中国当代医药,2021,28(3):38-40.